골반과 엉치엉덩관절 도수치료 및 운동치료

Functional Anatomy of the Pelvis and the Sacroiliac Joint (A Practical Guide)

골반과 엉치엉덩관절

도수치료 및 운동치료

김명준 외 옮김

Functional Anatomy of the Pelvis and the Sacroiliac Joint

A Practical Guide

JOHN GIBBONS

영 문 출 판 사

■ 옮긴이 (가나다 순)

강명길 대한카이로프랙틱협회 정회원
김도근 대한카이로프랙틱협회 정회원
김명준 경동대학교 물리치료학과 교수, 정형도수물리치료학회
김정현 동원과학기술대학교 스포츠재활운동학부 겸임교수
김양래 경동대학교 물리치료학과 교수, 정형도수물리치료학회
김윤환 군장대학교 물리치료학과 교수, 정형도수물리치료학회
김효철 원광디지털대학교 한방미용예술학과 교수
백형진 대한예방운동협회 협회장
서현규 대구보건대학교 물리치료과 교수
성기석 경희대학교 체육대학원 산학협력중점 교수
송운하 부산외국어대학교 일반대학원 스포츠재활학과 외래교수
양대중 세한대학교 물리치료학과 교수
임정훈 대한카이로프랙틱협회 정회원,
부산외대 통합의학대학원 겸임교수
채정병 마산대학교 물리치료과 교수
최운호 한국열린사이버대학교 교수, 정형도수물리치료학회

Functional Anatomy of the Pelvis and the Sacroiliac Joint
A Practical Guide by John Gibbons

〈골반과 엉치엉덩관절 도수치료 및 운동치료〉는 Study of Native Arts and Sciences 협회의 후원을 받았으며, 이 협회는 비영리 법인으로 이것의 목적은 다양한 과학적, 사회적 및 예술분야를 연결하고 있는 교육 및 문화상호간의 관점을 개발하는 것이다. 예술, 과학, 인간성 및 치유에 대한 전체론적인 관점 배양, 몸과 마음과 자연의 관계에 관련한 문헌을 출판하여 배포한다.

〈의료 면책 조항〉
다음의 정보는 일반 정보 목적으로만 사용된다. 개인은 이 책에 나온 제안들을 실행하기 전에 항상 그들의 의료인과 상담해야 한다.
다음 장에 기록된 모든 자료의 적용은 전적으로 독자의 재량이며 책임이다.

골반과 엉치엉덩관절
도수치료 및 운동치료

2021년 5월 24일 초판인쇄
2021년 5월 31일 초판발행

지은이 : John Gibbons
옮긴이 : 김 명 준 외
발행인 : 박 병 조
발행처 : 도서출판 영문출판사
등 록 : 1987년 12월 21일 제 2-419호
주 소 : 서울시 강남구 삼성동 69-1
전 화 : (02) 514-5590, 776-5590
팩 스 : (02) 756-8943
E-mail : yeongmunsa@empas.com
홈페이지 : www.ymsbook.net
정 가 : 35,000 원
ISBN 978-89-7224-505-6 93510

※ 파본은 교환해 드립니다.

행복하고 성공적이고 보람 있는 삶을 위해 모든 사랑과 행운을 빌며

이 책을 나의 아들 Thomas Rhys Gibbons에게 바친다.

목차 / Contents

머리말 / Preface

나의 첫 번째 책의 마지막 장에 근 에너지 기법(METs)에 대한 글을 통합하려고 할 때 여전히 신체의 많은 부분에 대해 더 주의를 기울여야 한다는 것을 깨달았다. 특히 주로 짧고 타이트한 길항근에 의해 야기되는 잠재적 근육의 약화에 초점을 맞추었다. 또한 나는 고관절 굴곡근인 둔근 조직(gluteal musculature)의 짧아지게 된 길항근의 영향(possible weakness/inhibition)에 대해서 저술했다. 근 에너지 기법(MET) 서적이 마지막 장에 많은 영감을 주었으며, 나는 둔부(glutes)에 관한 전체적인 내용을 저술하기로 결정했다. 그 후, 둔부(glutes)에 관한 저술을 하는 동안, 나는 골반이음구조(Pelvic girdle)와 엉치엉덩관절(천장관절, sacroiliac joint; SIJ) 대부분이 다른 장에서 어떤 식으로든 계속 나타나는 것을 발견했다. 그리고 나는 책 전체를 골반과 SIJ에 초점을 두는 게 놀라운 생각(이 당시에)이라고 생각하였다.

그래서 몇 달간의 숙고와 내부 토론 후, 2014년 7월에 이 책을 저술하기 시작했다. 네 번째 책을 위해 초심의 머릿속으로 돌아가기까지 시간이 걸렸다. 둔부(glutes)에 관한 나의 책은 엄청난 시간과 노력을 요구했기 때문에 글을 저술하는 기간 동안 나 자신도 자신이 없었다. 그러나 7월에 Vital Glutes(저자의 책)가 인쇄소로 갔을 때 나에게 큰 디딤돌이 되었다. 마침내 새로운 책을 쓰는데 모든 관심을 집중할 수 있었다. 이번에 느낀 것은 우리 몸에서 골반이음구조와 특히 엉치엉덩관절(SIJ)가 가장 방치되는 부분 중 하나라고 생각되었다.

나는 골반이음구조와 허리 영역에 대한 코스를 수년간 가르쳐 왔으며, 항상 엉치엉덩관절(SIJ)에 관한 책을 쓰고 싶었다. 강의 노트는 내용의 양이 증가함에 따라 매년 점점 더 두꺼워지게 되었다. 나는 나 자신에 대해서 생각하였다: 지금이 내 인생에서 글쓰기를 계속하기에 완벽한 시간이며, 펜을 종이에 놓고 흥미롭고 전문적인 인체에 관한 책을 저술해야 할 때다. 시간이 지나면 이 책이 물리치료 학생들을 위해 핵심 교과서로 사용될 것이며, 잠재적으로 주요 참고서적으로 사용될 것이라고 믿는다.

이 책을 저술하는 또 다른 이유는 물리치료 학위를 위해 공부하는 대학에 있을 때, 나의 좋은 친구가 한 말이 기억이 나서이다. 그는 첫 번째 학기 동안 고관절과 관련된 특정 영역의 모든 다른 측면을 배울 때, 지도교수가 다음 학기에는 요추에 중점을 둘 것이라고 발표했다. 나의 친구가 그때 지도교수에게: "중간에 있는 영역은 어떻습니까?" (그는 골반과 엉치엉덩관절[SIJ]의 연관을 언급하였다.) 지도교수는 다음과 같이 답하였다: "중간에 영역은 움직이지 않으니 걱정하지 마세요!"

지난 몇 년 동안 상황이 바뀌었다는 것을 나는 무척 기쁘게 생각한다. 우리는 이제 골반이음구조(Pelvic girdle)가 실제로 움직임을 가지고 있는 매혹적인 관절임을 알게 되었다.

지난 몇 년간 나의 교육과정에 다니거나 클리닉에 다니는 환자 또는 운동선수들은 내가 자격 있는 정골의사(osteopath)임을 알게 될 것이다. 솔직히 말해서, 모든 정골의사들은 당연히 요추와 마찬가지로 골반이음구조와 엉치엉덩관절(SIJ)을 연구하는데 수년을 소비한다고 추정한다. 많은 환자들은 일반적으로 목, 허리, 골반 통증으로 정골요법과 카이로프랙틱 클리닉을 소개받는다. 나는 수년에 걸쳐 많은 정골의사와 카이로프랙틱터들을 가르쳤다. 그리고 그들 모두는 특히 핵심 지식의 기초와 골반이음구조에 대한 이해와 관련하여 다른 교육 방법을 경험한 것 같았다. 이것은 그들이 참석한 특정 교육기관을 반영을 나타내는 것으로 보인다.

내가 특히 정골요법을 언급한 이유는 그들의 지식의 관점에서 인지하는 방식에 대해 나에게 충격과 실망감 등을 주어 언급하게 되었다. 옥스퍼드 대학교의 강당에서 4일간의 집중 강의를 교육했던 시간이 생각이 난다. 문제의 과정은 Advanced Therapy Master-Class 였다. 이 강의는 골반(pelvis)과 엉치엉덩관절(SIJ)의 부위를 구체적으로 다루도록 설계하였다. 이 강의에는 많은 스포츠 치료사들과 물리치료사 외에도 자격을 갖춘 4명의 정골의사가 있었다. 이 강의는 4일에 걸쳐 진행되었으며 그들은 골반, 엉치엉덩관절, 고관절 부위 및 요추에 대해 내가 보여준 구체적인 평가 및 치료 기술이 그들에게 새로운 것이라고 나에게 개별적으로 언급하였다. 또한 5년간의 집중적인 교과과정에서 이러한 특정 평가 및 치료 기술을 배우지 못했다고 하였다. 4명의 정골의사들은 다른 두 곳의 교육기관을 졸업하였다. 그들이 한 곳의 교육기관에서 왔었다면 이해할 수 있지만, 그들 모두가 기본적인 촉진과 평가 및 치료 기술을 배우지 못하였다며, 나를 놀라게 할 뿐만 아니라 실제로 나를 실망시켰다. 강의가 끝날 무렵, 강의에 참석한 다른 치료사들 외에도 정골의사들이 요통과 골반 통증을 나타내는 운동선수, 그리고 환자를 평가하고 치료하는 방법에 대해 훨씬 더 잘 이해하고 있음을 나는 매우 기쁘게 생각하였다.

이 글이 운동선수 또는 환자와 관련하여 스스로에게 제기한 질문 중 일부에 대한 답변이 되거나 골반과 엉치엉덩관절을 연구하는 동안 더 잘 이해하는데 도움이 되기를 바란다. 이 책은 물리치료사 외에도, 허리와 골반에 실제 통증을 가진 환자가 읽을 수도 있다. 아마도 당신은 그 이유와 이유를 더 잘 이해하려고 노력하는 사람일 것이다. 무엇보다 중요한 것은 당신이 무엇을 할 수 있는 일인가이다. 이 중 어느 쪽에 적용하든 이 책에서 필요한 내용을 찾기를 바란다.

감사의 말 / Acknowledgments

가장 먼저 감사한 분은 Lotus 출판사의 Jon Hutchings입니다. 다시 한번 말씀드리지만 이 책과 나의 모든 책들이 당신이 없었다면 책을 쓰지 않았고 출판 또한 하지 않았을 것입니다. 진심으로 글쓰기에 대한 꿈을 지속할 수 있게 저에게 자신감을 주셔서 감사합니다. Jon 저에게 믿음을 가지고 지켜 봐주셔서 다시 한번 감사합니다. 이 책의 사진을 촬영하고 편집 하는데 많은 시간과 노력을 들인 Ian Taylor, Steve Brierley, 편집자에게 감사드립니다. 인내심과 조언이 없었더라면 이 책을 완성하지 못했을 것입니다!

저는 이 책에 매뉴얼 치료 분야에서 4명의 개척자인 Andry Vleeming, Diane Lee, Philip Greenman, 그리고 Wolf Schamberger의 뛰어난 업적을 포함 시키고 싶습니다. 그들의 개개인의 롤모델에 대한 헌신과 참여가 없었다면 이 책은 쓰여지지 않았을 것입니다.

특히, 초기 골다공증 훈련을 가이드 해준 근골격계 물리치료사 Gordon Bosworth에게 감사드립니다. 이전 책에서도 저는 그를 인정하였고 이 책에도 포함시켜야 할 것 같습니다. 왜냐하면 골반이음구조 그리고 엉치엉덩관절 영역에서 실제 미세 조정은 모두 Gordon에게 달려있기 때문입니다. 그는 흥미롭지만 복잡한 이 영역에 대한 저의 학습과 이해를 즐겁게 만들어 주었으며, 그 점에 대해 진심으로 감사합니다. 나는 그를 내가 만난 물리치료사중 최고라고 생각합니다. 또한 그는 오늘날의 제가 만들어지기에 많은 영감을 주었으며 그 노력에 감사드립니다. 멘토링을 받은 저처럼 여러분에게도 이 책을 통해 보람이 있기를 바랍니다.

이 책을 만드는 동안 정신적 지원과 영감을 주신 나의 어머니 Margaret Gibbons, 그리고 나의 여동생 Amanda Williams 그녀의 남편 Philip Williams, 자녀 James와 Victoria 에게 감사합니다. 내가 이 책을 저술할 때 14살이였던 나의 아들 Thomas Rhys Gibbons에게도 고맙고 이 책을 헌정합니다. 나는 항상 Tom이 내 인생이라고 말하였습니다. 그가 원하는 성공을 볼수 있기를 바라며 나 또한 희망합니다. 이 내용을 포함시키는 것이 저에게 큰 즐거움을 느끼게 만듭니다.

저의 새로운 책에서 많은 사랑을 받는 이들에게 간단한 찬사를 보냅니다. 저의 유일한 애석함은 나의 아버지 John Andrew Gibbons가 저의 책을 보거나 읽기 위해 여기에 있지 않다는 사실 입니다. 그러나 아버지는 얼굴에 미소를 짓고 우리 모두를 내려다보고 있다는 것을 확신합니다.

나는 마지막으로 내 삶에서 오랜 시간 함께하고 싶은 이를 말하고 싶습니다. 이것은 인생에서 가장 중요한 사람들 중 언급하는 하나의 방식 일것 입니다. 그녀는 내 약혼자 Denise Thomas 입니다. 우리는 이 책을 쓸 당시 7년 동안 함께 했으며, 나는 그녀와 함께 가장 행복한 시간을 보냈다고 말하고 싶습니다. 사진의 모델이 되어주어서 감사하며, 모든 여러분께 다시 한번 감사드립니다.

역자서문

John Gibbons의 "Vital Shoulder Complex" 번역을 마치고, 바로 이어서 골반 · 엉치엉덩관절 "Functional Anatomy of the Pelvis and the Sacroiliac Joint" 번역에 참여하게 되어 매우 기쁘다. 사실 John Gibbons는 Bodymaster Method–물리치료사의 창시자라 해도 과언이 아니며, 임상 경험을 겸비한 도수치료사로 유명하고, 강의를 통하여 점점 두꺼워진 이론적 원리와 증거를 바탕이 되는, 그래서 실제 임상에서 꼭 필요한 지식과 접근법을 가지고 만든 책이 매우 많다.

이 책은 2014년에 저술을 시작한 책인데, 모든 그의 책 제목은 딱딱한 해부학이 아닌 기능적 임상 지침서가 되고 있다. 특히, Vital Shoulder, Vital Nerves, Pelvis · SI · LS Spine Masterclass, Spinal Manipulation & Mobilization Technique, Advanced Spinal Manipulation, Vital Gluteus, MET, Kinesiology Taping 등 임상인을 위한 정말 중요한 내용을 주제에 맞는 구성과 내용을 가지고 출간을 했으며, 정골의학과 물리치료 공부를 동시에 그의 탄탄한 기능적 해부학적 접근이 지금까지 물리치료사에게 미친 영향이 매우 크다.

이 책에서 강조하고 있는 것은 골반이음구조(Pelvic girdle) 움직이지 않는 구조가 아니라 실제로 통합적 움직임을 가지고 있으며 알면 알수록 매혹적이라고 말하고 있다.

Pelvic Floor의 대가 Diane Lee가 최근 집필한 "The Thorax"에서도 Pelvic과 Trunk 사이의 관계가 얼마나 중요한 신체적 핵심 역할을 하는지를 초인지적 깨달음으로 연관관계를 잘 설명하고 있는데, 아마도 John Gibbons도 같은 생각을 하고 있었던 것을 알 수 있다. 우리는 이러한 의미를 생각해야만 하고, 또한 환자를 해석을 할 수 있는 임상적 지식과 능력을 이 책을 통하여 알게 될 것이다. 새로운 접근과 해석에 대한 검사 도수치료, 운동치료 방법을 제시한 책이 바로 "Functional Anatomy of the Pelvis and the Sacroiliac Joint" 아닌가 생각하게 된다. 그래서 우리는 또 새로운 임상적 지침서를 얻게 되었다.

2021년 5월 10일

김 명 준

경동대학교 물리치료학과 교수

대한근골격물리치료 종별학회 회장

약어 (Abbreviations)

AAJ	atlantoaxial joint	고리중쇠관절
AHC	anterior horn cell	앞뿔세포
AIIS	anterior inferior iliac spine	아래앞엉덩뼈가시(하전장골극)
ASIS	anterior superior iliac spine	위앞엉덩뼈가시(상전장골극)
ASLR	active straight leg raise	능동적 하지 직거상 검사
COG	center of gravity	중력의 중심
CT	computerized tomography	전산화단층촬영법
DDD	degenerative disc disease	퇴행성디스크질환
DLS	deep longitudinal sling	심종고리
ERS	extension, rotation, side bending	폄, 돌림, 측면굽힘
FABER	flexion, abduction, external rotation	굽힘, 벌림, 바깥돌림
FAI	femoroacetabular impingement	고관절 충돌증후군
FAIR	flexion, adduction, internal rotation	굽힘, 모음, 안쪽돌림
FRS	flexion, rotation, side bending	굽힘, 돌림, 측면굽힘
Gmax	gluteus maximus	큰볼기근(대둔근)
Gmed	gluteus medius	중간볼기근(중둔근)
Gmin	gluteus minimus	작은볼기근(소둔근)
GTO	golgi tendon organ	골지힘줄기관
HVT	high-velocity thrust	빠른속도 추력
ILA	inferior lateral angle	아래가쪽각
ITB	iliotibial band	엉덩정강근막띠(장경인대)
LLD	leg length discrepancy	다리길이 불일치
L-on-L	left-on-left	좌측에서 좌측으로
L-on-R	left-on-right	우측에서 좌측으로
MET	muscle energy technique	근 에너지 기법
MR	magnetic resonance	자기공명
MRI	magnetic resonance imaging	자기공명영상
MTA	middle transverse axis	일반적인 엉치뼈의 움직임이 일어나는 축
NR	neutral, rotation	중립, 회전
OAJ	occipitoatlantal joint	고리뒤통수관절(환추후두관절)

PGP	Pelvis girdle pain	골반이음구조 통증
PHC	posterior horn cell	뒤뿔세포
PIIS	posterior inferior iliac spine	아래뒤엉덩뼈가시(하후장골극)
PIR	post-isometric relaxation	등척성 후 이완
PLS	posterior longitudinal sling	후방종고리
PSIS	posterior superior iliac spine	위뒤엉덩뼈가시(상후장골극)
QL	quadratus lumborum	허리네모근(요방형근)
RI	reciprocal inhibition	상호억제
ROM	range of motion	운동범위
R-on-L	right-on-left	좌측에서 우측으로
R-on-R	right-on-right	우측에서 우측으로
SCM	sternocleidomastoid	목빗근(흉쇄유돌근)
SIJ	sacroiliac joint	엉치엉덩관절(천장관절)
SPD	symphysis pubis dysfunction	두덩결합 기능이상(치골결합 기능이상)
SPJ	symphysis pubis joint	두덩결합관절(치골결합관절)
STJ	subtalar joint	목말밑관절(거골하관절)
TFL	tensor fasciae latae	넙다리근막긴장근(대퇴근막장근)
TMJ	temporomandibular joint	턱관절
TP	transverse process	가로돌기
TVA	transversus abdominis	배가로근(복횡근)

1

골반과 엉치엉덩관절의 해부학

Anatomy of the Pelvis and the Sacroiliac Joint

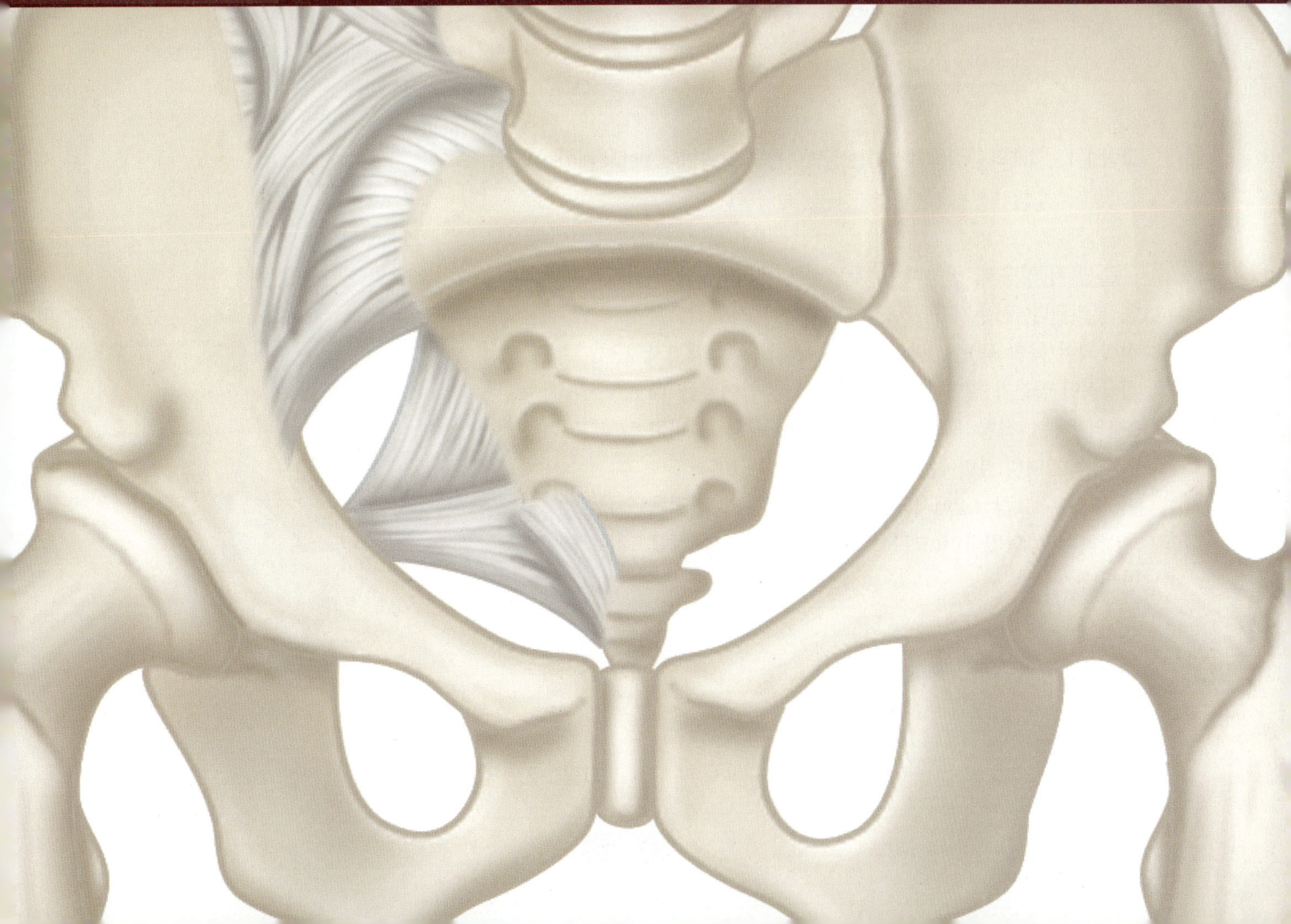

골반이음구조는 엉치뼈(천골, sacrum), 꼬리뼈(미골, coccyx), 그리고 세 개의 소위 "볼기뼈(hip bones)"— 엉덩뼈(장골, ilium), 궁둥뼈(좌골, ischium), 두덩뼈(치골, pubis)로 구성된다. 성인 골반의 뼈는 그림 1.1에서 보여지는 것과 같이 네 개의 관절을 형성하기 위해 함께 결합된다: 왼쪽 및 오른쪽 엉치엉덩관절(천장관절, sacroiliac joint), 엉치꼬리관절(천미관절, sacrococcygeal joint), 두덩결합관절(치골결합관절, symphysis pubis joint).

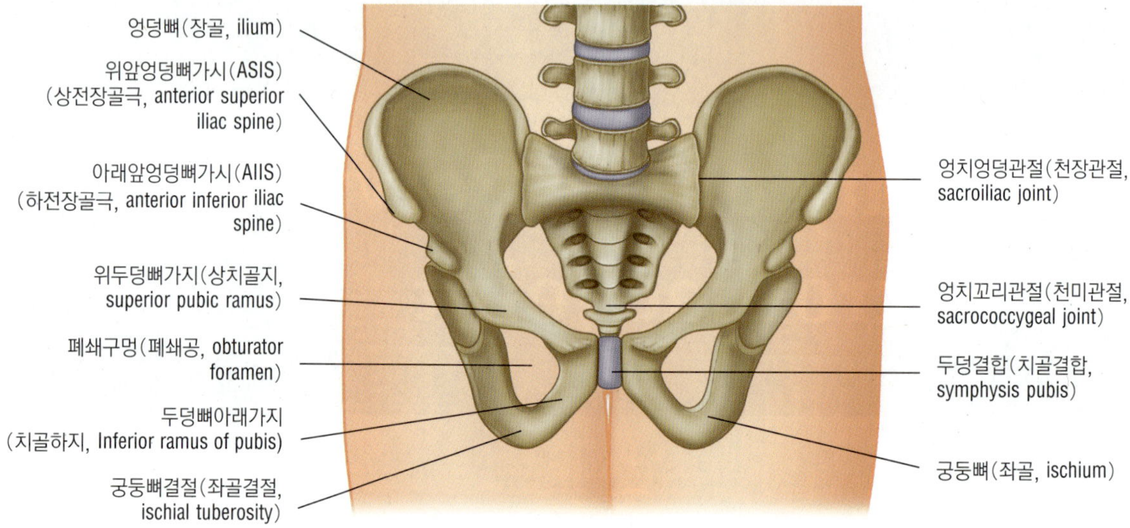

그림 1.1. 4개의 관절을 형성하는 골반이음구조(골반대, pelvic girdle)의 뼈.

출생 시 엉덩뼈, 궁둥뼈 및 두덩뼈는 유리연골에 의해 분리된다. 사춘기가 끝나갈 때 뼈들은 자연적으로 결합되어(융합 됨), 사람이 약 20~25세가 될 때까지 정상적인 골화가 일어난다. 일단 융합이 일어났을 때 3개의 뼈는 집합적으로 볼기뼈(innominate bone)라고 한다. 볼기뼈의 옆면에는 비구(acetabulum)가 있다. 이 영역은 그림 1.2에서와 같이 대퇴골두와 관절을 형성하여 엉덩넙다리(고관절)관절(iliofemoral joint)을 만든다.

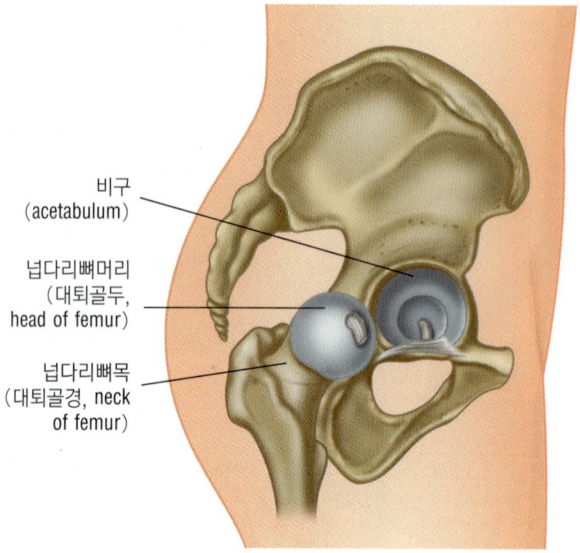

그림 1.2. 엉덩넙다리(고관절) 관절.

볼기뼈
(Innominate Bones)

엉덩뼈(장골, ilium)

엉덩뼈(장골)는 부채꼴 모양이고, 세 개의 볼기뼈(hip bone) 중 가장 큰 것뿐만 아니라 가장 상부에 위치한 것이다; 이것은 약 2/5의 깊숙한 컵 모양의 소켓을 구성하는데, 〈비구〉라고 부른다. 엉치뼈(천골, sacrum)와 함께 엉덩뼈의 몸체는 엉치엉덩관절(천장관절, SIJ)을 형성한다. 이 L자 모양의 관절은 엉덩뼈의 후부 상측에 위치하며 그림 1.3과 같이 수직(수직면) 방향의 "짧은 팔"과 보다 수평 방향(전후면)의 "긴 팔"이 있다.

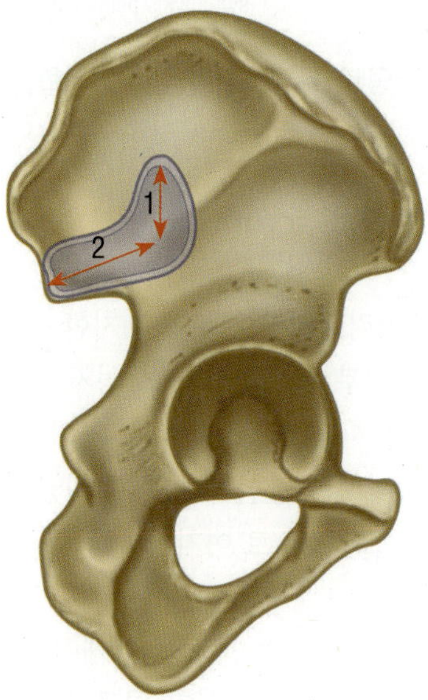

그림 1.3. 엉덩뼈의 짧고(수직 [1]) 긴(수평 [2]) 팔의 L자 모양.

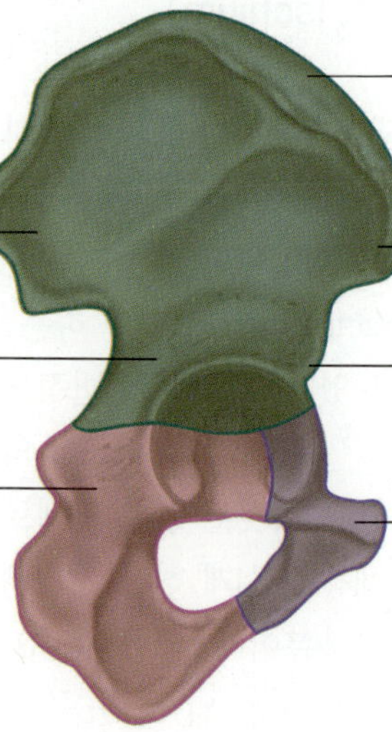

그림 1.4. 엉덩뼈능선의 해부학적 뼈대: 위앞엉덩뼈가시(ASIS), 아래앞엉덩뼈가시(AIIS) 및 위뒤엉덩뼈가시(PSIS).

한 손을 엉덩이에 두면 엉덩뼈 위쪽면의 굴곡된 능선을 느낄 수 있다: 이것은 엉덩뼈능선(iliac crest)으로 알려져 있다. 이 능선에서 손가락을 가볍게 전방의 측면에 내려놓으면 위앞엉덩뼈가시(ASIS)으로 알려진 골격을 느낄 수 있다. 이 영역은 연부조직(예: 넙다리빗근[봉공근, sartorius muscle])의 부착 부위이다. 위앞엉덩뼈가시에서 계속해서 약간씩 아래쪽으로 간다면, 아래앞엉덩뼈가시(AIIS)라고 불리는 또 다른 뼈대에 올 것이다. 이것은 넙다리곧은근(대퇴직근, rectus femoris muscle)의 한 부분이 연결되는 곳이다. 아래쪽으로 만곡되어 있는 엉덩뼈의 후방 측면을 촉진하면 위뒤엉덩뼈가시(PSIS)의 뼈 융기를 느낄 수 있다. 즉, 이것은 연부조직을 위한 부착점이다.

이 두 뼈의 돌출부(위앞엉덩뼈가시[ASIS]와 위뒤엉덩뼈가시[PSIS])는 그림 1.4에서 볼 수 있듯이 골반이음구조(pelvic girdle)의 위치를 평가할 때 일반적으로 촉진 지점으로 사용된다.

궁둥뼈(좌골, Ischium)

궁둥뼈(좌골)는 엉덩뼈(장골, ilium)보다 좁으며 엉덩뼈보다 아래쪽에 있으며 두덩뼈(치골, pubis) 뒤에 위치한다. 궁둥뼈는 **그림 1.5**에서 볼 수 있듯이 궁둥뼈결절(좌골결절, ischial tuberosity)이라고 하는 쉽게 알 수 있는 뼈대를 가지고 있다. 이것은 일반적으로 앉은 뼈라고 하고 뒤넙다리근육(hamstring muscle)의 부착에 필요한 뼈대를 제공한다. 이것은 앉은 자세로 휴식을 취하는 동안 당신의 체중을 쉬게 하는 꼬리뼈(미골, coccyx)와 함께 궁둥뼈의 부분이다. 궁둥뼈는 3개의 뼈 중 가장 강하고 비구(엉덩이 소켓)의 약 2/5를 형성한다.

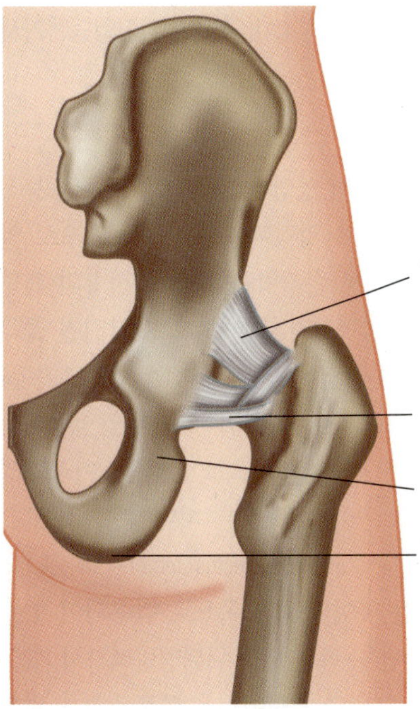

그림 1.5. 궁둥뼈와 궁둥뼈결절.

두덩뼈(치골, Pubis)

두덩뼈는 3개의 볼기뼈(hip bones) 중 가장 작은 것뿐만 아니라 가장 앞부분에 있고 비구(acetabulum)의 약 1/5을 구성한다. 두덩뼈의 몸체 부분은 넓고, 강하고, 편평하고, 반대쪽 두덩뼈와 함께 두덩결합관절(치골결합관절[SPJ])을 구성한다. 이 관절은 **그림 1.6**에서와 같이 광범위한 섬유연골(fibricartilage)의 조각에 의해 중앙에 연결되어 있기 때문에, 복합관절(amphiarthrosis)로 분류된다. 두덩뼈 위쪽 부분에는 두덩뼈결절이라는 뼈 돌출이 있다; 이 구조는 샅고랑인대(서혜인대, inguinal ligament)의 부착 지점이고 골반이음구조(골반대, pelvic girdle)의 자세를 평가할 때 촉진 지표(palpatory landmark)로 사용된다.

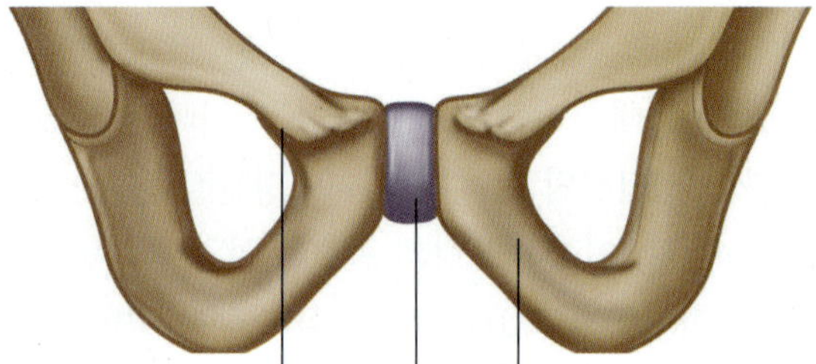

그림 1.6. 두덩뼈, 두덩뼈결절 및 두덩결합관절(SPJ).

엉치뼈(천골, Sacrum)

엉치뼈는 허리뼈의 기저부에 위치한 큰 삼각형 뼈이며 골반강의 뒷부분을 형성한다. 엉치뼈는 16세~18세 사이에 융합을 시작하기 전에 다섯 개의 개인적인 뼈로 태어났다; 엉치뼈는 당신이 34세가 되었을 때 단일 뼈로 완전히 융합된 것으로 여겨진다.

좌우의 구조적 차이뿐만 아니라 개인 간의 엉치뼈의 형태에 대한 상당한 차이가 잘 기록되어 있다. 엉치뼈와 엉덩뼈의 연결은 엉치엉덩관절을 형성한다.

엉치뼈의 위쪽 면을 엉치뼈 기저부(sacral base)라고 하며, 주로 첫 번째 엉치뼈 분절로 이루어져 있다; 기저부가 오목 부를 형상하기 위해 앞쪽으로 꺾여 있다. 엉치뼈의 반대쪽 끝을 엉치뼈 꼭지(sacral apex)라고 하며 **그림 1.7**에서 볼 수 있듯이 다섯 번째 엉치뼈 분절로 이루어져 있다. 엉치뼈의 정상적인 자세를 엉치뼈각(sacral angle)이라고 하며 일부 저자가 30°~50° 사이 정도라고 논의하지만 일반적으로 40°~44° 범위에 있는 것으로 생각된다(**그림 1.8**). 더욱이 전굴이라고 하는 특정한 동작의 형태(나중에 논의될 끄덕이는 동작)는 (앉은 자세에서) 일어설 때 이 각도가 6~8° 사이에서 이 각도를 증가시킬 수 있다. 엉치뼈의 각도는 앉아있을 때의 처음 굽힘 곡률에서부터 서있을 때 폄 곡률(요추 전만)에 이르기까지 허리뼈 곡률의 변화로 인해 증가한다. 이 엉치뼈의 움직임은 척추 전체가 직립 자세를 취할 수 있게 한다.

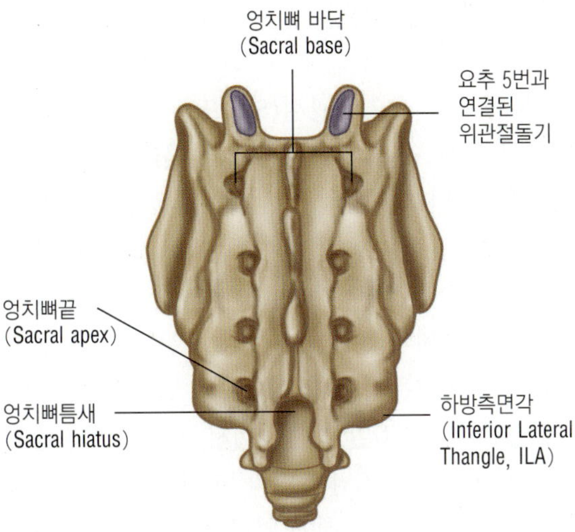

그림 1.7. 엉치뼈의 해부학적 뼈대 (후면).

처음 세 개의 엉치뼈(S1–S3)의 높이 사이에 위치한 엉치뼈의 측면에는 날개(alae)가 있다: 이 귀모양의 엉치뼈의 L자형 부분은 엉덩뼈와 관절, 즉, 엉치엉덩관절을 이루고 있다. 앞에서 언급한 엉치뼈에 관한 단락에서 그림 1.8과 같이 짧은 수직 팔과 긴 전후(수평) 팔이 있으며, 이것은 마치 조각 그림의 조각처럼 자연스럽게 서로 맞물릴 것이라고 언급했다.

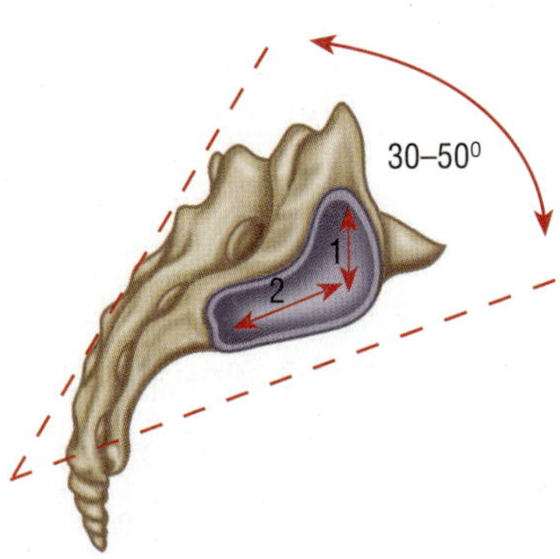

그림 1.8. 엉치뼈의 짧고(수직 [1]) 긴 (수평 [2]) 팔, 그리고 엉치뼈 각 (측면도).

엉치뼈를 바라보는 또 다른 방법은 허리뼈의 연속인 반면, 양쪽의 엉치엉덩관절은 내가 일반적으로 비정형적인 면관절이라고 부르는 것을 흉내내고 있다. 엉치뼈를 단일 척추로, 좌우 엉치엉덩관절은 관절면 관절로 생각할 수 있으며, 위 관절면은 엉덩뼈의 요소이고 아래 관절면은 엉치뼈의 요소이다(그림 1.11 참조).

꼬리뼈(미골, Coccyx)

꼬리뼈는 척추의 연속과 종점이며 일반적으로 꼬리뼈(tailbone)라고 한다. 꼬리뼈 척추(coccygeal vertebrae)라고 불리는 3~5개의 척추골 (보통 4개의 척추골)이 있으며 대부분의 교과서에는 이것이 실제로 융합되어 있다고 나와 있다. 그러나 일부 저자들은 꼬리뼈 척추가 실제로 별개의 개체라고 주장한다(그림 1.9).

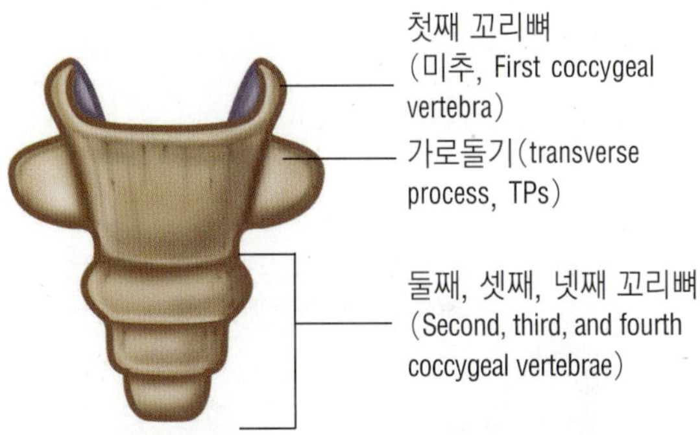

그림 1.9. 꼬리뼈와 개별 분절.

꼬리뼈에 직접 붙어 있는 근육이 많이 있다: 예를 들면, 골반바닥근육(pelvic floor muscles)이 꼬리뼈의 앞쪽 표면에 붙고 큰볼기근과 인대가 뒤쪽 표면에 붙는다. 마찬가지로 엉치꼬리인대(sacrococcygeal ligament)와 엉치가시인대(sacrospinous ligament) 및 엉치결절인대(sacrotuberous ligaments)의 섬유의 일부와 같이 일부 인대는 꼬리뼈에 직접 붙어 있다. 꼬리뼈는 또한 좌,우 꼬리뼈 결절(좌석 뼈)이 함께 삼각대(tripod) 구조의 일부를 구성하기 때문에 체중 부하(앉는 동안)에도 역할을 한다.

두덩결합관절
(Symphysis Pubis Joint)

두덩결합관절(치골결합관절, SPJ)는 비활막 섬유연골성 복합관절(non-synovial fibrocartilaginous amphiarthrosis)로 분류되어 좌우의 두덩뼈를 연결한다.

성인에서는 단지 0.08"(2 mm)의 움직임(이동)과 1°의 회전이 이 관절에서 가능하다고 간주된다. 그러나 이러한 값은 임신과 출산 중 여성에서 증가할 것이다. 두덩결합관절의 사용 가능한 움직임은 관절의 자연스러운 모양과 내전근과 복부 근육의 근육 활성화에 의해 영향을 받는다.

각 두덩뼈의 끝 부분은 두덩결합관절의 중앙에 위치한 섬유 연골 조각과 연결되는 유리연골로 덮여 있다. 관절에는 강한 상부 인대와 하부 인대가 있으며 얇은 후방 인대가 있다(그림 1.10).

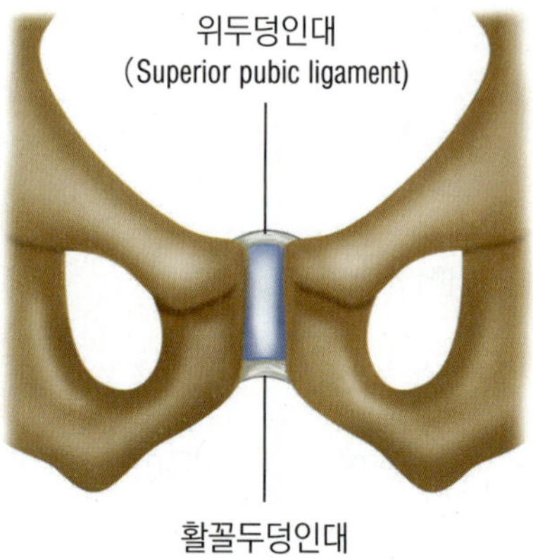

그림 1.10. 두덩결합관절 및 관련 인대.

두덩결합의 디자인은 충격 흡수를 제공하고 수동적 안정화에 기여할 뿐만 아니라 압축 하중에 견디는 섬유 연골의 중심 디스크와 함께 척추의 추간판과 유사하다고 생각할 수 있다. 이러한 유사성으로 인해 두덩결합관절(SPJ)의 관절원반은 특히 관절이 외상 또는 반복적인 전단력을 받을 때 퇴행 및 외상에 취약하다(예: 두덩뼈염).

기능적으로 두덩결합관절은 긴장, 전단 및 압축력에 저항하는데 도움이 되며 임신 기간 동안 크게 확장할 수 있다. 출산하는 동안 두덩뼈가 분리된다는 히포크라테스의 믿음에 도전한 해부학자 Andreas Vesalius는 1543년에 처음으로 이 관절을 알아냈다.

엉치엉덩관절
(Sacroiliac Joint)

허리통증과 엉치엉덩관절(SIJ 또는 SI joint)과의 연결은 히포크라테스 시대로 거슬러 올라간다(c.460–377 BC); 당시의 의사(산부인과 의사)는 정상적인 상태에서 엉치엉덩관절은 움직이지 않는다고 느꼈다. 나는 골반이음구조의 역할과 기능, 특히 엉치엉덩관절에서의 일반적인 합의와 관련하여 현재 모든 정보를 쉽게 이용할 수 있는 모든 정보가 지난 수십 년 동안 일이 엄청나게 진전되었다고 말할 수 있어서 매우 기쁘게 생각한다. 하지만 시간이 지남에 따라 몇 가지 사항이 변경될 것이므로 이 책은 미래에 업데이트될 필요가 있을 것이다.

골반이음구조(골반대, pelvic girdle), 특히 엉치엉덩관절에 대해 수년간 옥스퍼드 대학에 있는 내 강의실에서 강의를 해왔다. 이것은 내가 접골사와 물리치료사에서부터 카이로프랙터와 많은 스포츠 치료사들에 이르기까지 수천 명의 물리치료사들과 접촉했다는 것을 의미한다. 개인적으로, 골반 부위는 내 학생들(주로 치료사)에게 전달하기 어려운 과목이라고 생각한다; 이것은 엉치엉덩관절이 많은 치료사에게 "불가사의"의 일부라고 생각하기 때문이며, 운동선수들과 환자들에게 주제를 설명하려고 할 때 특히 어려워지기 때문이다.

골반이음구조(pelvic girdle)의 과정에 참석하는 물리치료사의 대다수는 어떤 시점에서 환자와 운동선수들이 엉치엉덩관절 기능장애를 나타내는 것으로 생각되는 것을 나에게 문의한다. 과거에는 엉치엉덩관절 문제를 제기한 환자가 현지 일반개원의사(general practitioner, GP) 또는 동료들에 의해 알아보도록 문의했다.

Vleeming 등(2007)은 골반 관절의 이동성은 특히, 체중 부하 위치에서 객관적으로 측정하기가 어렵고, 능동적 및 수동적 동작 중에 엉치엉덩관절에서의 움직임을 증명하는 것이 어렵다고 말한다. 위의 인용문을 염두에 두면서, 이 매혹적인 신체의 복잡한 영역에서 특정 코스를 가르치는 것이 생각만큼 쉽지는 않다는 것을 상상할 수 있다.

해부학 (Anatomy)

엉치엉덩관절은 **그림 1.11**에서 볼 수 있듯이 엉치뼈와 엉덩뼈 사이에 위치하며 관절낭, 윤활액, 관절연골 및 윤활막을 포함하고 있어 진정한 윤활전동관절(synovial arthrodial joint)로 분류된다.

엉치엉덩관절은 특이하다: 엉덩뼈 쪽에서는 연골이 주로 섬유연골로 구성되는 반면, 엉치뼈 쪽에서는 연골이 유리 또는 관절연골로 구성된다. 관절(연골)연골은 엉덩뼈 쪽보다 엉치뼈 쪽이 더 두껍다(0.04–0.12" 또는 1-3 mm). Kampen과 Tillman(1998)은 성인에서 관절의 엉치뼈 표면에서 연골의 두께는 0.16"(4 mm)에 이를 수 있지만 엉덩뼈 표면에서는 0.04–0.08"(1–2 mm)를 초과하지 않는다는 것을 발견했다. 엉덩뼈 쪽 연골의 두께 부족은 굳음(경화)의 원인 중 하나일 수 있다.

엉치엉덩관절은 신장과 비슷한 귀 형태의 L자 모양의 외관을 가지며, 위팔은 짧고(수직) 아래팔이 더 길다(수평)(앞에서 언급한 바와 같이). 엉치엉덩관절의 형태와 관련하여, 개인 간의 다양한 특성이 임상적으로 입증되었다. 게다가, 동일한 개인의 엉치엉덩관절 내 관절 표면의 왼쪽과 오른쪽 사이에 중요한 구조적 차이가 있을 수 있다. 또한 쌍을 이루는 엉치엉덩관절 및 앞뒤엉덩뼈가시(PSIS) 조차도 일반적으로 외관상 비대칭적이라는 분명한 증거가 있고, 이는 통증이나 기능이상이 없는 환자(예: 무증상) 및 운동선수의 경우에도 해당될 수 있다.

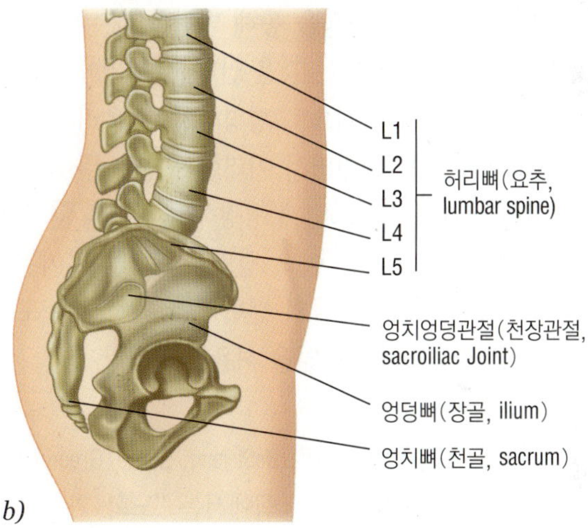

b)

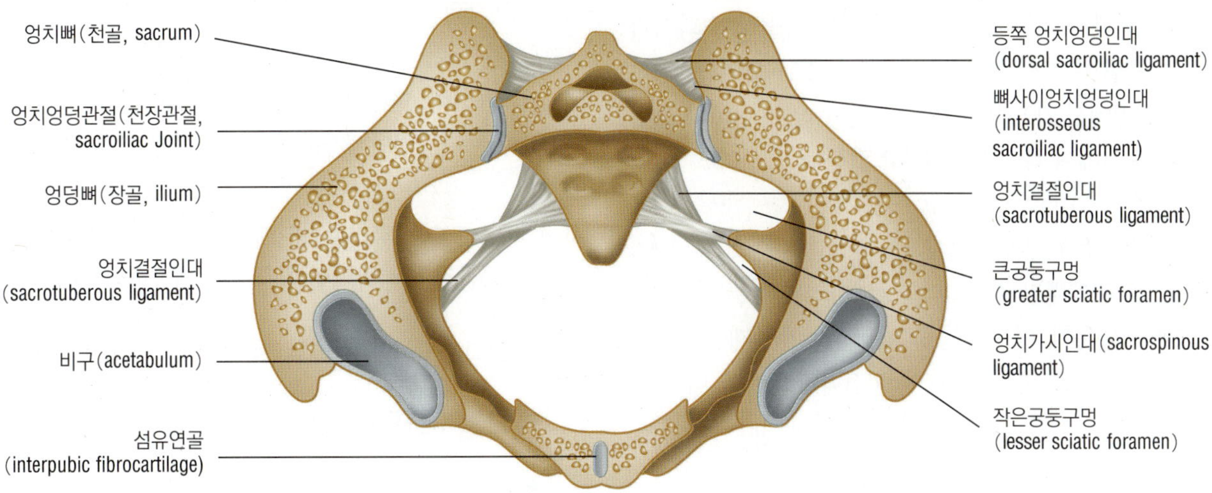

a)

그림 1.11. 엉치엉덩관절의 해부학; a) 횡단면; b) 측면도.

움직임 측면에서 볼 때, 골반은 3개의 모든 면에서 움직일 수 있다: 시상면에서 굽힘 및 폄(전방 및 후방 굽힘); 이마면에서 측면 굽힘(측면 굴절); 그리고 가로면에서의 몸통 회전. 엉치엉덩관절이 2~18° 사이로 움직일 수 있다는 것이 논의되었지만, 많은 임상의가 제공한 최근의 증거는 약 2~4° 회전과 0.04 – 0.08"(1–2 mm) 정도 전위할 수 있다는 것을 보여준다.

연구는 움직임이 가능하지만 아주 적은 양으로만 가능하다는 것을 우리에게 보여주었다; 이것은 Egund 등(1978)과 Sturesson 등(1989, 2000a, 2000b)이 엉치엉덩관절의 움직임은 회전의 경우, 약 2~4°, 전위의 경우, 0.08"(2 mm)가 가능하다는 것을 발견했다.

우리는 자연 노화 과정을 통해 발전할 때, 엉치엉덩관절의 특성이 변화한다는 것을 안다. 유아기에는 엉치엉덩관절 표면이 일반적으로 평평하지만, 우리가 걷기 시작하고 사춘기를 거치면서 이러한 표면은 뚜렷한 굴곡과 홈이 생기고 자연스럽게 평평해진 외관을 잃게 된다. 이러한 굴곡과 홈은 어느 정도 서로 맞다; 이것은 잠재적으로 엉치엉덩관절의 전반적인 안정성을 도울 것이며, 어느 정도의 움직임을 허용할 것이다.

그린먼의 도수의학 원리(DeStefano, 2011)(Greenman's Principles of Manual Medicine) 책에서는 "노화 과정에서 엉치뼈와 엉덩뼈의 마주 보는 표면의 홈이 증가하여 움직임을 감소시키고 안정성을 향상시키는 것으로 보인다"고 언급하고 있다. 또한 저자는 "요통을 무력화시키는 발병률이 가장 높은 연령대(범위: 25~45세)는 엉치엉덩관절에서 가장 많은 운동을 할 수 있는 나이와 동일하다는 점에 주목해야 한다."고 말한다.

3개의 주요 골반관절(2개의 엉치엉덩관절과 두덩결합관절)의 관계뿐만 아니라 엉덩넙다리관절(볼기관절)과의 관계 때문에, 이 관절들 중 어느 하나에 존재하는 기능장애는 다른 2, 3개의 관절에 직접적인 영향을 미칠 수 있다.

엉치엉덩관절의 인대
(Ligaments of the SIJ)

엉치엉덩관절(SIJ)은 매우 강인한 인대를 가지고 있어 관절의 안정성을 높이고 잠재적 탈구현상은 매우 드물다.

엉치엉덩관절의 안정성은 부분적으로 인대 부착을 통해 제공된다. 이러한 특정 인대는 전단력에 대한 저항뿐만 아니라 관절 통합성을 제공한다. 엉치뼈를 직접 볼기뼈에 결합하는 인대는 (그림 1.12):

- 엉치결절인대(Sacrotuberous)
- 엉치가시인대(Sacrospinous)
- 뼈사이인대(Interosseous)
- 긴등쪽인대(뒤엉치엉덩인대)
  (Long dorsal [posterior sacroiliac])

또한 엉덩허리인대(iliolumbar)는 요추뿐만 아니라, 엉치엉덩관절의 안정성에 영향을 미칠 것이다.

엉치결절인대(Sacrotuberous Ligament)

엉치결절인대는 위뒤엉덩뼈가시(PSIS)와 뒤엉치엉덩인대에서 부착되어 있다. 인대는 계속해서 궁둥뼈결절에 부착되어 세 개의 개별 띠로 갈라진다: 바깥쪽(외측)은 위뒤엉덩뼈가시에서 궁둥뼈결절까지 연결된다; 안쪽(내측) 띠는 꼬리뼈에서 궁둥뼈결절에 붙는다; 위쪽 띠는 위뒤엉덩뼈가시에서 꼬리뼈에 연결된다.

4개의 근육은 엉치결절인대에 직접 부착되어 있고, 엉치엉덩관절의 전반적인 안정성을 제공한다:

- 넙다리두갈래근(대퇴이두근, Biceps femoris)
- 큰볼기근(대둔근, Gluteus maximus)
- 뭇갈래근(다열근, Multifidus)
- 궁둥구멍근(이상근, Piriformis)

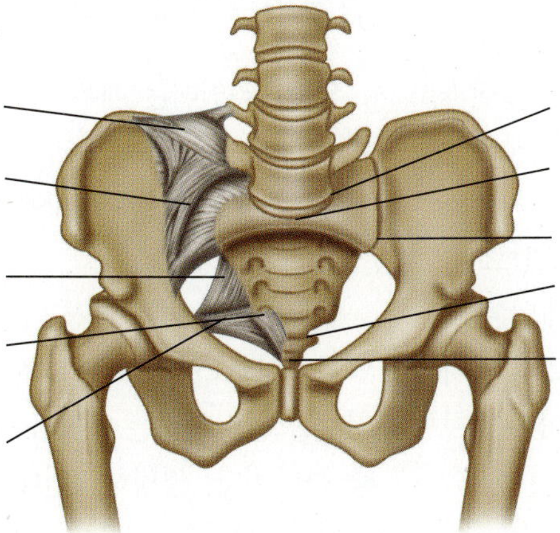

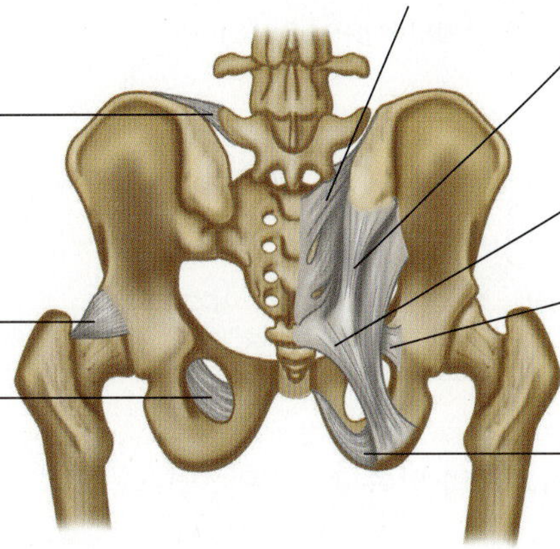

그림 1.12. 엉치엉덩관절의 안정성과 관련된 인대; a) 전방도, b) 후방도.

Vleeming 등(1989a)은 약 50%의 환자에서 엉치결절인대의 하부 경계가 넙다리두갈래근의 장두 이는곳의 힘줄과 직접적으로 이어져 있는 것을 발견했다; 따라서 이 근육은 엉치결절인대를 통해 엉치엉덩관절을 안정화시키는 작용을 할 수 있다.

엉치결절인대의 역할 중 일부는 전굴(nutation)로 알려진 엉치뼈의 앞쪽 끄덕이는 형태의 움직임에 저항하는 것이다. 이 인대는 또한 엉치뼈와 관련하여 볼기뼈의 후방 회전을 방지한다. 만약 어떤 이유로 엉치결절인대(엉치가시인대와 함께)에 이완이 있는 경우, 감소된 장력은 볼기뼈의 후방 회전을 초래할 수 있으며, 또한 엉치뼈의 전굴을 증가시킬 수 있다.

엉치가시인대 (Sacrospinous Ligament)

엉치가시인대는 엉치뼈와 꼬리뼈의 측면으로부터 부착되어 있고 궁둥뼈가시(좌골극)까지 부착되어 있다. 인대는 엉치결절인대와 함께 얇은 삼각형의 외관을 가지고 있으며, 큰궁둥구멍에서 큰궁둥패임으로 변형한다. 한 가지 측면에서, 엉치가시인대의 기능은 엉치결절인대의 기능과 유사하다: 이것은 엉치뼈에 관련된 볼기뼈의 후방 회전을 방지하고, 또한 볼기뼈에 관련된 엉치뼈의 전굴(앞으로 움직임)을 제한한다.

뼈사이인대 (Interosseous Ligament)

뼈사이인대는 수평면에서 위치하고 엉치뼈의 결절과 엉덩뼈를 연결하는 밀도가 높고, 짧고, 두꺼운 콜라센 섬유의 집합체로 이루어져 있다. 이 인대는 엉치뼈와 엉덩뼈 사이의 좁은 틈새에 깊숙히 자리 잡고 있으며, 깊고 피상적인 성분을 가지고 있다. 뼈사이인대의 주요 기능은 엉치뼈와 엉덩뼈를 강하게 결합함으로써 엉치엉덩관절의 분리나 벌어짐을 방지하는 것이고 이는 엉치엉덩관절 결합 기전을 확보하는 데 도움이 될 것이다.

긴등쪽인대(뒤엉치엉덩인대) (Long Dorsal Ligament [Posterior Sacroiliac Ligament])

긴등쪽인대는 엉치뼈의 내측 및 외측 능선에서 위뒤엉덩뼈가시로 연결된다. 이 인대는 등허리근막뿐만 아니라, 뭇갈래근(다열근)과 척주세움근에도 연결되어 있다.

긴등쪽인대는 주로 볼기뼈의 앞쪽 회전뿐만 아니라 엉치뼈의 후굴(후방 전굴)에도 저항한다. 결과적으로, 이 인대는 엉치뼈가 전굴 상태에 있을 때나 볼기뼈의 후방 회전이 있을 때 자연스럽게 느슨해진다.

만약 엉치뼈 비틀림이 있고 (나중 장에서 논의됨) 엉치뼈 기저부가 "후방"으로 발견되면, 이 인대는 지속적인 장력을 받을 것이고, 촉진될 때 압통이 있을 수 있다.

Lee(2004, p.22)는 긴등쪽 엉치엉덩인대 위에 있는 피부는 요추와 엉치엉덩관절 둘 다의 통증과 관련해서 볼 때, 허리엉치와 골반이음구조의 기능장애 환자들에서 자주 나타나는 통증 부위이며, 인대 촉진에 대한 압통이 반드시 이 조직에서 발생하지 않는다고 언급했다.

엉덩허리인대 (Iliolumbar Ligament)

엉덩허리인대는 매우 강한 인대 구조이다; 이것은 4번째와 5번째 요추의 가로돌기(transverse process, TPs)에서 엉덩뼈의 안쪽 경계에 부착되어 있다.

5개의 개별 띠를 가진 이 인대는 이미 언급된 두 개의 엉치가시와 엉치결절인대와 함께 골반에서 허리엉치척주를 안정시키는 역할을 하는 3개의 척추-골반 인대 중 하나이다. 엉덩허리인대의 주요 기능은 본질적으로 골반과 하부 요추(L4 와 L5) 사이의 연결을 안정화시켜 요추 관절의 움직임을 제한하는 것이다.

엉치엉덩관절의 기능 (Function of the SIJs)

엉치엉덩관절(SIJ)의 주요 역할은 상체 무게를 하지에 옮기는 것이다. 체중은 척추를 통해 요추(L5), 엉치뼈와 엉치엉덩관절에서 궁둥뼈결절까지 전달된 다음 볼기관절의 비구로 전달된다. 이 뼈의 부착물 기전은 **그림 1.13**에서와 같이 체중 부하 관절로서의 엉치엉덩관절 역할을 보여준다. 또한 엉치엉덩관절은 걷거나, 서 있거나, 앉을 때 반대 방향으로 힘을 전달할 수도 있다: 압력은 다리를 통해 볼기뼈와 엉치뼈로 향한 다음 허리엉치뼈 접합부를 통해 위쪽으로 흩어진다.

보조적인 역할로, 엉치엉덩관절은 요추와 특히, 하부 요추 추간판에 가해지는 증가된 부하를 완충시키는 데 도움이 되는 충격 흡수재(주로 발뒤꿈치 접촉 지점)로 생각할 수 있다. 과거에 저자들은 엉치엉덩관절이 병리학적으로 변화할 때 하부 허리 디스크 질환/퇴행의 발생률이 증가한다고 주장해 왔다.

Lee와 Vleeming(2007)은 보행 기전 분석에 대해 논의했으며, 엉치엉덩관절(SIJ)이 골반 내 힘이 요추와 하지에서 효과적으로 전달될 수 있는 충분한 유연성을 제공한다는 것을 입증했다.

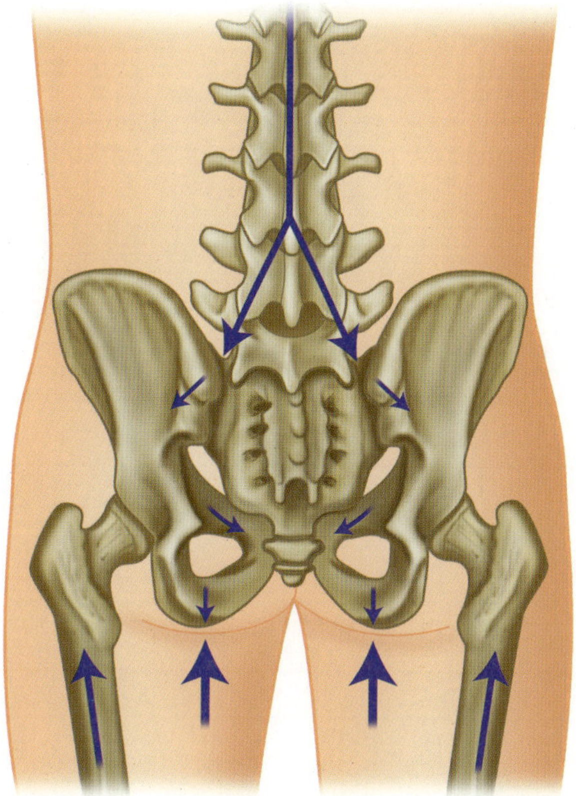

그림 1.13. 골반과 엉치엉덩관절을 통한 체중 전달력.

2

골반과 엉치엉덩관절의 움직임

Motion of the Pelvis and the Sacroiliac Joint

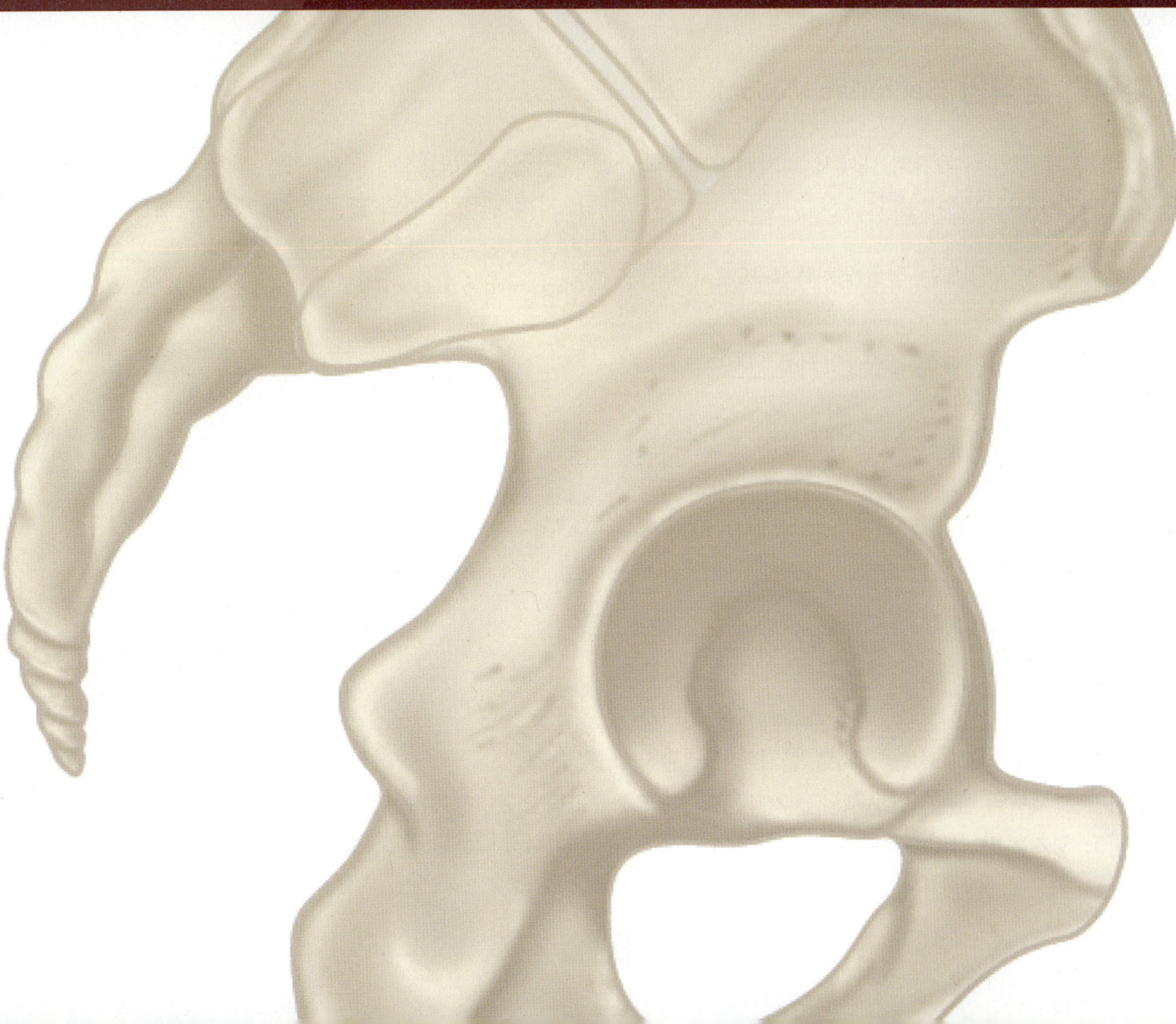

이전의 저자들은 골반이음구조(pelvic girdle) 복합체 내에서 가능한 기능장애가 약 14개의 개별 유형이 있다고 제안했다. 이것은 그 자체로 골반이음구조 안에 존재할 수 있는 많은 종류의 잠재적 기능장애가 있기 때문에 논리적으로 많은 종류의 자연스러운 움직임도 가능해야 한다는 것을 내게 시사한다.

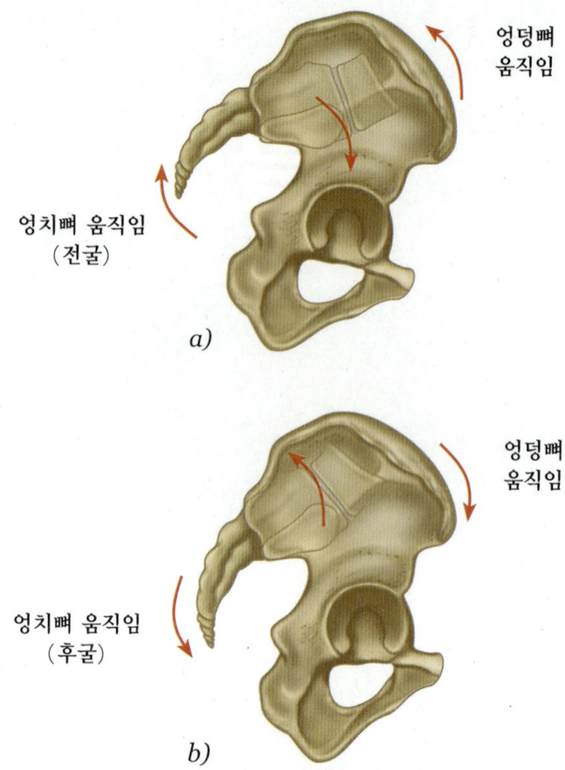

그림 2.1. (a) 엉치뼈 전굴. (b) 엉치뼈 후굴.

골반 움직임 (Pelvis Motion)

골반이음구조(pelvic girdle) 내 비교적 간단한 방법으로 3가지 주요 움직임 유형이 있다:

- 볼기뼈에서 엉치뼈의 움직임을 구성하는 엉치엉덩(sacroiliac) 움직임
- 엉치뼈에서 볼기뼈의 움직임을 구성하는 엉덩엉치(iliosacral) 움직임
- 일반적으로 한쪽 두덩뼈의 움직임과 다른 쪽 뼈와 관련된 두덩결합관절 움직임

엉치엉덩 움직임 (Sacroiliac Motion)

엉치엉덩 움직임은 볼기뼈 내에서 엉치뼈의 움직임으로 두 가지 주요 유형이 있다:

(1) 앞/전방 움직임 또는 전굴(엉치뼈 굴곡으로서); 그리고

(2) 뒤/후방 움직임 또는 후굴 (엉치뼈 신전으로서).

엉치뼈의 양방향성 운동은 몸통의 앞뒤 굽힘; 반면에, 한 방향성 엉치뼈의 움직임은 고관절과 하지의 굴곡과 폄으로, 걷기/보행주기를 시작할 때에 같은 하지 쪽에서 발생한다.

전굴(Nutation)

전굴라는 단어는 실제로 "끄덕임(nodding)"을 의미하며, 그림 2.1(a)에서 보여지는 것처럼 볼기뼈와 연관하여 엉치뼈 기저부의 움직임(엉치뼈의 윗부분)은 앞,아래로 향하고 엉치뼈의 꼭지부분(엉치뼈의 아랫부분)/꼬리뼈는 뒤, 윗쪽으로 움직인다.

전굴 움직임(전방 숙임이라고도 함) 동안, 엉치뼈는 L 자형 관절 표면의 짧은(수직) 방향 아래로 미끄러지거나, 긴(가로) 방향 뒤쪽으로 미끄러지는 것으로 간주한다(그림 2.2 참조).

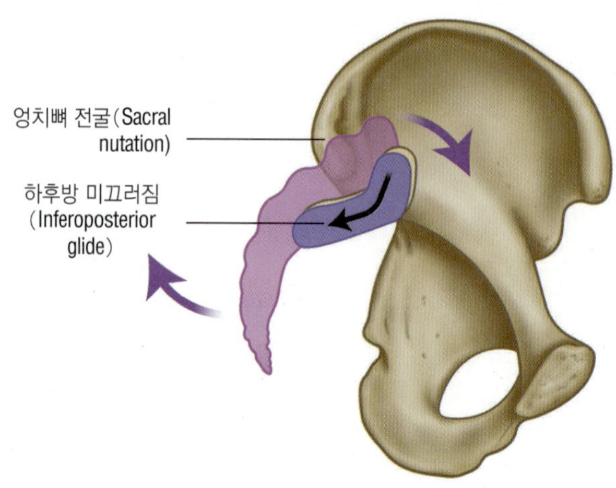

그림 2.2. 엉치뼈 전굴: 엉치뼈는 짧은 방향 아래로 미끄러지고 긴 방향 후면을 따라 미끄러진다.

엉치뼈의 자연적인 쐐기 모양뿐만 아니라 관절 표면의 두렁과 홈 또한 엉치뼈 전굴을 제한한다. 또한 뼈사이인대(interosseous), 엉치뼈결절인대(sacrotuberous), 그리고 엉치뼈가시인대(sacrospinous)는이 위치에서 가능한 엉치뼈 전굴을 제한할 것이다; 이것은 가장 안정적인 위치로 간주되기 때문이다.

Vrahas 등(1995)은 전굴이 엉치엉덩관절인대 대부분을 단단한 움직임을 나타나게 하며, 그 중에서도 넓은 뼈사이 및 등쪽 엉치엉덩인대(긴등쪽인대 제외)가 단단해져 골반에 증가하는 부하에 대비할 수 있도록 골반을 준비한다.

후굴(Counter-Nutation)

후굴에서 엉치뼈 기저부는 후방으로 그리고 위쪽으로 움직이며, 엉치뼈 꼭지/꼬리뼈는 엉덩이 뼈에 비해 상대적으로 앞쪽, 아래쪽으로 움직인다(그림 2.1(b)). 이러한 유형의 움직임(후부 숙임으로도 알려져 있음) 동안 엉치뼈는 긴 부분을 따라 앞쪽으로 미끄러지는 것으로 간주된다. 그림 2.3과 같이 L자형 관절 표면의 짧은 방향의 위로 올라간다.

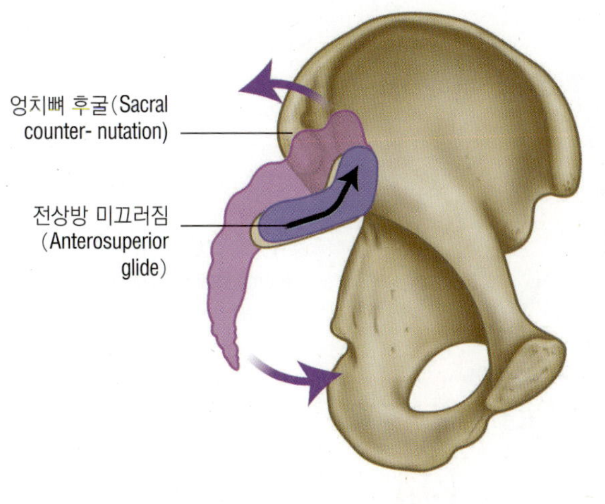

그림 2.3. 엉치뼈 후굴: 엉치뼈는 앞쪽으로 긴 방향을 따라 미끄러지며, 짧은 방향 위로 올라간다.

긴등쪽인대는 후굴의 특정 움직임을 제한한다. 뼈사이인대(interosseous)와 엉치뼈결절인대(sacrotuberous)의 이완으로 인해, 엉치뼈의 후굴은 가장 안정성이 낮은 위치로 간주된다.

엉덩엉치 움직임 (Iliosacral Motion)

엉덩엉치의 움직임은 엉치뼈가 허용하는 엉덩뼈의 운동이다. 볼기뼈 양쪽의 우직임(전방 및 후방 회전)은 몸통의 앞뒤로 구부림으로 발생한다. 반면에, 볼기뼈의 한쪽의 움직임(전방 및 후방 회전)은 예를 들면, 보행주기(한 방향성 엉치뼈 운동과 유사) 동안 고관절과 하지의 굴곡과 신전으로 발생한다.

전방 볼기 움직임 (Anterior Innominate Motion)

고관절과 하지가 신전되면 그림 2.4와 같이 L자형 관절면이 짧은 방향 아래로 미끄러지고 긴 방향을 따라 뒤쪽으로 미끄러지면서 볼기뼈는 앞쪽으로 회전한다. 이 볼기뼈의 앞쪽 움직임은 엉치뼈의 후굴(counter–nutation)을 연상시킨다.

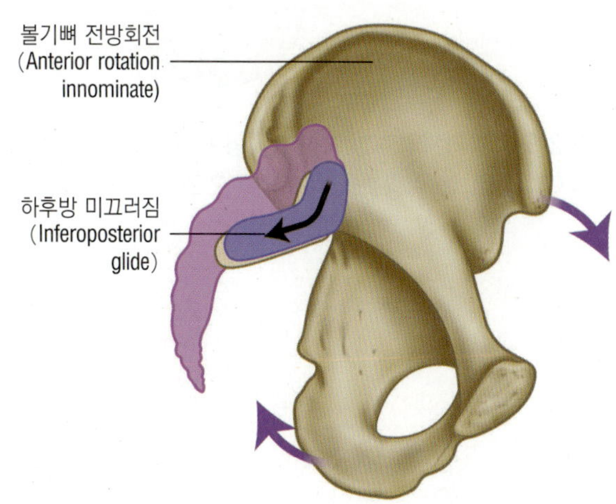

그림 2.4. 볼기뼈의 전방 회전: L자형 관절 표면은 짧은 방향 아래로, 긴 방향을 따라 뒤에서 미끄러진다.

후방 볼기 움직임
(Posterior Innominate Motion)

고관절과 하지가 굽힘되면 그림 2.5와 같이 L자형 관절 표면이 긴 방향을 따라 앞쪽으로, 그리고 짧은 방향을 따라 위로 올라가면서 볼기뼈는 뒤쪽으로 회전한다. 이 볼기뼈의 후부 운동은 엉치뼈의 전굴(nutation)을 연상시킨다.

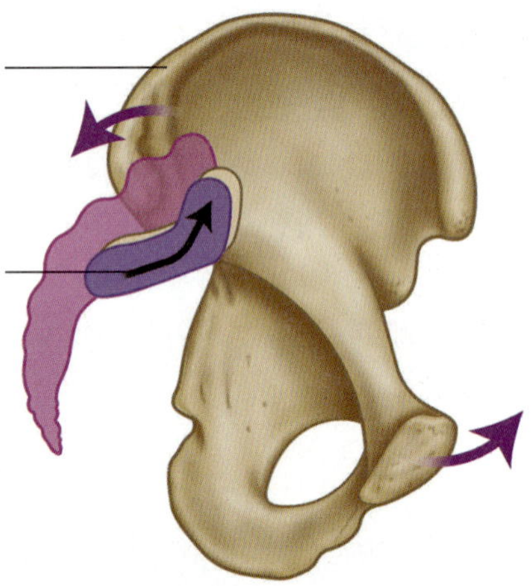

그림 2.5. 볼기뼈의 후방 회전: L자형 관절 표면이 긴 방향을 따라 앞쪽으로, 짧은 방향을 따라 위쪽으로 미끄러진다.

두덩결합 움직임 (Symphysis Pubis Motion)

전방에서 두 개의 골반이 서로 연결되어 두덩결합관절(symphysis pubis joint)로 알려진 관절을 형성한다. 정상적인 보행 중 두덩결합관절은 두 볼기뼈의 움직임을 위한 일종의 중쇠점(pivot point) 역할을 한다.

두덩결합관절에서 움직임은 가능하지만 강한 상부인대와 하부인대가 부착되어 있기 때문에 일반적으로 제한된다. 제한된 움직임은 주로 보행주기 동안 발생한다; 그러나 이 관절에서 움직임은 한쪽 다리에서 균형을 잡고 안정된 자세로 서 있는 동안 발생할 수 있다.

두덩결합관절 기능장애(symphysis pubis dysfunction, SPD)는 일반적으로 관절이 고정된 위치(그림 2.6에 나와 있는 것처럼 상방 두덩결합 또는 하방 두덩결합)에 따라 분류된다.

연구에 따르면, 몇 분 동안 한발로 서있는 자세를 유지해야 하는 경우에는 두덩결합의 상방 움직임(비틀림)이 나타난다. 한발 운동이 오랜 시간 동안 유지되면 두덩결합관절 기능장애가 반복될 수 있다.

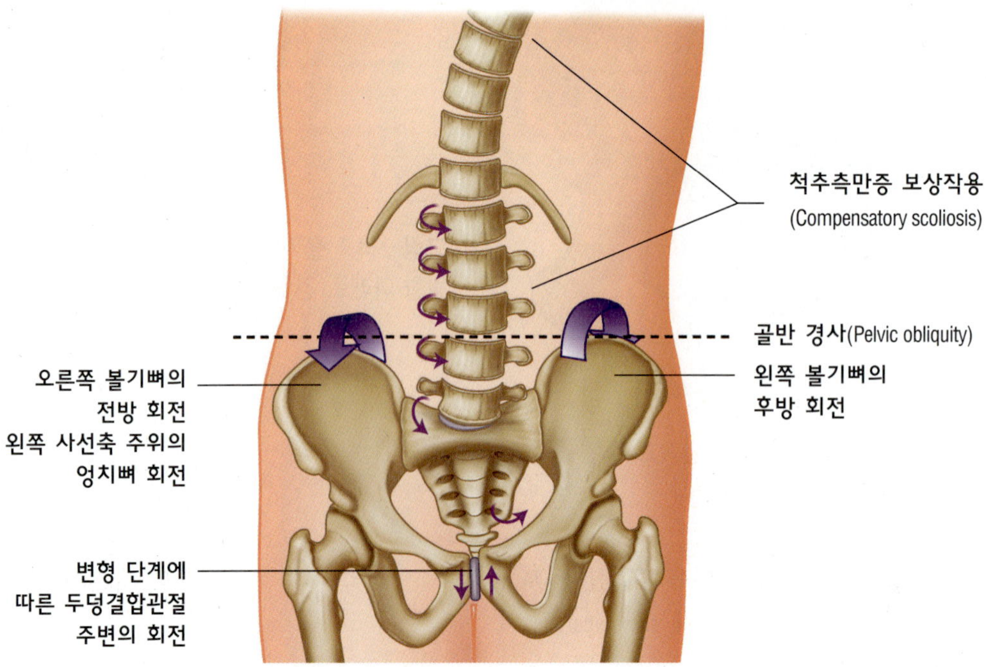

그림 2.6. 두덩결합관절의 상방, 하방 움직임.

두덩결합관절 기능장애는 일반적으로 임신 및 출산과 관련이 있다. 임신한 여성 5명 중 1명 정도가 다양한 정도로 영향을 받는 것으로 여겨지며, 그 중 약 5.7%가 출산 후에도 계속해서 고통스러운 증상을 경험한다. **임신 중, 특히 출산 시 골반강의 내경을 넓히기 위해 증가된 움직임이 필요하기 때문에 이 관절이 자연스럽게 벌어지기 위해 두덩결합인대가 더 느슨해진다.**

엉치엉덩과 엉덩엉치 복합 움직임 (Combined Sacroiliac and Iliosacral Motion)

우리는 엉치뼈가 전굴(nutation)과 후굴(counter-nutation)하는 동안 엉치뼈의 개별 움직임과 볼기뼈가 엉치뼈 주위에서 어떻게 회전하는지 보았다. 다음으로, 체간의 앞뒤로 구부리는 동안 엉덩엉치, 엉치엉덩, 요추 및 고관절의 복합 움직임을 알아 볼 것이다.

골반이음구조(pelvic girdle) 즉, 두 개의 볼기뼈와 엉치뼈가 고관절을 통해 한 단위로 회전할 때, 이 움직임을 전방 골반 경사(anterior pelvic tilt) 또는 후방 골반 경사(posterior pelvic tilt)라고 한다.

양측 움직임—전방 굽힘 (Bilateral Motion-Forward Bending)

양측 전굴 및 후굴은 두 다리의 안정된 위치에서 몸통을 앞뒤로 구부릴 때 엉치뼈가 수행하는 자연스러운 움직임이다.

몸통을 앞으로 구부리기 시작하면 골반이음구조는 균형을 유지하기 위해 무게 중심을 뒤쪽으로 움직인다. 엉치뼈는 전굴의 위치에 있으며 전체 관절 운동 범위(ROM)에 걸쳐 유지된다. 왼쪽 및 오른쪽 엉덩이뼈는 대퇴골에서 앞쪽 방향(전골 골반 경사)으로 대칭적으로 회전하며, 위뒤엉덩뼈가시(상후장골극, PSIS)는 요추(L5)가 엉치뼈의 구부러짐에 따라 두상 방향(상방)으로 대칭적으로 움직인다.

몸통의 굴곡이 계속되면 엉치결절인대(sacrotuberous), 넙다리두갈래근(대퇴이두근, biceps femoris) 및 등허리근(thoracolumbar fascia)의 긴장이 증가하고 엉치뼈 전굴이 멈추는 위치가 자연스럽게 나타난다. 이 시점에서 볼기뼈는 앞으로 계속 회전한다. 그러나 연부조직(앞에서 설명), 특히 뒤넙다리근(슬와근, hamstring muscle)의 장력이 증가하기 때문에 몸통 굽힘의 마지막 자세는 엉치뼈가 그림 2.7에 나타난 것처럼 엉치뼈의 위치에 있는 것처럼 보일지라도 엉치뼈가 상대적으로 후굴의 위치에 있는 것으로 간주되는 것이다.

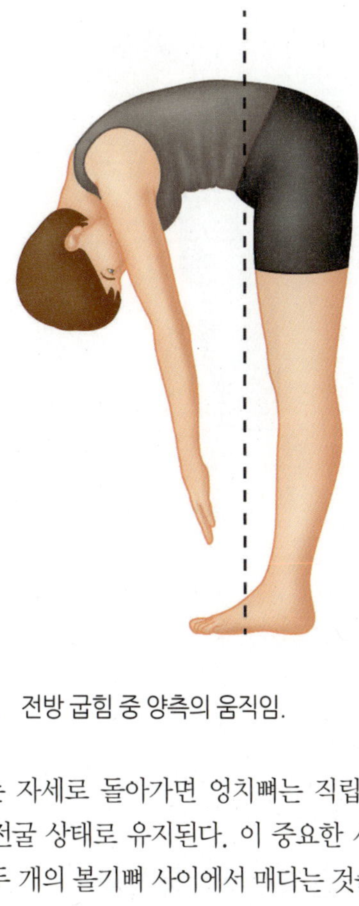

그림 2.7. 전방 굽힘 중 양측의 움직임.

서있는 자세로 돌아가면 엉치뼈는 직립 자세가 될 때까지 전굴 상태로 유지된다. 이 중요한 시점에서 엉치뼈는 두 개의 볼기뼈 사이에서 매다는 것을 유지하기 위해 약간 후굴을 준다(내가 후굴을 언급했지만, 엉치뼈는 여전히 전체적인 전굴 상태를 유지한다).

양측 움직임-후방 굽힘
(Bilateral Motion-Backward Bending)

이번에는 후방 굽힘이 시작되면 골반이음구조가 앞쪽으로 이동하는 반면, 엉덩뼈는 대퇴골에서 뒤쪽으로 대칭적으로 회전한다(후방골반 기울임). 위뒤엉덩뼈가시(상후장골극, PSIS)는 꼬리 방향(하방)으로 회전하는 반면, 흉요추는 5번 요추가 엉치뼈에서 신전될 때까지 신전을 계속한다(그림 2.8 참조). 엉치뼈는 후방 굽힘 내내 전굴 위치에 남아 있다. 이 위치는 엉치엉덩관절의 압박으로 인해 가장 안정적인 것으로 간주된다.

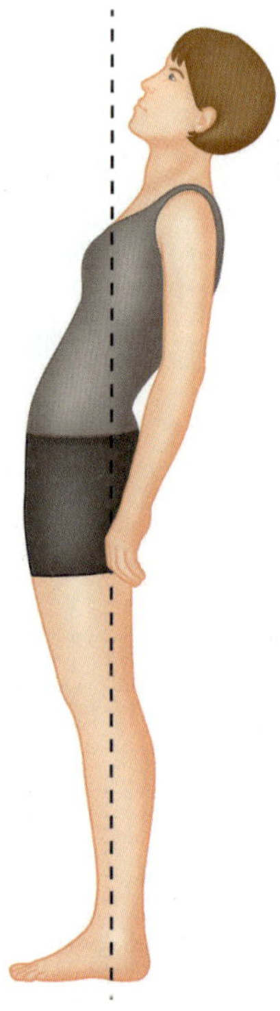

그림 2.8. 후방 굽힘 중 양측 운동.

엉치뼈의 편측(한쪽) 움직임
(Unilateral [one Side] Motion of the Sacrum)

걷기/보행주기 동안 엉치뼈는 전방 및 후방 굽힘 운동과 완전히 반대되는 방식으로 자연스럽게 움직임을 수행해야 한다. 이번에는 양측 운동이 아닌 특정 유형의 엉치뼈의 편측(한쪽) 움직임이 필요하다. 이것이 의미하는 바는 다음과 같다: A지점에서 B지점으로 걸어갈 때 엉치뼈 한쪽(예: 왼쪽)이 전굴(nutation)로 앞으로 이동하고 동시에 반대쪽(이 경우 오른쪽)이 후굴(counter-nutation)로 뒤로 이동하고 있다(또는 후방 전굴). 전굴/후굴은 엉치뼈 회전 운동을 자연스럽게 유도하기 때문에 이 움직임은 조금 더 복잡해진다. 현재 우리가 겪고 있는 문제는 엉치뼈의 회전(또는 실제로 어떤 척추)이 있을 때 측면 굽힘과 결합된 움직임도 발생한다는 것이다. (현재의 연구에 따르면) 일반적인 규칙은 측면 굽힘 운동이 엉치뼈 회전의 반대쪽에 결합된다는 것이다. 이것은 일반적으로 회전 및 측면 굽힘이 반대쪽에 결합된 유형 I 또는 중립 기전(neutral mechanic) (6장에서 자세히 설명됨)으로 알려진 것이다. 예를 들면, 엉치뼈는 왼쪽으로 측면 굽힘 동작을 수행할 수 있지만, 반대쪽(이 경우 오른쪽)으로 회전한다.

내가 말하려는 것을 설명하기 위해서 다음 예시를 고려할 수 있다. 엉치뼈의 왼쪽이 전방 굽힘 시 앞쪽으로 향하면 오른쪽으로 회전하고(엉치뼈 기저부는 왼쪽에서 더 깊게 촉진할 수 있다.) 왼쪽으로도 구부러진다(그림 2.9). 그러나 엉치뼈의 오른쪽 부분 또한 오른쪽으로 회전하고, 그러나, 이번에는 엉치뼈 기저부가 후방 굽힘 위치에 있다(엉치뼈의 기저부가 오른쪽에서 얕게 촉진된다).

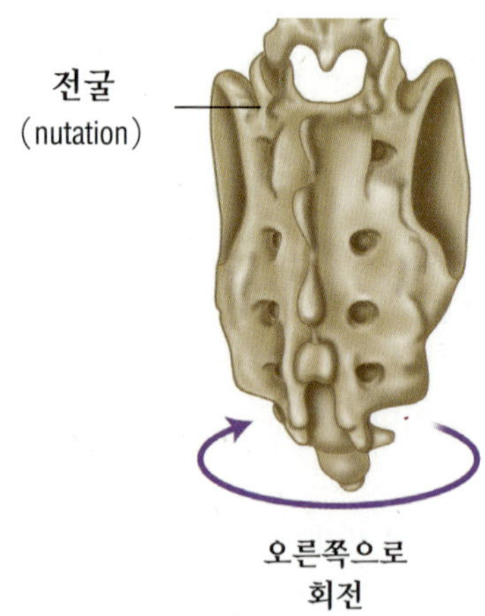

그림 2.9. 엉치뼈의 편측 움직임의 예.

한쪽으로 회전하고 다른 쪽으로 굽힘 동작을 하는 위에서 설명한 움직임을 엉치뼈 비틀림(sacral torsion)이라고 한다. 이 특정 유형의 엉치뼈 운동은 비스듬한 축 주위에서 발생하는 것으로 간주된다(그림 2.10 참조).

엉치뼈 축(Sacral Axis)

엉치뼈 축에는 대략 6 가지 유형이 있다(그림 2.10).

- **위 가로축** (Superior transverse axis)
- **중간 가로축** (Middle transverse axis)
- **아래 가로축** (Inferior transverse axis)
- **왼쪽 사선축** (Left oblique axis)
- **오른쪽 사선축** (Right oblique axis)
- **수직축** (Vertical axis)

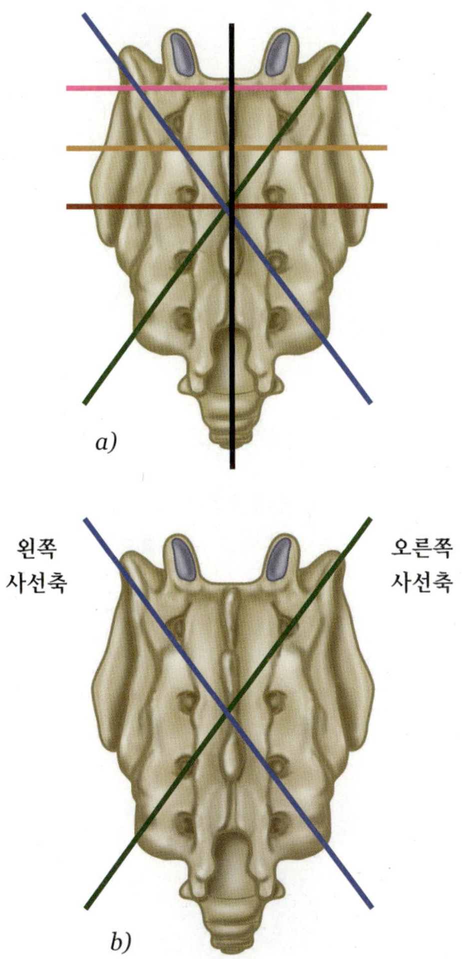

그림 2.10. (a) 엉치뼈 축, (b) 왼쪽 사선축 및 오른쪽 사선축.

이 책에서는 모든 다른 엉치뼈 축 변형을 다루지 않는다. 그러나 이 본문에서 특정 관련성 중 하나는 중간 가로축으로 Mitchell 용어에 따르면, 엉치뼈 중간 가로축(MTA)은 엉치뼈 기능장애가 이 수평 축을 중심으로 촉진되어 처리되기 때문이다. 더욱이, 이 축은 보행주기 동안 사선축으로의 변형을 겪는 것으로 간주되는데, 이 축은 본문에서 초점을 맞출 특정 축이다.

사선축 (Oblique Axis)

일부 저자는 왼쪽 경사축과 오른쪽 경사축이 있다고 제안했다(그림 2.10(b) 참조). 왼쪽 경사축은 왼쪽 엉치뼈 기저부를 통과하고 오른쪽 하방측면각(Inferior Lateral Thangle, ILA)을 통해 계속된다. 오른쪽 경사축은 오른쪽 엉치뼈 기저부를 통과하고 왼쪽 하방측면각을 통과한다.

3장에서는 걷기/보행주기 동안 엉치뼈 움직임을 수행할 때 경사축이 운동 사슬의 움직임과 함께 어떻게 활용되는지 정확하게 설명한다. 그러나 지금은 엉치뼈가 할 수 있는 두 가지 자연적인 생리적 움직임에 초점을 맞출 것이다. "왼쪽 경사축에서 왼쪽 회전"을 일반적으로 왼쪽에서 왼쪽(L-on-L)으로 엉치뼈 비틀림, "오른쪽 경사축에서 오른쪽 회전", 일반적으로 오른쪽에서 오른쪽(R-on-R)으로 엉치뼈 비틀림이라고 한다.

그러나 엉치뼈에는 두 가지 비생리학적 움직임이 있다: 일반적으로 오른쪽에서 왼쪽으로 불리는 "오른쪽 경사축의 왼쪽 회전" 엉치뼈 비틀림과 왼쪽에서 오른쪽으로 불리는 "왼쪽 경사축의 오른쪽 회전" 엉치뼈 비틀림이 있다.

저자가 "엉치뼈 비틀림"이라는 단어를 언급할 때 두 가지 중 하나를 의미할 수 있다: 예를 들면, 보행주기 동안 수행되는 엉치뼈의 일반적인 움직임(3장에서 설명); 엉치뼈의 기능장애는 이러한 특정 유형의 위치 또는 비틀림에 고정되기 때문이다.

생리학적인 움직임 (전방 움직임 고정/전굴)

엉치뼈 비틀림(torsion)을 보기 전에 그림 2.11(a)와 그림 2.11(b)의 모델에서 알 수 있듯이 엉치뼈의 중립(neutral) 위치에 대해 생각한다.

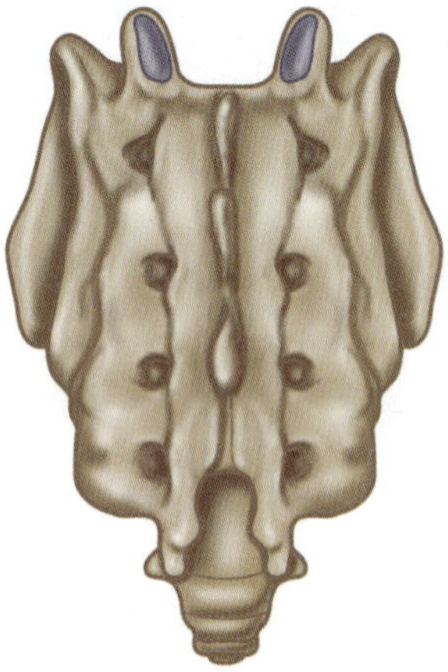

그림 2.11. (a) 엉치뼈의 중립 위치.

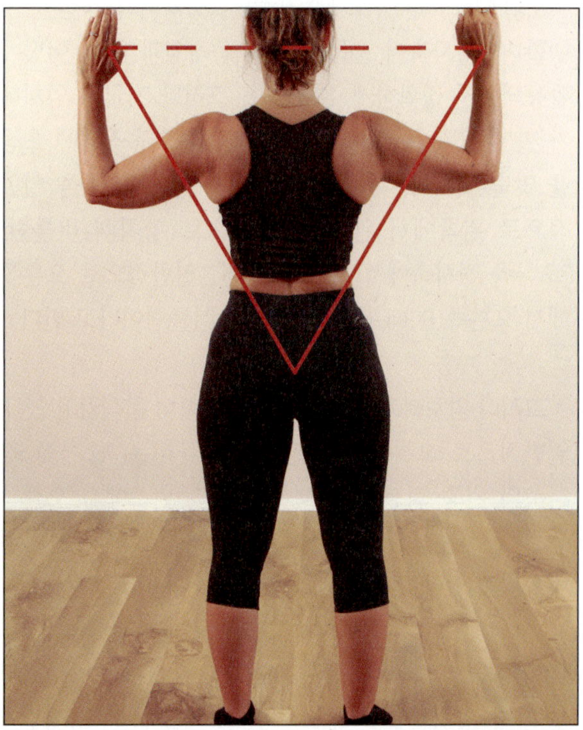

그림 2.11. (b) 모델이 나타내는 엉치뼈의 중립 위치.

그림 2.12.
(b) 좌측에서 좌측으로의 엉치뼈 비틀림.
모델에서 알 수 있듯이 엉치뼈 전굴이 오른쪽에 표시된다.

좌측에서 좌측으로(L-on-L)

좌측에서 좌측으로의 엉치뼈 움직임/비틀림에 대해 좀 더 설명해 보겠다. 엉치뼈는 왼쪽 경사 축에서 왼쪽 회전 위치에 있는 것과 관련 있다. 엉치뼈가 왼쪽으로 회전한 경우에만 해당되므로 엉치뼈 고랑(엉치뼈와 해당 엉덩뼈의 교합에 의해 자연적으로 형성되는 부분)이 오른쪽에서 깊게 촉진된다. 또한, 하방측면각과 엉치뼈 가랑이는 왼쪽에서 후방(얕은)에서 촉진되며, 이는 엉치뼈 오른쪽이 그림 2.12(a)와 같이 왼쪽보다 앞쪽으로 전굴되어 있음을 나타낸다.

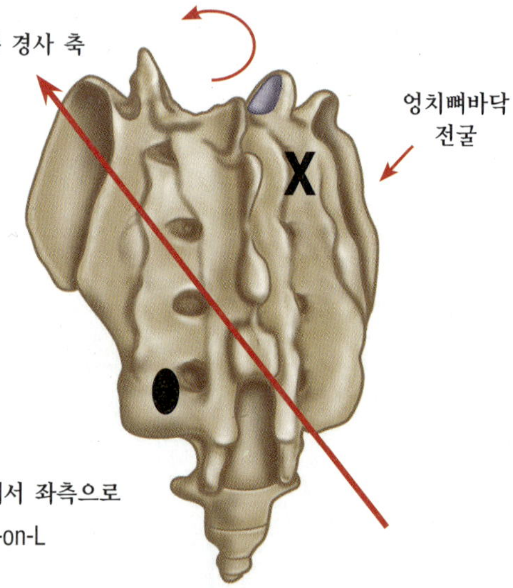

그림 2.12. (a) 좌측에서 좌측으로(L-on-L)의 엉치뼈 움직임/비틀림. X = 전방 또는 깊은. ● = 후방 또는 얕은.

좌측에서 좌측으로의 엉치뼈 비틀림의 구체적인 움직임은 그림 2.12(b)에 설명되어 있다.

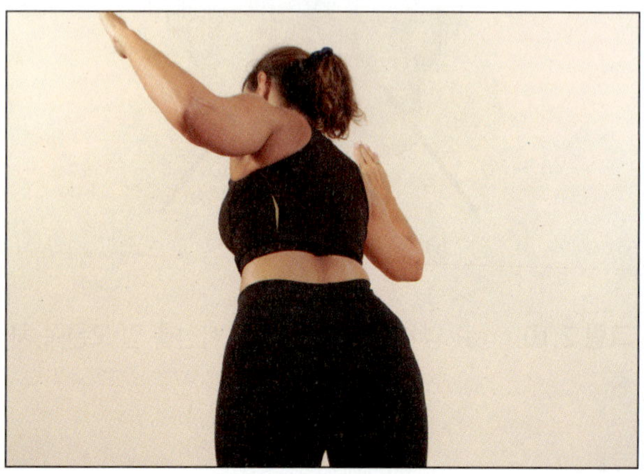

우측에서 우측으로(R-on-R)

우측에서 우측으로의 엉치뼈 비틀림은 오른쪽 경사 축의 오른쪽 회전과 관련이 있다. 이것은 오른쪽으로 회전한 엉치뼈에 특정한 것이므로 엉치뼈 패임이 왼쪽에서 깊게 촉진된다. 하방측면각과 엉치뼈 패임은 오른쪽의 후방(얕은)에서 촉진되며, 이는 **그림** 2.13(a)와 같이 엉치뼈의 왼쪽이 오른쪽보다 앞쪽으로 전굴되어 있음을 나타낸다.

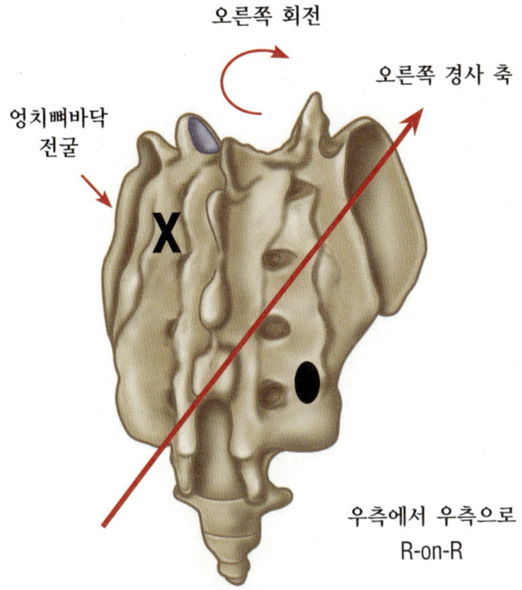

그림 2.13. (a) 우측에서 우측으로(R-on-R)의 엉치뼈 움직임/비틀림. X = 전방 또는 깊은. ● = 후방 또는 얕은.

그림 2.13 (b)의 모델은 R–on–R 엉치뼈 비틀림의 특정 움직임을 보여준다.

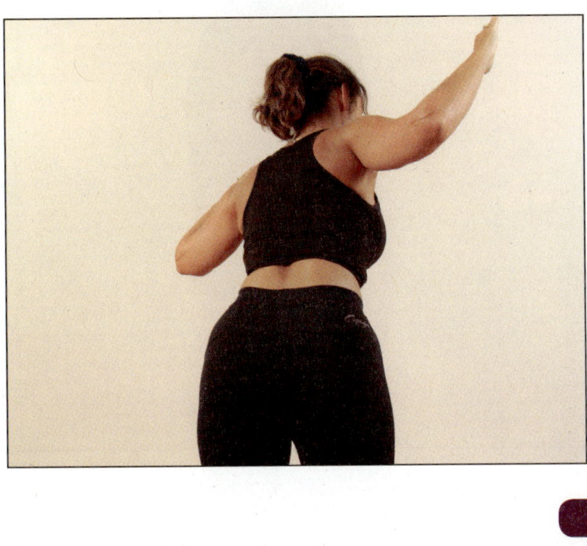

그림 2.13. (b) 우측에서 우측으로의 엉치뼈 비틀림. 모델에서 보여준 대로 엉치뼈 전굴이 왼쪽에 표시된다.

생리학적 요약(Physiological Summary)

이미 언급했듯이 좌측에서 좌측으로(L–on–L) 및 우측에서 우측으로(R–on–R)의 엉치뼈 비틀림은 엉치뼈 주위에서 자연스럽게 발생하는 동작이지만 이러한 특정 동작은 전굴 위치에 고정될 수 있다. 예를 들면, 좌측에서 좌측으로 엉치뼈 비틀림과 같은 기능장애 위치가 있는 경우, 엉치뼈는 이미 이 위치에 고정되어 있고 잠재적으로 "중립"으로 회전할 수 있기 때문에 이 움직임을 수행할 수 있다. 그러나, 이 쪽(왼쪽)이 고정된 위치에 있어서 엉치뼈의 왼쪽이 후굴(후방 숙임)을 할 수 없기 때문에 "우측에서 우측으로"의 엉치뼈 비틀림을 수행할 수 없다.

3장에서 근골격계 활동의 대부분이 걷기/보행주기와 관련이 있음을 읽을 것이다. 인간으로서 우리는 보행주기를 통해 정상적으로 조율할 수 있도록 좌측에서 좌측으로 및 우측에서 우측으로의 엉치뼈 움직임(비틀림)을 유지하는 것이 특히 중요하다. 엉치뼈가 자연적으로 발생하는 엉치뼈 비틀림(움직임)을 수행할 수 없는 경우 결과적으로 기능장애가 발생한다.

비생리학적 움직임
(후방 움직임 고정/후굴)

엉치뼈의 비생리학적 움직임은 엉치뼈의 경사축 주위에서 발생하는 부자연스러운(unnatural) 움직임으로 간주되므로 파악하기가 조금 더 복잡하다. 환자에서 이러한 유형의 후방 엉치뼈 기능장애를 발견하면 종종 요추/몸통이 결합된 움직임으로 증가된(강제) 굴곡 위치에 놓이는 경향이 있다(바닥에서 무거운 무게를 집어 들기 위해 몸을 회전시키는 움직임).

이 다음 개념은 생각하고 이해하는 데 약간의 시간이 걸릴 수 있지만, 많은 사람들이 여전히 무엇인지 이해하기 어려울 지라도, 나는 이 매혹적인 영역의 복잡성을 간단한 방법으로 설명하기 위해 최선을 다할 것이다.

후방/뒷쪽 뒤틀림 동작을 시작하기 전에 앞의 문단에서 언급한 다른 두 가지 유형은 전방/앞쪽 비틀림이다.

우측에서 좌측으로(L-on-R)

우측에서 좌측으로의 엉치뼈 비틀림(sacral torsion)은 오른쪽 경사축의 왼쪽 회전과 관련이 있으며 엉치뼈가 왼쪽으로 회전한 경우에만 해당된다. 그러나 엉치뼈 왼쪽의 후방 움직임으로 인해 엉치뼈 패임은 왼쪽에서 얕게 촉진되고 하방측면각은 왼쪽에서 후방(얕은)으로 촉진된다. 이것은 그림 2.14(a)에서와 같이 엉치뼈의 왼쪽이 후굴 또는 후방숙임으로 뒤틀렸음을 나타낸다.

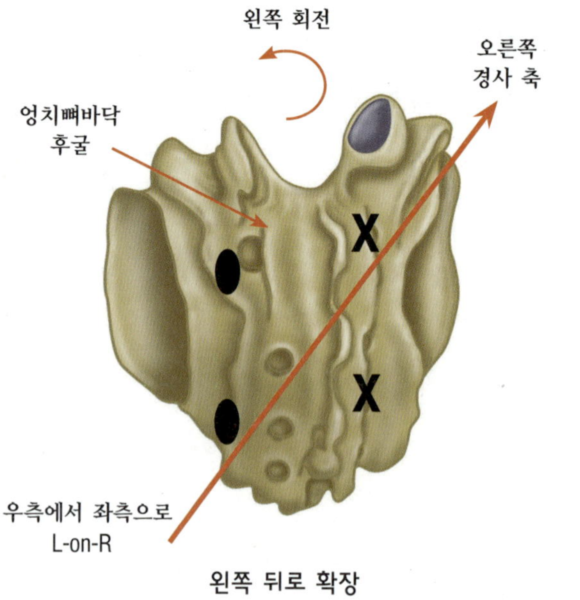

그림 2.14. (a) 우측에서 좌측으로(L-on-R)의 엉치뼈 비틀림. X = 전방 또는 깊은. ● = 후방 또는 얕은.

우측에서 좌측으로의 엉치뼈 비틀림의 이러한 특정 움직임은 모델이 보여주는 것처럼 그림 2.14(b)에서 볼 수 있다.

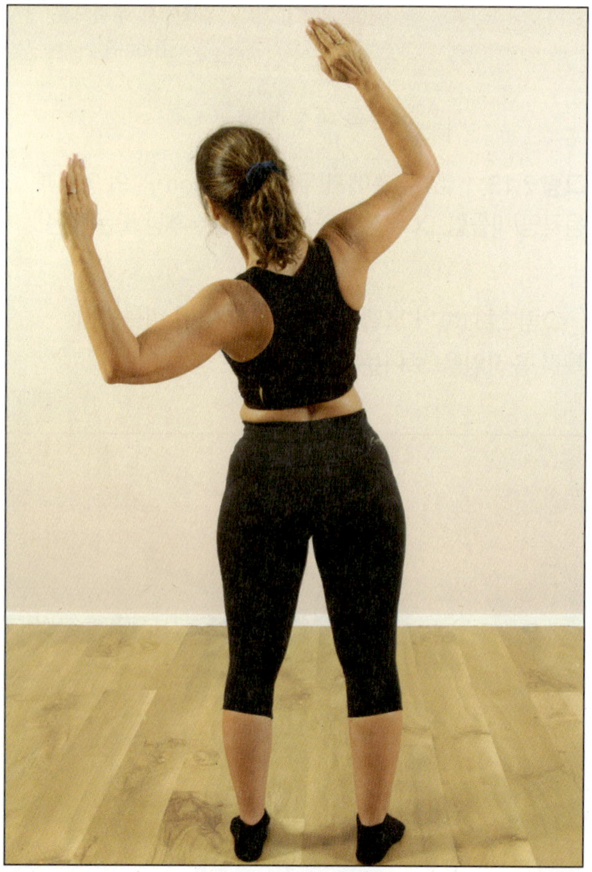

그림 2.14.
(b) 모델에 의해 입증된 우측에서 좌측으로의 엉치뼈 비틀림. 엉치뼈 후굴은 왼쪽에 표시된다.

좌측에서 우측으로(R-on-L)

좌측에서 우측으로의 엉치뼈 비틀림(sacral torsion)은 우측에서 좌측으로의 엉치뼈 비틀림의 반대여야 한다. 따라서 이번에는 엉치뼈 비틀림이 왼쪽 경사축의 오른쪽 회전과 관련이 있으며, 오른쪽으로 회전한 엉치뼈에 해당한다. 그러나 엉치뼈 오른쪽의 후방 움직임으로 인해 엉치뼈 패임은 오른쪽에서 "얕은" 것으로 촉진되고, 하방측면각은 오른쪽에서 후방(얕은)으로 촉진된다. 이것은 엉치뼈의 오른쪽이 그림 2.15(a)에 표시된 것처럼 엉치뼈가 후굴이거나 (이해하기 쉬운 경우) 엉치뼈가 후굴(이것은 단순히 역 동작이라고 생각함)한 것을 나타낸다.

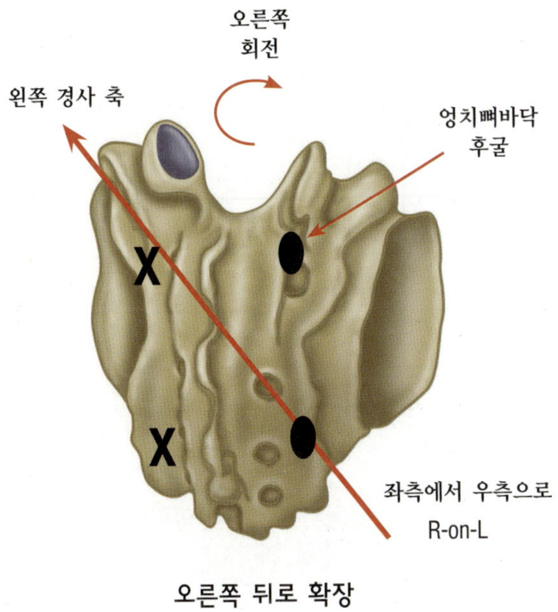

그림 2.15. (a) 좌측에서 우측으로(R-on-L)의 엉치뼈 비틀림. X = 전방 또는 깊은. ● = 후방 또는 얕은.

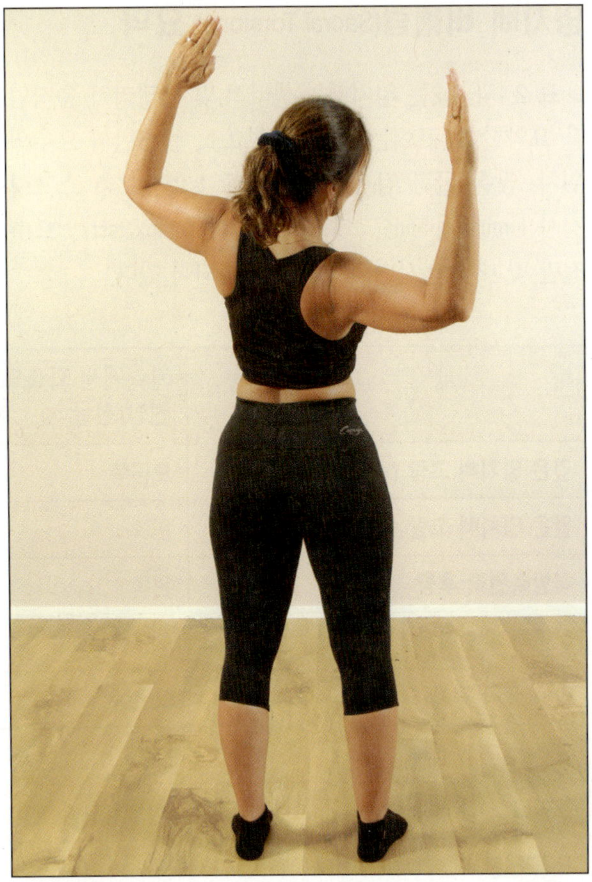

그림 2.15. (b) 모델에 의해 입증된 좌측에서 우측으로의 엉치뼈 비틀림. 엉치뼈의 후굴은 오른쪽에서 관찰할 수 있다.

그림 2.15(b)는 모델에 의해 입증된 좌측에서 우측으로의 엉치뼈 비틀림의 특정 움직임을 보여준다.

비생리학적 요약
(Non-Physiological Summary)

저자가 언급하고 싶은 것은 위에서 논의한 주요 요점들에 대한 간단한 검토를 제공하여, 이러한 특정 유형의 기능장애를 더 잘 이해할 수 있도록 하는 것이다. 우리는 우측에서 좌측으로와 좌측에서 우측으로의 엉치뼈 비틀림이 엉치뼈의 부자연스러운(unnatural) 움직임이므로 비생리적(non–physiological)이라고 부른다. 이러한 특정 동작은 후굴 또는 역비틀림 위치에 고정될 수 있다. 예를 들면, 우측에서 좌측으로의 엉치뼈 비틀림의 기능장애 위치가 있는 경우, 엉치뼈는 이미 그 위치에 고정되어 있기 때문에 이러한 후방 유형의 움직임을 수행할 수 있다. 그러나 엉치뼈는 위치가 고정되어 엉치뼈의 왼쪽이 구부러지지 않기 때문에 좌측에서 좌측으로 또는 우측에서 우측으로의 엉치뼈 비틀림의 정상적인 생리 움직임을 수행할 수 없다. 이것에 대해 생각하는 또 다른 방법은 엉치뼈의 왼쪽이 앞쪽 굴곡의 움직임을 수행할 수 없거나 후굴 또는 뒤쪽 숙임의 고정된 위치에서 뒤쪽으로 고정되어 있기 때문에 왼쪽이 앞으로 나아갈 수 없다는 것이다.

엉치뼈 비틀림(Sacral Torsions) 요약

표 2.1과 2.2는 엉치뼈의 생리적 및 비생리적 움직임을 요약한다. 표에는 추가 구성 요소, 즉 5번째 요추의 위치, 앉은 굴곡 검사(seated flexion test), 요추 스프링 검사(lumbar spring), 스핑크스 검사(sphinx test), 요추 전만 및 내측 복사뼈의 위치가 포함되어 있다.

이 모든 내용은 이후의 장, 특히 12장에서 더 자세히 설명할 것이지만 이 장에서 나의 목표는 계속 읽고 싶은 식욕을 자극하는 것이기 때문에 여기에서 언급되었다. 지금은 다른 장을 진행하기 전에 엉치뼈가 할 수 있는 모든 종류의 생리적 및 비생리적 움직임에 대해 알고 싶었다.

	좌측에서 좌측으로 엉치뼈 비틀림 전방/전굴	우측에서 우측으로 엉치뼈 비틀림 전방/전굴
깊은 엉치뼈 고랑 (중립)	오른쪽	왼쪽
얕은 엉치뼈 고랑 (중립)	왼쪽	오른쪽
하방측면각 후방	왼쪽	오른쪽
5번 허리뼈 회전	오른쪽	왼쪽
앉은 굴곡 검사	오른쪽	왼쪽
요추 스프링 검사	음성	음성
스핑크스 검사	엉치뼈 고랑 높이	엉치뼈 고랑 높이
요추 전만	증가	증가
내측 복사뼈 (다리 길이)	짧은 다리	짧은 다리

표 2.1. 일반적인 생리학적 움직임: 앞쪽/전방 엉치뼈 비틀림.

	우측에서 좌측으로 엉치뼈 비틀림 후방/후굴	좌측에서 우측으로 엉치뼈 비틀림 후방/후굴
깊은 엉치뼈 고랑 (중립)	오른쪽	왼쪽
얕은 엉치뼈 고랑 (중립)	왼쪽	오른쪽
하방측면각 후방	왼쪽	오른쪽
5번 허리뼈 회전	오른쪽	왼쪽
앉은 굴곡 검사	왼쪽	오른쪽
요추 스프링 검사	양성	양성
스핑크스 검사	왼쪽 엉치뼈 고랑 얕음 (오른쪽 엉치뼈 고랑 깊음)	오른쪽 엉치뼈 고랑 얕음 (왼쪽 엉치뼈 고랑 깊음)
요추 전만	감소	감소
내측 복사뼈 (다리 길이)	짧은 다리	짧은 다리

표 2.2. 비생리학적 움직임: 뒤쪽/후방 엉치뼈 비틀림.

3 엉치엉덩관절 안정성, 근육 불균형 및 근섬유 슬링

Sacroiliac Joint Stability, Muscle Imbalances, and the Myofascial Slings

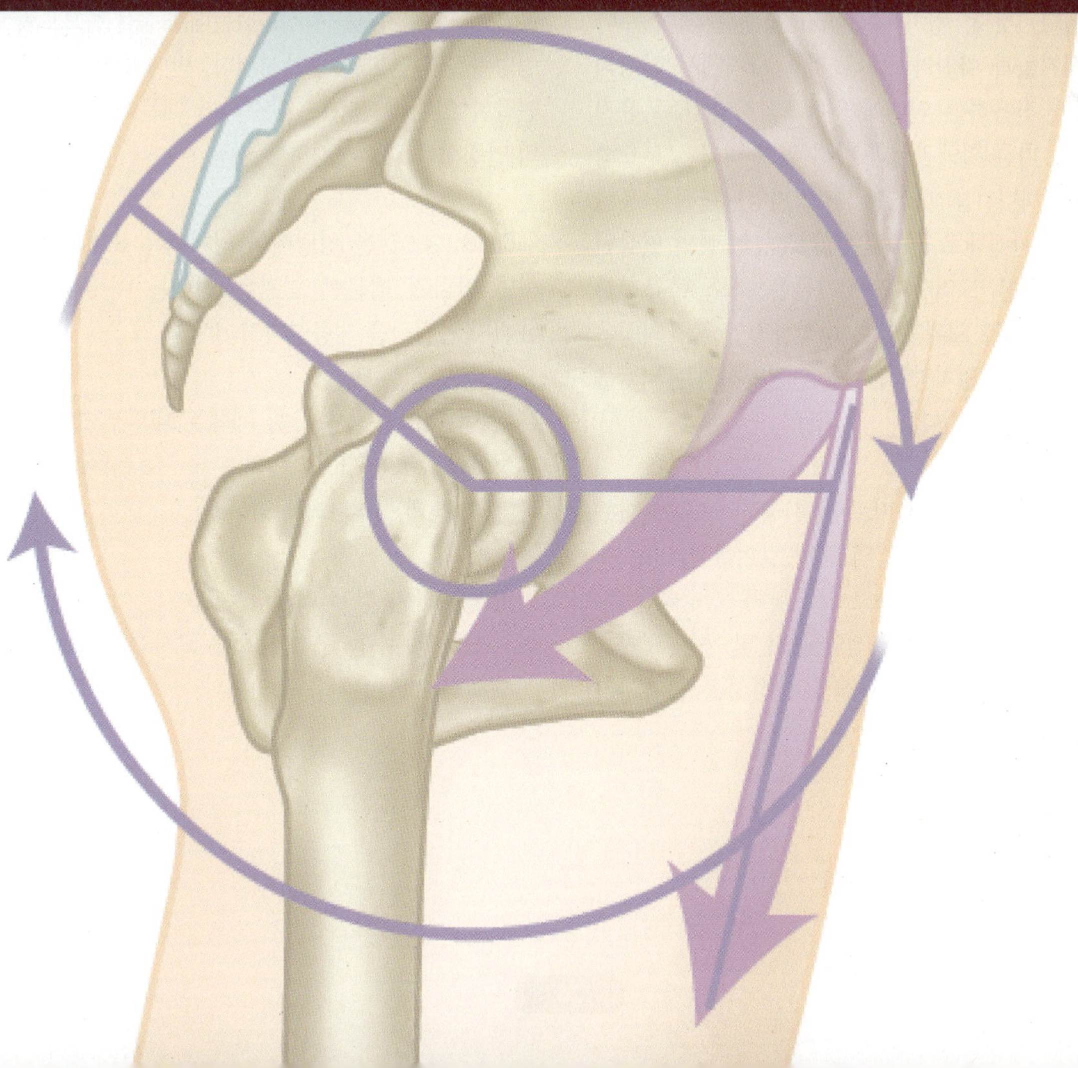

골반 및 요통의 발생빈도가 계속 증가함에 따라 우리는 중심 근육 및 요추–골반–늑골의 안정에 영향을 미치는 근육관계를 보고 이해해야 한다. 우리는 이 지식을 평가 및 치료 계획에 통합하는 방법을 결정해야 하는데, 특히 골반이음구조와 허리 부분의 통증이 있는 환자 및 운동선수의 경우이다.

골반의 안정성에 영향을 주는 두 가지 주요 요소가 있다(또는 보다 정확하게 엉치엉덩관절): 형태 폐쇄와 강제 폐쇄. 이 두 기전은 일괄적으로 자동 잠금 기전이라는 과정을 지원한다.

형태 폐쇄(form closure)는 볼기뼈와 엉치뼈의 해부학적 정렬로부터 발생하며, 엉치뼈가 골반의 날개 사이에 일종의 쐐기돌을 형성한다. 엉치엉덩관절은 큰 하중을 전달하며 그 형상은 이 작업에 적합하다. 관절 표면은 비교적 평평하여 압축력과 굽힘 운동을 전달하는데 도움이 된다. 그러나 비교적 평평한 관절은 전단력에 취약하다. 엉치엉덩관절은 세 가지 방법으로 이 힘들로부터 보호된다. 첫째, 엉치뼈는 쐐기 형태로 되어 로마 다리의 쐐기돌과 마찬가지로 볼기뼈 사이에서 안정되고 그 위에 작용하는 인대에 의해 "정지"상태로 유지된다. 둘째, 다른 활액관절과 달리 관절 연골은 부드럽지만 불규칙하다(1장 참조). 셋째, 엉치엉덩관절을 통한 정면 절개는 관절내로 돌출된 연골로 덮인 뼈의 연장인 "융기"와 "구"를 드러낸다. 이것들은 다소 불규칙하게 보이지만 서로 보완적이며 비정상적인 불규칙성은 압박이 적용될 때 엉치엉덩관절을 안정화시키는 역할을 함으로서 매우 적합하다.

Vleeming 등(1990a)에 따르면, 사춘기 이후에 대부분의 사람들은 엉덩뼈 표면의 전체 길이를 달리는 초승달 모양의 융기를 형성하고 엉치뼈 쪽 상응하는 함몰을 나타낸다. 이러한 보완적인 융기 및 구는 표면을 함께 고정시키고 엉치엉덩관절의 안정성을 증가시키는 것으로 여겨진다.

엉치뼈의 관절면과 볼기뼈가 완벽한 형태의 폐쇄로 맞춰지면 움직임은 거의 불가능하다. 그러나 엉치엉덩관절의 형태 폐쇄는 완벽하지 않고 아주 작은 움직임이 가능하기에 부하 중에 안정성이 필요하다. 이것은 하중이 가해질 때 관절에서의 압박을 증가시킴으로써 이루어진다. 이 압박을 담당하는 해부학 구조는 인대, 근육 및 근막이다. 이러한 추가적인 힘에 의한 엉치엉덩관절의 압박 기전은 일반적으로 강제 폐쇄라고 불린다. 엉치엉덩관절이 압축되면 **그림 3.1**과 같이 조인트의 마찰이 증가하고 결과적으로 형태 폐쇄가 강화된다. Willard 등(2012)에 따르면, 강제 폐쇄는 관절의 "중간 영역"을 줄임으로써 엉치엉덩관절의 안정화를 촉진한다.

강제 폐쇄(force closure)는 다음과 같이 수행된다.
첫 번째 방법은 엉치뼈기저부의 전방 회전이나 볼기뼈의 후방 회전으로 만들어지는 엉치뼈의 전굴에 의한 것이다. 이 두 가지 유형의 움직임은 엉치결절인대, 엉치가시인대, 뼈사이인대의 조임을 만들어 낸다. 이 조임은 강제 폐쇄 기전을 활성화하는데 도움을 줌으로써 엉치엉덩관절의 닫힘을 증가시킨다. 반대로 후굴은 위에서 언급한 인대의 긴장이 감소하기 때문에 엉치엉덩관절의 안정성을 감소시킨다.

Cohen(2005)은 엉덩뼈와 엉치뼈는 표면의 약 1/3에서만 만나기 때문에 연관된 인대는 이 뼈들 사이에 나머지 안정성을 제공한다고 말한다.

두 번째 방법에서 강제 폐쇄는 내외부 코어 근육의 활성화와 수축(국소 및 광역 근육 시스템)에 의해 보조된다(이 장의 뒷부분에서 읽어라).

형태 폐쇄와 강제 폐쇄라는 용어는 이 자동 잠금 기전의 능동 및 수동 구성 요소를 묘사했고, Vleeming 등(1990a, 1990b)이 처음 정의했다.

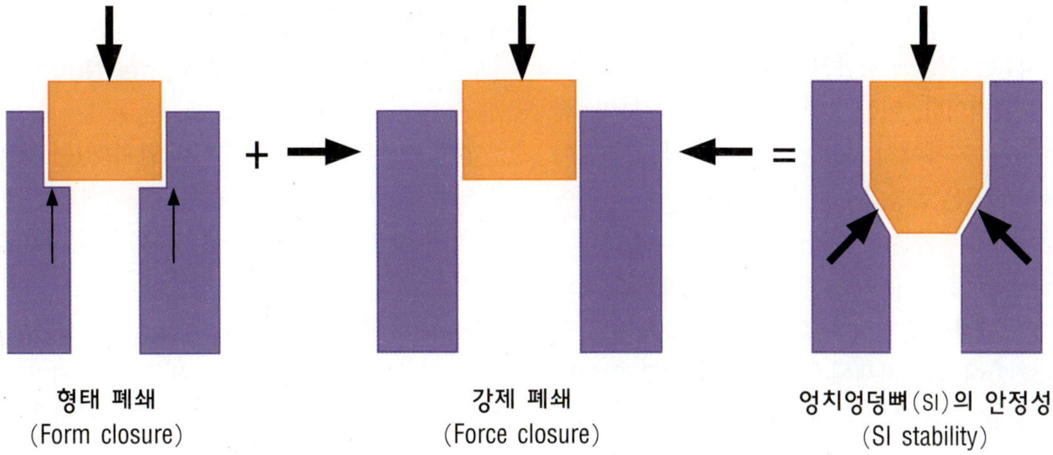

그림 3.1 형태 / 강제 폐쇄와 엉치엉덩뼈의 안정성 사이의 관계.

아래는 위의 문구를 개인적으로 믿는 Vleeming 등(1995)의 인용문이다.

> "엉치엉덩관절의 전단은 특정 해부학적 특징(형태 폐쇄)과 특정 하중 상태(강제 폐쇄)에 수용될 수 있는 근육 및 인대에 의해 생성된 압축의 조합에 의해 방지된다. 형태 폐쇄가 필요하지는 않지만 측면 방향 힘이 필요하지는 않을 것이다. 그러나 그러한 구조는 이동성을 실질적으로 불가능하게 만든다."

엉치엉덩뼈 안정성 (Sacroiliac Stability)

몇몇 인대, 근육 및 근막 시스템은 골반의 강제 폐쇄에 기여한다. 이들은 집합적으로 뼈-관절-인대 시스템(osteo-articular-ligamentous system)이라 한다. 몸이 효율적으로 작동할 때 볼기뼈와 엉치뼈 사이의 전단력이 적절하게 조절되고 몸통, 골반, 다리 사이에 하중이 전달될 수 있다.

Vleeming과 Stoeckart(2007)은 다양한 근육이 엉치엉덩관절의 강제 폐쇄에 관련되어 있으며 넙다리곧은근, 넙다리빗근, 엉덩허리근, 큰볼기근 및 뒤넙다리근과 같은 근육조차도 엉치엉덩관절의 움직임에 영향을 미치는 적절한 지렛대를 가지고 있다고 언급했다. 이 근육의 효과는 열린 또는 닫힌 사슬 운동과 골반이 충분히 보강되었는지 여부에 달려 있다.

당신이 곧 읽을 것이고, 또한 나중 장에서, 엉치엉덩관절을 안정시키는데 매우 중요한 역할을 하는 하나의 근육이 있다. 이 근육은 큰볼기근이다. 일부 큰볼기근 섬유는 엉치결절인대뿐만 아니라, 등허리근막(thoracolumbar fascia)으로 알려진 결합조직 구조에 병합 및 부착된다. Vleeming 등(1989a)은 12개의 사체 해부에 대해 이 사실을 시연했다. 그들은 모든 경우에 큰볼기근이 엉치결절인대에 직접 부착되었음을 발견했다.

큰볼기근은 등허리근막을 통해 후방 사선 근막(posterior oblique myofascial sling)으로 알려진 반대쪽 넓은등근으로 연결된다(핵심 바깥 유닛: 통합 근섬유 슬링 시스템을 참조) 큰볼기근의 약화, 또는 잘못된 순서가 근섬유 슬링(후방 경사)의 기능을 감소시킴으로써 엉치엉덩관절에 상해를 입히는 것으로 나타났다. 큰볼기근의 약화나 오작동은 반대쪽 넓은등근의 과보상적 과활성의 잠재적 원인이다. 걷기와 달리기(제 4장에서 설명된 보행주기)는 엉치엉덩관절에 높은 하중을 부과하고, 이 체중부하 관절은 변경된 보상 기전의 영향을 줄이기 위해 자체 안정화될 필요가 있다.

연구에 따르면, 엉치뼈 전굴(볼기뼈 사이에서 엉치뼈의 움직임을 끄덕이는 유형)은 골반이음구조가 가장 안정적인 제일 좋은 위치이다. 이전 장에서 이미 설명했듯이, 전굴은 앉아있는 자세에서 서있는 자세로 움직일 때 일어나며, 최대 전굴은 몸통의 전방 또는 후방 굴곡 시 일어난다. 엉치뼈의 전굴은 후부 골반의 주요 인대(엉치결절인대, 엉치가시인대, 뼈사이인대)를 조이고 결과적인 장력은 엉치엉덩관절의 닫힘력을 증가시킨다. 증가된 장력은 단순히 앉아있는 자세에서 서있는 자세로 일어날 때 뿐만 아니라 보행주기 중에도 엉치엉덩관절이 필요한 안정성을 제공한다.

Vleeming 등(1989b) 연구진들은 엉치결절인대의 부하적용을 각각 인대의 직접 또는 큰볼기근의 부착 또는 넙다리두갈래근 장두의 연속성을 통해 엉치뼈 기저부의 정회전을 크게 감소시키는 것을 보여 주었다. 그들은 마찰계수를 증가시켜 강제 폐쇄에 의한 엉치엉덩관절(SIJ)의 움직임을 감소시킨다는 것을 증명했다.

엉치뼈 전굴과 후굴 (Sacral Nutation and Counter-Nutation)

나는 비교적 복잡한 동작을 설명할 수 있는 대체 방법을 논의할 때 특히 독자들에게 매우 유익하다는 것을 알게 되었다. 그러므로 나는 다른 저자인 Evan Osar(2012)가 의견을 제시할 것이라고 생각했다.

Evan Osar(2012)는 전굴(nutation)은 엉치뼈 전하방 운동이고, 후굴(counter-nutation)은 엉치뼈 기저부의 후상방 운동이라 했다. 그림 3.2(a)에서 보여주듯 전굴은 한쪽 서기할 때 엉치뼈의 잠금에 필요하다. 엉치뼈 끄덕임 상실은 한쪽 서기의 불안정의 주요 원인이며 고전적인 Trendelenburg 보행의 원인 중 하나이다. 다른 한편으로 후굴은 그림 3.2(b)에서 보여지듯이 고관절의 신전과 볼기뼈의 전방 회전을 허용하기 위해 필요하다. 엉치뼈의 잠금을 해제하거나 반대 방향으로 움직일 수 없다면 요추 굴곡이 보상적으로 증가하여 척추의 불안정성을 유발할 수 있다.

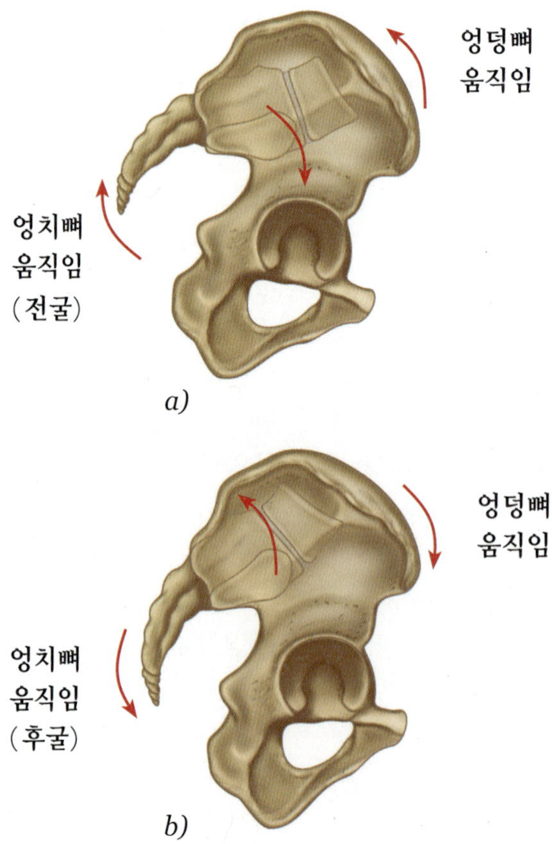

그림 3.2. (a) 골반의 후굴과 엉치뼈의 전굴, (b) 골반의 전굴과 엉치뼈의 후굴.

강제 폐쇄 인대
(Force Closure Ligaments)

강제 폐쇄의 영향을 주는 주요 인대는 (그림 3.3);

(1) 엉치뼈와 좌골 결절을 연결하고 열쇠 또는 유도 인대라고 불리는 엉치결절인대;

(2) 제 3 및 제 4번 엉치뼈 부분을 위뒤엉덩뼈가시(PSIS)에 연결하고, 후방 엉치엉덩인대라고도 하는 긴뒤엉치엉덩인대이다.

인대는 부착되어 있는 뼈의 움직임에 의한 신장이나 긴장으로 또는 뼈에 부착되어 있는 근육 구축에 의한 긴장으로 관절의 압력을 증가시킬 수 있다.

엉치결절인대의 긴장은 세 가지 방법 중 하나를 증가시킬 수 있다.

1. 엉치뼈에 대한 볼기뼈의 후방 회전
2. 볼기뼈와 관련된 엉치뼈의 전굴
3. 엉치엉덩인대에 직접 부착되어 있는 4개의 근육 중 하나의 근육 수축 즉, 넙다리두갈래근, 궁둥구멍근, 큰볼기근 및 뭇갈래근

엉치뼈의 후굴이나 볼기뼈의 전방 회전을 제한하기 위한 주요 인대 조직은 긴뒤엉치엉덩인대이다. 이것은 엉치엉덩관절이 덜 압축되고 스스로 고정되지 않기 때문에 골반이 수평 또는 수직 하중에 저항하기에 불안정한 위치이다(전굴의 위치와 비교). 장배인대는 일반적으로 통증의 원인이며 위뒤엉덩뼈가시(PSIS) 레벨 바로 아래에서 촉진될 수 있다.

인대는 안정된 골반을 유지할 수 없으며 여러 근육 시스템을 사용하여 도움을 받는다. 허리와 골반의 안정성에 기여하는 두 개의 중요한 근육 그룹이 있다: 집합적으로 그들은 내부 유닛(코어) 및 외부 유닛(근막 슬링 시스템)이라고 한다. 내부 유닛는 배가로근(TVA), 뭇갈래근, 횡격막 그리고 골반바닥의 근육들로 이루어지며 집합적으로 코어 또는 국소 안정장치로 불리운다. 외부 유닛는 여러 개의 "슬링(slings)" 또는 근육 시스템으로 구성된다(전체적 안정 장치와 구동 장치는 해부학적으로 연결되고 기능적으로 연관된다). 내부와 외부 유닛은 이번 장의 후반부에 논의될 것이다.

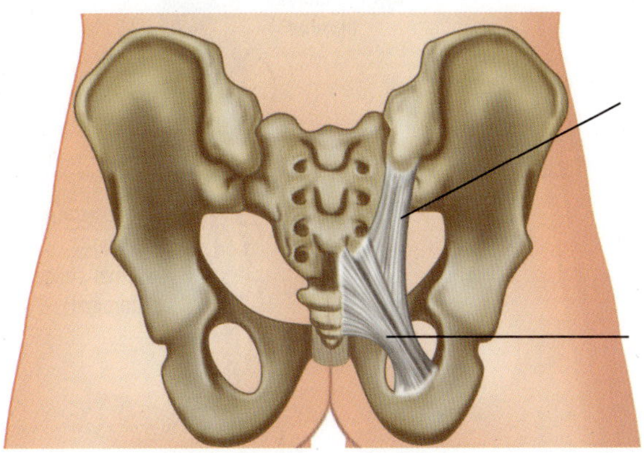

그림 3.3. 엉치결절인대(열쇠, key)와 긴 등쪽 엉치엉덩인대.

짝힘(Force Coulple)

정의: 짝힘은 동등한 두 힘이지만 반대 방향으로 작용하고 순수 회전 결과와 목적에 적용한다. Abernethy 등(2004)이 말했다.

잠재적인 근육 불균형으로 인해 골반 위치가 바뀌면 후에 나머지 운동 사슬에 영향을 미친다. 골반의 적절한 위치와 정렬을 유지할 책임이 있는 몇 가지 짝힘이 있다. 시상면과 전두면에서 골반 위치를 제어하는 짝힘은 그림 3.4(a–f)와 그림 3.5에 개략적으로 표시되어 있다.

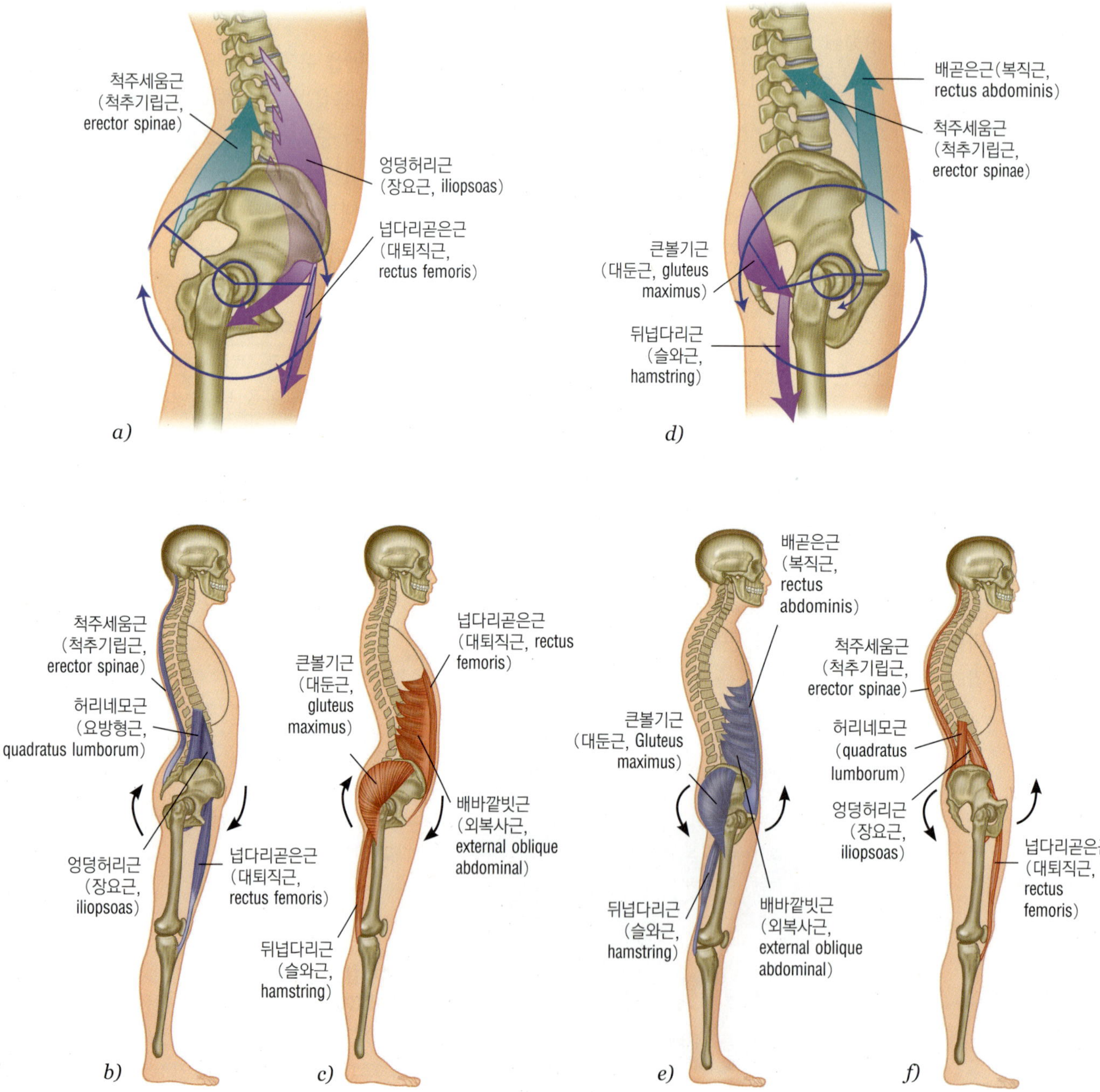

그림 3.4. (a) 시상면(전방) 골반 짝힘. (b) 전방 회전: 근육의 단축된 위치. (c) 전방 회전: 근육의 신장된 위치

그림 3.4. (d) 시상면(후방) 골반 짝힘. (e) 후방 회전: 근육의 단축된 위치. (f) 후방 회전: 근육의 신장된 위치

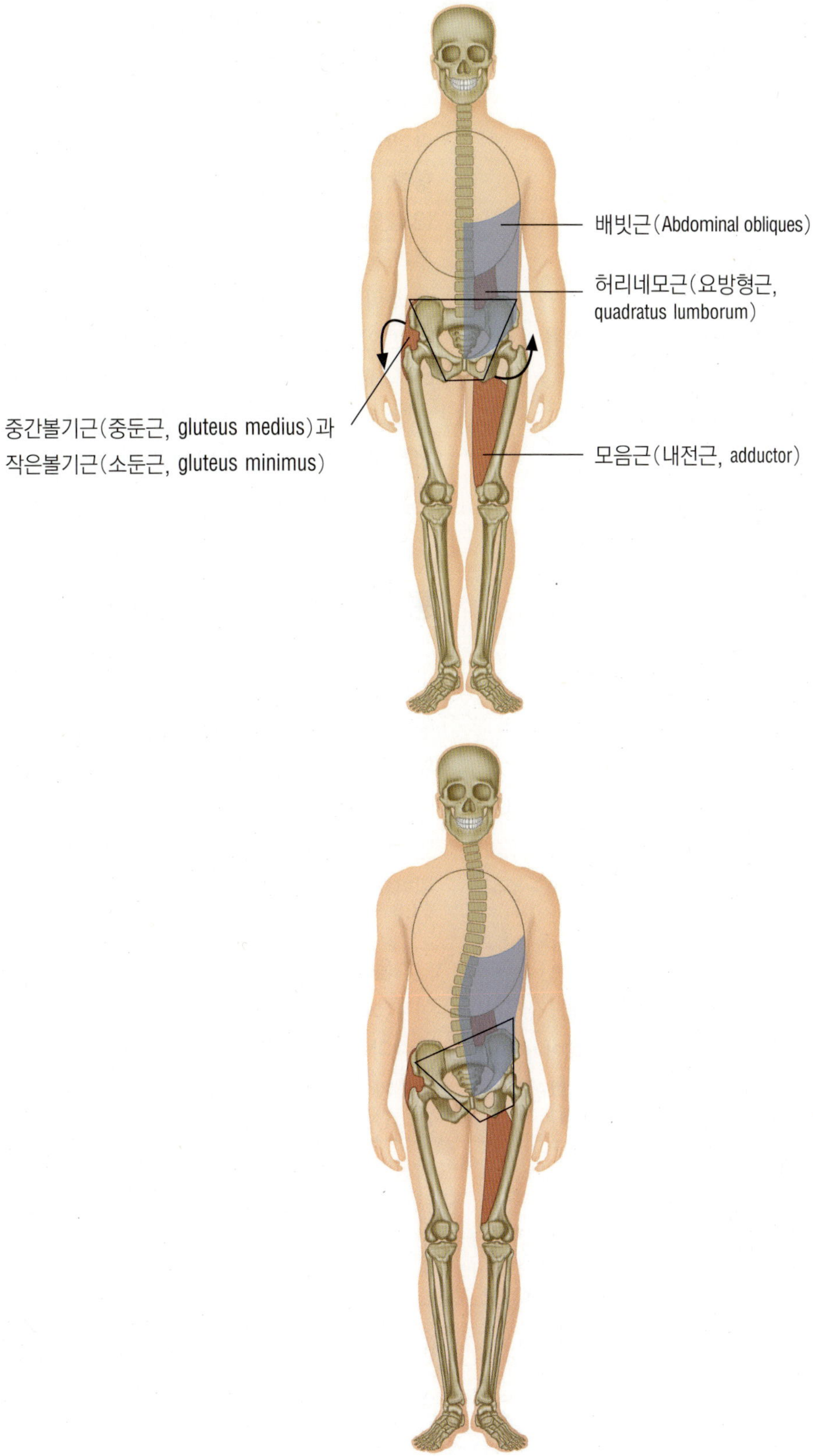

그림 3.5. 전두면(측방) 골반 짝힘

자세 (Posture)

정의: 자세는 Thomas(1997)가 논의한 대로 몸의 위치나 태도이다.

Martin(2002)에 따르면, 자세는 세 가지 기능을 수행해야 한다.

1. 어떤 자세에서든지 몸의 부분들이 균형을 유지해야 한다: 반듯이 누운 자세, 엎드린 자세, 앉은 자세, 모든 사지 그리고 서있는 자세
2. 도달 및 스텝과 같은 자발적이고 목표 지향적인 움직임에 참여할 수 있도록 변화를 예측하라.
3. 예상치 못한 동요(perturbations)나 장애(disturbances)가 균형을 이루도록 반응하라.

상기의 설명에서 자세는 정적 상태일 뿐만 아니라 활동적인 상태이며, 균형과 동의어임을 알 수 있다. 정지 위치(예: 앉아 있거나 서 있을 때)뿐만 아니라, 이동 중에도 항상 최적의 자세를 유지해야 한다.

운동 수행 중에 최적의 자세와 자세 제어를 장려하려면, 좋은 정적 자세의 원리를 충분히 인식해야 한다. 일단 이것들을 이해하게 되면, 나쁜 자세를 확인하고 시정 전략을 채택할 수 있다.

- **좋은 자세**란 이러한 구조물이 작용하거나 쉬고 있는 자세(예: 서기, 눕기, 쭈그리고 앉기 또는 수구리기)에 관계없이 부상이나 점진적 기형으로부터 신체의 지지 구조를 보호하는 근육과 골격의 균형을 말한다.

- **자세가 나쁘면** 몸의 여러 부위가 불완전하게 되어 지지 구조물에 부담이 커지며, 지지 기반에 비해 몸의 효율이 떨어진다.

나쁜 자세 (Poor Posture)

나쁜 자세는 여러 가지 요인으로 인해 발생할 수 있다. 이것은 몸에서 겪은 외상, 근골격계 내 기형의 어떤 형태, 또는 심지어 잘못된 부하가 원인일 수 있다. 오래(8시간 이상) 앉아 있는 자세를 유지하는 것이 오랜 기간 우리 몸의 자세가 되었기 때문에 오늘날 사회의 대부분의 사람들은 중력에 대항하여 싸우고 무게 중심을 변경하고 있다. 올바른 자세 때문에, 당신의 자세 근육은 아주 비활성적이고 에너지 효율이 좋으며, 정직한 자세를 유지하기 위해 균형의 혼란에만 반응한다. 이상적 정렬에서 멀어 질수록 자세 유지근의 활동은 증가하고 높은 에너지 지출로 이어진다.

통증 경련 순환 (Pain Spasm Cycle)

허혈은 나쁜 자세의 초기 단계에서 통증의 주요 원인이 될 것이다. 근육을 통한 혈액 흐름은 구축 또는 활성의 단계에 반비례하며 구축의 50~60%에서 거의 제로에 도달한다. 일부 연구는 신체가 10% 이상 지속적인 등축 수축으로 항상성을 유지할 수 없다는 것을 나타낸다.

다음 예를 고려해보자: 머리 무게는 전체 체중의 약 7%이다(어깨와 팔은 약 14%). 즉, 체중이 176 lbs(80 kg)인 사람의 머리 무게는 약 11~13 lb(5~6 kg)이다. 머리와 어깨가 앞쪽으로 움직여 이상적인 정렬에서 벗어나면 목 신근의 활성화가 크게 증가하여 혈류가 제한된다. 이전 저자들은 전방된 머리 자세는 척추에서 머리 무게가 1 inch(2.5 cm)당 약 10 파운드(4.5 kg)로 증가할 수 있다고 명시했다.

예를 들면, 머리 무게가 보통 10 lb (4.5 kg)인 경우, 머리가 1 inch(2.5 cm) 전방하게 되면 잠재적으로 20 lb (9 kg)의 무게가 나온다. 2 inch(5 cm) 증가의 경우 30 lb (13.5 kg), 3 inch 이동하면 40 lb(18 kg)이다.
그림 3.6(a)에서 보인다.

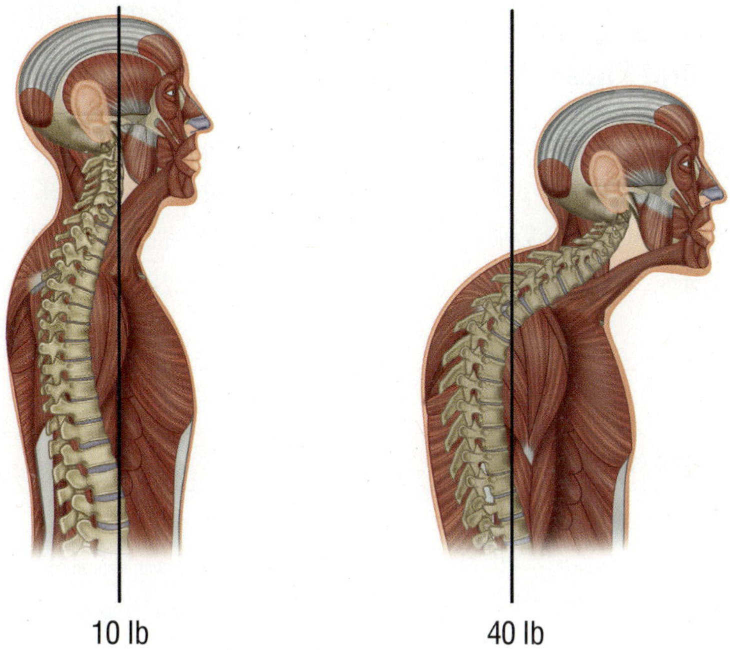

그림 3.6 (a) 전방 변위된 목자세의 결과

이 늘어난 등척 수축은 근육을 무산소성의 신진 대사(혐기성)로 만들고 신진 대사 및 유산 및 기타 자극적인 대사 산물 축적을 증가시킨다. 적절한 휴식이 주어지지 않으면 이미 허혈성 근육의 반사 수축이 시작될 수 있다. 이제 이 사람은 통증 경련 순환에 들어갔을 것이다(그림 3.6(b)).

근신경계는 우리가 알고 있듯이 신체의 기능에 있어 각각 다른 역할을 하는 지근과 속근 근섬유로 구성된다. 지근섬유(유형 1)는 지속적인 낮은 수준의 활동에 활성화되고, 속근섬유(유형 2)는 강력하고 총체적인 움직임에 사용된다. 근육은 또한 긴장성(또는 자세)과 위상성의 두 가지 범주로 분류할 수 있다.

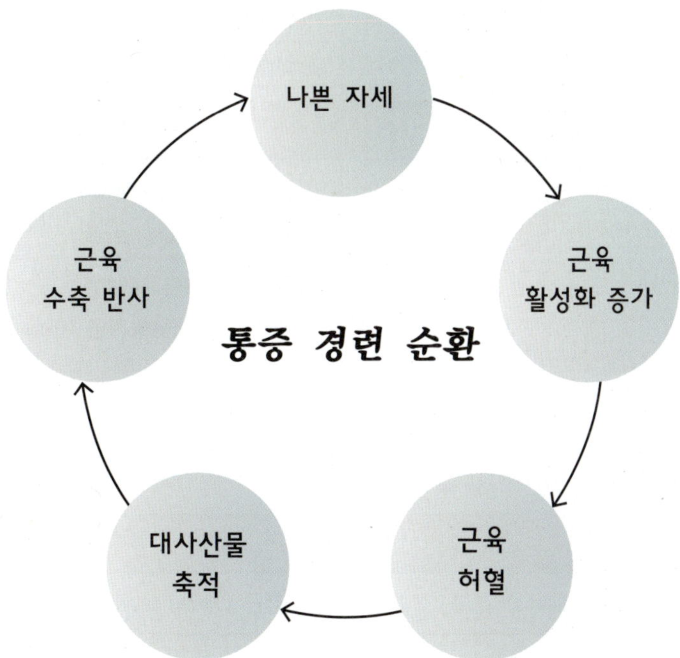

그림 3.6. (b) 통증 경련 모델

긴장성(자세)과 위상성 근육 (Tonic [Postural] and Phasic Muscles)

Janda(1987)는 진화와 발달을 근거로 두 그룹의 근육을 확인했다. 기능적으로 근육은 긴장성과 위상성으로 분류할 수 있다. 긴장성 시스템은 후에 지배적인 구조로 발달하는 굴근(flexors)으로 구성된다.

Umphred 등(2001)은 긴장성 근육은 반복적이거나 주기적인 활동에 관여하고 굴곡시너지에 활성화되며, 반면에 위상성 시스템은 신근으로 구성되어 출생 직후에 나타난다는 것을 확인했다. 위상성 근육은 중력에 반하여 원심쪽으로 작용하고 신근 시너지에 관여한다. 근육이 주로 위상성과 자세성으로 나뉘는 것은 표 3.1에 나와 있다.

주로 자세성 근육	주로 위상성 근육
어깨이음구조 (Shoulder girdle)	
큰/작은 가슴근 (Pectoralis major/minor) 어깨올림근 (Levator scapulae) 상부 등세모근 (Upper trapezius) 위팔두갈래근 (Biceps brachii) 목 폄근: 목갈비근 (Scalenes) / 목세움근 (Cervical erectors) / 목빗근 (Sternocleidomastoid)	마름근 (Rhomboids) 하부 등세모근 (Lower trapezius) 중부 등세모근 (Mid trapezius) 앞톱니근 (Serratus anterior) 위팔세갈래근 (Triceps brachii) 목 굽힘근: 목뿔위근 (Suprahyoid)과 목뿔아래근 (infrahyoid) / 긴목근 (Longus colli)
아래팔 (Lower arm)	
손목 굽힘근 (Wrist flexors)	손목 폄근 (Wrist extensors)
몸통 (Trunk)	
허리세움근 (Lumbar erectors)과 목세움근 (Cervical erectors) 허리네모근 (Quadratus lumborum)	가슴 세움근 (Thoracic erectors) 배근 (Abodminals)
골반 (Pelvis)	
넙다리두갈래근 (Biceps femoris) / 반힘줄근 (Semitendinosus) / 반막모양근 (Semimembranosus) 엉덩허리근 (Iliopsoas) 엉덩정강근막띠 (ITB) 넙다리곧은근 (Rectus femoris) 모음근 (Adductors) 궁둥구멍근 (Piriformis) / 넙다리근막긴장근 (Tensor fasciae latae)	안쪽넓은근 (Vastus medialis) 가쪽넓은근 (Vastus lateralis) 큰볼기근 (Gluteus maximus) 중간볼기근과 작은볼기근 (Gluteus minimus, medius)
아래다리 (Lower leg)	
장딴지근 (Gastrocnemius) / 가자미근 (Soleus)	앞정강근 (Tibialis anterior) / 종아리근 (Peroneals)

표 3.1. 몸의 자세성과 위상성 근육

이전 저자들은 안정화 기능을 가진 근육(자세)은 스트레스를 받을 때 자연스럽게 단축되며 보다 적극적/ 능동적인 역할을 하는 다른 근육(위상성)은 길어지는 경향이 있으며 이후에 억제될 수 있다고 추측했다(표 3.2 참조).

짧아지는 경향의 근육은 일차적으로 자세 유지 역할이고 둔부근육의 잠재적 억제 약화와 관련된다(이후에 읽을 수 있음).

	자세성	위상성
기능	자세	움직임
근육 유형	유형 1	유형 2
피로도	느림	빠름
반응	짧음	김

표 3.2. 근육의 길어짐과 짧아짐

일부 근육은 짧아지는 패턴을 따르고 다른 근육은 길어지는 패턴을 따르는 규칙에 대한 몇 가지 예외가 있다. 일부 근육은 구조를 수정할 수 있다. 예를 들면, 일부 저자들은 목갈비근이 본질적으로 자세성이라고 제안하지만, 다른 저자들은 이것이 위상적이라고 제안한다. 우리는 구체적인 테스트를 통해 근육 뼈대 내에 어떤 장애가 있는가에 따라 목갈비근이 짧아진 자세로 고정되는 것을 발견했지만, 다른 때에는 길어지고 약해지는 것도 관찰할 수 있었다.

자세성와 위상성 근육 사이엔 차이가 있다. 그러나 많은 근육들이 양쪽 특성을 나타낼 수 있고 유형 1과 유형 2가 혼합되어 포함된다. 예를 들면, 뒤넙다리근은 자세 안정 기능을 갖고 있지만, 다관절(두 개 이상의 관절)근육이며 단축되기 쉽기로 악명이 높다.

자세성 근육 (Postural Muscles)

긴장성(toic)이라고도 불리는 자세성 근육은 중력에 대항하는 역할이고 자세 유지에 크게 관여한다. 지근 섬유는 자세를 유지하는데 더 적합하다.

그들은 지속적으로 수축할 수는 있지만, 일반적으로 짧아지고 결국 단단해진다.

자세성 근육은 피로에 대한 저항력 때문에 느리게 수축하는 것이 대부분이고, 더 작은 운동 신경에 의해 자극받는다. 따라서 흥분 역치가 더 낮으며, 신경 자극이 위상성 근육보다 자세성 근육에 더 빨리 도달한다는 것을 의미한다. 이러한 순서에 따라 자세 근육은 길항적(antagonist) 근육을 억제하여 수축 잠재력과 활성화를 감소시킬 것이다.

위상성 근육 (Phasic Muscles)

움직임은 위상성 근육의 주요 기능이다. 이 근육들은 자세성 근육보다 표층에 있고 다관절의 경향이 있고 주로 제2형 섬유로 구성되어 자발적인 반사 조절을 받고 있다.

자세성 근육이 짧아지고 단단해지면 관련된 위상성 근육이 억제되는 경우가 많고 그 결과 기능이 약해진다. 단단해지기 쉬운 근육과 약화되기 쉬운 근육은 한 가지 방법으로 연관되어 있다. 단단해지기 쉬운 근육이 점점 더 단단해짐에 따라, 이것은 약해지기 쉬운 근육의 억제를 야기하여 이 근육이 길어지고 결과적으로 약해지는 결과를 초래한다: 이것이 관계에 어떤 영향을 미칠 수 있는지 생각해보라. 예를 들면, 엉덩허리근과 둔근 사이 또는 큰가슴근/작은가슴근과 마름근 사이이다.

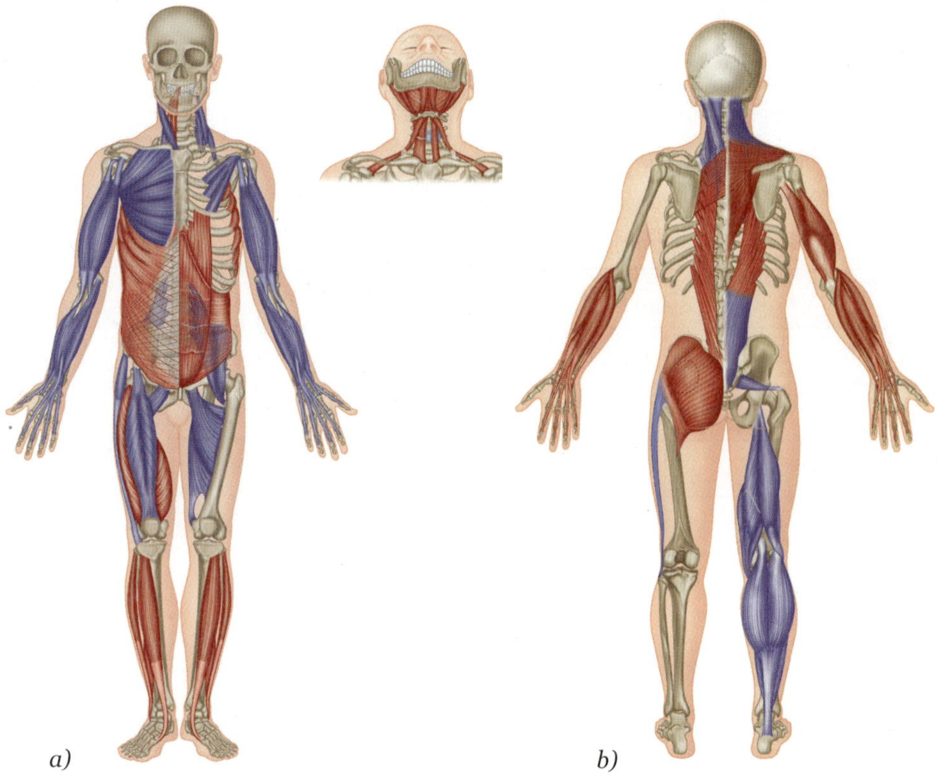

그림 3.7. 자세성과 위상성 근육: (a) 전면 (b) 후면. 파란색은 주로 자세근, 빨간색은 주로 위상근.

스트레칭 전후의 근육 활동 (Muscle Activity Before and After Stretching)

과긴장 근육을 스트레칭하기 전과 후에 몸통 근육 활동에 대한 일부 근전도 연구를 보자. 이 경우는 척추세움근을 보자.

표 3.3에서 과긴장 척추세움근(hypertonic erector spinae)은 몸통 굴곡 중 활성화인 것으로 표시된다. 스트레칭 후에 이러한 근육은 몸통 굴곡(배곧은근의 활성화를 증가시키는 것)과 몸통 신전 시에 모두 억제된다(등의 상승).

근육	First recording			Second recording		
넙다리곧은근						
척주세움근						

표 3.3 근활성의 근전도 기록 (출처: Hammer 1999)

근불균형의 영향 (Effects of Muscle Imbalance)

Janda(1983)의 연구 결과에 따르면, 단단해지거나 과도하게 활동하는 근육은 Sherrington(1907)에 의해 언급된 Sherrington의 상호 억제 법칙을 통해 주동근를 방해할 뿐만 아니라 정상적으로 연관되지 않은 운동에도 활발해진다. 근골격계 불균형을 시정하려고 할 때, 약한 연장근을 강화시키기 전에, 근 에너지 기법(MET)을 사용하여 과활성근의 길이를 증가시키는 것을 권장하는 것이다(METs는 제 7장에서 설명될 것이다).

계속 읽기 전에 다음 단어를 생각해 보자:

"단단한(tight) 근육은 관절을 기능부전의 위치로 이끌 것이며 약한 근육은 이것이 일어날 수 있게 해줄 것이다."

따라서 이 문제를 해결할 수 있는 한 가지 방법은 단순히 다음 규칙을 적용하는 것이다:

"강화하기 전에 신장시켜라."

근육 불균형이 해결되지 않으면 신체가 보상 위치로 강제적으로 이동하여 근골격계에 가해지는 스트레스를 증가시켜 결국에는 조직 손상, 자극과 부상을 초래할 수 있다. 긴장성 근육이 짧아지면 위상성 근육이 길어지고 이에 따라 이제는 근골격계 악화의 악순환에 빠지게 된다(표 3.4).

근육 불균형은 결국 자세에 반영된다. 앞에서 언급한 바와 같이 자세 근육은 운동 신경세포가 더 작기 때문에 흥분성 임계치가 낮다. 신경충동이 위상근보다 먼저 자세근에 도달하기 때문에 자세근은 위상(길항근)을 억제하여 수축전위와 활성화를 감소시킨다.

근육에 결함이 있거나 반복적으로 하중이 걸리면 자세근이 짧아지고, 위상근이 약화되어 길이-긴장 관계가 변하게 된다. 따라서, 자세는 주변 근육들이 연부조직과 골격을 대체하기 때문에 직접적으로 영향을 받는다.

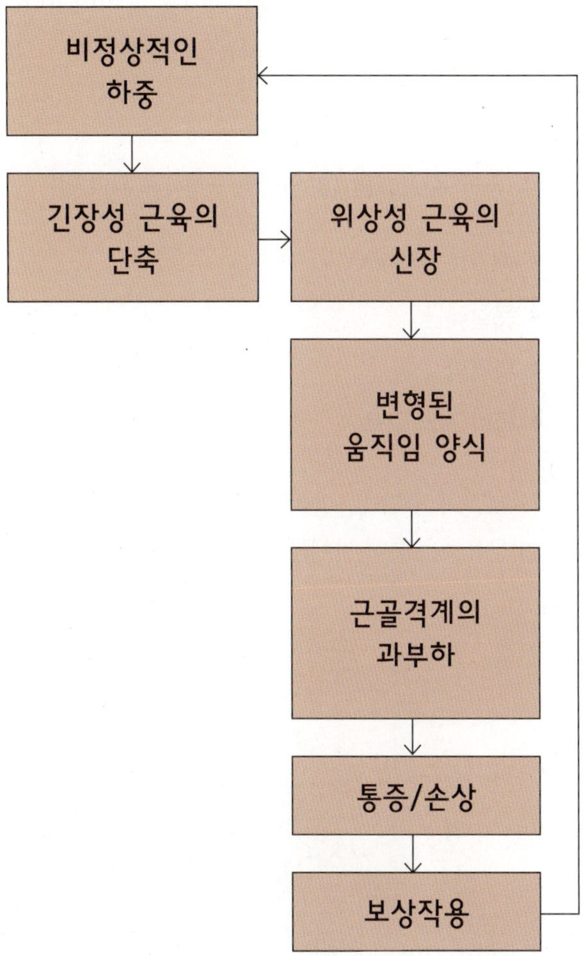

표 3.4. 근골격계 악화의 악순환

코어 근육 관계 (Core Muscle Relationships)

내부 코어 유닛(국소 체계)

정의: 정적 안정성은 Chek(1999)가 언급한 바와 같이, 구조 정렬이 양호하지 않고 오랫동안 한 위치에 머물 수 있는 능력이다.

Martin(2002)의 말처럼

"정적 자세는 단순히 자세와 같이 몸의 자세를 유지하는 것 이상이다. 기존 자세를 유지하거나 한 자세에서 다른 자세로 이동할 때 자세가 활동적이다."

내부 코어 유닛(그림 3.8) 아래의 구성으로 되어 있다:

- 배가로근(TVA)
- 뭇갈래근
- 횡격막
- 골반 기저 근육

배가로근과 뭇갈래근만이 이 책에서 다루어질 것인데, 이 근육들은 특히 자세근과 위상근의 불균형에 관련이 있고 물리치료사가 쉽게 촉진할 수 있기 때문이다. 골반 기저 근육과 횡격막은 촉진하기 어렵기 때문에 여기서 논의되지 않을 것이다.

배가로근(Transversus abdominis, TVA)

배가로근(TVA)은 배의 심부에 있다. 엉덩뼈능선, 서혜인대, 요추 근막 그리고 6번째 늑골 하부연골에서 기시해 검상돌기(xiphoid process), 백색선(linea alba) 그리고 두덩뼈(pubis)에 연결된다.

배가로근의 주된 작용은 복부 벽의 "끌어당김"을 통해 복부를 압박하는 것이다. 이 끌어당김은 배꼽이 척추를 향해 움직이는 것으로 관찰할 수 있다. 근육은 척추를 굴곡시키지도 신전시키지도 않는다. Kendall 등(2010)은 또한 "이 근육은 측방향 굴곡에 아무런 작용도 하지 않고 있다. 단, 이 근육은 체부 백선을 안정시키기 위해 작용하기 때문에 (배바깥빗근과 배속빗근)이 더 나은 작용을 할 수 있다"고 말한다. 배가로근은 내부 유닛의 핵심 근육으로 보인다.

Richardson 등(1999)은 요통이 없는 사람들에게서 배가로근은 어깨 움직임 0.03초 전, 다리 움직임 0.11초 전에 개시되었다. 이것은 사지 골격의 움직임을 수행하는 데 필요한 안정성을 제공함에 있어 배가로근의

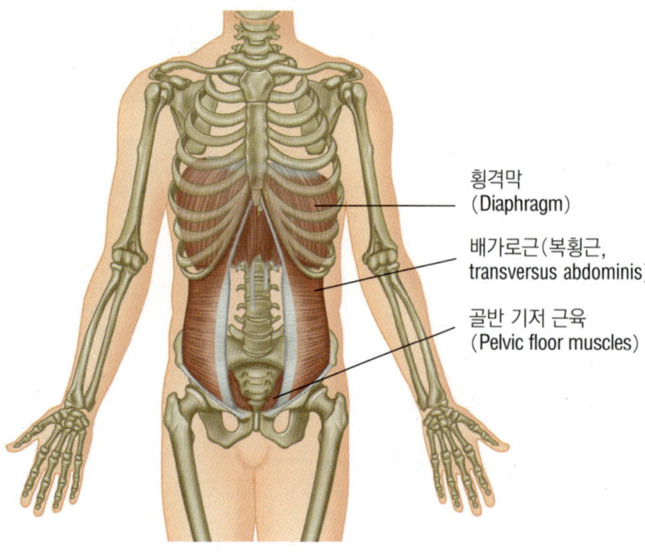

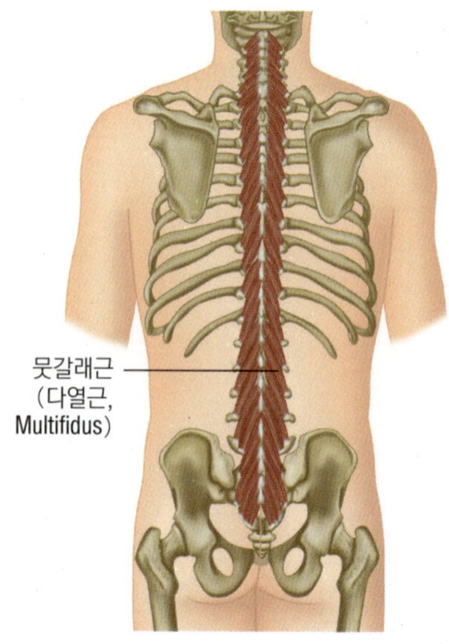

그림 3.8 내부 코어 유닛

핵심 역할을 뒷받침한다. 배가로근은 흡기 중에 중앙 인대를 아래쪽으로 당기고 평평하게 만들어 흉강의 수직 길이를 늘리고 요추를 압박한다.

뭇갈래근 (Multifidus)

뭇갈래근 요추의 가장 심부 근육으로 그 섬유는 유두돌기로 알려진 요추 가시돌기 근처에 모인다. 섬유는 2, 3, 4, 5번 추골의 가로돌기를 지나 아래로 뻗어있다. 일부 섬유뿐만 아니라 엉치결절 인대와 원위적으로 결합하는 섬유들도, 마지막 요추(L5) 고정점 이하에서 엉덩뼈와 엉치뼈까지 연장되는 섬유들이다.

뭇갈래근은 더 작은 근육들의 연결로 간주되며, 이들은 표층과 심층 구성 요소로 나뉜다. 엉치뼈 첨부보다 엉치뼈 기저부 근처에 뭇갈래근의 양이 더 많으며, 특히 하방측면각 보다는 위뒤엉덩뼈가시(PSIS) 사이의 공간을 채운다.

신장력을 생산하는 뭇갈래근의 역할은 요추의 안정성에 필수적이며, 요추의 전방 굴곡 및 그에 가하는 전단력에 저항하는 기능을 한다. 또한 추간판으로부터 압력을 제거하는 기능을 하여, 체중이 척주 전체에 고르게 분포되도록 한다. 표층 구성 요소는 척주를 상대적으로 똑바로 유지하기 위해 작용하며, 심층 구성 요소의 섬유는 척추의 전반적인 안정성에 기여한다.

Richardson 등(1999)은 요추의 핵심 안정요소가 뭇갈래근과 배가로근임을 확인했다. 양쪽 근육은 흉부 요추 근막과 연결되어 있고, Richardson 등은 손상으로부터 등을 보호하기 위한 자연스럽고 깊은 근육이라고 언급했다.

최근, Richardson 등(2002)이 Echo Doppler(특정 근육이 수축하고 있는지를 보여줄 수 있는 진단 초음파 장치)를 사용하여 엉치엉덩관절에 어떤 영향을 미치는지 조사하였다. 그들은 배가로근과 뭇갈래근이 공동 수축할 때, 엉치엉덩관절의 강성이 증가하고, 엉치엉덩관절을 압박하고 하중을 받는 상태에서 관절을 안정화(강제 폐쇄)시키는데 필수적이며 또한 이러한 압박이 적시에 발생하는 것이 중요하다는 것을 증명했다.

수압 증폭 (Hydraulic Amplifier)

Osar(2012)에 의해 설명된 바와 같이, 수압 증폭 효과는 근육 근막 주머니의 근육 수축과 함께 발생한다. 모든 근육은 근막에 투입되고 수축 시 근막으로 밀어 넣어 관절 주위에 강화 효과를 준다. 척추에서는 흉부 요추 근막 내에 있는 허리 세움근과 뭇갈래근의 수축이 신장력을 만들어 척추의 신전을 돕는다. Osar는 허리 엉치 뭇갈래근이 수축할 때, 등허리쪽 후방으로 넓어진다고 말한다(그림 3.9와 3.10).

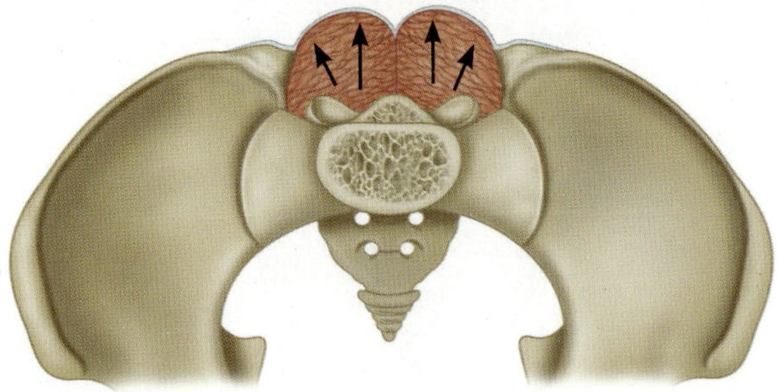

그림 3.9. 뭇갈래근 수축 시, 등허리근막을 안으로 밀고 배가로근의 수축과 함께 분절간 안정성을 제공

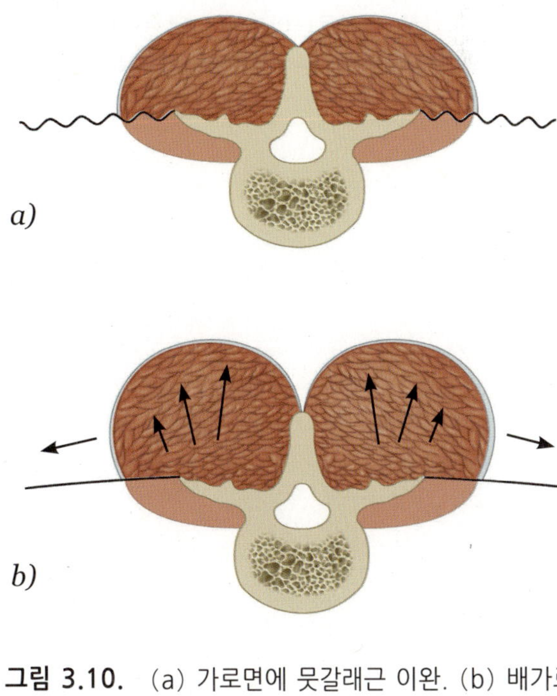

그림 3.10. (a) 가로면에 뭇갈래근 이완. (b) 배가로근과 뭇갈래근의 공동 수축은 등허리근막의 경직된 장력을 생성하여 분절간 안정성을 제공

이 효과는 배가로근 수축에 의해 보조되는데, 이는 등허리근막을 척추세움근과 뭇갈래근 주위로 단단히 잡아 당겨 안정된 기둥을 만든다(그림 3.11).

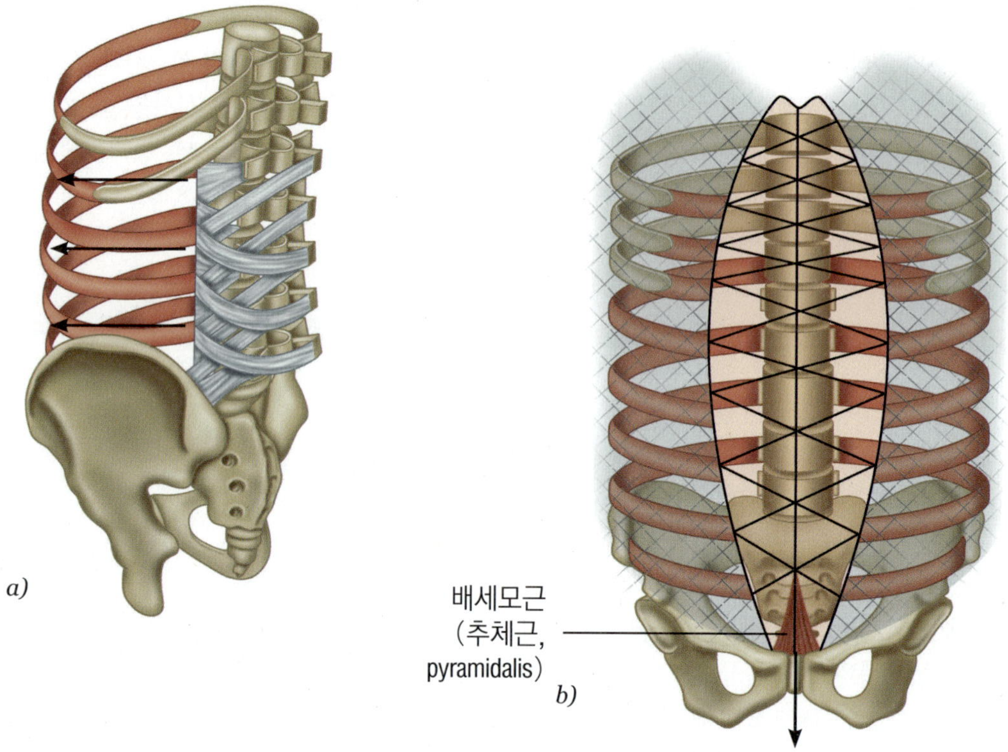

그림 3.11. (a) 배가로근이 수축하면 등허리 근막은 긴장한다. 뭇갈래근과 척추세움근은 이에 대항하여 수축하고 척추 신전과 강성을 돕는다. (b) 추체근의 수축은 백색선을 긴장시키고 배가로근의 수축에 대한 안정적인 기초를 만든다.

외부 코어 유닛 (광역계)

외부 코어 유닛 강제 폐쇄는 네 개의 통합 근막 슬링 시스템으로 이루어졌다(그림 3.12 – 3.15).

- 후방(심부) 종측 슬링 (posterior (deep) longitudinal sling)
- 외측 슬링(lateral sling)
- 전방 사선 슬링(anterior oblique sling)
- 후방 사선 슬링(posterior oblique sling)

이 근막 슬링들은 골반이음구조를 위한 강제 폐쇄와 후속 안정성을 제공한다. 골반 안정성을 확보하기 위한 슬링의 실패 또는 약화는 골반 통증과 기능부전으로 이어질 수 있다. 외부 코어 유닛의 근육은 개별적으로 훈련될 수 있지만, 효과적인 강제 폐쇄는 최적의 기능과 성능을 위해 이러한 근위축 슬링의 활성화와 해제가 필요하다.

통합 근막 슬링 시스템은 많은 힘을 나타내며 여러 개의 근육으로 구성되어 있다. 근육은 둘 이상의 슬링에 참여할 수 있으며, 슬링은 진행 중인 일에 따라 겹치고 상호 작용할 수 있다. 외측 유닛에는 관상 슬링(의학적 및 측면 구성 요소 포함), 시상 슬링(전면 및 후측 구성 요소 포함), 사선 나선 슬링을 포함한 몇 개의 근위축 시스템 슬링이 있다. 이 가설은 슬링은 시작도 끝도 없다는 것이다. 그러나 힘의 전이를 돕기 위해 필요한 만큼 연결한다. 슬링이 모두 하나의 상호 연결된 근막 시스템의 일부일 수 있으며, 특정 동작 중에 식별되는 슬링은 전체 슬링의 선택적 부분 활성화의 결과일 수 있다(Lee 2004).

특정 근육 기능장애(약점, 부적절한 모집 또는 긴장감과 같은)의 확인 및 치료는 강제 폐쇄(두 번째 안정성 구성 요소)를 복원하고 슬링의 일부가 움직이거나 제한되는 이유를 이해하는 데 중요하다.

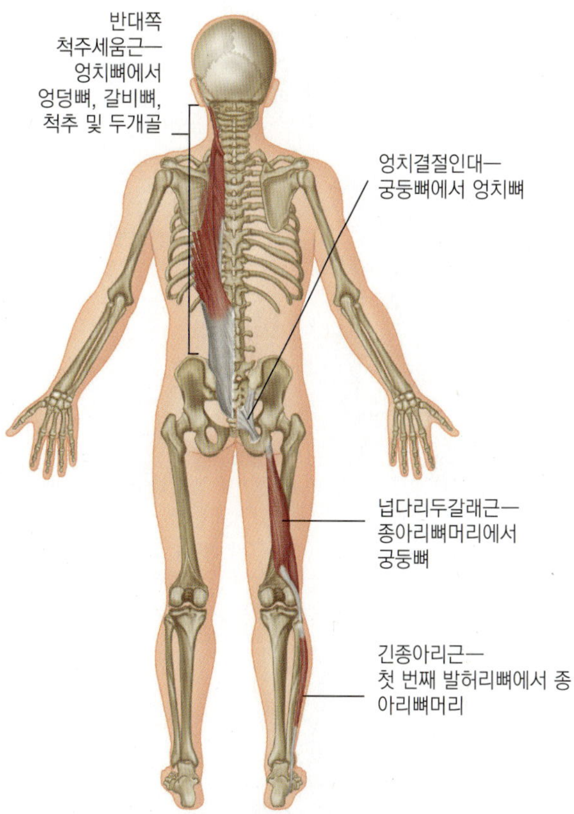

그림 3.12. 후방(심부) 종측 슬링

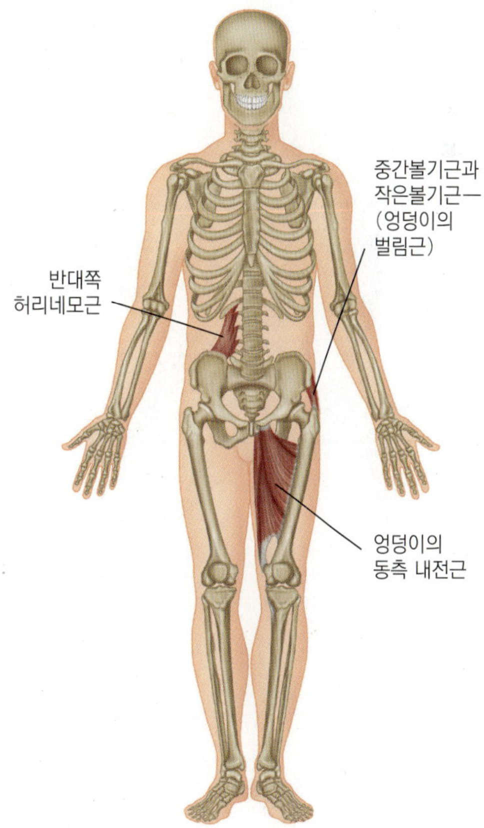

그림 3.13. 외측 슬링

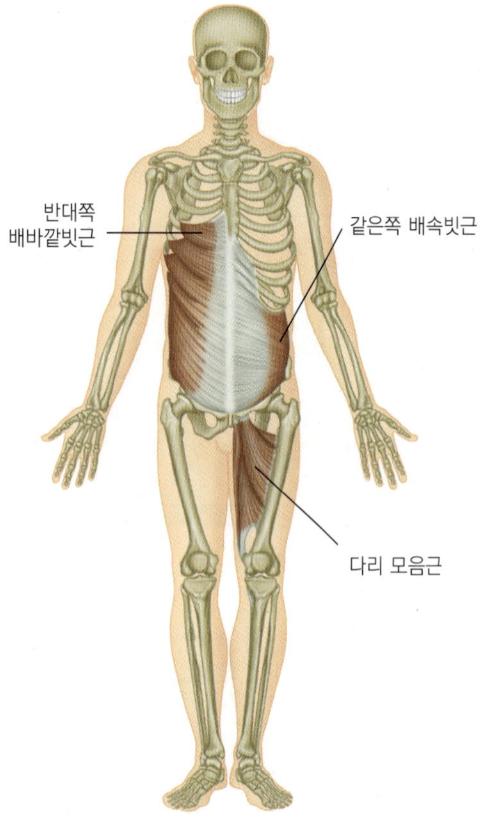

그림 3.14. 전방 사선 슬링

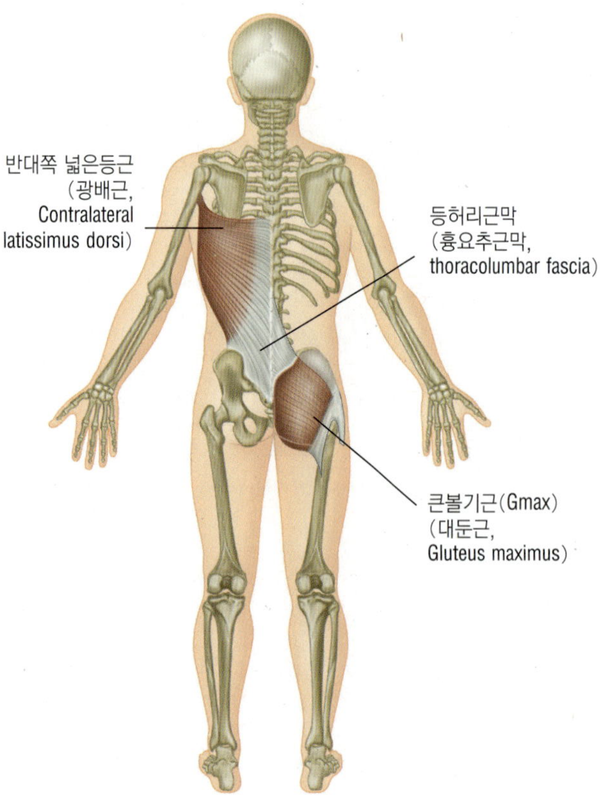

그림 3.15. 후방 사선 슬링

다음 사항에 유의하라:

- 외부 코어 유닛의 4개 시스템은 효과적인 힘 발생 플랫폼 작성에 필요한 관절 강성 및 안정성을 위해 내부 코어 유닛에 의존한다.
- 외부 유닛 수요가 있을 때 내부 장치가 작동하지 않으면, 종종 근육 불균형, 관절 부상 및 성능 저하가 발생한다.
- 이러한 유형의 기계에 의해 제공되는 특정 훈련은 일반적으로 일상적인 기능 동작과 관련이 없기 때문에 외부 장치는 현대 저항 기계의 사용에 의해 효과적으로 조절될 수 없다.
- 외부 유닛의 효과적인 조절에는 주어진 클라이언트의 작업이나 스포츠 환경에 공통적인 이동 패턴을 사용하여 내부 및 외부 장치의 통합 기능이 필요한 운동이 포함되어야 한다(Chek 1999).

4장에서는 걷기주기(보행주기)에 대해 논의할 것이다. 근막 슬링 시스템에 관한 정보를 잘 알고 있다면, 이 슬링이 현재 이 주기에 어떻게 통합되는지 완벽하게 이해해야 한다. 이 장을 읽으면, 그림 조각 퍼즐의 조각들이 천천히 알아볼 수 있는 그림을 만들어 가길 바란다. 나의 목표는 당신이 각각의 특정한 장으로 다시 돌아오고, 내가 쓴 것을 이해하고 소화하려고 노력하는 것이다. 하지만 더 중요한 건 나는 당신이 이 정보를 당신 자신의 임상 환경에서 자신의 운동선수와 환자들을 평가하고 치료할 수 있기를 원한다.

외부 코어 운동 (Exercising the Outer Core)

나는 개인적으로 대부분의 사람들이 체육관에 가서 운동할 때 일반적으로 운동의 정면—평면 또는 시상면—형태의 기본을 수행한다고 믿는다. 체중을 신체의 측면(전두면) 또는 정면(시상면)으로 들어 올린다. 만약 한 사람이 이 개인들에게 그들의 코어를 훈련시키기 위한 운동이나 횡단면에서 이 특정한 운동을 수행하도록 요청한다면, 그들은 등을 대고 누워서 회전과 함께 복부 크런치(abdominal crunch) 형태의 운동을 할 것이라고 확신한다. 즉, 그들의 팔꿈치는 **그림 3.16** (a)과 같이 접기 동작을 수행하는 동안 반대쪽 무릎으로 향할 것이다.

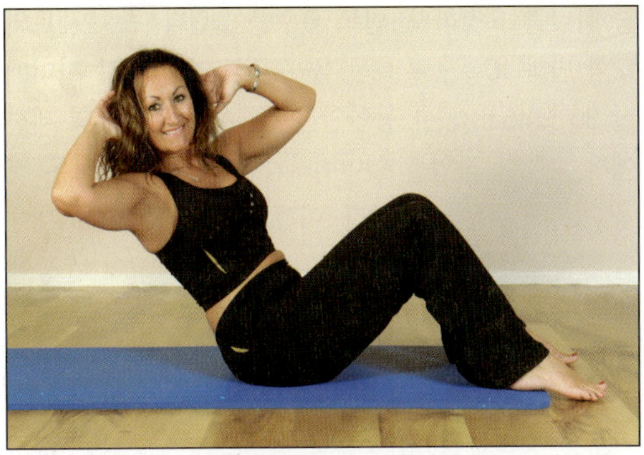

그림 3.16 (a) 수평면 복부 크런치(Abdominal crunch)

여기서 조금 솔직해지자. 우리가 아침에 침대에서 나올 때를 제외하고, 언제 우리는 이 유형의 운동을 수행할까? 우리는 언제 등을 대고 누워서 팔꿈치를 반대쪽 무릎으로 돌릴까? 비록 대부분의 체육관 이용자들이 개인 기본 운동에서 매일 그들의 핵심 근육을 위해 이 운동을 하지만, 나는 이 운동을 비기능적(non-functionl)이라고 부르고 싶다.

생각해보면, 대부분의 스포츠 운동이나 단순히 걷는 것은 보통 운동의 횡단면(transverse plane)(몸을 가로지르는 움직임)에서 어떤 종류의 행동을 수반한다. 그러므로, 시상면과 전두면의 훈련과 함께 횡단면의 매개변수 내에서 구체적으로 훈련하는 것이 완벽한 의미가 아닌가?

움직임 기반 운동 (Movement-Based Exercise)

내부 코어 유닛 근육은 일반적으로 주로 안정 기능하는 자세(긴장성, tonic) 근육 유형으로 구성된다. 이러한 내부 코어 근육은 근수축이 낮은 수준에서 척추와 엉치엉덩관절(SIJ)을 효과적으로 안정화시키고 피로감을 줄인다. 내부 코어의 조정은 적절한 안정화에 중요하고 외부 코어 유닛의 근육을 조율할 수 있다. 근원적인 단위 근육이 수축하기 전에 수축하는 위성성 근육에 의한 힘(운동에 편향된)은 실제로 고유의 힘보다 더 중요한 것으로 간주된다.

외부 코어 유닛은 주로 위상 시스템으로, 근육이 매우 크고 방향이 잘 잡혀있어 앞으로 신체를 앞으로 추진할 수 있는 충분한 힘을 생산할 수 있다. 4개의 근섬유 슬링으로 구성된 외부 코어는 골반 안정화에 매우 중요한 역할을 하는데 앞서 언급한 4개의 개별 슬링이 모두 이 영역을 가로 지르고 자연스럽게 엉치엉덩관절의 강제 폐쇄를 돕는다.

기능적 유형의 운동과 관련하여 운동 패턴을 확인하고 특정 패턴으로 저항을 적용해야 한다. 저항훈련은 저항운동에 관한 것이다!

운동선수와 환자가 일상적으로 수행하는 특정 운동이 확인될 수 있다면, 어떤 형태의 저항 훈련을 통해 이들 운동을 복제하여 안정성 프로토콜을 만들 수 있다. 이러한 움직임이 그들의 일상 기능을 모방하는 수축 속도로 수행될 수 있다면 이 안정성 프로토콜은 더욱 강화될 것이다. 이것은 전체적인 건강 수준을 향상시킬 뿐만 아니라 골반의 강제 폐쇄를 촉진하고, 그 후에 안정된 기반을 촉진할 것이다. 각 운동은 이제 특정 근육의 단면적의 크기를 늘리는 대신 직접적인 목적과 기능을 갖게 될 것이다.

외부 및 내부 코어에 대한 교육 프로그램을 시작하기 전에 "rep"과 "set"이라는 단어의 의미를 이해하는 것이 중요하다.

반복(Repetitions)과 세트(Sets)

정의: 반복(또는 rep)은 운동의 하나의 완전한 움직임이다. 세트는 연속적인 반복의 그룹이다.

예를 들면, 벤치 프레스를 12개 반복하고 3세트를 했다는 누군가의 말을 들어봤을 것이다. 벤치 프레스 12회 연속해서 한 뒤 휴식을 하고 다시 두 차례 과정을 반복했다는 얘기다.

필요한 반복 횟수는 현재 훈련 중인 환자/선수 위치 및 개별 목표가 무엇인지 등 많은 요인에 따라 달라지기 때문에 얼마나 많은 반복과 집합을 수행해야 하는지에 대한 질문에 대한 간단한 답은 없다. 이 책/장의 목적은 환자/운동선수가 일상생활에 필요한 활동을 수행하고 스포츠 관련 활동에 참여할 수 있도록 외부 코어 유닛의 활성화를 통해 골반의 최적 기능을 개선하는 것임을 기억하자. 우리는 적어도 처음엔 10~12번의 반복과 1~2세트의 각 운동을 목표로 삼을 것을 제안한다.

또한 어떤 훈련 프로그램과 마찬가지로 운동은 점진적이어야 함을 기억하자. 예를 들면, 환자/운동선수는 위의 1차 운동 패턴에서 선택한 2~3개의 운동으로 시작하며, 각 운동마다 2세트씩 10회의 반복을 수행한다고 하자; 환자가 이러한 운동이 비교적 쉽다고 생각하는 단계에 도달하면, 이제 전진해야 할 시간이다. 이것은 1주일 후에 일어날 수도 있고 3주나 4주 정도 더 걸릴 수도 있다. 운동은 단순히 반복 횟수를 변경하거나, 세트 사이의 휴식 기간을 줄이거나, 다른 운동을 추가하거나, 밴드 저항(다른 색상)을 변경함으로써 더 어렵게 만들 수 있다(**그림 3.16** (b)). 예를 들면, 녹색 밴드는 레벨 1(쉬움), 파란색 밴드는 레벨 2(보통), 검은색 밴드는 레벨 3(어려움)이다.

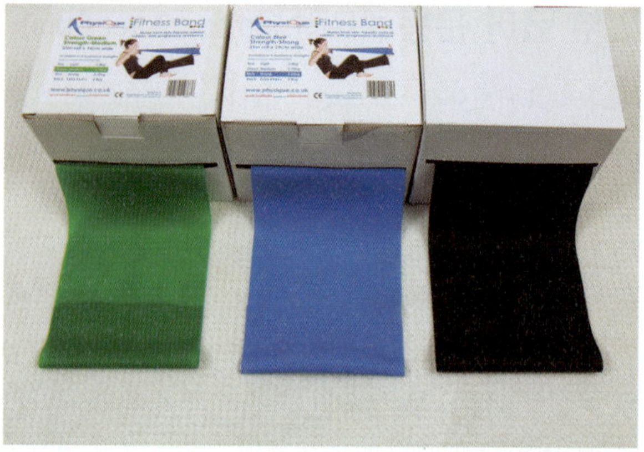

그림 3.16. (b) 밴드의 색상은 저항 수준을 나타낸다.

프로그램을 진행하려면, 예를 들면, 환자에게 다음 중 하나를 요청하자. 반복 횟수를 늘린다. 즉, 2세트의 12회 반복(10회 반복 대신)을 수행하거나, 세트 사이에 단 30초(45초 대신) 동안만 쉰다. 이전 트레이닝 세션에서 수행한 작업을 잊어버리기 쉽기 때문에 모든 것을 기록해 두는 것이 좋다. 이건 날 믿어라! 몇 주 내에 환자/운동선수가 6~7가지 유형의 외부 코어 운동에 대해 12~15회 반복의 3세트를 쉽게 수행할 것이라고 보장할 수 있다.

다음 운동은 개별 운동을 올바르게 수행하는 방법을 시연하고자 하므로 운동 다이어그램 옆에 반복 횟수와 세트 수를 명시하지 않는다. 외부 코어 근육에 대한 "운동 안정화 시트"는 책의 끝에 있는 **부록** 2를 참조하라. 이 시트는 선수와 환자(또는 개인 용도로도)를 복사하여 제공하도록 특별히 설계되었다. 빈 칸을 이용하면 환자의 골반 재활 프로그램에 대한 반복 횟수와 세트 수를 기록할 수 있다.

불행히도 일상생활에서 이루어지는 수많은 운동(실제로는 거의 무한한 운동)이 있어 모든 체육관 기반 교육 프로그램에 모두 포함되어 있는지 확인하기가 거의 불가능합니다. 그러나, 나는 외부 코어 슬링 시스템의 전체 근육을 구체적으로 목표로 하기 때문에, 다음의 여섯 가지 운동을 강도 및 안정성 훈련 체제에 통합할 수 있었다.

일차적 운동 패턴
(Primary Movement Patterns)

다음 운동은 내가 일차 운동 패턴으로 간주하는 것이며, 이러한 시연된 운동 중 하나 이상이 모든 기능, 강도 또는 안정성 훈련 프로그램에 포함될 수 있다. 그럼에도 불구하고, 치료사는 이러한 일차운동 운동 패턴을 적절히 수정하고 적응할 수 있어야 한다(이 장의 뒷부분에 설명하겠다). 이 적응성 프로토콜은 운동이 훨씬 더 기능적이게 할 뿐만 아니라 운동선수와 환자의 요구와 요구에 더 흥미롭고 구체적일 것이다.

내가 언급한 몇몇 운동은 한 특정 슬링을 다른 운동보다 더 활성화시킬 것이다. 그러나 각각의 운동에는 자연스러운 교차점이 있기 때문에 한 번에 하나의 특정 슬링을 목표로 하는 것은 어렵다는 것을 기억하라. 왜냐하면 내가 언급한 4개의 슬링들은 모두 한 사람이 수행하는 특정한 움직임에 따라 어떤 식으로든 관여해야 하기 때문이다. 예를 들면, 전측과 후측 사선 슬링은 주동근 및 길항근(상호 반대)으로 분류된다. 그러나 나는 이것들 역시 시너지 효과가 있다고 생각한다. 왜냐하면 당신이 앞으로 걷거나 달릴 때, 오른쪽 팔은 앞쪽으로 움직이며, 그 후에 앞쪽 사선 슬링을 활성화시키지만, 동시에 왼쪽 팔은 뒤쪽으로 움직이며, 뒤쪽 사선 슬링을 활성화시키기 때문이다. 따라서 반대적이고 협력적인 이론!

나는 위의 이론이 다음과 같이 매우 잘 설명된다고 믿는다:

> "걷거나 달릴 때, 우측 다리의 모든
> 전진 운동은 왼쪽 다리의 자동 후진 운동을
> 유도하고, 그 반대도 마찬가지이다.
> 다른 운동 없이는 하나의 움직임을 가질 수
> 없다."

6가지 1차 운동 패턴 운동은:

1. 밀기 (Push)
2. 당기기 (Pull)
3. 스쿼트-굽혔다 펴기 (Squat- bend to Extend)
4. 회전과 함께 굽혔다 펴기 (Bend to Extend with Rotation)
5. 한 다리로 서기 (Single-Leg Stance)
6. 회전 (Rotation)

이러한 각 이동 패턴은 특정 운동 기계(예: 케이블 머신) 또는 저항 밴드를 사용하여 체육관 환경에서 재현할 수 있다. 그러나, 내가 이 장에서 시연하는 대부분의 운동은 단지 하나의 저항 운동 밴드, 코어 볼, 그리고 몇몇 아령을 사용하는 것을 포함하기 때문에, 이것들은 실질적으로 어디에서나 수행될 수 있다. 슬링 패턴을 통합하기 위한 이동/활동의 예는 다음 절에 제시되어 있다.

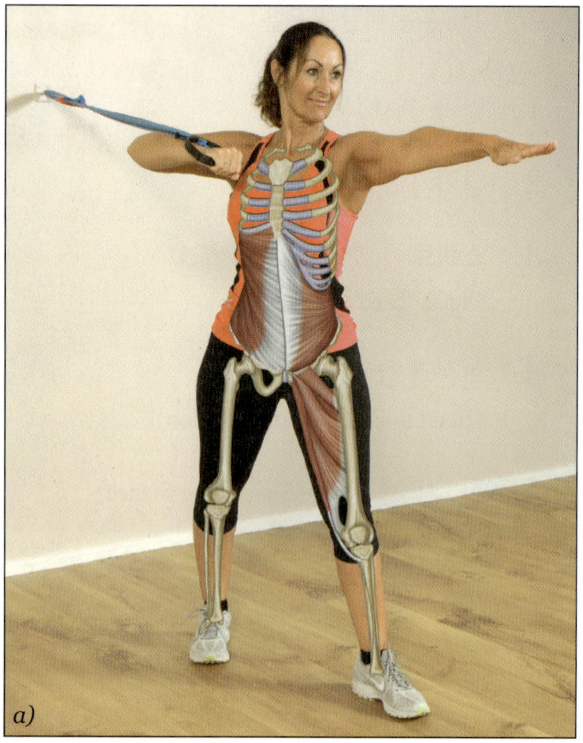

a)

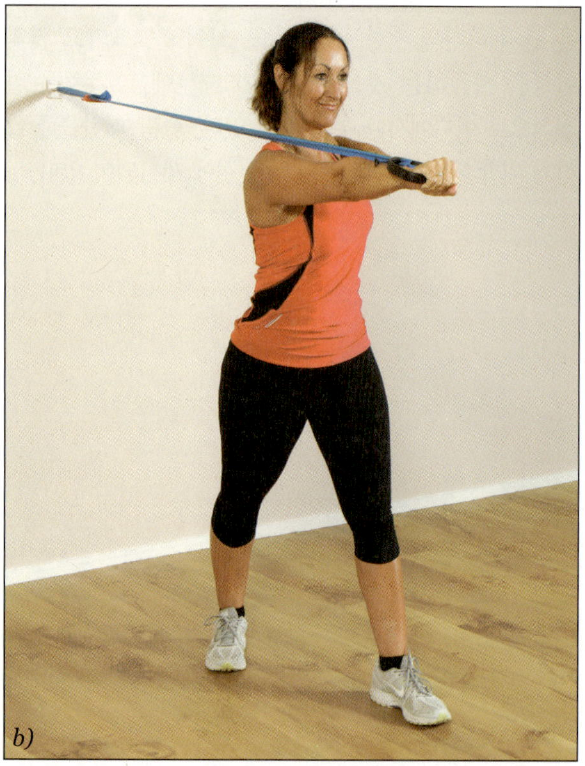

b)

그림 3.17. 전방 사선 슬링: (a) 시작 자세, (b) 끝 자세

1. 밀기 (Push)

첫 번째 제안한 운동은 전방 사선(anterior oblique) 슬링을 이용하는 데 매우 효과적이다. **그림 3.17**(a)의 시작 위치를 보면, 운동 밴드(대체로 케이블 기계를 사용할 수 있음)가 선수의 오른손으로 어깨 높이에 고정되어 있고, 왼쪽 팔과 왼쪽 다리가 전방 위치에 놓여 있음을 알 수 있다.

운동 동작은 **그림 3.17**(b)과 같다: 선수는 그들 자세의 다리 내전근, 내측 사선 그리고 반대 외측 사선을 이용해 밴드를 몸 전체로 밀어낸다. 동시에, 왼쪽 팔은 뒤로 오게 하는데, 이것은 트렁크 회전을 좌측으로 유도하고, 그 후에 움직임의 횡단면에서 전방 사선 슬링을 작동시킨다.

매일 매일의 움직임들이 이 근육의 회전운동을 할 것이지만, 특히 좋은 예는 걷고 뛰고 던지고 하는 행동이다.

참고: 운동선수는 구심성(단축) 단계와 원심성(연장) 단계, 두 단계 운동을 제어하고 밴드가 움직임을 제어하지 않도록 하는 것이 매우 중요하다. 더구나 내가 기술한 이 모든 운동을 수행하는데 필요한 안정성을 제공하기 위해서는 내부 코어 근육계의 활성화를 매우 잘 알고 있어야 한다. 이러한 운동을 수행하는 것이 확실하지 않으면 어떤 유형의 저항 훈련을 시작하기 전에 전문가의 조언을 구해라.

나는 이것이 모든 슬링 운동과 관련이 있다고 생각하기에 시연하는 동안 항상 선수들과 환자들에게 다음과 같이 말한다.

"네가 움직임을 통제한다.
그 움직임이 당신을 통제하지 못하게 한다."

2. 당기기 (Pull)

이 특별한 운동은 내가 개인적으로 가장 좋아하는 운동 중 하나이다. 왜냐하면 그것은 후측 사선(posterior oblique) 슬링을 이용하는 데 매우 효과적이기 때문이다.

그림 3.18(a)의 시작 위치를 보면 운동 밴드/케이블이 운동선수의 오른손으로 어깨 높이로 고정되어 있고, 왼쪽 다리와 왼쪽 팔은 뒤로 위치하는 것을 볼 수 있다. 운동은 그림 3.18(b)과 같다. 넓은등근, 등허리근막, 반대쪽 큰볼기근을 사용하여, 운동선수는 오른팔로 밴드를 뒤로 당긴다. 동시에, 왼쪽 팔이 앞으로 나와, 이것은 트렁크의 회전을 오른쪽으로 유도하고, 그 후에 운동의 횡단면에서 후측 사선 슬링을 작동시킨다.

나는 종종 수업을 가르칠 때, 또는 운동선수와 환자들에게까지 다음과 같이 말하는데, 이것이 위에서 설명한 두 가지 운동에서 동작을 완벽하게 강화한다고 생각하기 때문이다.

> "모든 당기기는 밀기이고,
> 모든 밀기는 당기는 것이다-당기는 것 없이는 밀기를 가질 수 없다."

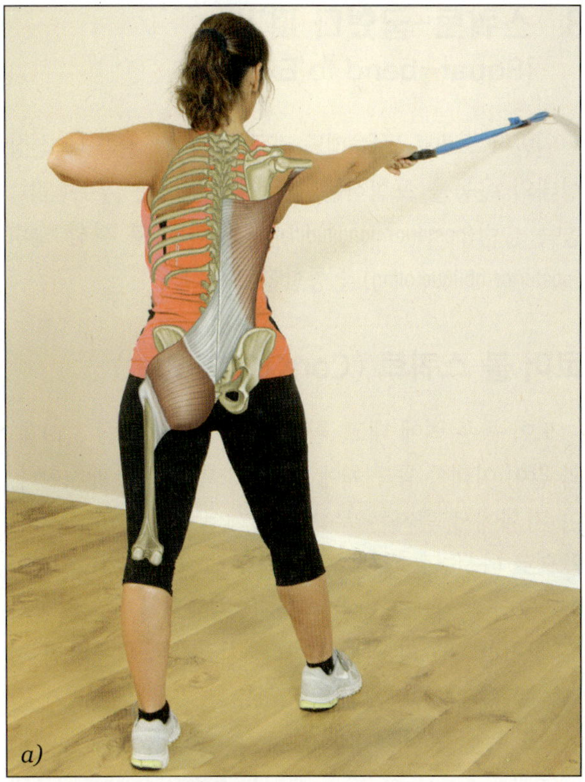

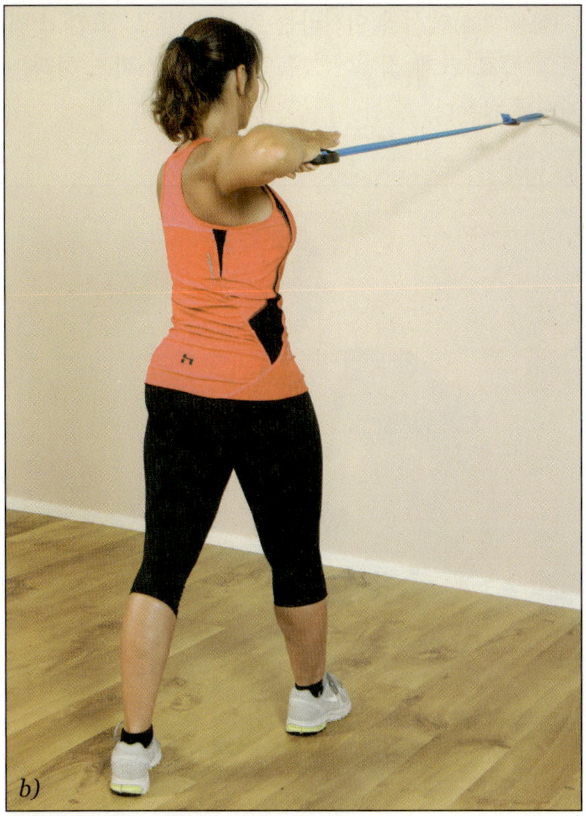

그림 3.18. 후방 사선 슬링: (a)시작 자세, (b)끝 자세

3. 스쿼트-굽혔다 펴기 (Squat–bend to Extend)

일반적 스쿼트 또는 데드 리프트와 같은 굴곡 대 신장 형태의 운동을 포함하는 동작이나 운동은 후부(심부) 종측 슬링(posterior longitudinal sling)과 후부 사선 슬링(posterior oblique sling)을 통합할 것이다.

코어 볼 스쿼트 (Core Ball Squat)

코어 볼은 벽에 대고, 환자는 코어 볼이 그림 3.19(a)와 같이 아래쪽 등 근처에 위치하도록 스스로 배치한다. 이 자세에서 환자는 무릎을 어깨너비로 벌리고 약간 앞으로 나선다. 그런 다음 환자는 그림 3.19(b)와 같이 약 90°의 위치에 도달할 때까지 내부 코어를 활성화하고 천천히 쭈그려 앉도록 한다. 치료사는 무릎뼈의 진행이 환자의 두 번째 발가락 쪽으로 가고 무릎뼈가 발가락의 높이를 넘어서지 않도록 확인한다(그림 3.19(b)의 화살표 참조). 그 다음 환자는 2를 세는 동안 복귀(구심성 단계)에서 일어서라는 지시를 받고, 또한 스쿼트의 종료 단계 직전에 그들의 둔부를 스퀴즈 하라는 지시를 받는다.

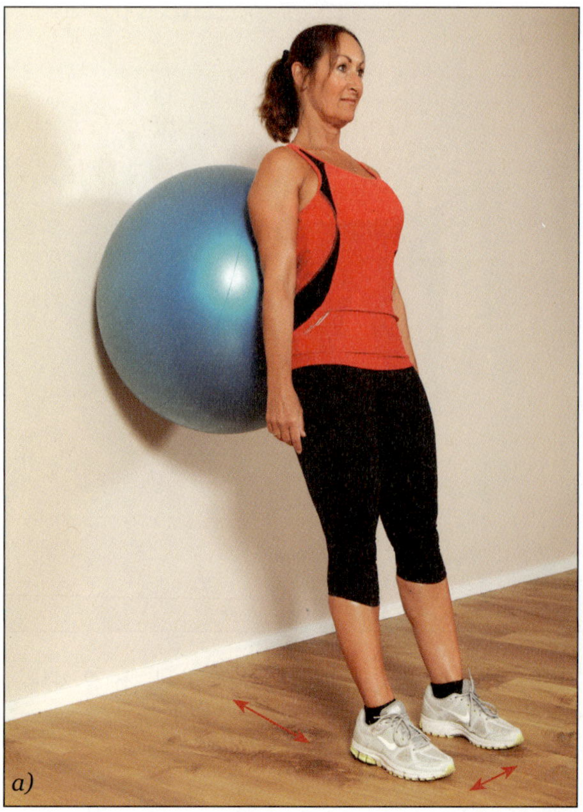

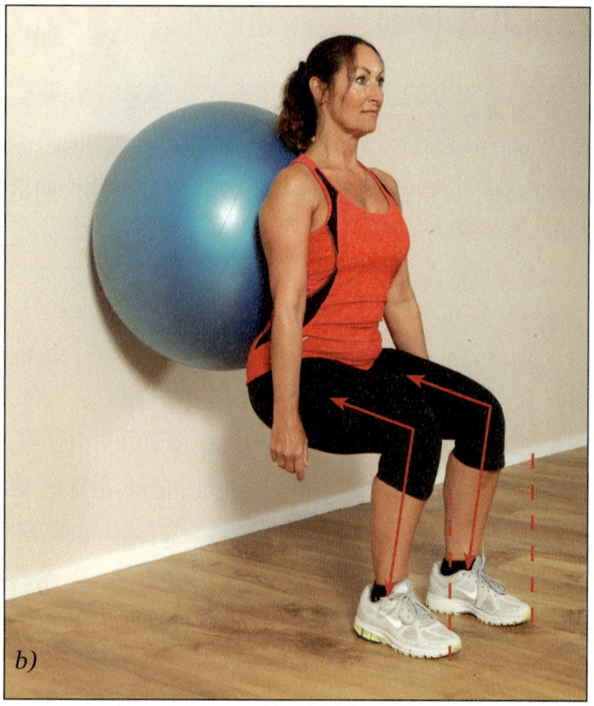

그림 3.19. 코어 볼 스쿼트: (a) 시작 자세, (b) 완전 스쿼트 자세

진행 1: 중량 운동

코어 볼 스쿼트 운동은 **그림 3.20(a)**의 시작 위치에 표시된 것처럼 환자가 각 손에 가벼운 중량을 쥐고 있는 것을 제외하고 위에서 설명한 대로 수행한다.

스쿼트의 구심성 단계는 **그림 3.20(b)**과 같다.

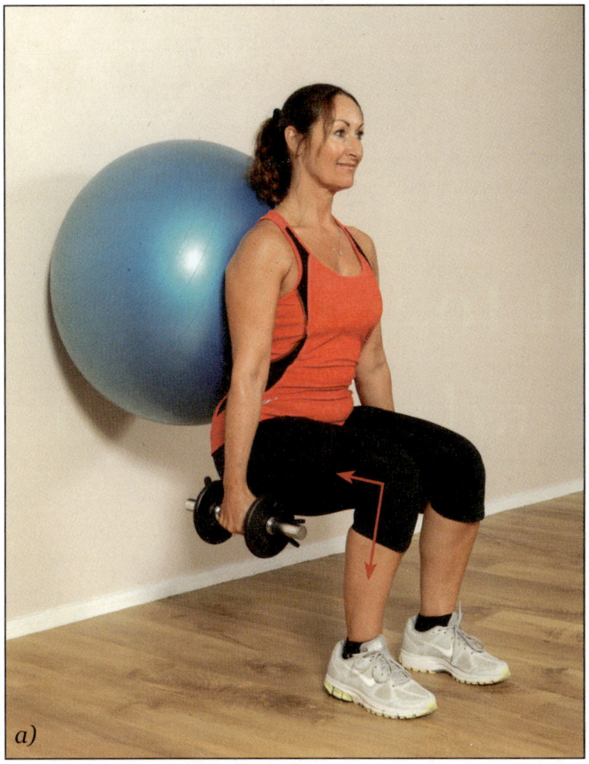

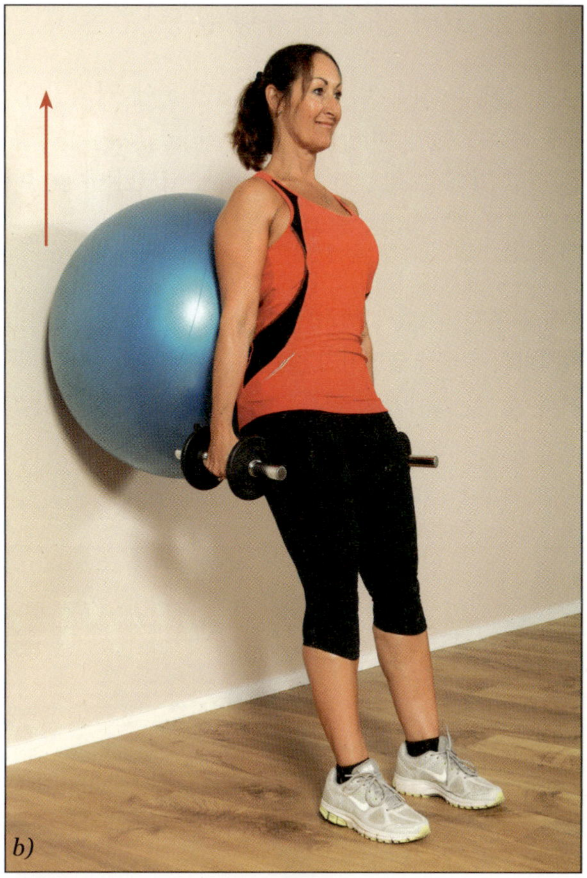

그림 3.20. 중량 포함 코어 볼 스쿼트: (a) 시작 자세, (b) 구심성 단계

진행 2: 코어 볼 없는 중량 운동

이 진행의 시작 위치가 그림 3.21(a)에 나와있다: 운동선수는 어깨너비만큼 무릎을 벌리고 각 손에 아령을 쥐고 있다. 그림 3.21(b)와 같이 스쿼트가 약 90°의 무릎 굴곡에 도달하도록 수행한다.

무릎뼈는 두 번째 발가락에 대한 가상 선을 따르며 발가락의 수준을 넘어가지 않은 것을 기억하라. 90° 자세에서 선수는 다시 출발 위치로 돌아온다. (이 운동은 아령과 함께 또는 아령 없이 할 수 있다.)

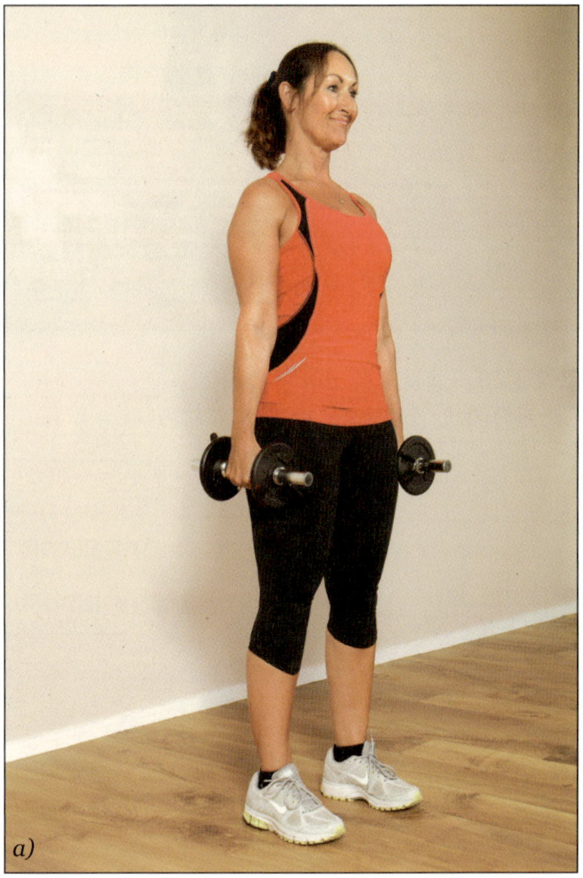

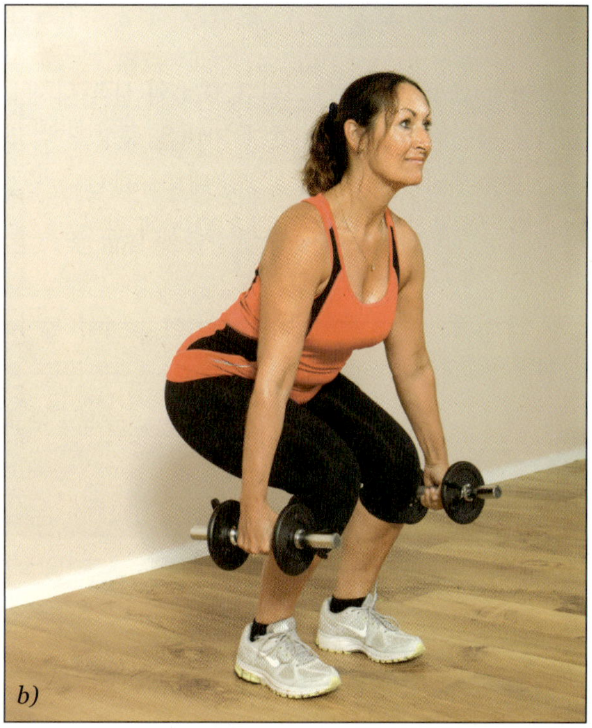

그림 3.21. 중량 스쿼트 : (a) 시작 자세, (b) 끝 자세

4. 회전과 함께 굽혔다 펴기
(Bend to Extend with Rotation)

회전이 포함된 굽히고 펴는 동작은 후부(심부) 종측 슬링과 후부 사선 슬링을 동시에 통합하는 훌륭한 방법이다. 그림 3.22(a)에 표시된 시작 위치에서, 선수의 오른손은 운동 밴드/케이블을 전방 위치에서 어깨 높이에서 잡고, 왼쪽 팔은 후진 위치에 놓는다. 운동선수는 스쿼트 자세를 선택했으며, 이는 깊이에 따라 다를 수 있다. 여기 운동선수는 45° 각도를 선택했지만, 요건에 따라 더 작거나 더 큰 각도에서 시작할 수 있다.

운동 동작은 그림 3.22(b)에 나와 있다: 운동선수는 양쪽 후방 슬링을 사용하여 몸 뒤로 밴드를 뒤로 잡아당긴다. 동시에 선수는 직립 자세로 돌아올 때 왼쪽 팔이 앞으로 온다. 그림 3.22(c)는 오른팔의 다른 끝 위치를 보여준다. 일부 환자는 이 운동이 더 쉽다고 생각하기 때문이다. 제가 가끔 제안하는 것은 운동선수가 위에서 언급한 두 가지 움직임을 다양하게 하거나 번갈아 가며 하는 것이다.

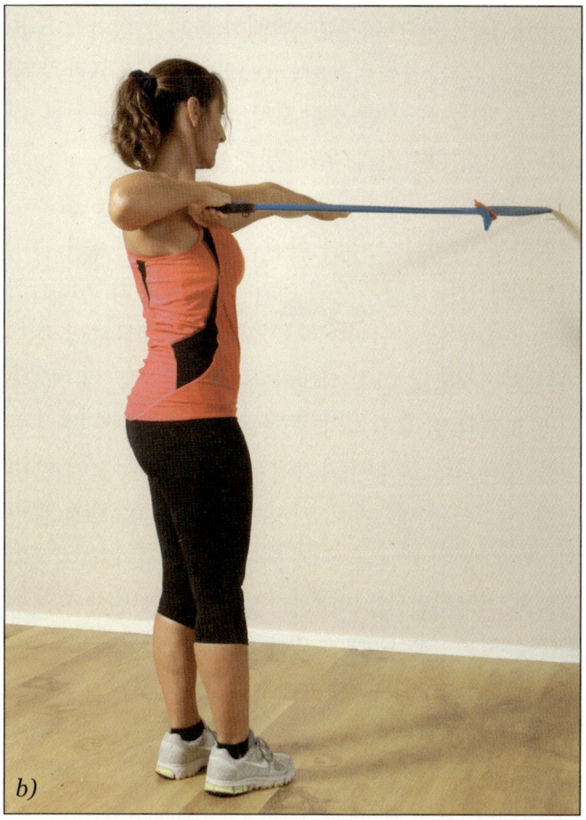

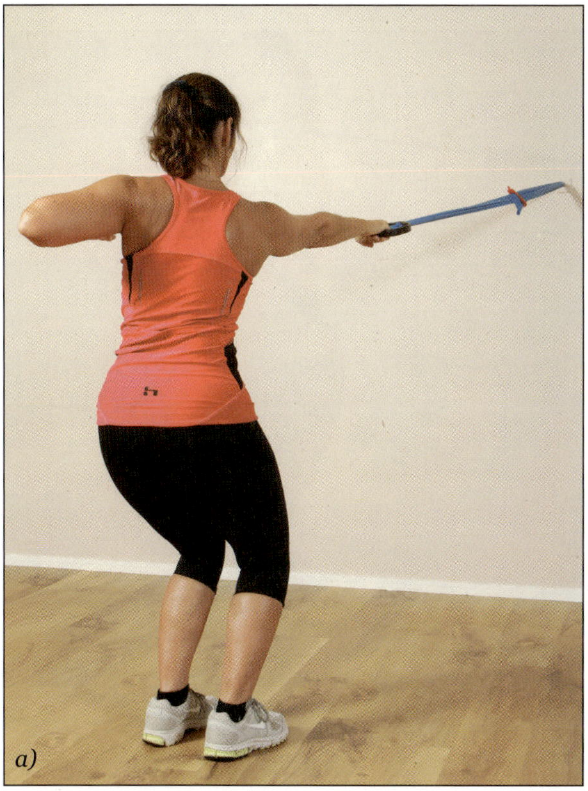

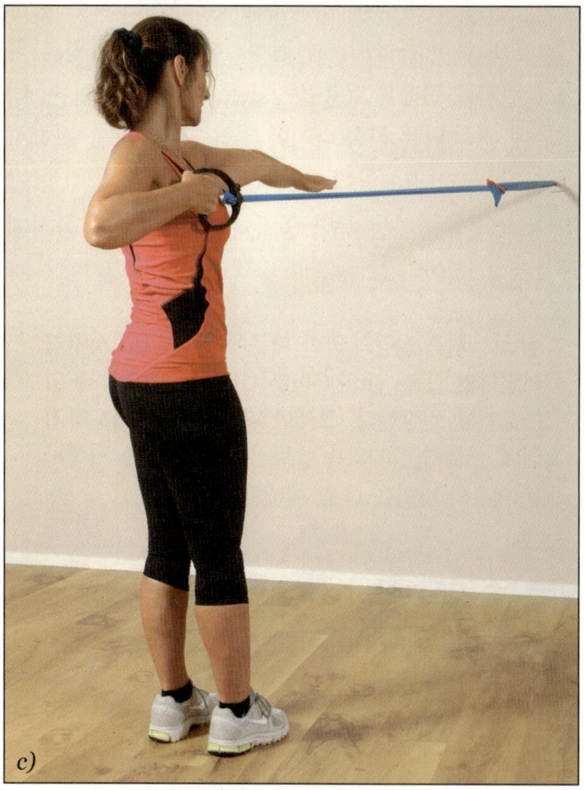

그림 3.22. 후방(심부) 종측과 후방 사선 슬링: (a) 시작 자세, (b) 끝 자세, (C) 동작 끝의 변형된 팔 자세

5. 한 다리로 서기 (Single-Leg Stance)

측부 슬링 시스템은 전두면에서 몸의 안정화에 도움을 준다. 모든 유형의 Single–Leg Stance에서 고관절 외전근군, 중둔근, 소둔근과 지지 다리의 내전근들은 대퇴부를 안정화시키기 위해 반대쪽 허리네모근(QL)과 함께 작동한다. 배속빗근, 배바깥빗근도 협동 효과를 발휘하여 안정된 척추와 골반을 확보한다. 측면 슬링 시스템의 기능 부상은 등과 엉치엉덩관절과 지지 다리의 일반적인 부상 원인이다. 생각해 보면, 대부분의 스포츠는 자연적으로 한쪽 다리가 우세하다. 걷는 동안, 특히 달리기와 빨리 달리기 중, 몸은 강력한 한쪽 다리 동작을 통해 앞으로 나아가기에 강력하고 기능적인 측면 슬링 시스템의 필요성이 가장 중요하다. 이 특정 슬링 시스템은 전반적인 운동 경기력을 향상시키고 에너지 지출의 절약뿐만 아니라, 근골격계 유형의 부상을 지속할 가능성을 줄이는 데 도움이 될 것이다.

단일 다리 자세 위치에 있는 것에 의존하는 움직임을 포함하는 모든 운동은 측면 슬링의 근육을 활성화시킬 것이다. Vital Glute의 마지막 장(Gibbons, 2014): 통증과 기능부전에 보행주기 연결에는 특히, 측면 슬링 시스템의 특히 큰볼기근을 활성화하기 위해 단일 다리 자세 위치로 편향된 운동을 목표로 한다. 따라서 이 텍스트에 대해 나는 한쪽 다리에서 입증된 운동을 포함시킬 것이다. 그러나 앞에서 설명한 바와 같이 밀기와 당김 동작을 수행하는 동안 앞쪽과 옆쪽 슬링도 동시에 목표로 할 것이다.

참고: 외측 슬링의 약화 때문에 한 다리로 서기가 어렵다면, The vital Glute(Gibbons, 2014)를 읽어보기를 권장한다. 그래야 다음 운동을 시도하기 전에 큰볼기근과 외측 슬링 시스템 강화를 시작하는 이유와 방법을 더 잘 이해할 수 있다.

외측 슬링과 전방 사슬 슬링 (Lateral Sling and Anterior Oblique Sling)

그림 3.23(a)은 오른발로 운동 밴드를 들고 동시에 팔을 90°까지 올린 상태에서 한 다리로 서기(외측 슬링)의 운동선수를 보여주며 왼쪽 팔은 앞으로 몸체는 오른쪽으로 회전한다. 그런 다음, 왼쪽 팔이 뒤로 움직이는 동안 운동선수는 오른쪽 팔을 앞으로 민다. 이것은 그림 3.23(b)에 나타낸 것과 같이 체간을 왼쪽으로 회전시킨 후에 전방 사선 시스템을 활성화하며 동시에 측면 슬링 근육계를 이용한다.

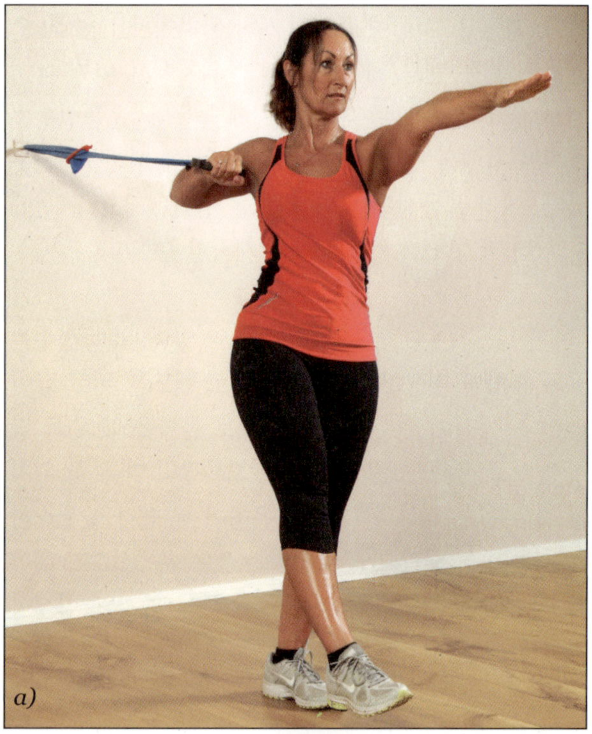

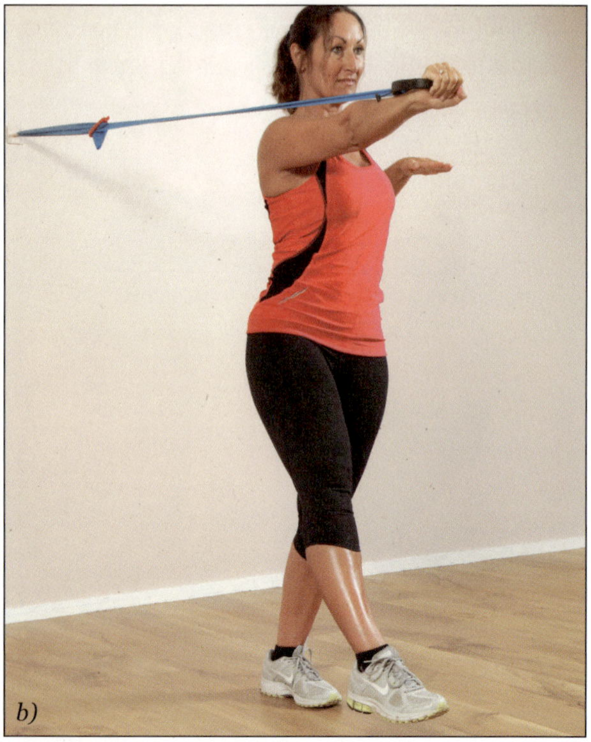

그림 3.23. 외측 슬링과 전방 사선 슬링: (a) 시작 자세, (b) 끝 자세

외측 슬링과 후방 사선 슬링 (Lateral Sling and Posterior Oblique Sling)

그림 3.24(a)는 한쪽 다리로 서 있는 선수(외측 슬링)를 보여주며 동시에 오른손으로 운동 밴드를 잡고, 팔을 90°로 들어올린다. 왼쪽 팔은 뒤로 잡고 몸은 왼쪽으로 회전한다. 그런 다음, 왼쪽 팔이 앞으로 이동하는 동안 운동선수는 오른쪽 팔을 뒤로 당긴다.

이것은 그림 3.24(b)와 같이 몸통이 오른쪽으로 회전하도록 유도하여 후방 사선 시스템을 활성화시키고 동시에 외측 슬링 근육을 이용한다.

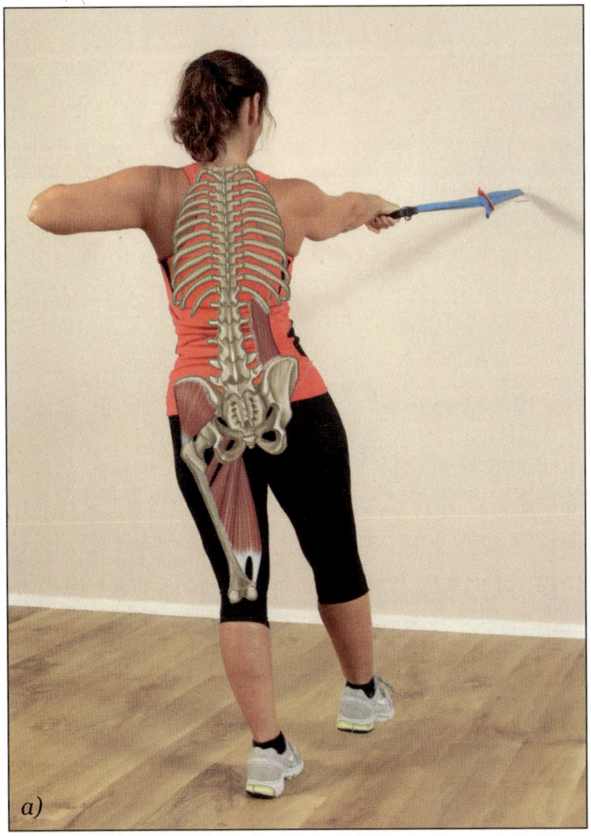

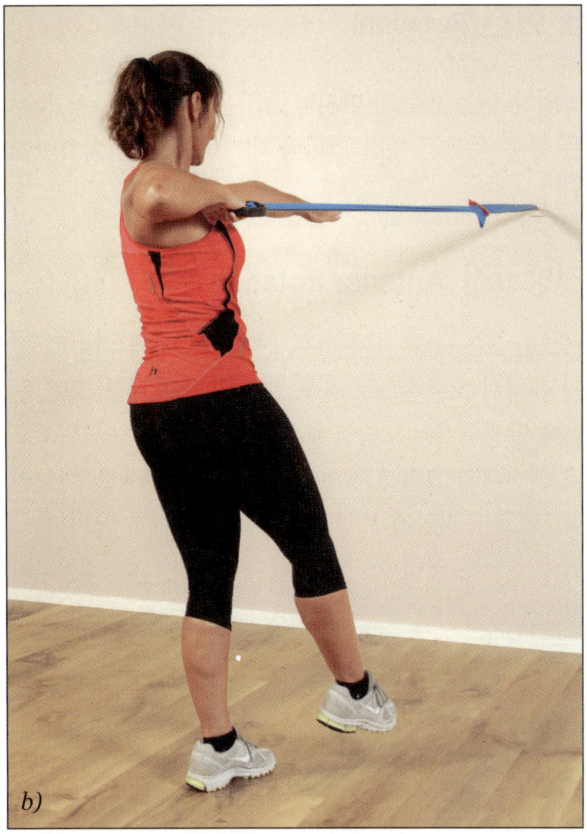

그림 3.24. 외측 슬링과 후방 사선 슬링: (a) 시작 자세, (b) 끝 자세

6. 회전(Rotation)

일차 운동 패턴의 마지막 동작은 회전이며, 이 동작은 주로 둔부근 뿐만 아니라 내외부 굴곡을 활용하게 된다.

전방회전(Anterior Rotation)

그림 3.25(a)는 운동선수가 다리를 어깨 너비로 벌리고 서서 오른손으로 운동 밴드를 잡고 내부 코어 근육을 안정시키는 모습을 보여준다. 선수는 몸을 왼쪽으로 회전시켜 그림 3.25(b)와 같이 사선 근육을 이용한다. 팔은 움직임이 트렁크에서 나온 것이지 팔의 움직임에서 나온 것이 아니기 때문에 상대적으로 고정되어야 한다.

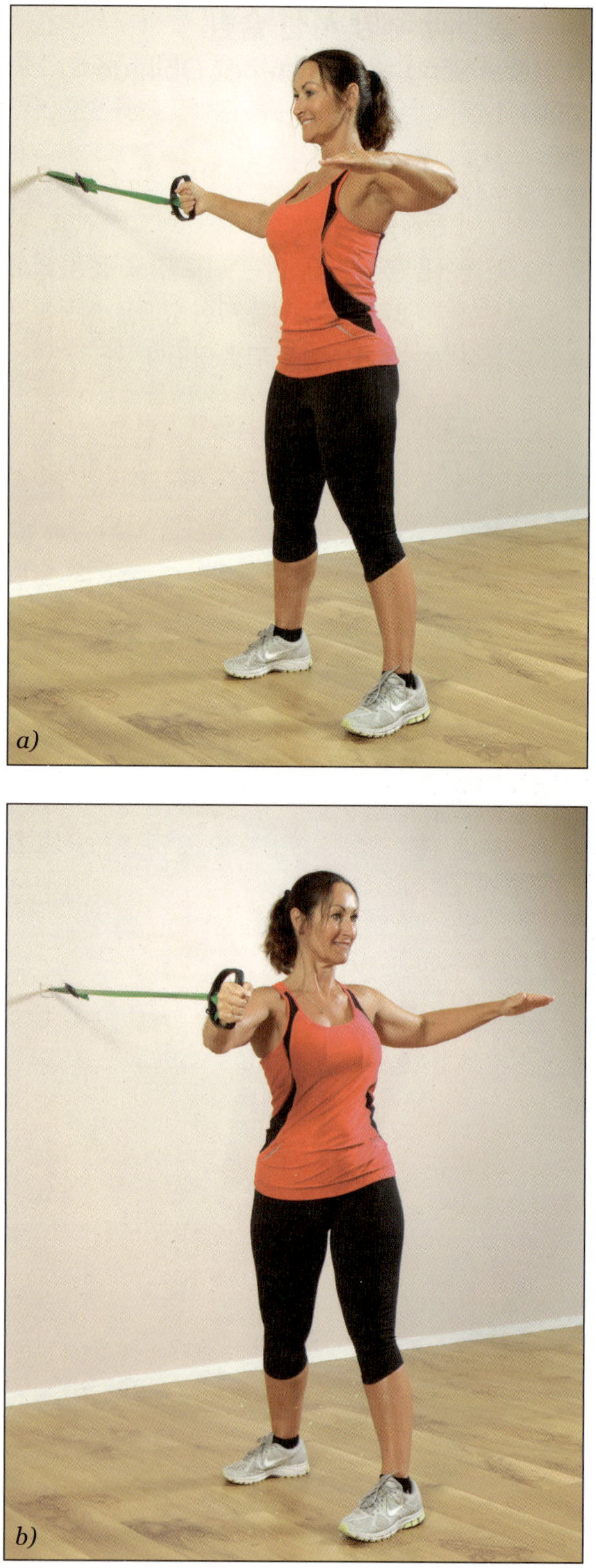

그림 3.25. 사선 슬링–전방 회전: (a) 시작 자세, (b) 끝 자세

후방회전(Posterior Rotation)

그림 3.26(a)은 선수가 다리를 어깨 너비로 벌리고 서서 왼손으로 운동 밴드를 잡고 내부 코어 근육을 안정시키는 모습을 보여준다. 선수는 몸을 왼쪽으로 회전시켜 그림 3.26(b)과 같이 사선 근육을 이용한다. 팔은 움직임이 몸통에서 나온 것이지 팔의 움직임에서 나온 것이 아니기 때문에 상대적으로 고정되어야 한다.

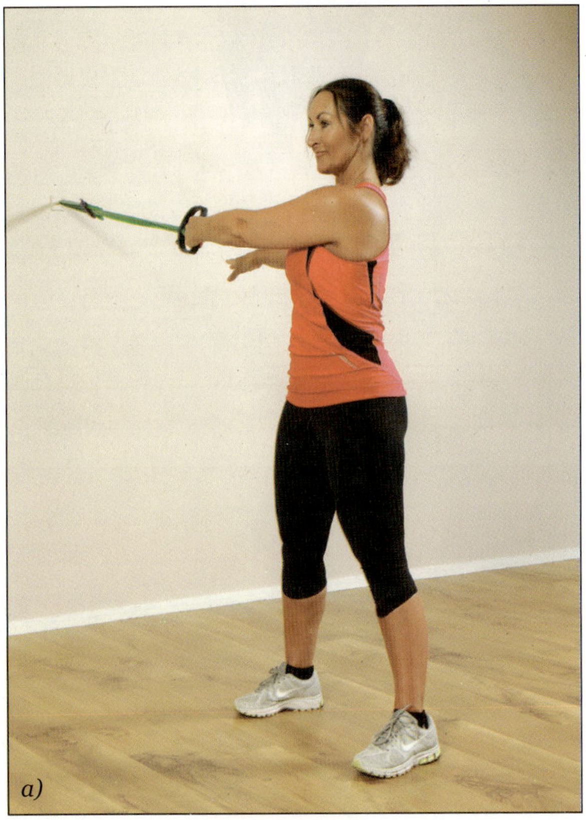

a)

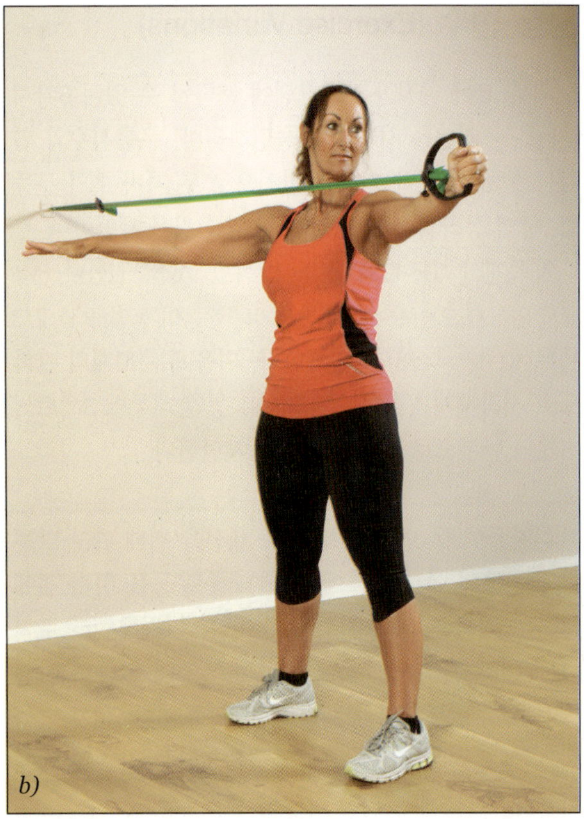

b)

그림 3.26. 사선 슬링-후방 회전: (a) 시작 자세, (b) 끝 자세

운동 변수 (Exercise Variations)

외부 코어 안정화 프로그램에 포함될 수 있는 6가지 1차 운동 패턴을 시연하고 설명하였다. 운동선수와 환자들을 처음 볼 때 나는 일반적으로 두 가지 초기 운동 즉, 당김 동작과 밀기 동작만 수행할 것을 제안한다.

양쪽에서 10~12회 정도 반복할 것을 권한다(왼쪽에서 밀어서 오른쪽으로 밀면 당기는 운동이 동일하다) 2/3 세트(10-12 × 2/3)를 반복한다. 처음에는 10개의 반복으로 시작해서 1, 2세트(하루 1회) 동안 하루에 3세트씩 15개의 반복으로 진행하는 것을 제안한다.

환자들이 두 번째와 세 번째 세션을 위해 나를 방문할 때, 나는 내가 그들에게 또 다른 운동을 하기 전에 그들의 기술을 직접 확인할 것이다; 이렇게 함으로써 나는 내가 처음에 그들에게 보여준 것이 그들의 시연에서 다시 반복되고 있는지 확인할 수 있다. 내가 그들이 나에게 보여준 것에 만족했을 때, 그리고 그때에야 나는 그들에게 위에 나열된 1차 운동 중 하나(또는 아마도 두 개)를 더 줄 것이다.

일단 6개의 모든 운동이 그들의 운동체제에 통합되면, 우리는 약간의 다양성을 더하기 시작할 수 있고, 이에 따라 운동들을 그들의 개별적인 스포츠 요구조건에 따라 좀 더 구체적이고 운동선수들에게 맞게 만들 수 있다. 다음의 운동은 신체의 한쪽에 대해 설명되고 증명되지만, 물론 양쪽을 위한 프로그램에 통합될 것이다(오른쪽에서 수행하는 운동은 왼쪽에 반복된다).

당김-밀기 결합 (Combined Push-Pull)

그림 3.27(a)의 운동선수는 왼손으로 운동 밴드를, 오른손으로 다른 운동 밴드를 잡고 있다. 그림 3.27(b)에 표시된 바와 같이, 그들은 오른쪽 팔에서 미는 동작과 왼쪽 팔에서 당기는 동작을 결합하도록 요청받는다. 이 동작을 수행하는 동안 안정감을 주기 위해 내부 코어 근육을 활성화하는 것이 좋다.

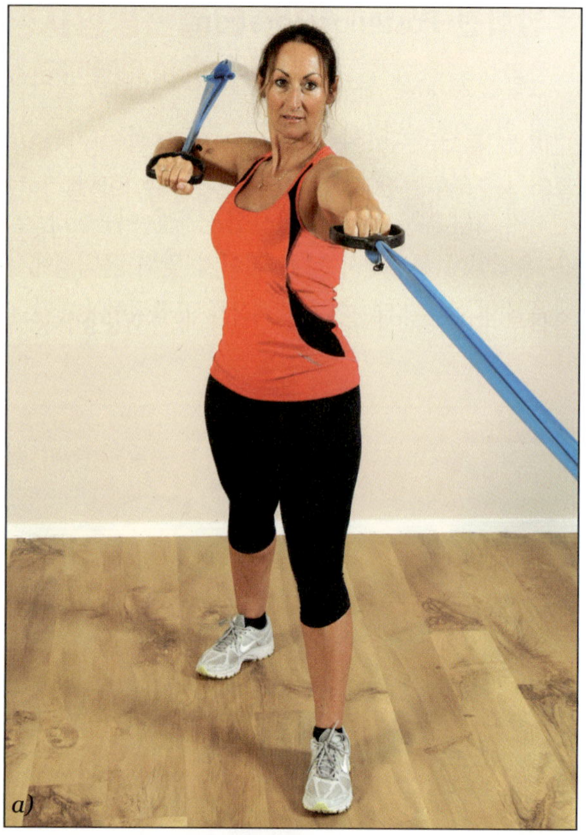

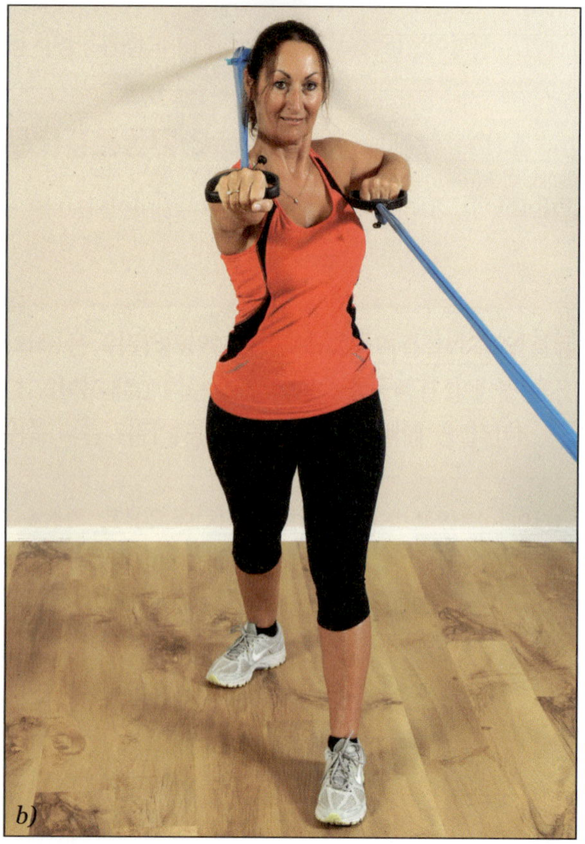

그림 3.27. 당김-밀기 결합: (a) 시작 자세, (b) 끝 자세

한쪽 다리 밀기-당김 결합 (Combined Push-Pull on One Leg)

이것은 위와 같은 운동이지만, 이번에는 선수가 그림 3.28(a)과 같이 운동 밴드를 잡으면서 한쪽 다리 자세 자세를 취한다. 동작은 그림 3.28(b)에 나타낸 것과 같이, 한쪽 다리로 서 있는 동안 오른쪽 팔에서 밀어 내고 왼쪽 팔에서 당기는 동작을 조합한 것이다.

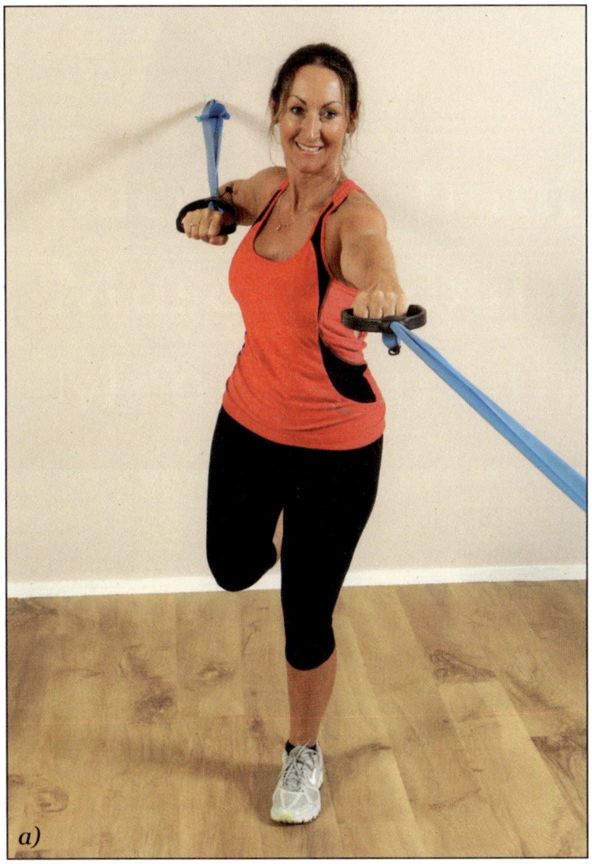

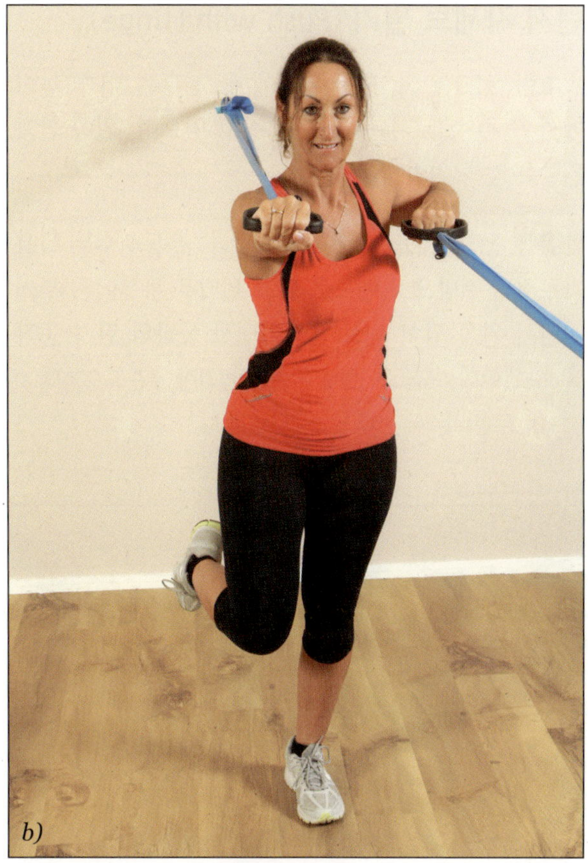

그림 3.28. 한쪽 다리 밀기-당김 결합: (a) 시작 자세, (b) 끝 자세

런지 자세로 밀기 (Push with Lunge)

그림 3.29(a)의 시작 위치에서, 선수는 어깨 높이에서 오른손으로 운동 밴드를 잡고 있으며, 왼쪽 팔과 왼발은 앞쪽 위치에 놓여있다.

운동 동작은 그림 3.29(b)와 같다: 운동선수는 몸을 가로질러 전방으로 밴드를 밀고 왼발은 무릎이 구부러지면서 왼쪽 팔이 뒤로 움직이면서 동작의 런지 동작을 수행한다. (**참고:** 왼쪽 무릎은 발가락 수준을 지나치지 않으며, 무릎뼈는 두 번째 발가락을 따른다.)

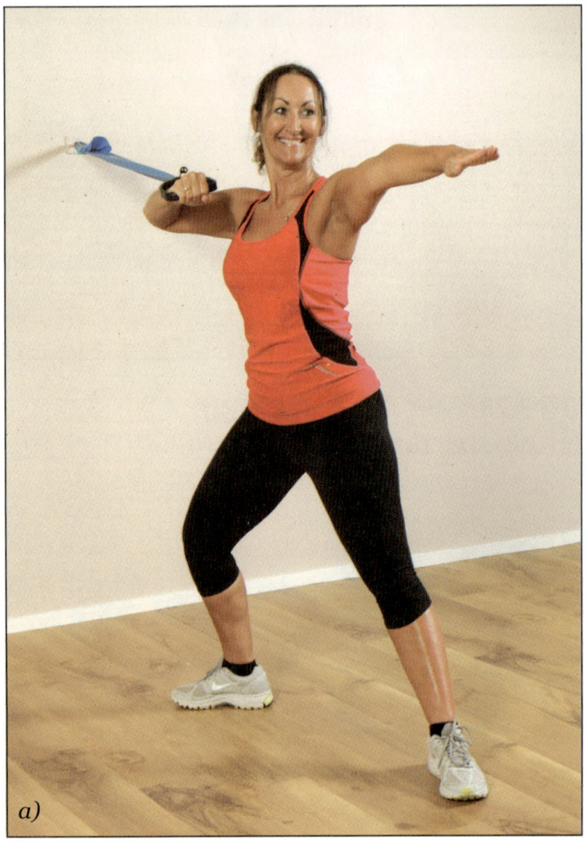

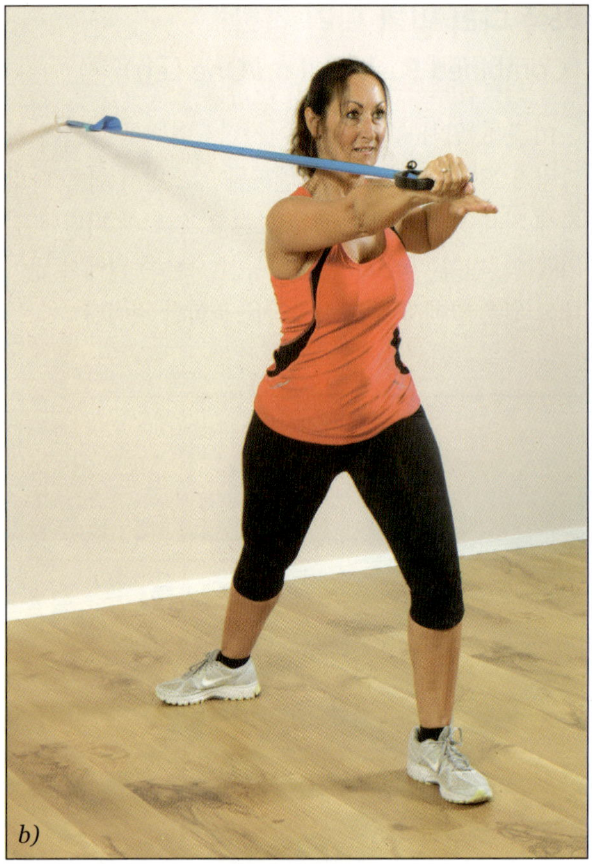

그림 3.29. 런지 자세로 밀기: (a) 시작 자세, (b) 끝 자세

런지 자세로 당기기 (Pull with Lunge)

그림 3.30(a)에 표시된 시작 위치에서 운동선수는 어깨 높이에서 오른손으로 운동 밴드를 앞으로 향하게 하고, 왼팔은 뒤로 향하게 하고 있다.

운동 동작은 그림 3.30(b)에 나타나 있다: 운동선수는 밴드를 몸 전체로 뒤로 당기고, 동시에 왼쪽 팔은 오른쪽 무릎이 구부러지면서 앞으로 움직여서 런지 운동 동작을 수행한다. (**참고:** 오른쪽 무릎은 발가락의 높이를 통과하지 못하고, 무릎뼈는 두 번째 발가락을 따른다.)

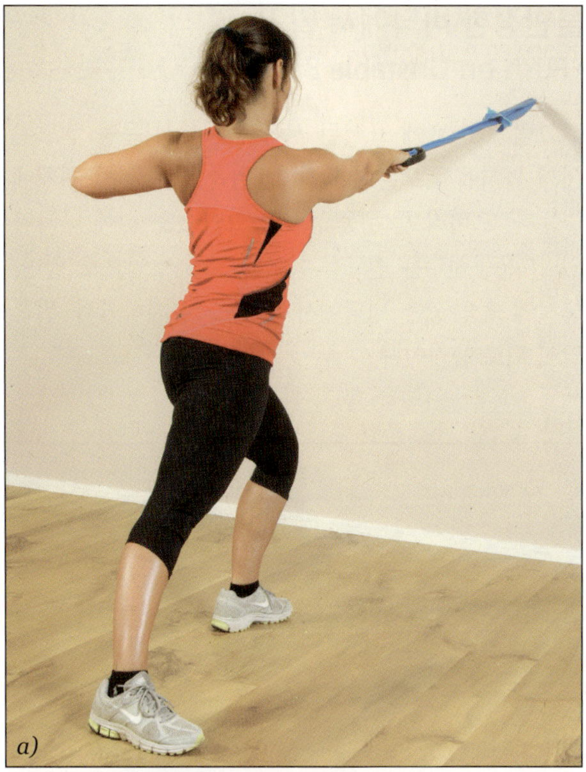

a)

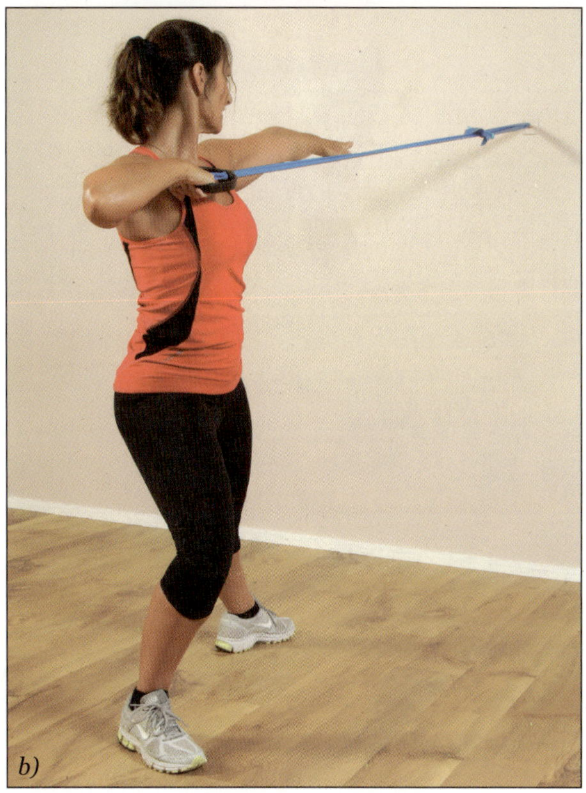

b)

그림 3.30. 런지 자세로 당기기: (a) 시작 자세, (b) 끝 자세

불안정한 바닥에서 밀기
(Push on Unstable Base)

그림 3.31(a)에 표시된 시작 위치에서 운동 밴드는 어깨 높이에서 오른손에 잡고, 왼쪽 팔은 전방 위치에 놓는다. 오버리프, 운동 동작은 그림 3.31(b)에 나타나 있다: 운동선수는 밴드를 몸을 가로질러 앞으로 밀며, 동시에 불안정한 바닥에서 안정을 유지하면서 왼쪽 팔이 뒤로 움직인다.

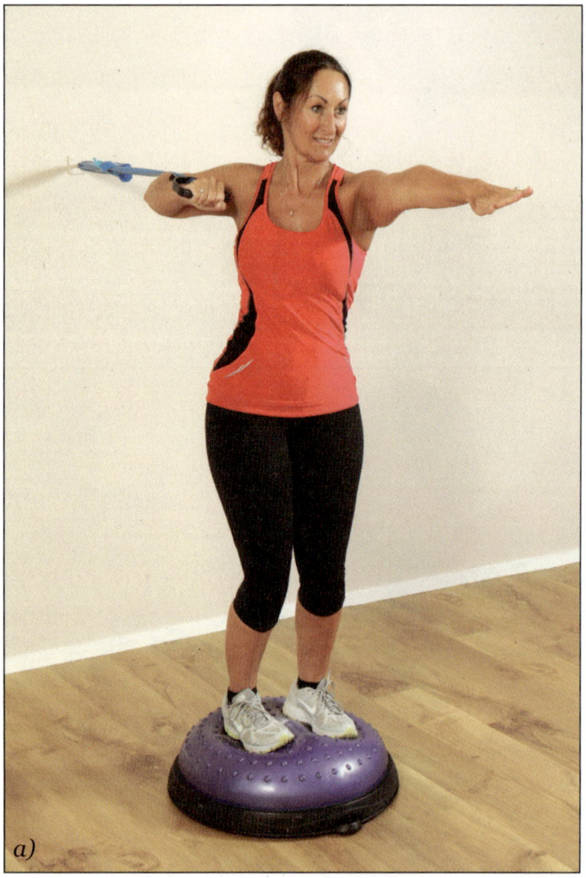

a)

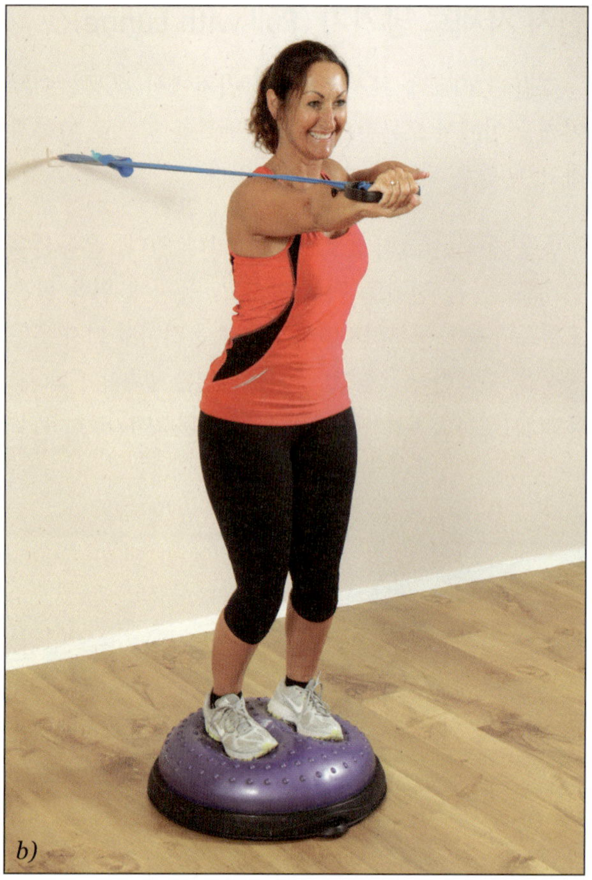

b)

그림 3.31. 불안정한 바닥에서 밀기: (a) 시작 자세, (b) 끝 자세

불안정한 바닥에서 당기기 (Pull on Unstable Base)

그림 3.32(a)에 표시된 시작 위치에서, 운동선수는 어깨 높이에서 오른손에 운동 밴드를 잡고, 왼쪽 팔은 뒤로 위치시킨다. 운동 동작은 그림 3.32(b)에 나타나 있다: 운동선수는 밴드를 몸 전체로 뒤로 당기고, 동시에 불안정한 베이스에서 안정을 유지하면서 왼쪽 팔이 앞으로 움직인다.

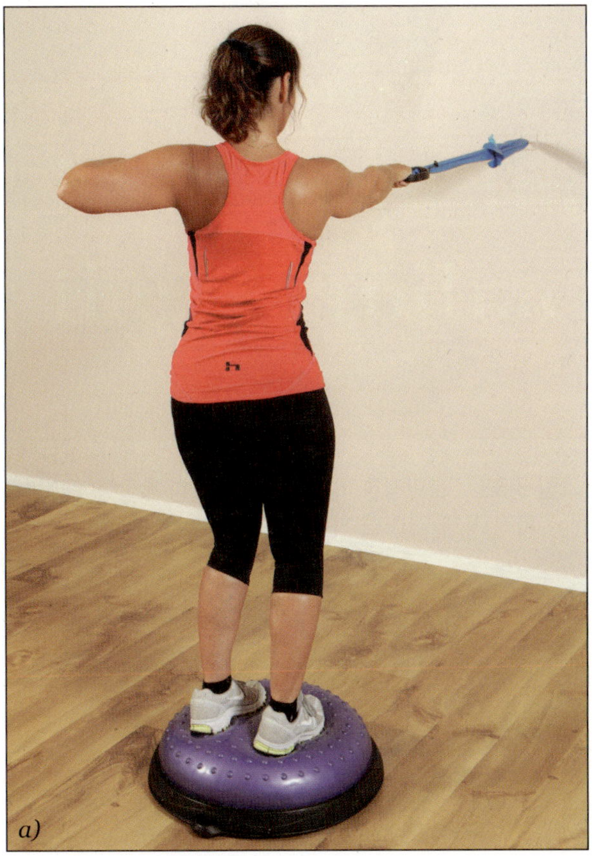

a)

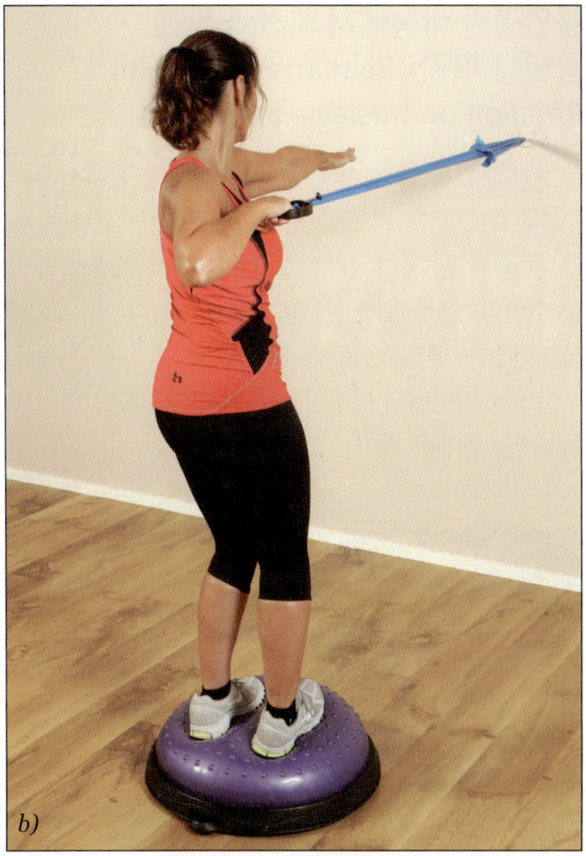

b)

그림 3.32 불안정한 바닥에서 당기기: (a) 시작 자세, (b) 끝 자세

불안정한 바닥에서 회전과 함께 굽혔다 펴기 (Bend to Extend with Rotation on Unstable Base)

그림 3.33(a)에 표시된 시작 위치에서, 운동선수는 오른손으로 운동 밴드를 어깨 높이로 잡고 왼팔을 뒤로 위치시키는 동시에 불안정한 바닥에서 스쿼트 자세를 취한다. 운동 동작은 그림 3.33(b)에 나타나 있다: 운동선수는 밴드를 몸 전체로 뒤로 당기고, 동시에 불안정한 바닥에서 안정성을 유지하면서 기립 위치로 돌아가면서 왼쪽 팔이 앞으로 움직인다.

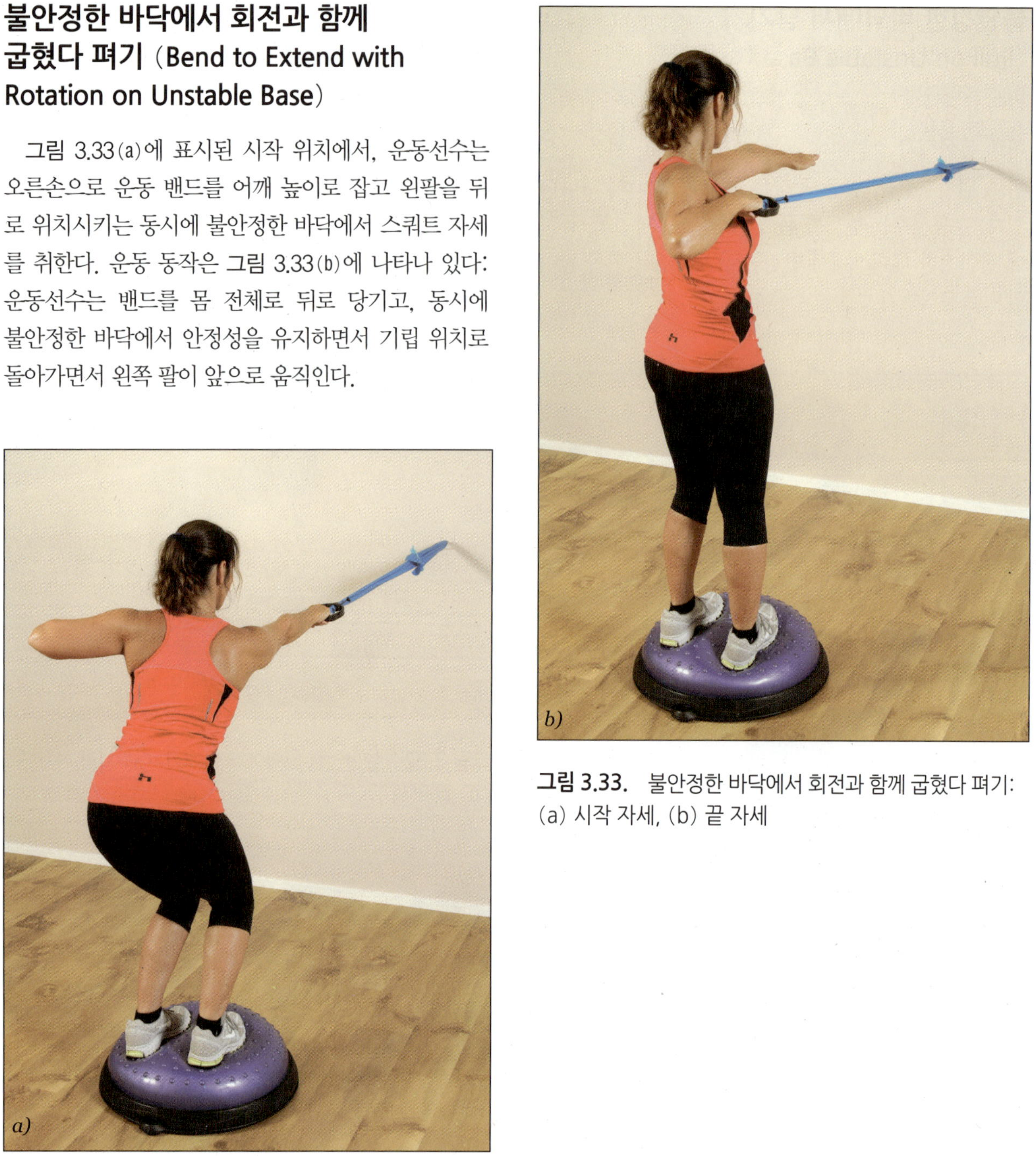

그림 3.33. 불안정한 바닥에서 회전과 함께 굽혔다 펴기: (a) 시작 자세, (b) 끝 자세

밴드를 위에서 아래로
(Bend High to Low) (Wood Chop)

그림 3.34(a)에 표시된 시작 위치에서, 운동선수는 어깨 높이 이상의 지점에서 오른손과 왼손으로 동시에 밴드를 잡는다. 운동 동작은 그림 3.34(b)에 나타나 있다: 운동선수는 밴드를 몸을 가로질러 낮은 위치로 당기는 동시에 쭈그려 앉는 동작을 수행한다.
이 운동은 나무를 베는 것과 비슷하다.

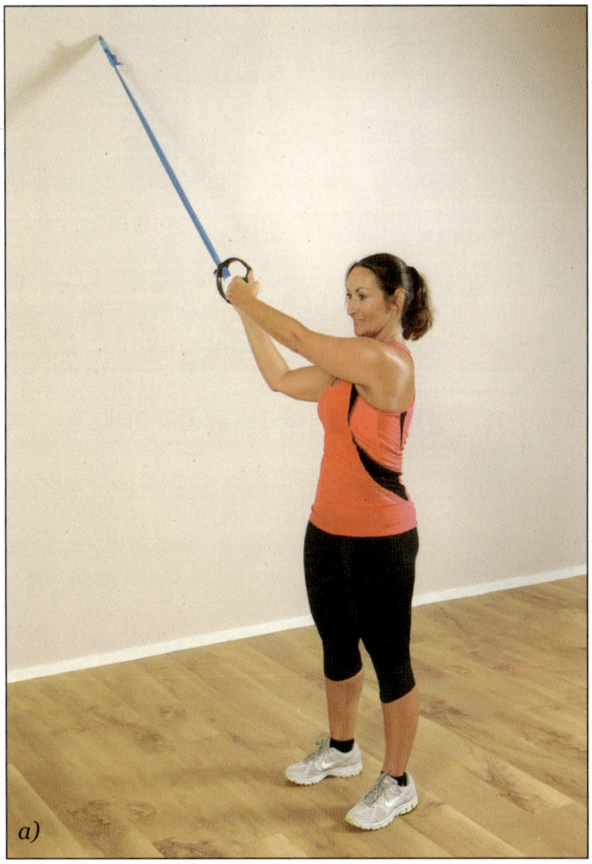
a)

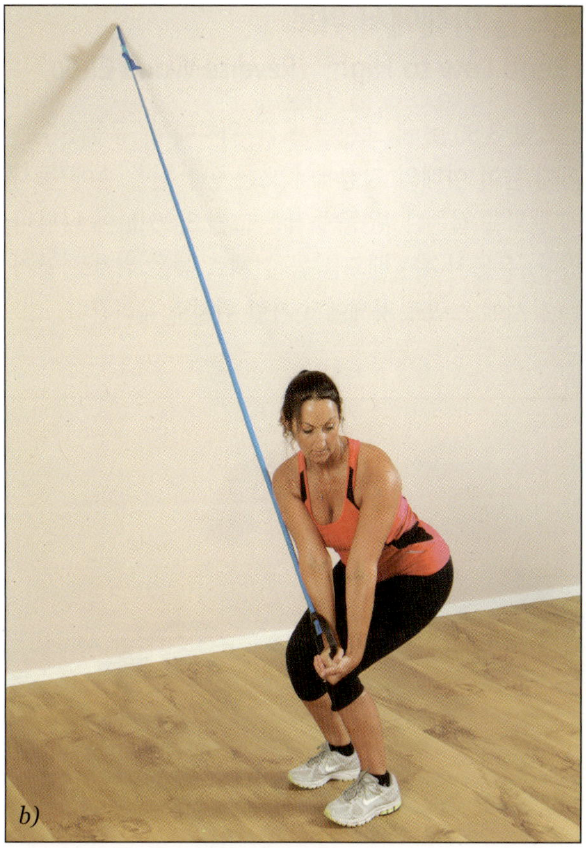
b)

그림 3.34. 위에서 아래로 굽히기: (a) 시작 자세, (b) 끝 자세

밴드를 아래에서 위로
(Bend Low to High) (Reverse Wood Chop)

그림 3.35(a)에 표시된 시작 위치에서, 운동선수는 어깨 높이 아래의 지점에서 오른쪽과 왼쪽 손에 동시에 밴드를 잡는다. 운동 동작은 **그림** 3.35(b)에 나타나 있다: 운동선수는 밴드를 몸 전체로 높은 위치로 당기는 동시에 스쿼트 자세에서 기립 위치로 올라간다.

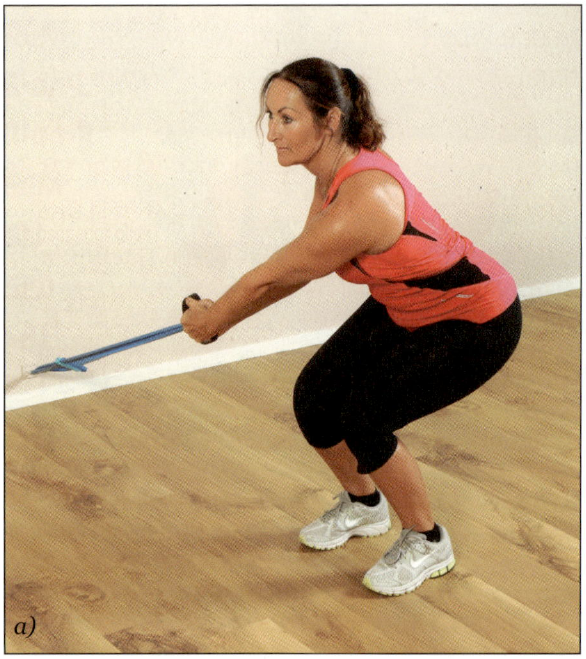

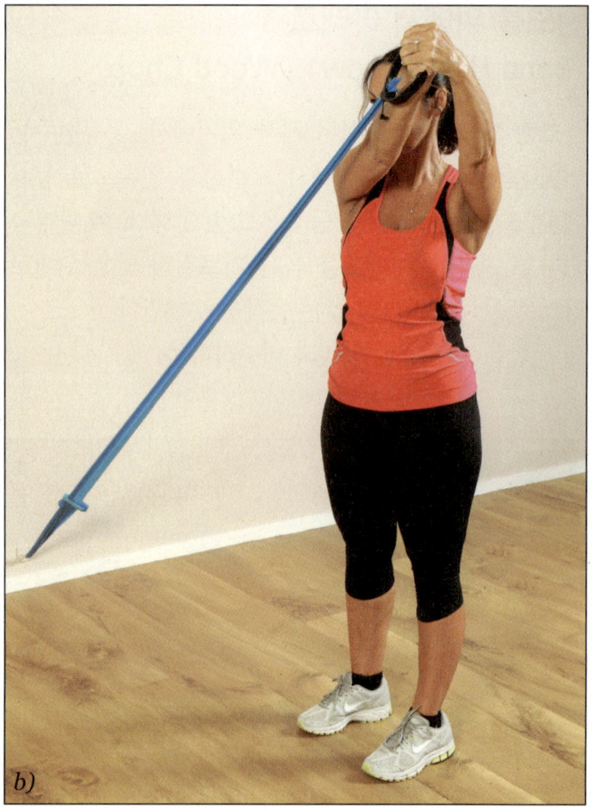

그림 3.35. 밴드를 아래서 위로: (a) 시작 자세, (b) 끝 자세

밴드를 아래에서 위로 (한 손) (Bend Low to High) (Single Arm)

회전 및 스쿼트와 함께 굽힘-아래-위로 이동 유형의 조합은 후방 종측 슬링과 후방 사선 슬링을 동시에 통합하는 훌륭한 방법이다. 그림 3.36(a)에 표시된 시작 위치에서, 운동선수가 운동 밴드/케이블을 전방 위치에서 오른손으로 낮은 수준에서 잡고 있고, 왼쪽 팔은 뒤쪽 위치에 있으며, 몸통은 왼쪽 회전 위치를 취하고 있음을 볼 수 있다. 선수도 스쿼트 자세를 취했는데, 깊이 면에서 차이가 날 수 있다. 여기서 선수는 45° 각도로 쭈그리고 앉았지만, 이 각도는 요건에 따라 더 작거나 더 클 수 있다.

운동 동작 뒷면을 그림 3.36(b)에서 보여준다: 운동선수는 후부 슬링 두 개를 사용하여 밴드를 몸 전체에서 뒤로, 높게 당긴다. 동시에, 왼쪽 팔은 앞으로 나오고, 몸통은 선수가 기립한 위치로 돌아가면서 오른쪽으로 회전한다.

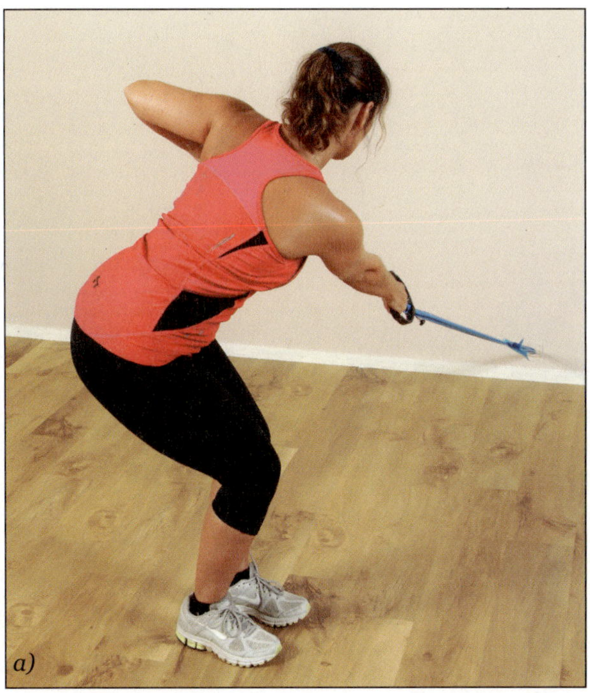

a)

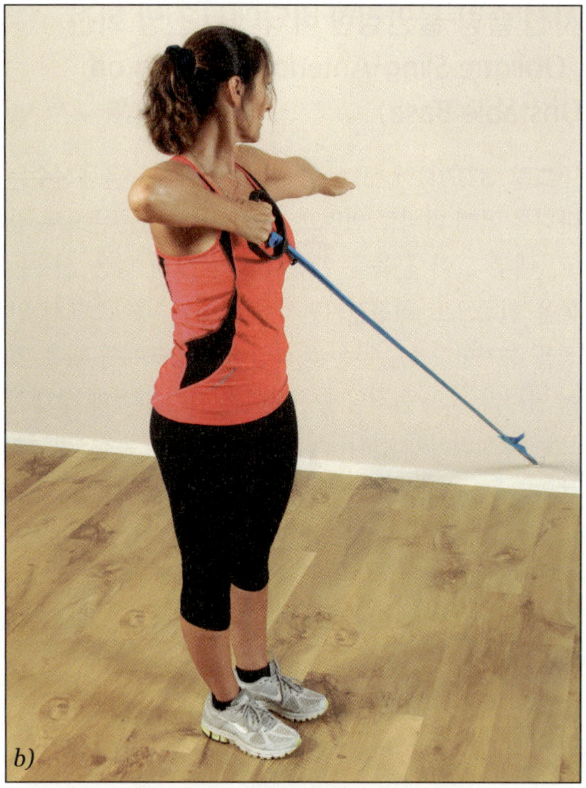

b)

그림 3.36. 밴드를 아래에서 위로 (한 손): (a) 시작 자세, (b) 끝 자세

사선 슬링-불안정한 바닥에서 전방 회전 (Oblique Sling-Anterior Rotation on Unstable Base)

그림 3.37(a)에 표시된 이 동작에서, 운동선수는 다리를 어깨 너비로 벌리고 운동 밴드를 오른손으로 잡고, 내부 코어 근육을 안정시킨다. 그런 다음 선수는 몸을 왼쪽으로 회전시키면서 불안정한 베이스에서 안정을 유지한다(b). 팔은 움직임이 트렁크에서 나온 것이 아니라 팔의 움직임에서 나온 것이기 때문에 상대적으로 고정되어야 한다(후방 회전 시 동일한 운동을 반복할 수 있다. 사선 회전 참조).

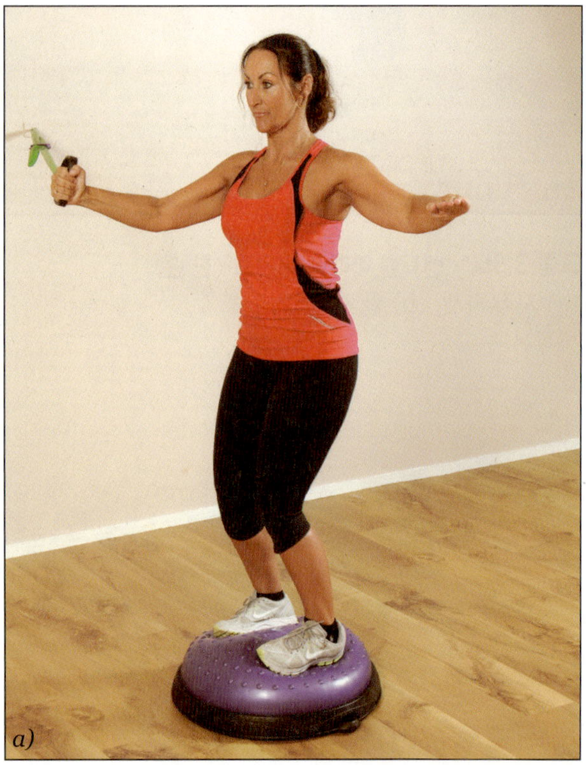

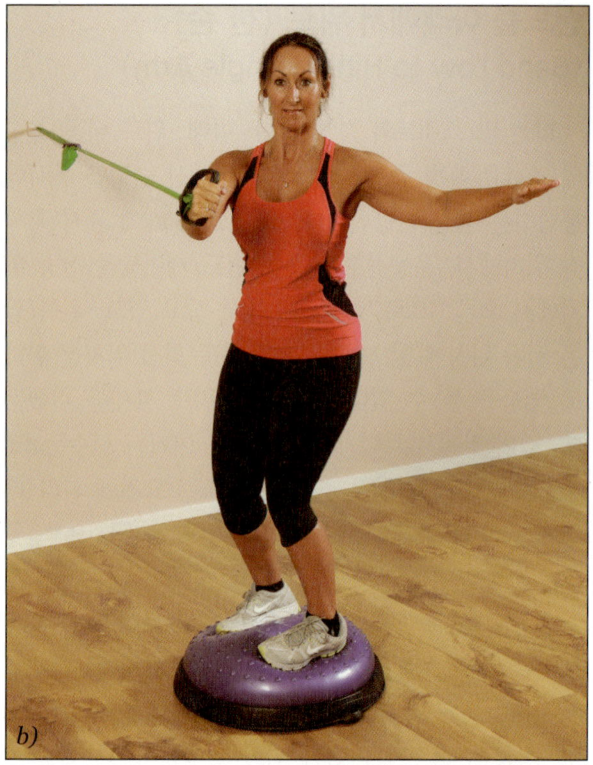

그림 3.37. 사선 슬링–불안한 바닥에서 전방 회전: (a) 시작 자세, (b) 끝 자세

사선 슬링-외다리 전방 회전 (Oblique Sling—Anterior Rotation on One Leg)

그림 3.38(a)는 운동선수가 다리를 어깨 너비로 벌리고 서서 오른손으로 운동 밴드를 잡고 내측 코어 근육을 안정시키는 모습을 보여준다. 그런 다음 선수는 그림 3.38(b)과 같이 외다리 자세 자세로 운동을 하는 동안 몸을 왼쪽으로 회전시킨다. 팔은 움직임이 몸통에서 나온 것이 아니라 팔의 움직임에서 나온 것이기 때문에 상대적으로 고정되어야 한다(후방 회전 시 동일한 운동을 반복할 수 있다. 사선 회전 참조).

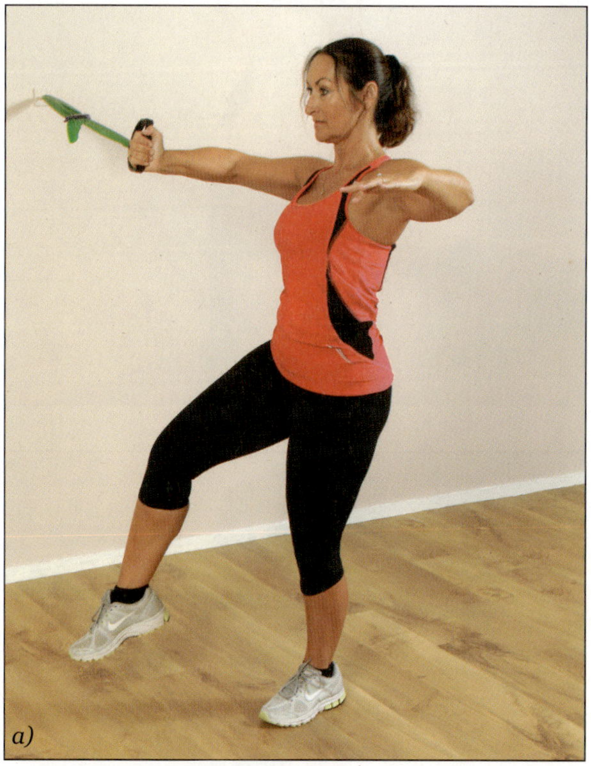

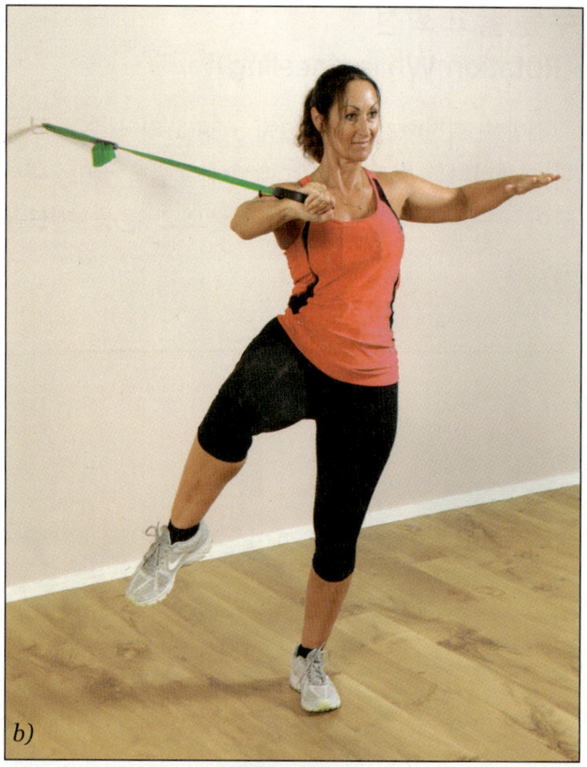

그림 3.38. 사선 슬링-외다리 전방 회전: (a) 시작 자세, (b) 끝 자세

무릎 꿇고 회전
(Rotation While Kneeling)

전방을 회전하기 위해, 그림 3.39(a)의 선수는 무릎이 어깨너비를 벌리고 운동 매트에 무릎을 꿇고, 내부 코어 근육을 안정시키면서 왼손으로 운동 밴드를 잡는다.

그런 다음, 선수는 그림 3.39(b)와 같이 무릎 꿇은 자세로 운동을 하는 동안 몸을 오른쪽으로 회전시킨다. 팔은 움직임이 몸통에서 나온 것이지 팔의 움직임에서 나온 것이 아니기 때문에 상대적으로 고정되어야 한다. 그림 3.40에서와 같이 후회전을 위해 동일한 운동을 반복할 수 있다.

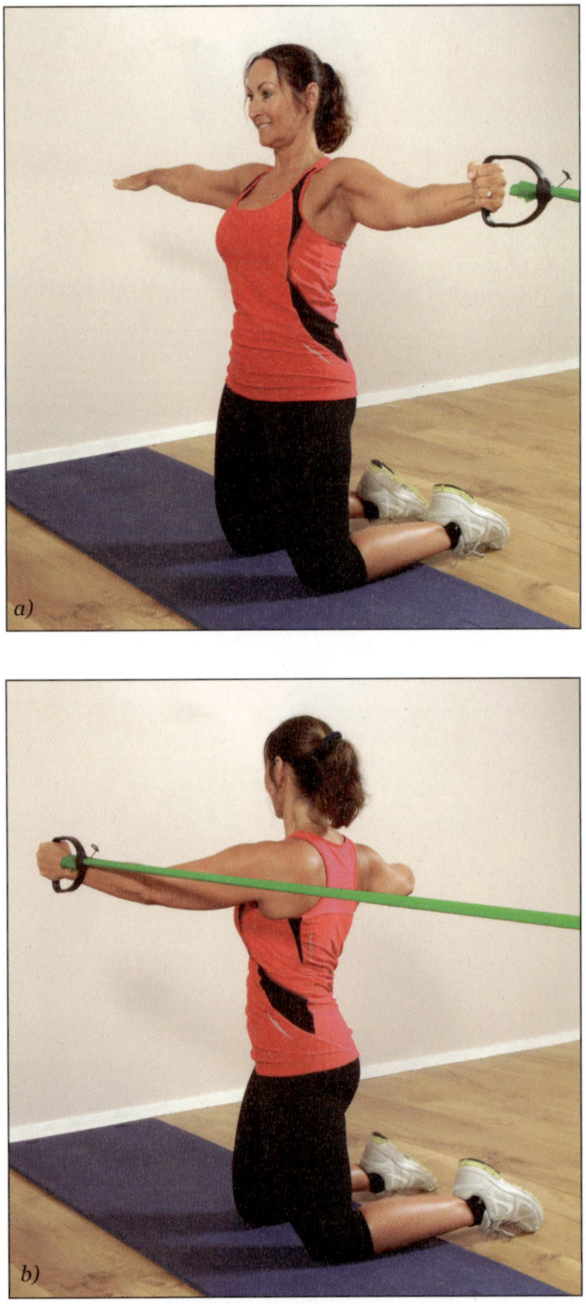

그림 3.39. 사선 슬링–무릎 꿇고 전방 회전: (a) 시작 자세, (b) 끝 자세

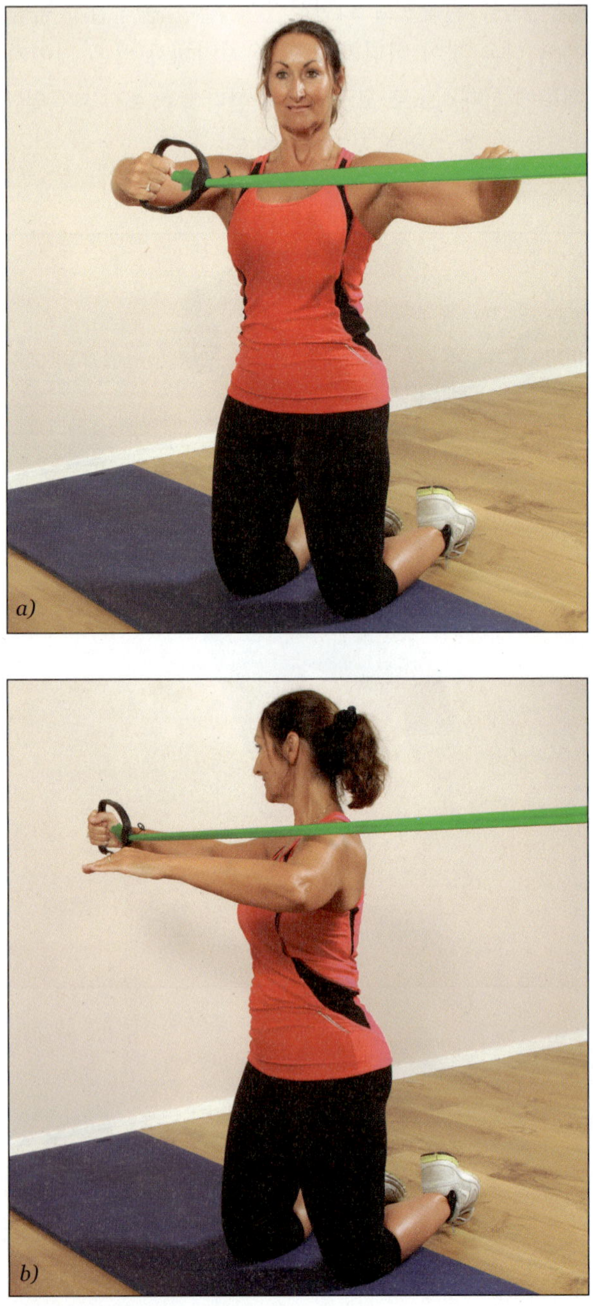

그림 3.40. 사선 슬링–무릎 꿇고 후방 회전: (a) 시작 자세, (b) 끝 자세

결론 (Conclusion)

우리는 (1) 신체를 안정시키고 (2) 강력하고 경제적인 움직임을 일으키기 위해 협력적으로 기능할 수 있는 내·외부 코어 유닛이 필요하다. 내부 유닛의 효율적인 기능 없이는 척추와 엉치엉덩관절의 안정성이 없다. 더욱이 코어는 수축하기 위한 위상성 근육(외부 코어)의 안정적인 수축기반을 제공할 수 없을 것이며, 이것은 사지 동력의 상실과 운동 패턴의 경제성을 감소시킬 수 있으며 근골격계 부상에 대한 감수성이 증가될 수 있다.

잘 조절된 내부 코어 유닛은 강한 외부 코어 유닛 시스템에 매우 의존적이며, 그 반대로 더 작은 내부 유닛 근육, 척수 인대 및 척추와 골반의 관련 관절을 보호한다.

이 개념을 다음과 같은 예를 들면 설명하려고 한다. 나는 여러 해 동안 옥스포드 대학 보트 팀과 함께 일하게 되어 운이 좋았다. 그들이 평평하고 조용한 호수와 강에서 노를 젓고 있을 때, 외부 코어 유닛 (즉, 위상 근육)이 물을 통해 보트를 추진하기 위해 대부분의 작업을 하고 있다는 것을 여러 번 (주로 훈련 과정에서) 언급했다. 내부 코어 유닛은 (상대적으로) 특히 잔잔한 물에서 상대적으로 완화되어 있다.

나는 현재 팀의 osteopath이기에 그들이 노를 젓고 나서 그들에게 어떻게 느끼는지 물어본다(허리와 골반적 측면에서). 나는 솔직히 대부분의 경우 근골격계 문제에 대한 보고가 없다고 말할 수 있다. 하지만, 팀이 연례 보트 경주에 대비하여 "급한 조류"(런던의 템스 강)에서 노를 저을 때, 그것은 전혀 다른 이야기일 수 있다; 이 강은 매우 예측할 수 없다—한 순간 강은 특히 조류가 심하고 다음으로는 고요하다. 템스 강은 바다의 조석을 먹으며 물의 톤을 바꾼다. 또한 모터보트가 지나가면 물의 흐름과 방식에 영향을 줄 수 있는 파도가 생긴다. 이러한 다양한 상황 때문에, 강물이 평소보다 거칠게 보일 경우 내부 코어 유닛이 각자의 좌석에 있는 각각 노를 젓는 사람을 안정시키기 위해 보통보다 훨씬 열심히 일한다고 생각한다. 더욱이 내측 코어 유닛은 조정 보트가 좌우로 기울지 않도록 안정시키려하는 동시에 외측 코어 유닛은 보트를 전진시키기 위해 여전히 활용되고 있다. 교육 과정이 끝나면 노 젓는 사람에게 같은 질문을 한다(허리와 관련된 문제와 관련이 있다). 이 경우, 아마도 약 절반 정도는 증상을 줄이기 위해 치료를 받아야 한다고 말한다. 그들은 경험하고 있다.

강한 외부 코어 유닛을 갖기 위해서는 노 젓는 사람의 근골격계에서 가장 취약한 부위가 하부 요추(대개 디스크 부상은 L4/5번 요추) 또는 L5/S1(5번 요추/1번 요추)에 발생하므로 먼저 내부 코어 유닛을 안정시키는 것이 무엇보다 중요하다.

노 젓는 사람의 대부분은 코어 안정성 훈련에 관하여 조금을 알고 있고, 몇몇은 전에 한두 번의 운동을 했다. 주로 복부 윗몸일으키기와 플랭크(내부 코어 근육에 비 기능적(non-functional) 및 확실히 효과적이지 않기로 분류하는 2개의 운동 – 그러므로 추천되지 않았다). 내가 그들의 훈련에 관여했던 기간 동안, 나는 내부 코어 훈련을 재미있게 하려고 노력해왔다. 왜냐하면 이러한 운동들은 일반적으로 벤치 프레스, 스쿼트, 그리고 런지를 하는데 익숙한 많은 건강한 젊은 노 젓는 사람들에게 매력적이지 않기 때문이다.

예를 들면, 모든 팀 (이 경우 8명, 또는 콕스를 포함하여 9명)이 똑같은 방향을 향한 직선으로 짐볼에 앉을 것이다. 마지막에 공이 있는 것을 제외하고 누가 그(것)들을 마주보게 할 것이다. 공에 앉아있는 동안, 그들은 볼을 앞에 놓고 안쪽 코어 근육을 사용하여 안정성을 유지하려고 한다. 발이 바닥에서 들어 올려질 때 특히 힘들다.

이 운동의 아이디어는 물 위에 있는 보트에 앉아 있는 것을 흉내 내는 것이었다. 이 포지션에서 각 팀 멤버는 안쪽 코어 근육을 활성화시켜 8개 노 젓는 선수(cox 포함 9명)의 라인을 안정적으로 유지해야 했다. 일단 이것이 이루어지면, 우리는 여전히 체육관에 앉아있는 동안 노 젓는 동작을 흉내 내려고 노력할 것이다. 재미와는 별개로, 이것은 관련된 과정을 생각하지 않고도 내부 코어 근육을 활성화시키는 좋은 방법이다.

이 운동은 팀에게 왜 내부 코어 유닛의 훈련이 외부 코어 유닛의 훈련만큼 중요한지를 강조하는 하나의 예에 불과하다. 내가 접촉한 많은 운동선수들의 생각은 그들이 볼 수 있는 근육만을 훈련시키는 것이지 그들이 볼 수 없는 근육은 훈련시키는 것이 아니다.

참고: 다음과 같이 내부 코어 운동 설명/데모를 많이 포함하지 않았다. 나는 이것이 이 책의 범위에 포함되지 않는다고 느낀다. 그 이유는 주로 이 글의 외부 코어 근육을 안정시키고 훈련하는데 주의를 집중하고 싶었다. 나는 이 특정 부분이 과거에 무시당했다고 느낀다. 진열대에는 특정한 내부 코어 활성화 훈련을 제공하는 수많은 책들이 있으니 그 책들 중 한 권을 찾아볼 것을 제안한다. 나는 여기서 조정 훈련 프로그램에 포함된 몇 가지 내부 코어 운동에 대해 간략하게 논의했을 뿐이다. 내 전략은 노 젓는 사람들의 내부 코어 근육을 훈련시키는 것이다. 그들이 실제로 그것들을 훈련시키고 있다는 것을 알지 못하는 것이다!

4

걷기/보행주기와 골반과의 상관관계

The Walking/Gait Cycle and Its Relationship to the Pelvis

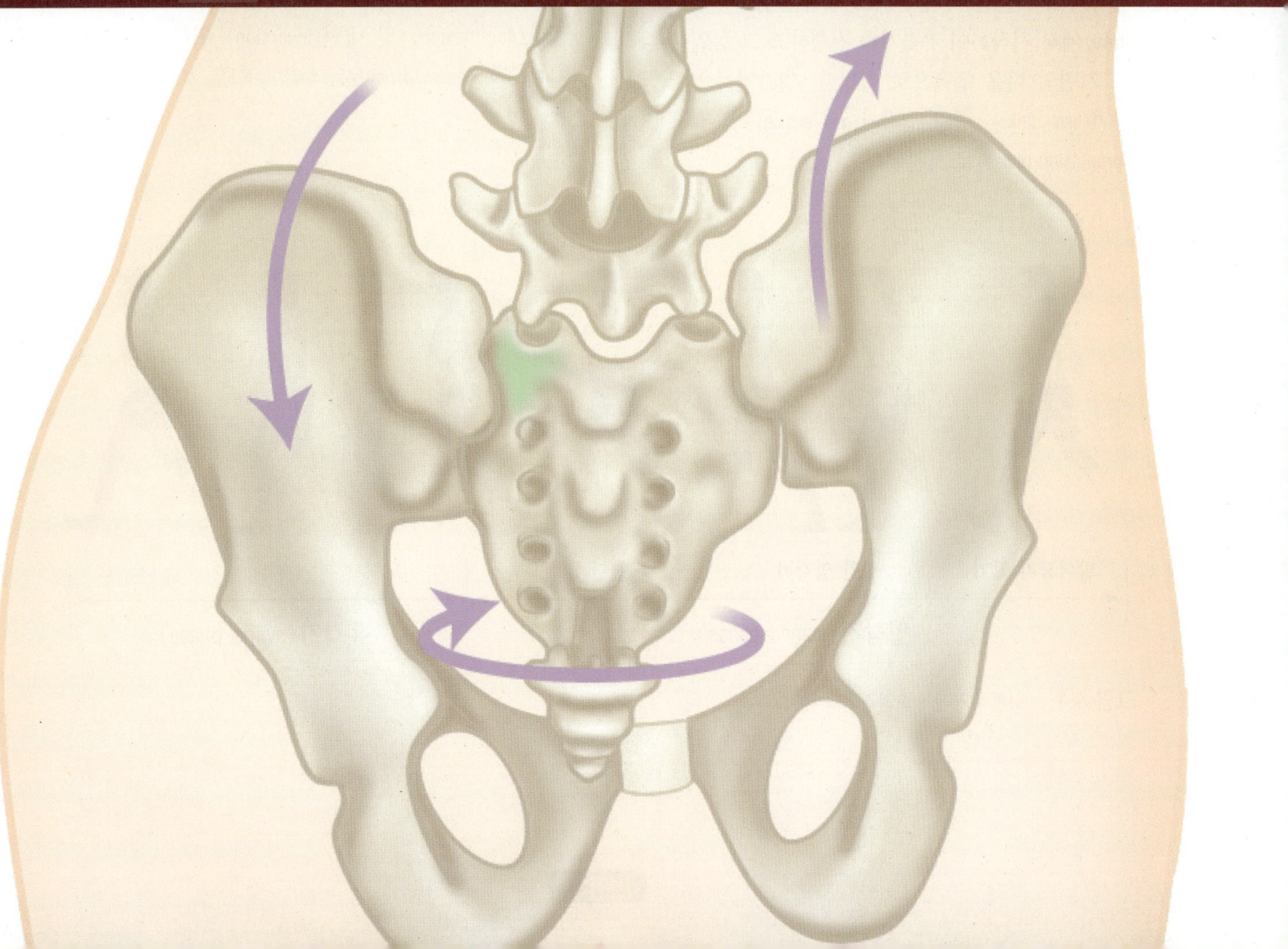

우리들 대부분은 걷는다는 것은 당연하다고 생각한다. 신체의 어딘가에서 고통을 겪기 전까지 그래서 걷는 단순한 행동이 매우 고통스러워지기 전까지 우리는 정확히 무슨 일이 벌어지고 있는지 이해하지 않고 그냥 걷는 것이다. 이 장에서 설명하려는 것은 걷는 순간에 정확히 무슨 일이 일어났는지(설명된 운동의 일부를 직접 해볼 수 있음)와 골반과 운동 사슬에 대한 보행주기의 관계를 자세하게 살펴보는 것이다.

보행주기 (Gait Cycle)

> **정의: 보행주기**(gait cycle)**란 걷기나 달리기를 할 때, 한 발이 지면에 접촉할 때 시작해서 동일한 발이 지면과 다시 접촉할 때 끝나는 연속된 행위를 말한다.**

보행주기는 두 가지 주요 단계(phase)로 나눠진다: 입각기(stance pahse)와 유각기(swing phase). 각 주기는 입각기에서 앞선 다리의 최초 접촉(발뒤꿈치 닿기, heel-strike)에서 시작하여 유각기를 진행하고 그 동일한 다리로 지면의 다음 접촉으로 끝난다. 입각기는 발뒤꿈치 닿기(heel-strike), 중간 입각기(mid-stance) 및 추진 단계(propulsion phase)로 세분된다.

인간의 보행은 매우 복잡하고, 조화롭게 움직이는 일련의 동작이다. 보행주기를 더 쉽게 생각할 수 있는 방법은 단계별로 나누는 것이다.

입각기는 각 주기의 체중 부하 구성 요소이다; 그것은 발뒤꿈치 닿기(heel-strike)에 의해 시작되고 같은 발의 발끝 떼기(toe-off)로 끝난다. 유각기는 발끝 떼기에 의해 시작되고 발뒤꿈치 닿기로 끝난다. 그림 4.1과 같이 입각기는 단일 보행주기의 약 60%를 차지하고, 유각기는 약 40%를 차지하는 것으로 추산된다.

발뒤꿈치 닿기 (Heel-Strike)

입각기의 접촉 단계에서 우측 다리가 지면에 닿기 직전에 신체의 위치를 생각하면, 그림 4.2에서 볼 수 있듯이 우측 둔부(hip)가 굴곡 위치에 있고 무릎이 펴져 있고 발목이 발등굽힘되어 있으며, 발은 회외 위치에 있다. 앞정강근(전경골근, tibialis anterior)은 뒤정강근(후경골근, tibialis posterior)의 도움을 받아 발목/발을 발등굽힘(dorsiflexion) 및 내번(inversion) 위치로 유지한다〔내번은 회외(supination) 운동의 일부이다〕.

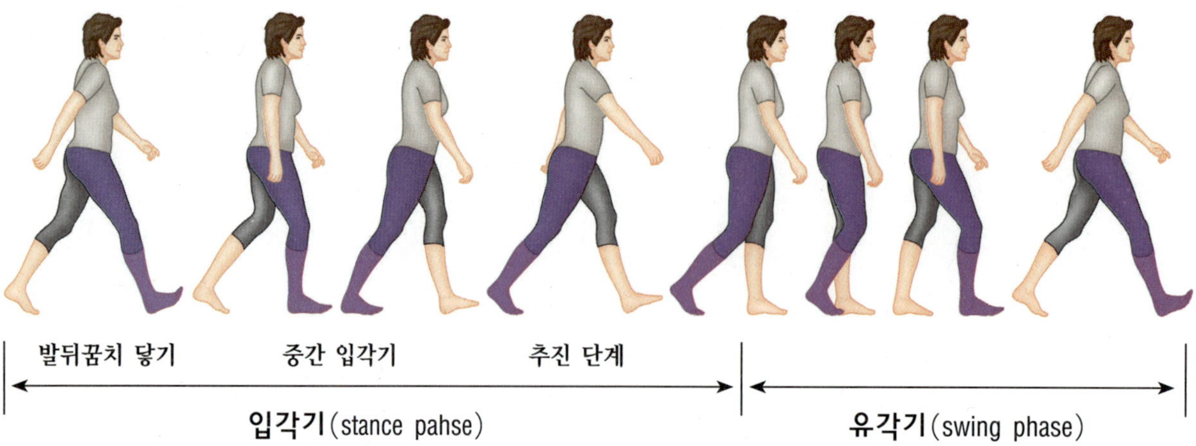

그림 4.1. 보행주기에서의 입각기와 유각기

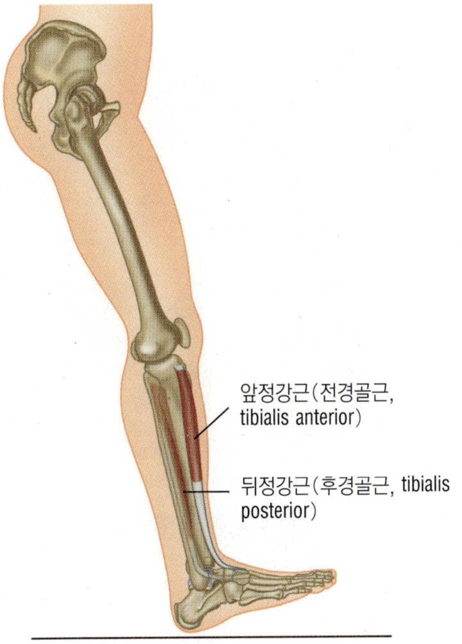

그림 4.2. 발뒤꿈치 닿기 직전의 다리의 위치

정상적인 보행에서 발은 발뒤꿈치 닿기(heel-strike)가 시작할 때 약 2° 정도의 회외된 위치로 지면에 닿는다. 정상적인 발은 목말밑관절(거골하관절, subtalar joint, STJ)의 5~6° 회내(pronation)를 통해 약 3~4°의 회내 위치로 움직이게 된다. 이러한 기능으로 발을 "유동성 연결기"라고 할 수 있다.

근막 연결 (A Myofascial Link)

발목과 발이 발등굽힘과 회외의 위치에 있기 때문에, 앞정강근(이 해부학적 위치를 담당하는 주요 근육인데, 내측 쐐기뼈(설상골, cuneiform)과 제 1 발허리뼈(중족골, metatarsal]에 정지함)은 근막 슬링(myofascial sling)이라고 부르는 연결 시스템의 일부가 된다(3장 참조). 이 슬링은 앞정강근(전경골근, tibialis anterior)의 초기 기시부에서부터 시작하여, 긴종아리근(장비골근, peroneus longus)(제 1 발허리뼈와 내측 쐐기뼈에, 앞정강근 경우와 같이)의 정지부를 지나, 종아리뼈(비골, fibula)의 머리와 바깥쪽에 근육 기시부까지 계속된다. 이 뼈 랜드마크(bony landmark)는 또한 넙다리두갈래근(대퇴이두근, biceps femoris)이 정지되는 곳이다.

이 슬링은 엉치결절인대(Sacrotuberous)를 통해 부착되어 있는 궁둥뼈결절(좌골결절, ischial tuberosity)에 있는 기시부를 향해 넙다리두갈래근(대퇴이두근, Biceps femoris)으로 계속된다; 종종 넙다리두갈래근은 궁둥뼈결절보다 이 인대에 직접 부착되며, 일부 저자들은 넙다리두갈래근의 30% 이상이 엉치뼈의 하방측면각(ILA)에 직접 부착한다고 언급했다.

1장을 다시 생각해 보면 Vleeming 등(1989a)은 50%의 환자에서 엉치결절인대의 일부가 넙다리두갈래근(대퇴이두근, biceps femoris)의 긴갈래(장두, long head)의 힘줄(tendon)과 연속적이라는 것을 발견했다.

그 후 슬링은 엉치결절인대로 이어지며, 이는 하방측면각(ILA)에서 엉치뼈의 아래쪽 면에 부착되며 반대편 뭇갈래근(다열근, multifidus)과 뒤통수뼈(후두골)의 바닥까지 이어지는 척주세움근(척추기립근, erector spinae)에 근막을 통해(fascially) 연결된다. 이 근막 슬링(myofascial sling)은 그림 4.3에서 볼 수 있듯이, 후방종축슬링(PLS, posterior longitudinal sling) 또는 심부종축슬링(DLS, deep longitudinal sling)으로 알려져 있다.

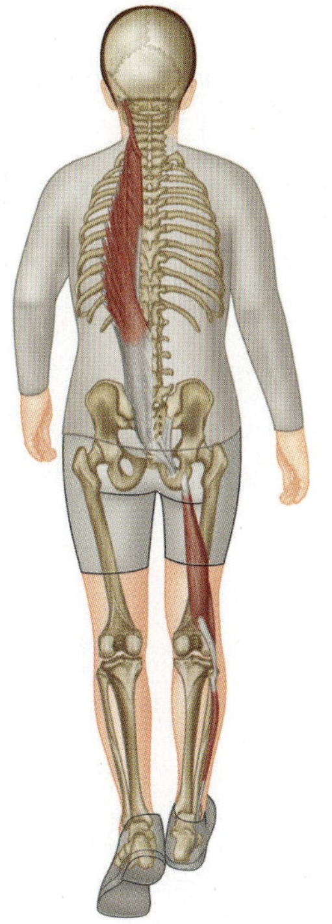

그림 4.3. 걸을 때, 후방(심층) 종축 슬링 근육이 강조 표시됨.

발뒤꿈치 닿기(heel-strike)를 통해 지면 접촉을 시작하기 전에, (앞정강근의 수축에 의한) 발목의 발등굽힘으로 발뒤꿈치 닿기 직전에 넙다리두갈래근(대퇴이두근)과 긴종아리근(장비골근)의 협동작용을 시작한다. 연구에 따르면, 넙다리두갈래근은 넙다리두갈래근 수축력의 약 18%를 근막 체계(fascial system)를 통해 긴종아리근에 전달하면서, 종아리뼈머리(비골두)에서 긴종아리근과 연결된다. 따라서 이 상호수축(co-contraction)은 하지를 안정화시키는 수단으로 흉요추 근막의 기전을 "마무리 짓는" 역할을 한다; 이것은 보행주기의 추진 단계(propulsive phase) 동안 추후에 해제될 필수 운동 에너지의 저장을 초래한다.

설명과 같이 후방(심부) 종축 슬링(posterior [deep] longitudinal sling)은 근막이 긴장되어 있다; **그림** 4.4(b)에서 볼 수 있듯이, 증가된 장력은 넙다리두갈래근의 부착을 통해 엉치결절인대에 집중된다. 이 연결은 엉치엉덩관절(SIJ)의 강제 폐쇄 기전 과정을 지원할 것이다; 즉, 이것은 체중 부하 보행주기의 시작을 위한 자체 잠금(self-locking) 및 안정적인 골반을 만든다. 또한 우측 엉덩뼈(장골, ilium)(**그림** 4.4(a-c) 참조)이 유각기에서 후방 회전이 일어나는 것을 볼 수 있는데 이는 엉치결절인대의 장력이 증가하기 때문에 엉치엉덩관절의 강제 폐쇄(force closure)를 돕는다.

또한 뒷면 **그림** 4.4(c)에서 볼 수 있듯이 넙다리두갈래근의 수축과 우측 볼기뼈의 후방 회전 때문에 우측 엉치결절인대 내에 긴장이 발생한다; 동시에, 좌측 볼기뼈가 앞쪽으로 회전하고 엉치뼈가 좌측 사선(L-on-L)에서 회전한다. 요추-골반 엉덩이 관절 복합체(lumbo-pelvic hip complex)의 특정 운동은 우측 발뒤꿈치 닿기와 동시에 발생한다.

다음 단계를 위해, 서 있다가 천천히 다음 움직임으로 나아감으로써 정상적인 걷는 주기에서 신체가 어떻게 되는지 알 수 있다. 위에서 설명한 바와 같이 발뒤꿈치 닿기 단계 직전에, 고관절은 구부러지며, 무릎은 펴지고, 발이 회외되면서 발목은 발등굽힘된다. 앞정강근과 뒤정강근은 발목과 발의 위치를 유지하며, 지면에 접촉할 때 이 두 근육은 원심성(eccentric) 수축을 하면서 목말밑관절(거골하관절, Subtalar joint, STJ)을 통해 회내의 정도를 조절하는 역할을 한다.

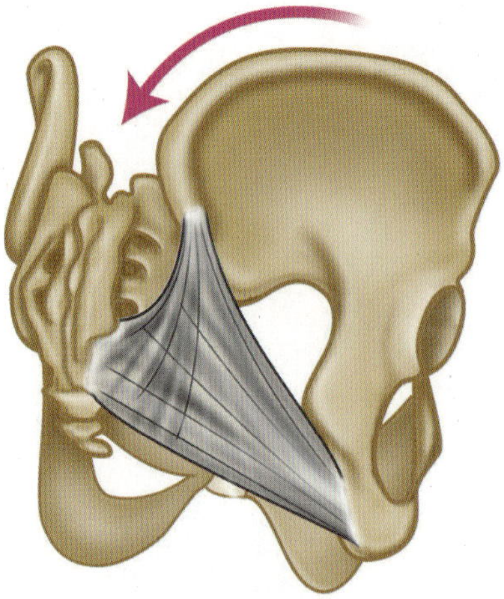

그림 4.4. (a) 우측 엉덩뼈의 후방 회전-엉치결절인대는 긴장됨(tensioned)

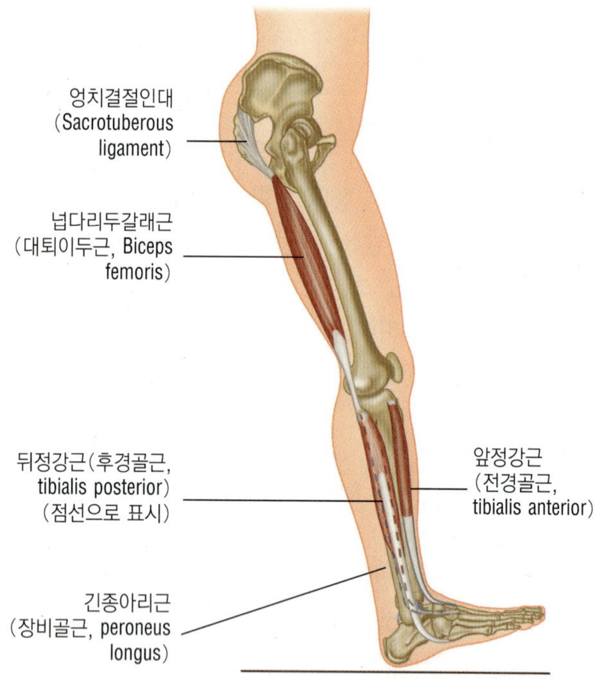

그림 4.4. (b) 발뒤꿈치 닿기 직전의 다리 위치, 넙다리두갈래근과 엉치결절인대는 긴장됨

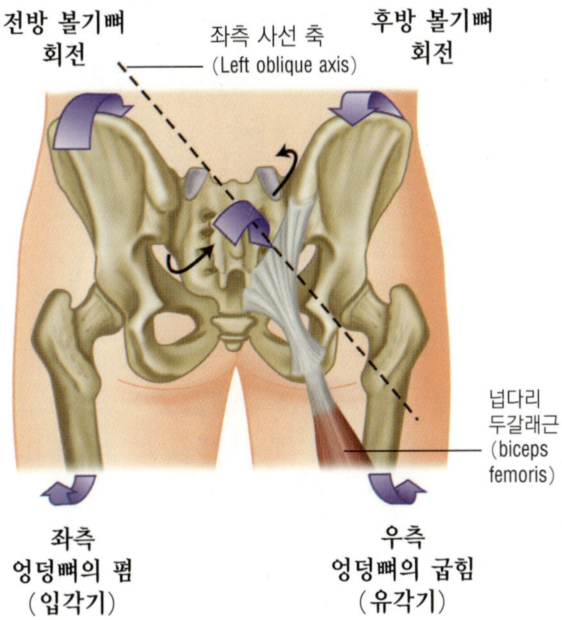

그림 4.4. (c) 우측 엉덩뼈의 후방 회전-좌측 엉덩뼈의 전방 회전과 엉치뼈의 좌측 사선 축(L-on-L) 회전.

우측 발이 발뒤꿈치 닿기(heel-strike)에서 발끝 떼기(toe-off)까지 움직일 때(입각기), 몸무게가 우측 다리 위로 움직이기 시작하여 골반이 우측 옆으로 이동하게 된다. 발끝 떼기 동작으로 계속 움직이게 되면서, 우측 골반 볼기뼈가 앞쪽으로 회전하기 시작하고 좌측 볼기뼈는 뒤쪽으로 회전하기 시작한다.

계속 보행주기를 진행하면, 이제 보행의 중간입각기(mid-stance)로 들어간다. 이 부분은 골반의 자연적 전방 회전과 엉치결절인대의 이완(slackening) 때문에 뒤넙다리근(슬와근, hamstrings)이 긴장을 줄여야 하는 곳이다. 입각기 후반부 시점에서는 형태폐쇄(form closure, 뼈와 인대가 안정성에 관여하는 것[역자주])가 점진적으로 손실되므로, 이 시점의 안정성은 주로 강제 폐쇄를 통해 유지된다. 중간입각기에서 우측 큰볼기근(대둔근, gluteus maximus)은 계속해서 하지 신전(extension) 운동의 역할을 해야 하고, 반대쪽(좌측) 넓은등근(광배근, latissimus dorsi)과 협조해야 하는 시점이다. 이 두 근육의 능동적인 수축은 등허리근막(흉요추근막, thoracolumbar fascia)(후방 사선 슬링, posterior oblique sling)의 장력을 증가시켜서, 보행 중간입각기에서 우측 엉치엉덩관절에 필요한 강제 폐쇄 안정성을 제공한다.

이 과정에 대해 좀 더 자세히 설명하자면, 큰볼기근의 상동성 수축(Phasic contraction)은 중간입각기에서 발생한다; 큰볼기근은 반대쪽 넓은등근과 동시에 수축한다. 이 근육은 추진을 돕기 위해 반대-회전(counter-rotation)으로 팔을 신전시키는 근육이다. 결합조직의 얇은 덮개(sheet)인 흉요추 근막은 큰볼기근과 반대쪽 넓은등근 사이에 위치한다; 이 근막 구조는 큰볼기근과 넓은등근의 수축 때문에 장력이 증가된다. 이 증가된 장력은 강제 폐쇄 기전을 통해 입각 다리의 엉치엉덩관절을 안정화시키는 데 도움을 줄 것이다.

그림 4.5에서 발뒤꿈치 닿기(heel-strike) 직전에 반대쪽 팔의 전방 스윙(forward swing)에 의해 넓은등근이 늘어나면서 큰볼기근이 최대로 늘어난다는 것을 알 수 있다. 발뒤꿈치 닿기(heel-strike)는 보행의 추진 단계로의 전환을 의미하며, 이때 큰볼기근의 수축이 뒤넙다리근에 중첩된다.

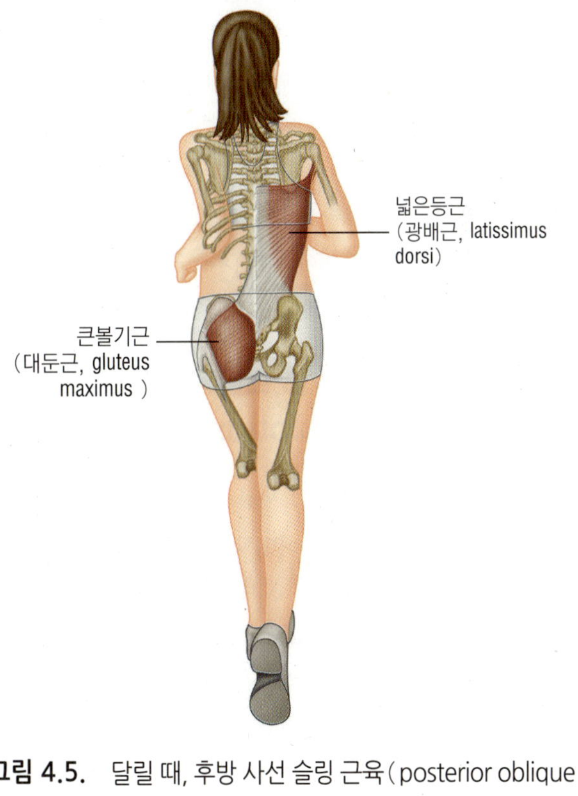

그림 4.5. 달릴 때, 후방 사선 슬링 근육(posterior oblique sling muscles)이 강조 표시됨.

이전 문단에서 설명했듯이, 큰볼기근의 활성화(activation)는 다리를 나아가게 하고 이와 함께 팔을 신전시키는 반대쪽 넓은등근의 수축과 함께 발생한다. 큰볼기근과 반대쪽 넓은등근의 협력적인 수축(synergistic contraction)은 등허리근막 내에서 긴장 상태를 만들어내고, 이는 근육의 운동을 도울 때 에너지를 급방출하게 될 것이다. 등허리근막의 저장된 에너지는 보행주기의 전체 에너지 소비를 줄이는 데 도움이 된다.

Janda(1992, 1996)는 약한 큰볼기근의 힘과 활성화가 보행의 효율성을 떨어뜨릴 수 있다고 언급했다. 후방사선 슬링은 또한 엉덩정강근막띠(장경인대, iliotibial band, ITB)의 긴장을 증가시키는 하부 구성 요소(큰볼기근의 연속으로 구성됨)를 포함한다. 이것은 보행의 입각기에서 무릎을 안정시키는 데 도움이 된다.

중간입각기에서 발뒤꿈치 닿기와 추진 단계로 진행함에 따라 발은 추진기가 시작될 때 중립 자세를 통과하고 다시 회외하기 시작한다; 발은 발끝떼기(toe-off)까지 회외가 계속 지속된다. 중간입각기 추진 기간 동안 발을 회외시킨 결과, 발은 "유동성 연결기(mobile adaptor)" (접촉 기간 동안 일어나는 것)에서 중족골 관절이 회외된 상태로 고정되어 있는 "단단한 지렛대(rigid lever)"로 변환된다. 발끝떼기 바로 직전의 시간 동안 발은 단단한 지렛대(중족골 관절을 잠금의 결과로)로 기능하는 경우, 신체의 무게가 보다 효율적으로 추진된다.

골반과 엉치엉덩관절의 움직임 (Pelvis and SIJ Motion)

다음으로 우리는 골반을 살펴보면서 보행주기의 중간입각기 단계에서 골반이 어떻게 기능하는지 살펴볼 것이다. 우측 볼기뼈의 초기 후방 회전 위치에서 전방으로 회전하기 시작하면, 우측 엉치결절인대의 장력이 감소되고 엉치뼈는 우측 경사축(R-on-R)에서 우측 비틀림으로(수동적으로) 움직이도록 강요된다(제2장 골반과 엉치엉덩관절의 움직임 참조). 즉, 좌측 엉치뼈 기저부가 전방 전굴 위치로 이동하기 때문에 엉치뼈가 우측으로 회전하고 측면 굴곡이 발생한다(이것은 회전 및 측면 굴곡이 반대쪽과 짝을 이루므로 유형 1 척추 역학이라고도 함-제6장 참조); 이 움직임은 그림 4.6(a)에 나와 있다.

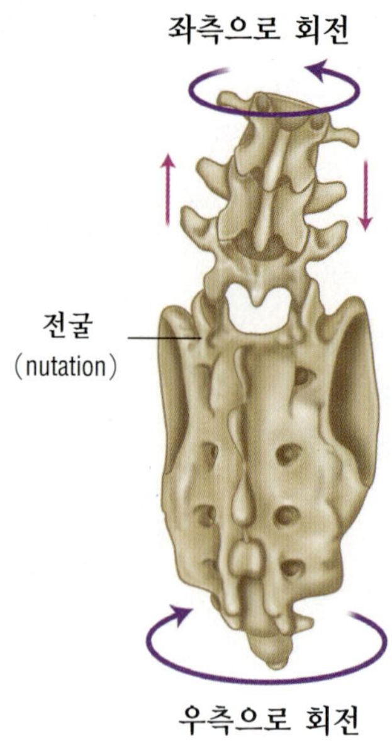

그림 4.6. (a) 엉치뼈 회전과 요추의 반대 회전(Sacral rotation and lumbar counter-rotation).

우리는 또한 엉치뼈의 좌측이 전방으로 전굴됨에 따라 엉치뼈 기저부의 우측이 후굴(counter-nutation)(R-on-R)이 될 것이라고 언급하고 고려해야 한다; 이것은 주로 중간입각기(mid-stance)에서 우측 엉치결절인대의 느슨해짐과 우측 볼기뼈의 지속적인 전방 회전 움직임 때문에 발생한다.

엉치뼈의 운동학에 따르면, 요추는 그림 4.6(b)와 같이 좌측으로 회전하고(엉치뼈와 반대) 우측으로 측면 굴곡을 한다(유형 I 역학). 흉추는 우측으로 회전(엉치뼈와 동일)하고 좌측으로 측면 굴곡하고, 경추는 우측 회전과 우측 측면 굴곡한다. 경추의 짝운동(coupling)은 다른 척추와는 반대이다. 왜냐하면 경추의 특정한 척추 운동은 유형 II 척추 역학으로 분류되기 때문이다(유형 II는 회전 및 측면 굴곡이 동일한 측면으로 일어남 - 자세한 내용은 6장 참조).

좌측 다리가 체중 부하 단계에서 발끝떼기(toe-off) 단계로 이동함에 따라, 좌측 볼기뼈, 엉치뼈 및 요추와 흉추는 위에서 설명한 것과 비슷한 방식으로 엉치뼈의 비틀림(torsion), 회전 및 측면 굴곡을 받지만, 반대쪽 방향으로 움직여진다.

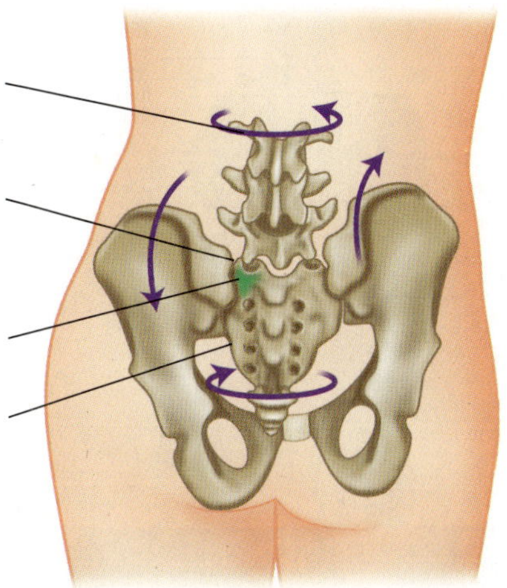

그림 4.6. (b) 골반이음구조(pelvic girdle)에서 엉치뼈 회전과 요추 반대 회전

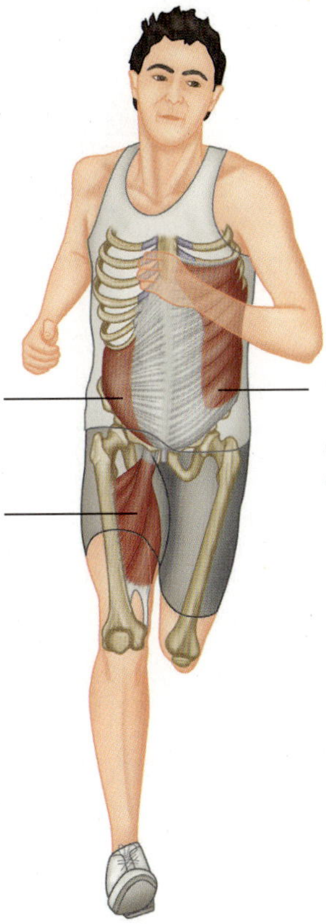

그림 4.7. 달릴 때, 전방 사선 슬링 근육(anterior oblique sling muscles)이 강조됨.

그림 4.7에서 볼 수 있듯이, 전방 사선 슬링은 또한 동측 다리 모음근(내전근, adductor), 동측 배속빗근(내복사근, internal oblique abdominal) 및 반대측 배바깥빗근(외복사근, external oblique abdominal)과 함께 작용한다. 이러한 통합된 근육 수축은 입각측 다리 위쪽에서 몸을 안정시키는 데 도움이 되며, 뒤따르는 발뒤꿈치 닿기에 대비하여 최적의 추진을 위해 골반을 앞으로 회전시키는 데 도움이 된다.

배빗근(abdominal oblique muscles)뿐만 아니라 모음근 그룹(adductor muscle group)은 보행주기 동안 안정성과 유동성을 제공한다.

Basmajan과 De Luca(1979)는 보행 중 배빗근(oblique abdominals)의 근전도 기록을 보고 이를 보행 시 모음근 운동 주기에 겹쳐 놓았을 때, 두 개의 관련 근육들(배빗근 및 모음근) 모두가 보행주기의 입각기 시작 시 안정성을 제공하고, 또한 유각기 동안 골반 회전과 다리를 당기는 동작을 만들어 준다(이것은 Inman 등(1981)에 의해서도 입증되었다). 걷는(walking) 속도가 달리는(running) 속도와 전력질주(sprinting)하는 속도로 증가함에 따라, 전방 사선 시스템의 활성화가 필수적일뿐만 아니라 더욱 두드러진다.

보행의 유각기 단계(swing phase)는 한발 서기 자세로 들어가는 시점이기 때문에 측면 슬링(lateral sling) 시스템을 사용한다. 이 슬링은 입각쪽 다리의 중간볼기근(Gmed)과 작은볼기근(Gmin), 동측(같은쪽) 모음근 및 반대측(반대쪽) 허리네모근(요방형근, QL)을 연결한다. 좌측 중간볼기근 및 모음근의 수축은 골반을 안정화시키고 반대측 허리네모근의 활성화는 골반 상승(elevation)을 도울 것이다; 이런 과정은 골반을 충분히 들어 올리면서 다리가 보행의 유각기 단계를 거쳐 나아가게 한다. 측면 슬링은 관상면(frontal plane)에서 척추와 고관절을 안정화시키는데 도움을 주며 골반과 몸통의 전반적인 안정성에 필수적인 요소이기 때문에 중요한 역할을 한다.

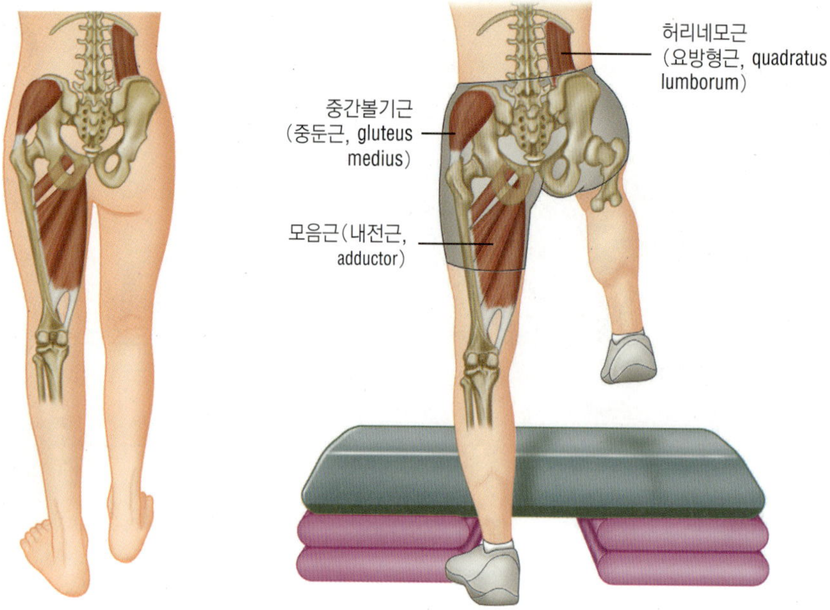

그림 4.8. 보행 중 입각기의 예, 한쪽 다리 서기에서 외측 슬링 근육(lateral sling muscles)이 강조됨.

측면 슬링 시스템은 움직이는 척추와 고관절을 보호하는 안정성을 제공할 뿐만 아니라, 골반과 몸통의 전반적인 안정성에 필수적인 요소이기도 하다. 몸통이 불안정해지고 안정성이 떨어지면, 많은 작업 및 스포츠 환경에서 요구되는 유각쪽 다리를 신속하게 움직일 수 있는 힘을 발생시키는 능력이 저하된다. 보행 및 기타 기능적 활동 중에 유각쪽 다리를 움직이거나 입각쪽 다리로 힘을 가하는 시도는 엉치엉덩관절 및 두덩결합을 쉽게 손상할 수 있으며 전체적인 운동 사슬에서 관절의 운동 장애를 일으킬 수 있다(Chek 1999).

Maitland(2001)는 걷는 동안 적절한 몸의 움직임은 좌측 경사축(L-on-L)에서 좌측 비틀림에 대처하는 엉치뼈의 능력과 우측 경사축(R-on-R)에서 우측 비틀림에 대처하는 엉치뼈의 능력이라고 언급하였다. 대부분의 걷기는 척추가 비교적 바로 서 있고 수직으로 이루어지기 때문에 이 논의를 위해 걷는 동안 척추와 엉치뼈는 중립이라고 가정한다.

우리가 걷는 동안 우리의 축 방향 골격 시스템(axial skeletal system)이 측면 굽힘과 회전으로 교대로 물결처럼 움직이는 방식은 우리의 전반적인 건강(well-being)에 매우 흥미롭고 중요하다. 이것은 뱀이 풀 위에서 미끄러져 나아가는 것처럼 물결 모양으로 움직이는 것을 연상시키는 움직임이다. 물론 뱀과 인간의 가장 큰 차이점은 사람의 뱀처럼 생긴 척추가 걷을 수 있는 두 개의 다리를 갖게 된 것이다.

엉치뼈와 보행주기의 요약 (Summary of the Sacrum and the Gait Cycle)

보행주기와 엉치뼈의 특정 동작을 요약하면, 엉치뼈는 좌측 경사축(L-on-L)에서 왼쪽으로 회전할 수 있으며, 이로부터 중립 위치로 돌아간다. 이 중립 위치에서 엉치뼈는 우측 경사축(R-on-R)에서 오른쪽으로 회전하고 다시 중립 위치로 돌아간다. 엉치뼈의 움직임은 이전에 묘사된 전굴(nutation) 동작이 일어날 때 자연스럽게 전방(anterior)으로 일어난다. 걷기 중 앞쪽으로 전굴 움직임은 한쪽이 전방으로 일어났다가 다시 중립 위치로 복귀한다; 그리고 엉치뼈가 다시 중립 자세로 돌아오기 전에 반대쪽에서 전굴이 일어나게 된다. 이 과정은 계속 반복된다. 다양한 연구에 따르면, 정상적인 걷기/보행주기 동안 후굴(counter-nutation)의 움직임은 중립 위치를 지나지 않는 것처럼 보인다.

5

다리길이 불일치와 운동 사슬 및 골반과의 관계

Leg Length Discrepancy and its Relationship to the Kinetic Chain and the Pelvis

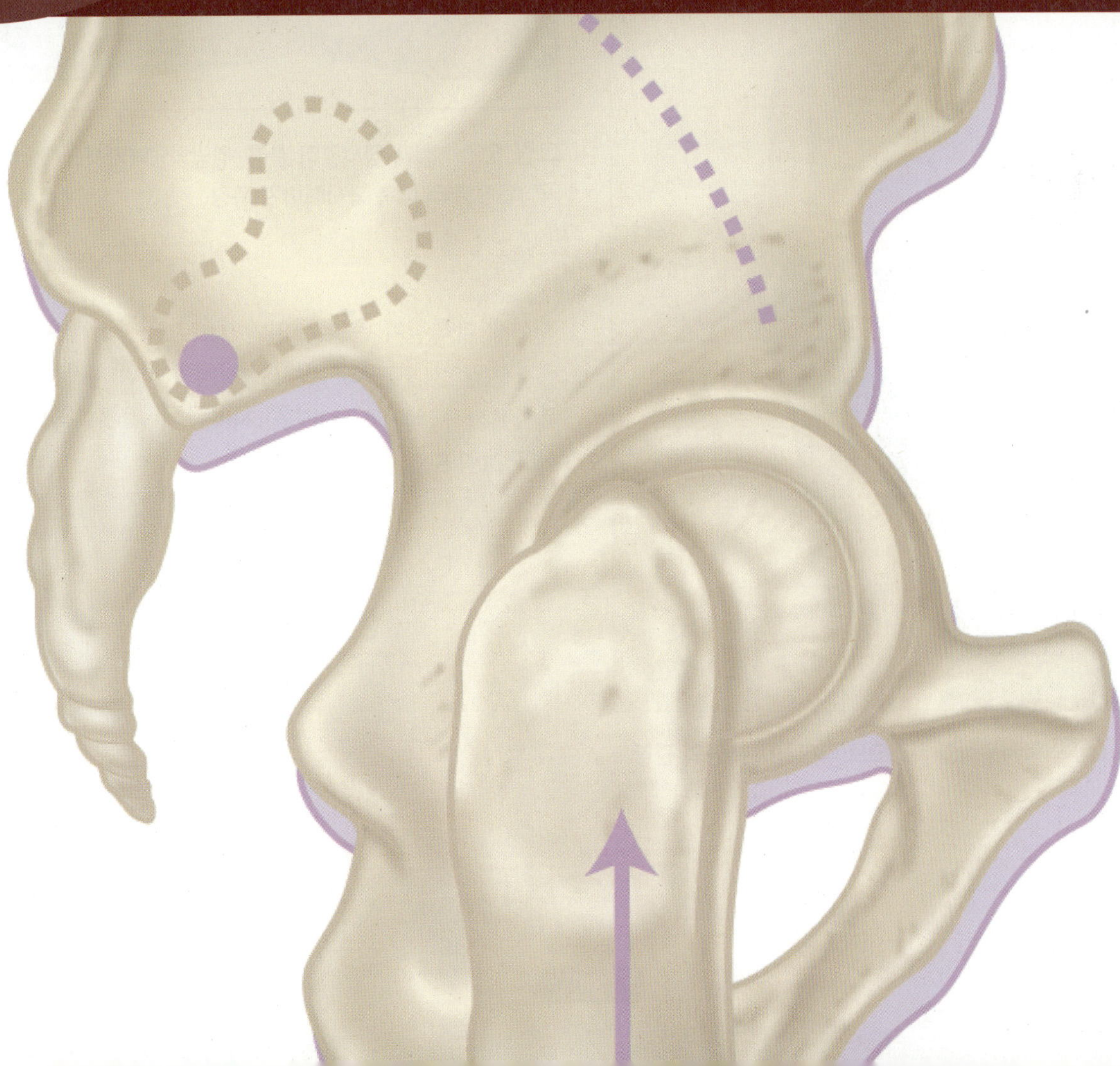

옥스포드에 있는 필자의 클리닉을 방문하는 대다수의 환자 및 운동선수는 일반적으로 그들의 몸에 통증을 호소한다. 초기 평가를 위해 환자의 후면(**환자의 등을 검진자가 보는 자세**)에서 검진자는 환자의 양측 엉덩뼈능선을 촉진하며 골반의 높낮이 및 기울기를 확인한다(그림 5.1). 양측의 엉덩뼈능선의 높이의 차이가 발생하면 짧은 다리 증후군 또는 긴 다리 증후군의 다리길이 불일치(Leg Length Discrepancy, LLD)를 시사한다.

비대칭한 자세는 다리길이 불일치(LLD)의 대표적인 자세이다. 양측의 상당한 차이가 존재한다면 그 차이는 보행 및 보행주기 뿐 아니라 일상적으로 영향을 미치며 또한, 골반과 엉치엉덩관절 뿐만 아니라 우리의 전반적인 자세에도 큰 영향을 미칠 수 있다.

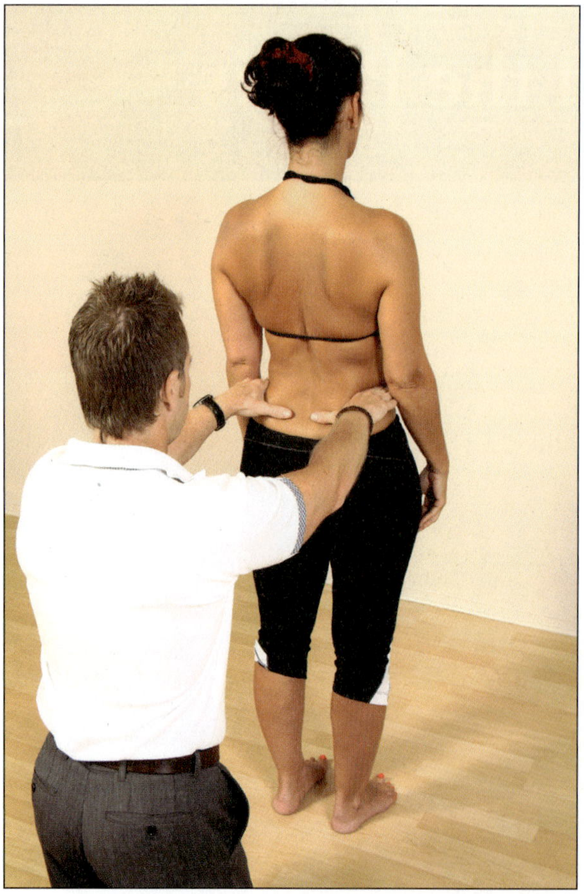

그림 5.1. 엉덩뼈능선의 촉진으로 다리길이 측정의 관찰

정의: 다리길이 불일치(LLD)는 한쪽 다리가 다른 쪽 다리보다 짧은 상태를 말한다.

다리길이 불일치(LLD)는 보행패턴과 달리기 역학과 관련된 범위에 연관되어 있으므로 해부학적 다리길이 불일치 또는 명백한 다리길이 불일치가 진단되어야 한다. 다리길이 불일치(LLD)는 자세 이상, 척추측만증, 요통, 엉치엉덩관절 기능장애 및 척추, 고관절, 무릎의 관절염의 발생률 증가와 관련되어 있다. 다리길이 변화는 고관절, 척추와 하지의 피로골절에 의해 영향을 받기도 한다.

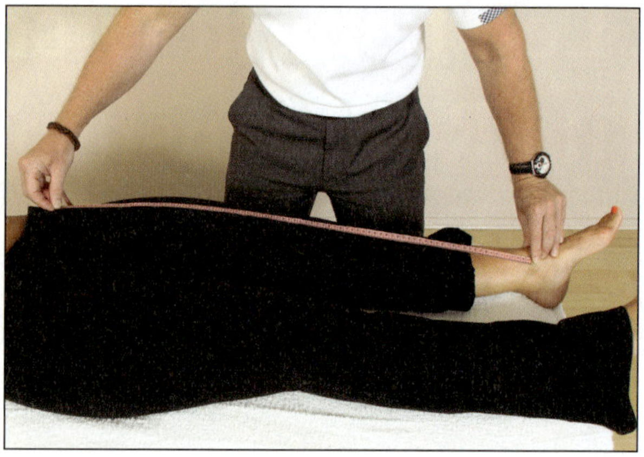

그림 5.2. 실제 다리길이 측정. 위앞엉덩뼈가시(상전장골극, ASIS)부터 내측 복사뼈까지 측정

실제 다리길이 측정은 일반적으로 골반의 위앞엉덩뼈가시(상전장골극, ASIS)에서 정강뼈의 원위 지점인 내측 복사뼈까지 테이프 측정을 사용하여 결정되는 길이이다(그림 5.2).

엉덩뼈능선 아래 대퇴부를 실제로 촉진할 수 없기 때문에 위앞엉덩뼈가시를 다리길이 측정 기준으로 사용한다. 측정을 하기 전 골반의 회전이 있는지 확인하기 위해 좌우의 위앞엉덩뼈가시에서 배꼽까지의 거리를 측정하는 것이 유익하다(그림 5.3). 두 측정치에서 차이가 발견되면, 재평가를 하기 전 골반 회전을 수정해야 한다(13장).

위앞엉덩뼈가시에서 양쪽 내측 복사뼈의 측정값이 동일하다면, 두 다리의 길이가 사실상 동일하다고 가정할 수 있으며, 반면에 측정값이 다를 경우 다리길이 불일치(LLD)가 있다고 가정할 수 있다.

외관 다리길이 측정은 배꼽에서 내측 복사뼈까지를 측정한다(그림 5.4). 만약 양쪽에서 측정한 값이 다른 경우 기능장애의 존재를 가정할 수 있으며 추가 검사가 필요하다.

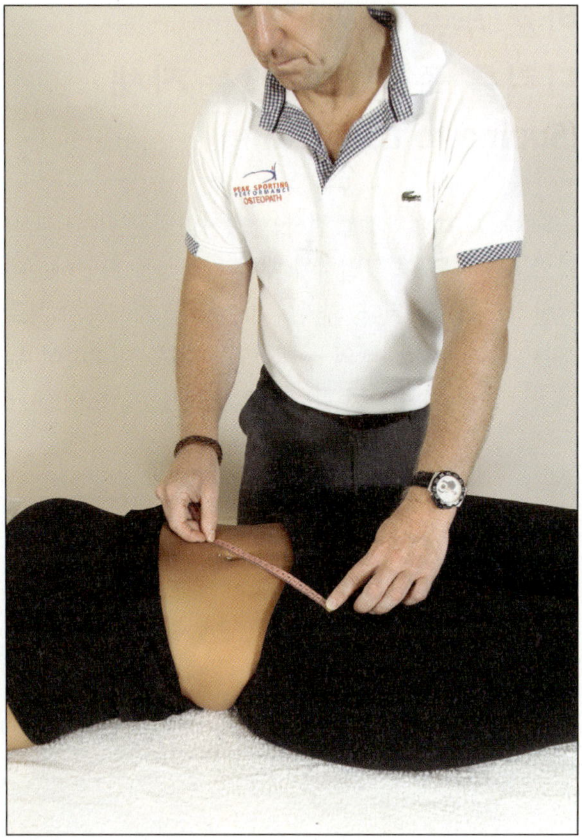

그림 5.3. 위앞엉덩뼈가시부터 배꼽까지 측정

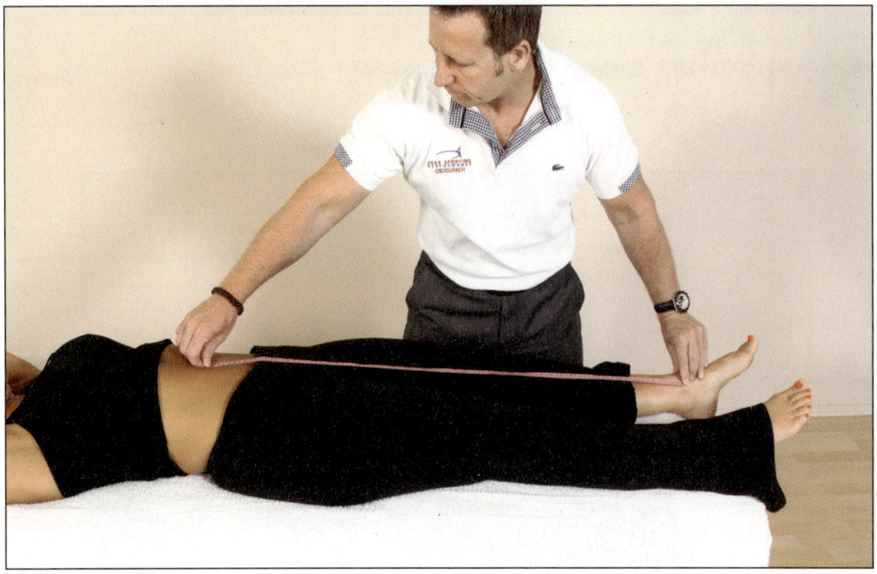

그림 5.4. 실제 다리 길이 측정, 배꼽부터 내측 복사뼈까지 측정

바로 누운 자세에서 다리를 쭉 뻗으며 앉는 자세 (Supine to Long Siting)

Supine to Long Sitting 검사는 엉치엉덩관절(천장관절)과 실제 다리길이 불일치에 대한 관련성을 확인하는데 일반적으로 사용된다. 환자가 바로 누운 자세에서 치료사는 두 내측 복사뼈의 상대적인 위치를 비교하여 두 뼈 위치 차이가 있는지 확인한다(그림 5.5(a)).

그 다음 환자는 다리를 쭉 뻗으며 일어나 앉는다. 두 내측 복사뼈의 위치를 다시 비교하여 변화가 있는지 확인한다(그림 5.5(b–c)).

예를 들면, 볼기뼈가 후방으로 회전된다면 반듯이 누운 자세에서 더 짧게 나타난 다리는 앉은 자세에서 길어지는 것처럼 보인다. 만약 볼기뼈가 전방회전(우측에서 흔하게 일어남)된다면, 다리 길이는 반듯이 누운자세에서 더 길었던 다리는 앉은 자세에서 짧아지는 것처럼 보인다(그림 5.5(d)).

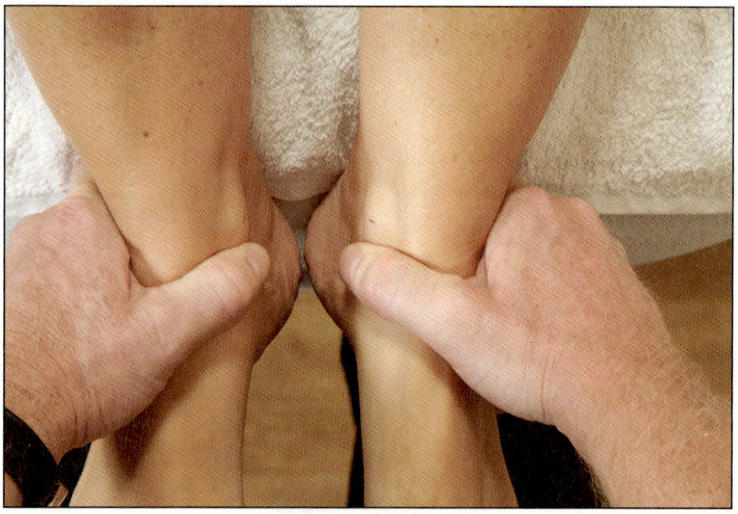

그림 5.5. (a) 바로 누운 자세에서 내측 복사뼈(다리 길이)의 위치 촉진

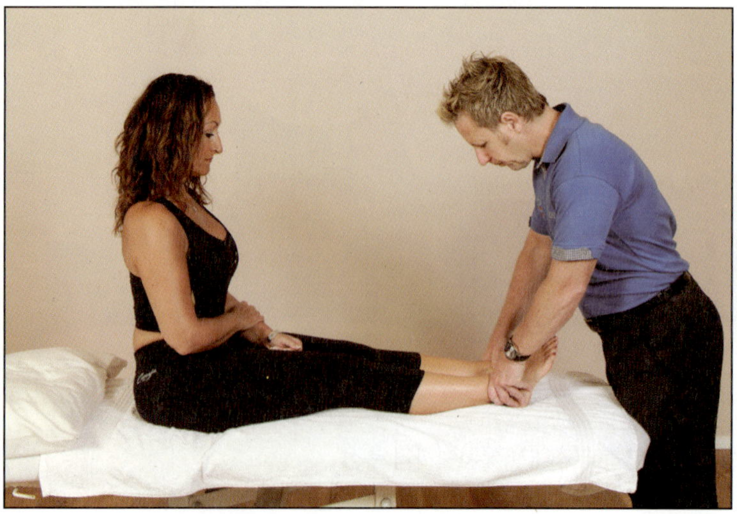

그림 5.5. (b) 바로 누운 자세에서 다리를 쭉 뻗은 앉은 자세 검사 이후 내측 복사뼈(다리 길이)의 위치 관찰

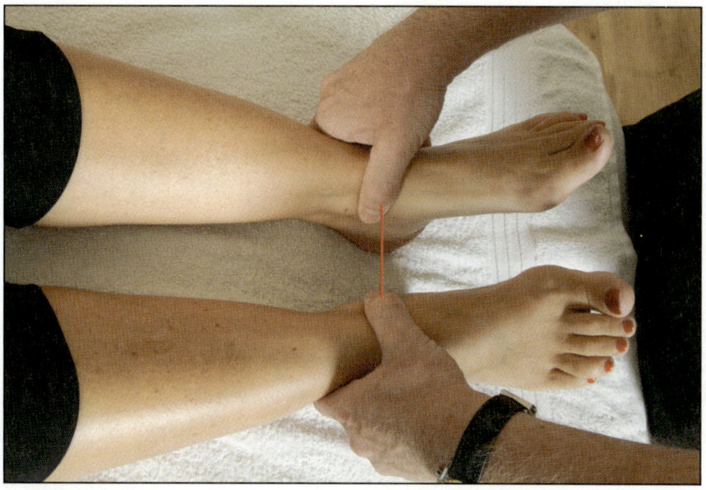

그림 5.5. (c) 바로 누운 자세에서 다리를 쭉 뻗은 앉은 자세 검사 이후 내측 복사뼈(다리길이)의 위치의 근접 사진. 이 경우 복사뼈가 같은 위치에 있다.

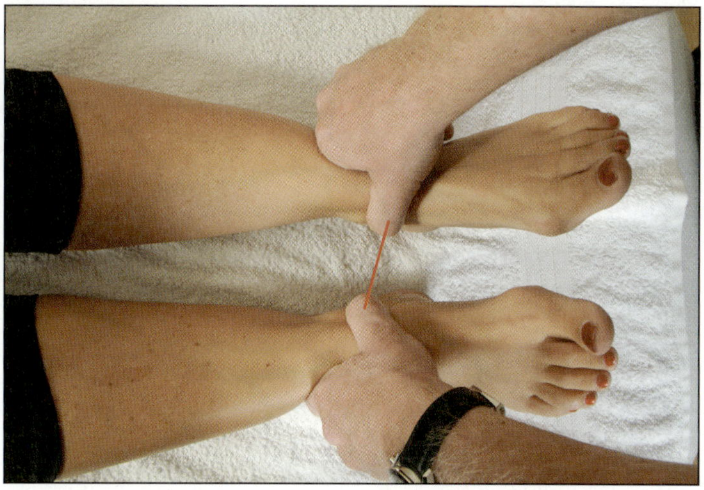

그림 5.5. (d). 바로 누운 자세에서 다리를 쭉 뻗은 앉은 자세 검사 이후 내측 복사뼈의 위치(다리 길이)의 근접 사진. 오른쪽 다리는 짧아 보이고, 오른쪽 볼기뼈의 전방 회전을 가리킨다.

만약 다리길이 불일치가 존재한다면 긴 다리는 앉은 자세뿐만 아니라, 반듯이 누운 자세에서도 더 길게 보이므로 명확한 변화는 관찰되지 않는다.(다리길이의 변화에 대한 더 많은 논의는 12장에서 보다 자세하게 설명될 것이다). 현재로서는, 반듯이 누운 자세와 앉은 자세에서 내측 복사뼈의 위치가 변화가 있으면 간단하게 기록하는 것으로 충분하다.

참고: 이 검사는 실제 다리길이 불일치와 엉덩뼈 기능장애를 구별하는 데 도움이 될 수 있다. 검사를 수행할 때, 검사의 움직임(앉는 자세) 및 검사를 수행하는 데 필요한 힘 때문에 환자의 증상을 악화시킬 수 있으므로 주의를 하여야 하며 치료사의 도움이 필요할 수 있다.

다리길이 불일치의 유형 (Types of LLD)

다리길이 불일치(LLD)는 세 개의 주요 그룹으로 나눌 수 있다.

1. **구조적**(*Structural*): 이것은 골격계의 단축으로, 일반적으로 다음 네 가지 중 하나에 의해 발생한다.
    - 선천성 결함,
      예: 고관절의 선천성 이형성증
    - 수술, 예: 전체 고관절 치환술 (Total Hip Replacement, THR)
    - 외상, 예: 넙다리뼈 또는 정강뼈 골절
    - 질병 과정, 예: 종양, 골관절염, Osgood-Schlatter 질환 또는 Leg-Calvé-Pertes 질환

    어린이들의 골절된 뼈는 치유 과정 이후 수년 동안 더 빨리 자라는 것으로 알려져 있으며 이로 인해 자연적으로 팔다리가 해부학적으로 길어질 수 있다.

2. **기능적**(*Functional*): 발목과 발 과다 회내 및 회외와 골반 경사, 근육 불균형 (예: 중간볼기근과 복근의 약함 또는 모음근과 고관절 굴곡근의 단축), 고관절과 무릎 관절 장애 및 내부의 안정성을 저하시키는 등의 하체의 변형된 생체역학으로 발전될 수 있다.

3. **특발성**(*Idiopathic*): 과거력 및 평가 과정에서 명백한 결과가 있는 경우, 물리치료사는 환자의 다리길이 불일치의 원인에 대해 생각할 수 있다. 그러나 치료사가 다리 길이의 변화에 대한 이유를 확인할 수 없는 경우, 이 상태는 특발성으로 분류될 것이며, 이것은 다른 원인이 아닌 독립적으로 발생한다는 것을 의미한다.

Kiapour 등(2012)은 0.4"(1 cm) 정도의 다리길이 불일치(LLD)만으로 엉치엉덩관절 전체의 하중을 5배로 증가시킬 것으로 추정한다.

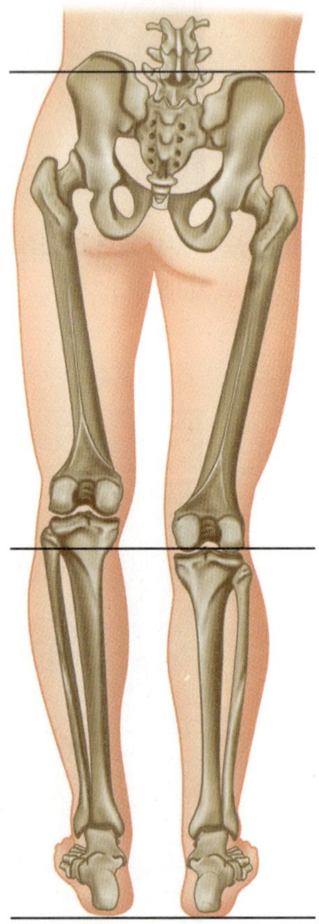

그림 5.6. 왼쪽 긴 다리 증후군(long-leg syndrome)과 오른쪽 짧은 다리 증후군(short-leg syndrome) 비교

평가 (Assessment)

치료사는 초기 평가과정에서 매우 직관적이어야 한다. 서 있는 자세에서 골반의 기울기를 확인하기 위해 엉덩뼈능선 가장 위쪽을 양 손으로 촉진하여 환자가 서 있을 때 "골반 이동"을 인식할 수 있어야 한다. 예를 들면, 환자가 좌측의 중간볼기근이 약해져 있을 때 골반은 우측으로 떨어지거나 좌측 바깥쪽으로 이동하는 것처럼 보일 것이다. 이것은 좌측 엉덩뼈가 올라가는 것처럼 보이며 자연스럽게 왼쪽 다리가 긴 모습으로 보일 것이다.

환자가 클리닉에 방문했을 때 통증이 한동안 지속되었다고 가정할 수 있고 통증이 오랫동안 지속되었기에 만성단계라고 판단할 수 있다. 연부조직의 만성으로 인해 발생하는 자연적인 보상작용으로 자세를 유지하는 근육은 단축되고 긴장된 자세로 유지될 것이다. 다리길이 불일치의 결과로 단축되는 경향이 있는 특정 요추 근육으로는 허리네모근이 있다. 다리길이 불일치를 검진할 때는 좌, 우측의 내측 복사뼈의 위치를 관찰하기 위해 환자가 반듯이 누운 자세에서 인지된 문제가 발생할 수 있다. 좌측 내측 복사뼈의 위치가 우측보다 환자의 머리쪽으로 더 가까이 나타난다면 짧은 좌측다리의 외관을 볼 수 있다. 이것은 좌측 허리네모근이 단축되었음을 판단할 수 있으며 환자가 서있는 자세에서 환자의 좌측다리가 실제로 더 길어 보이는 것을 확인할 수 있다.

이것은 처음에 혼란스러워 보일수도 있지만, 다시 생각해보면 단순히 환자가 서 있는 자세에서 왼쪽 중간볼기근이 약해지므로 골반이 약한 쪽으로 이동하게 되어 좌측 다리가 더 길어 보이는 것일까? (엉덩뼈능선이 높은 많은 잠재적인 이유 중 하나의 예) 반대로 환자가 반듯이 누운 자세에서 왼쪽 허리네모근이 짧아진 자세로 유지된다면 골반이 위로 당겨지고 다리가 머리쪽으로 당겨지므로 왼쪽 다리가 짧아 보이는 것일까?

다음 문구는 이 과정을 기억하는 데 도움이 될 수 있다:

"서 있을 때는 약한 근육이 나타나고,
누워있을 때는 짧은 근육이 모습을
드러낸다."

발과 발목 위치 (Foot and Ankle Position)

환자가 클리닉에 방문했을 때 간과되는 신체의 일부는 하지의 위치이다. 접골사, 카이로프랙틱 의사, 물리치료사는 요추, 골반, 엉치엉덩관절 통증을 가진 환자를 만나며 골반과 요추를 관찰과 평가하고 통증의 원인을 찾는데 많은 시간을 보낸다. 그러나 이러한 통증을 나타내는 것은 증상일 수도 있고 실제 통증의 원인은 다른 부위에 있을 수도 있다.

롤핑(Rolfing) 연부조직 기법을 발명한 아이다 롤프(Iaa Rolf) 박사는 "통증이 있는 곳은 문제가 있는 곳이 아니다"라고 하였다.

필자는 학생들에게 롤프박사가 말한 것과 관련된 문구를 전한다:

> "통증에 관심이 있는 유일한 사람은
> 환자이며 치료사는 통증의 실제 원인을
> 찾으려고 노력해야 하며 이것은
> 단순히 아픈 곳을 치료하는 것은 아니다."

환자를 평가할 때는 잘못된 발과 발목 구조가 다리 길이와 골반의 위치에 큰 영향을 줄 수 있으므로 하지의 위치, 특히 발과 발목의 전체적인 구조를 잘 관찰해야 한다. 환자가 가지고 있는 가장 흔한 비대칭 발 위치는 과도하게 회내된 발(또는 평발)이다(그림 5.7).

우리의 신체가 다리길이 불일치(LLD)를 가지고 있다면 몸은 목말밑관절(거골하관절, subtalar joint, STJ)을 회내함으로써 발의 내측 아치를 낮추어 긴 다리를 보상하려고 한다. 회내하는 동작은 삼차원 움직임(tri-planar motion)으로 발목의 발등굽힘(dorsiflexion), 외반(eversion), 발 외전의 3가지 동작으로 구성된다. 이렇게 늘어난 회내의 위치는 기본적으로 해부학적으로 더 긴 신체를 짧게 하려는 신체의 자연적 보상작용이다.

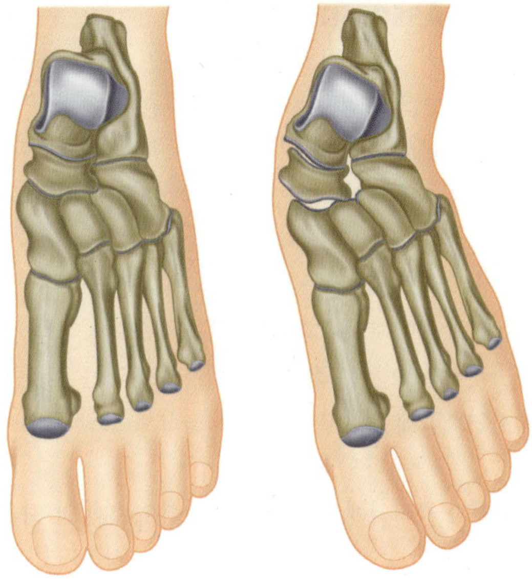

그림 5.7. 과회내 증후군(over-pronation syndrome).

우리발의 발바닥 표면은 수천 개의 감각 수용기를 가지고 있다. 가장 작은 체중 이동만으로도 뇌의 보상작용을 유도하기 위해 충분하다. 반대 측부(contralateral side(짧은 쪽 다리))는 보상작용으로 발바닥의 중앙 아치가 회내된 상태가 된다(발바닥쪽 굽힘, 내번과 모음의 세평면에서의 움직임). 보상작용은 짧은쪽 다리를 길게 하기 위해 아치의 위치를 변경한다. 물리치료사가 환자를 평가할 때는 이러한 보상작용을 확인해야 한다.

해부학적으로 긴 다리(반대쪽 다리의 회외(supination) 다음의 보상작용으로)에 의해 야기되는 과도한 발의 회내(pronation)는 하지의 내회전(internal roration)과 반대쪽 하지의 외회전(external rotation)을 야기할 것이다. 이 보상작용은 발에서부터 후부까지 운동 사슬을 바꾸는 효과를 나타낼 것이다.

실제 다리길이 불일치와 골반의 관계 (True LLD and the Relationship to the Pelvis)

이 과정을 잠시 생각해보면, 좌측 다리가 실제로 길 경우 반듯이 누운 자세와 다리를 뻗고 앉아 있는 자세에서 다리 길이가 길어 보일 뿐만 아니라(내측복사뼈를 관찰함으로써) 엉덩뼈능선의 위치가 높아지고 같은 쪽에 있는 목말밑관절(거골하관절)이 보상작용으로 회내될 것으로 확신한다. 토론을 계속하기 전에 왼쪽 다리가 해부학적으로 더 길면 어떤 위치에 있을지 생각해 보자.

보상작용의 결과로 볼기뼈의 회전은 자연적으로 다리길이 불일치와 짝 운동을 이룰 것이다. 긴 다리의 대퇴골두가 볼기뼈를 상방으로 압박하고 후방으로 회전하는 것으로 볼 수 있다[그림 5.8(a)]. 반대로 대퇴골두가 낮은 쪽 볼기뼈는 낮아지고 전방으로 회전하는 것을 볼 수 있다[그림 5.8(b)]. 그러므로 좌측 볼기뼈의 후방외전과 우측 볼기뼈의 전방회전을 만든다.

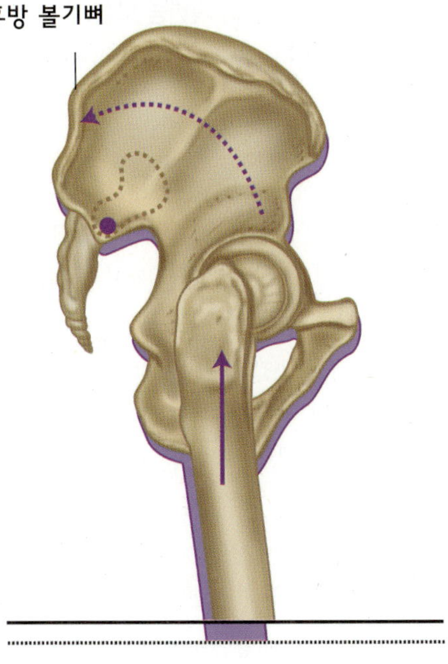

그림 5.8. (a) 긴 다리 쪽 볼기뼈 보상

2장에서 언급했듯이, 두 개의 볼기뼈 사이에 있는 엉치뼈를 생각해보면 양쪽 볼기뼈의 서로 반대방향 보상 회전으로 인해(해부학적 다리길이 불일치로 인해)

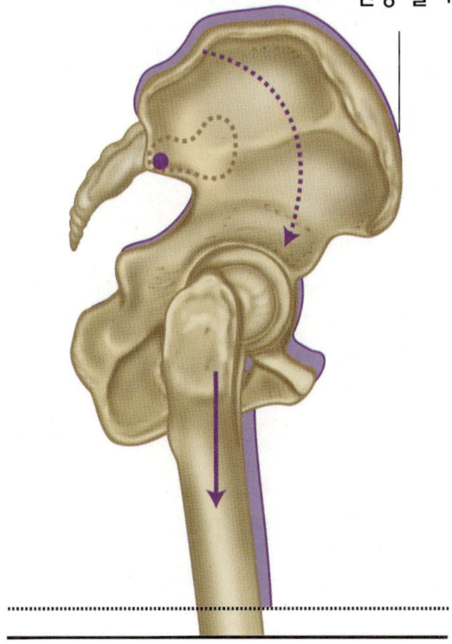

그림 5.8. (b) 짧은 다리 쪽 볼기뼈 보상

엉치뼈의 움직임은 왼쪽 사선축(L-on-L)에서 비틀림이 일어난다(그림 5.9). 다시 말해, L-on-L 엉치뼈 비틀림이란 유형 I. 척추역학에 의해 지배되기 때문에 엉치뼈는 왼쪽 사선축에서 왼쪽으로 회전하고 오른쪽으로 측면 굴곡하는 것을 의미한다(회전 및 측면 굴곡은 Fryette(1918)의 척추역학 법칙에 의해 정립된 것과 같이 반대편에서 짝운동이 일어나고, 6장에서 논의될 것이다). 엉치뼈 비틀림과 짝 운동되는 볼기뼈의 회전 복잡성은 주로 골반의 비틀림 또는 골반의 기울어짐으로 표현된다. 이것은 치료 계획이 도입되기 전 충분한 이해가 필요하다.

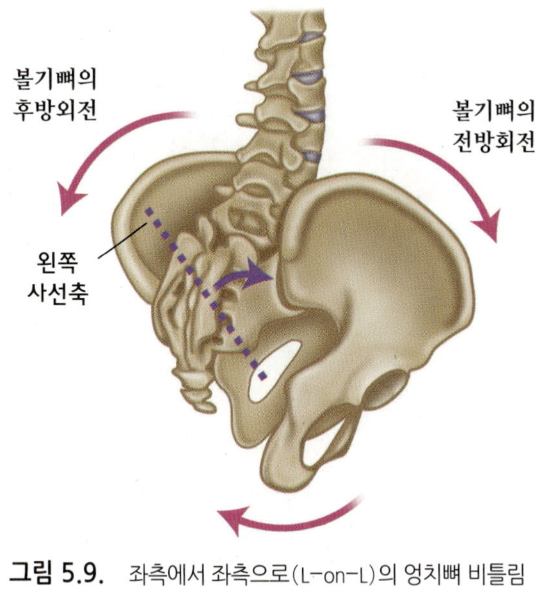

그림 5.9. 좌측에서 좌측으로(L-on-L)의 엉치뼈 비틀림

실제 다리길이 불일치와 체간 및 두부 사이와의 관계

그림 5.10(a)와 (b)에서 높은 볼기뼈 쪽에 낮은 어깨가 위치가 하는 쪽은 왼쪽임을 알 수 있다: 이것은 보상 기능 척추측만증의 경우 일반적인 것이다. 그러나 일부 저자는 이것을 "양수(잘 쓰는 손) 패턴"의 결과로 간주했다: 예를 들면, 왼손잡이인 경우 왼쪽 어깨가 낮아지고, 오른쪽 손잡이인 경우 오른쪽 어깨가 낮아질 수 있다. 양수 패턴이 사실일지도 모른다는 것에 동의하지만 엉덩뼈능선(iliac crest)이 같은 위치에 있을 경우에만 그렇다; 그렇지 않으면 엉덩뼈능선과 어깨의 위치가 비대칭인 경우 특히 어떤 형태의 척추 측만증이든 존재해야 한다.

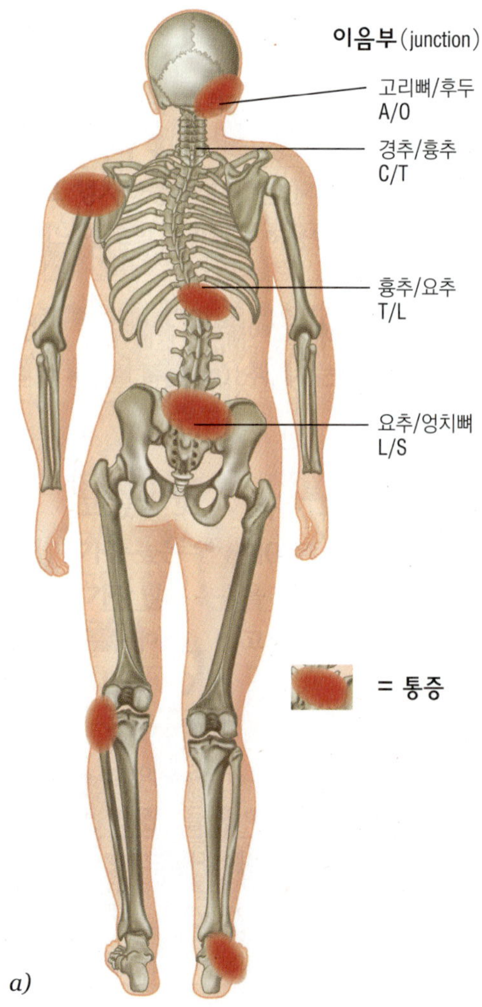

그림 5.10. (a) 기능적 척추측만증 보상.

그림 5.10(b)에서 그 밖의 무엇을 관찰할 수 있을까? 왼쪽 허리네모근(QL)에 무슨 일이 일어나고 있는지 살펴보면, 왼쪽 볼기뼈가 높아짐에 따라 허리네모근이 짧아진다고 가정할 수 있다. 요추가 긴 왼쪽 다리(오목면) 쪽으로 측면 굴곡하고 짧은 오른쪽 다리(볼록면) 쪽으로 회전하는 것을 볼 수 있기 때문에 이러한 가정이 성립된다.

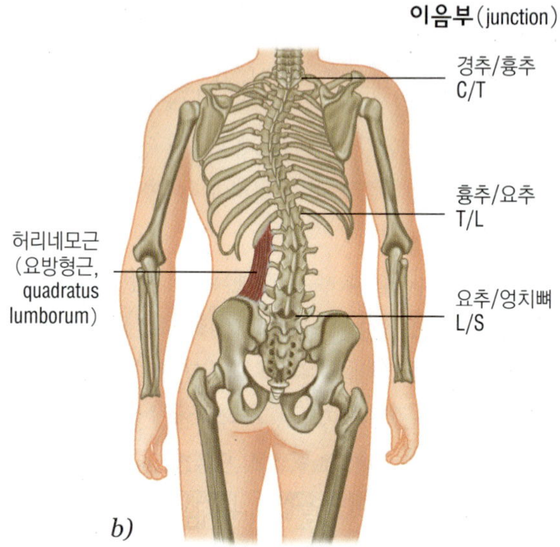

그림 5.10. (b) 기능적 척추측만증 보상. 왼쪽 허리네모근이 짧다/수축 되어있다.

상행성 기능적 척추측만증의 결과로, 오른쪽 어깨가 더 높아진다. 경추에 짧은 "C" 커브가 있음을 알 수도 있다; 이것은 아마도 목갈비근(사각근, scalene), 목빗근(흉쇄유돌근, SCM), 상부 등세모근(승모근, trapezius) 및 오른쪽 어깨올림근(견갑거근, levator scapulae)이 짧아지고 그 후에 경직된 자세를 취하게 할 것이다. 이런 근육 불균형의 전형적인 적응은 눈높이에서 직립한 머리 위치를 유지하는 것을 도울 것이다. 신체는 항상 무엇이든지 상관없이 수평을 유지하기를 원하기 때문에, 자연스럽게 후두부관절(occipitoatlantal joint, OAJ)의 위치를 적응시키고, 균형을 유지하기 위해 지속적인 통증을 견딜 수 있다. 환자에게서 나타나는 일반적인 통증 상태는 두통, 활동성 통증유발점(trigger points), 이명, 턱관절(temporomandibular joint, TMJ) 기능장애 및 눈과 얼굴의 통증이다.

다리길이 불일치와 보행주기 (LLD and the Gait Cycle)

걷는 동안, 실제 또는 명백한 다리길이 불일치로 인해 보행주기 패턴이 변경되면, 짧은 다리는 점점 내려가는 것처럼 느껴지고 긴 다리는 일종의 '아치형(vaulting)' 동작으로 보상한다. 이것은 우리가 걷는 모든 발걸음마다 작게 움푹 들어간 곳에 들어가는 것과 거의 같다. 적어도 하루에 만 번 ~ 만 오천 번 반복하는 것을 상상해보자. 이것은 기능장애의 잠재적인 통증 패턴을 쉽게 일으킬 것이다! 환자에게 걷기 동작을 시키면 일반적인 보상작용은 종종 나타난다: 짧은 다리 쪽에서 환자는 발가락으로 걷는 경향이 있을 수 있으며, 긴 다리 쪽에서는 환자가 무릎을 구부릴 수 있는 경향이 있지만, 그러나 이것은 불일치에 따라 달라진다.

보행주기 동안 몸이 효과적인 운동을 하기 위해서는 잘 정렬되고 대칭적인 신체가 필수적이다. 실제 또는 명백한 다리 길이의 불일치로 인해 골반의 볼기뼈의 위치가 변경되면, 엉치엉덩관절(SIJ)과 요추뿐만 아니라 보상 패턴을 통해 몸에 있는 다른 곳의 통증을 어떻게 나타나는지 쉽게 알 수 있다.

앞서 신체의 한쪽 중간볼기근이 약해질 수 있다고 언급했다; 중간볼기근이 약해짐으로써 다른 쪽 TFL(대퇴근막장근) 및 ITB(장경인대)가 이로인해 짧아지는 문제에 대한 잠재적 보상 패턴으로 이어질 수 있다. 중간볼기근이 약해지면 환자는 Trendelenburg 보행 패턴 또는 보상 Trendelenburg 보행 패턴을 가질 수 있다(이 장의 뒷부분에 나오는 "Standing Balance Test" 참조). 어떤 방식이든지, 환자는 진통 보행(antalgic gait) 방식을 사용하게 될 것이다. 진통보행이란 약간 절름발이 형태로 걷는 것을 의미한다; 이 보상은 시간이 지남에 따라 하나의 원인이 될 수 있으며 이것은 단순히 통증이 될 수도 있다.

엉치뼈에 대한 다리길이 불일치 보상 요약

- 엉치뼈는 전형적으로 긴 다리쪽으로 회전하고 짧은 다리쪽으로 측면 굴곡한다.
- 후방 엉치뼈(후굴)는 같은 쪽 이상근 경련과 관련이 있는 것으로 밝혀졌다.
- 전방 엉치뼈(전굴)는 같은 쪽 중간볼기근 경련과 관련이 있는 것으로 밝혀졌다.

요추에 대한 다리길이 불일치 보상 요약

- 요추는 전형적으로 낮은 엉치뼈 기저부/짧은 다리 쪽을 향해 회전하고 측면 굴곡은 긴 다리쪽으로 향한다.
- 압박으로 인한 후관절(facet) 통증은 요추의 오목한 쪽(측면 굴곡된 쪽)에서 흔하다.
- 엉덩허리(iliolumbar) 인대는 요추의 볼록한 쪽에서 늘어나 있고 통증을 일으킬 수 있으며, 늘어난 인대 쪽의 서혜부, 고환 및 대퇴부 내측에 연관통을 일으킨다고 주장되어 왔다.

엉덩허리근(장요근, iliopsoas)에 대한 다리길이 불일치 보상 요약

- 엉덩허리근은 일반적으로 짧은 다리 쪽에서 단단해 지는 것으로 간주된다. 왼쪽 엉덩허리근 경련은 왼쪽 다리를 짧게 하는 것처럼 보이면서 오른쪽으로 골반이동(shift)을 일으킬 수 있다.
- 엉덩허리근(특히, 엉덩뼈근)은 짧은 다리 쪽에서 볼기뼈를 전방으로 회전하게 하여, 기능적으로 다리를 길게 만들 수 있고, 반면에 긴 다리 쪽의 볼기뼈는 반대로(후방 회전) 할 수 있다.

- 일측성(unilateral) 경련(수축)은 반대쪽으로 회전하면서 같은 측에서 요추 오목면(concavity)을 만들 수 있으며 (측면 굴곡 때문에), 잠재적으로 경련의 반대쪽에 양성적인 측면 이동을 일으킬 수 있다. 물리치료사는 짧은 다리로 의심되거나 양성 골반 측면 이동이 있는 경우에 엉덩허리근 경련을 항상 평가하고 치료하는 것이 중요하다.
- 엉덩허리근 통증은 일반적으로 앉은 자세에서 일어설 때 더 나빠지고, 엉덩허리근이 늘어남에 따라 통증이 덜 느끼게 된다.

요약하면, 엉덩뼈능선 위치를 확인할 때, 다리길이 불일치(LLD)가 있는지를 결정해야 한다. 진단에 따라 보상 방식이 달라질 수 있으므로 기능장애가 진정한 불일치인지 기능적 불일치인지 확인해야 한다. 예를 들면, 실제 해부학적 다리길이 불일치를 찾으면, 긴 다리쪽 볼기뼈는 일반적으로 **그림 5.7**에서 볼 수 있듯이 후방으로 회전하여 보상하려고 시도한다.

또한, 해부학적으로 긴 다리쪽 대퇴부와 하지는 **그림 5.5**에서 보듯이 내측으로 회전하여 보상 작용을 하며, 긴 다리는 자체적으로 짧아지기 위해 목말밑관절(STJ)에서 발을 회내하려고 한다. 동시에, 실제 짧은 다리는 발목 장붓구멍(ankle mortise)에서 회외하여 보상한다; 이것은 다리가 자체적으로 더 길게 보이려고 할 때 정강뼈과 대퇴골이 외측으로 회전하게 하고 볼기뼈가 전방으로 회전하게 할 수 있다.

과회내 증후군 (Over-Pronation Syndrome)

다리길이 불일치(LLD)가 있는 것으로 보이는 환자를 위한 또 다른 보상 모델을 살펴보면, 이것은 기능적(functional) 다리길이 불일치인 경우이며, 환자의 명백한 짧은 쪽 다리는 실제 긴 다리를 짧게 만들기 위해 회내시키는 보상이라기 보다 더 목말밑관절(STJ)을 과도하게 회내시킴으로 나타난다.

결과적으로 신체는 **그림 5.11**(a)와 같이 정강뼈과 대퇴골의 내회전을 일으켜 보상하려고 시도한다; 이것은 볼기뼈가 앞쪽으로 회전하는 효과를 가지며(이전에 설명된 바와 같이 실제 다리길이 불일치에서 후방으로 진행됨), 결과적으로 뒤따라오는 요통으로 요추부 전만이 증가할 수 있다.

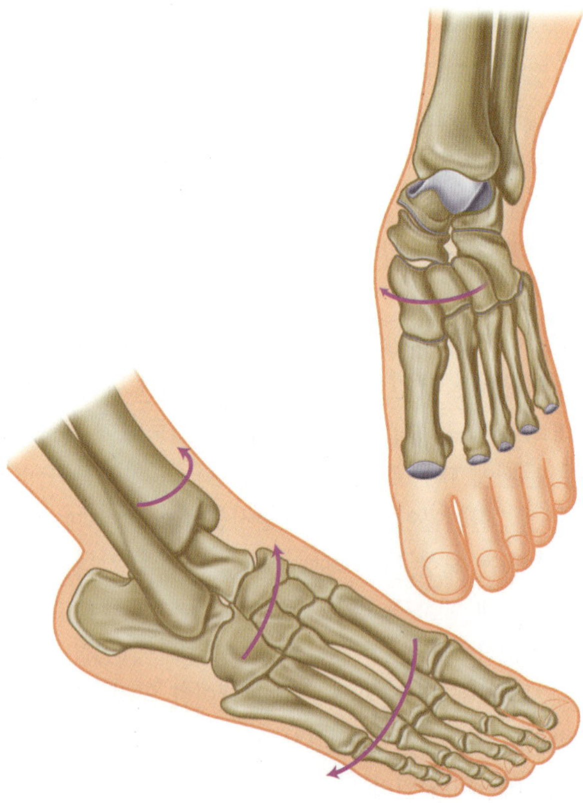

그림 5.11. (a) 정강뼈 내회전을 동반한 과회내된 발

족부 전문가에 따르면, 과회내 증후군(over-pronation syndrome)은 대다수의 사람들에게서 어느 정도는 발견되는 매우 흔한 패턴이다. 환자가 맨발로 서있는 것이 가장 좋다. 중요한 점은 하나의 발바닥 아치가 다른 아치보다 낮거나 더 평평하다는 것이다: 낮은 아치 쪽이 과도하게 회내되어 있다. 때로는 양측 모두가 과도하게 회내될 수 있지만 일반적으로는 한쪽이 다른 쪽보다 좀 더 과도하게 회내되거나, 또는 한쪽은 정상이고, 다른 쪽이 낮을 수 있다.

환자의 아치 아래에 손가락 하나를 넣고 손가락이 어느 정도 아래까지 들어가는지, 그리고 그 결과를 다른 쪽과 비교하면 쉽게 상태를 확인할 수 있다. 비교한 것은 동일한가요? 다른가요? 한쪽이 다른 쪽보다 눈에 띄게 낮으면, 과회내 증후군이 있는 환자를 찾았다고 볼수 있다. 과도한 회내를 확인하기 위한 또 다른 테스트는 아킬레스건을 뒤쪽에서 관찰하는 것이다. 일반적으로 낮은 아치를 가진 쪽이 옆으로 굽은 것을 볼 수 있다.

과회내 증후군(over-pronation syndrome)은 발과 발목뿐만 아니라 같은 쪽 볼기뼈에서도 기인할 수 있다는 점에 유의해야 한다. 발과 발목의 복합체가 지나치게 회내하면, 볼기뼈는 일반적으로 앞쪽으로 회전한다. 그러나 이것을 다른 방식으로 생각한다면, 볼기뼈의 전방 회전(일반적으로 오른쪽)이 강제적으로 발의 내측 아치를 과회내된 위치로 만들 수 있다. 이것은 닭이 먼저냐 계란이 먼저냐라는 문제가 되지만, 현재 상황이 어떻게 되었는지를 고려해야 할 뿐, 무엇이 먼저인가는 부적절한 의미이다. 경험상, 환자의 증상을 줄이기 위해서는 볼기뼈 회전 및 과회내 교정이 모두 필요할 수 있다.

만약 회내(pronation)가 왼쪽 볼기뼈의 후방회전 보상작용으로 오른쪽 볼기뼈의 전방회전을 보이는 것이 가장 흔한 증상이라고 생각한다면, 정강뼈는 여전히 목말밑관절(STJ)의 회내 때문에 전체적으로 내회전 위치에 있음에도 불구하고 오른쪽 발이 상대적으로 외회전 또는 외전의 위치에 있는 것처럼 보일 수 있다. 이는 아마도 골반의 반시계 방향 (왼쪽) 회전에 의해 야기될 수 있다(왼쪽 다리와 비교해 보았을 때, 이는 회외 및 상대적인 내회전 또는 모음으로 보인다).

앞서 언급했듯이, 발이 외회전된 것처럼 보이더라도 정강뼈는 그림 5.11(b)에서처럼 전체적으로 내회전의 위치에 있다.

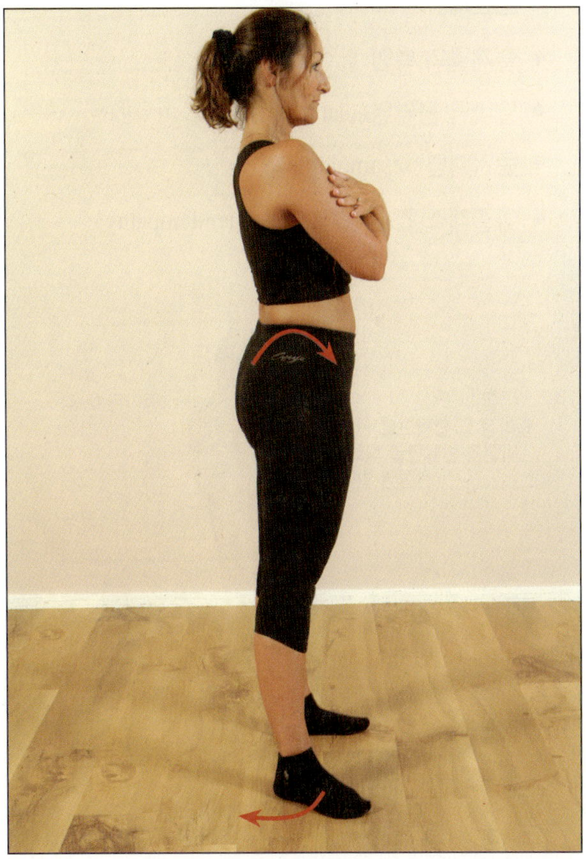

그림 5.11. (b) 발의 외회전/외전과 발목의 목말밑관절 회내, 주로 오른쪽 볼기뼈의 전방회전과 함께 일어남

발의 상대적인 외회전 또는 외전으로 회내된 것으로 보이는 측면에서(일반적으로 오른쪽 측면에서 정강뼈는 여전히 내회전 위치로 유지됨), 다음과 같은 근골격계 증상이 나타난다:

- 내측 측부인대와 내측 주름(plica)
- 사타구니 및/또는 내측 허벅지 통증
- 내측 정강뼈 스트레스 증후군(shin splints)
- 내측 발목 인대 염좌
- 후방 발목 터널 증후군/후정강뼈 신경
- 측면 발목에서 장딴지 신경의 압박
- 증가된 Q 각도(외반, valgus)와 무릎의 측면 구획(compartment)에 대한 스트레스
- 슬개골의 측면 활주(tracking)
- 발바닥 근막염(plantar fasciitis)
- 종자뼈염(sesamoiditis)
- 아킬레스 건 병증(Achilles tendinopathy)

다른 측면과 비교하여 발의 상대적인 내회전 또는 내전으로 회외(supinated)된 것으로 보이는 측면에서(일반적으로 왼쪽 측면에서, 정강뼈는 여전히 외회전 위치로 유지됨), 다음과 같은 근골격계 증상이 나타난다:

- 고관절 외전근 염좌
- 대전자 점액낭염
- 외측 정강이 통증
- 외측 발목 인대 염좌
- 가쪽넙다리피부신경 및 얕은종아리신경에 대한 신경 견인 손상
- 내반(varus) 위치와 Q 각도 감소로 인한 내측 무릎 구획에 대한 압력 증가
- 외측 측부 인대의 견인
- 정강뼈 및 중족골 스트레스 골절
- 발바닥 근막염(Plantar fasciitis)
- 모튼의 신경종(Morton's neuroma)
- 아킬레스 건 병증(Achilles tendinopathy)

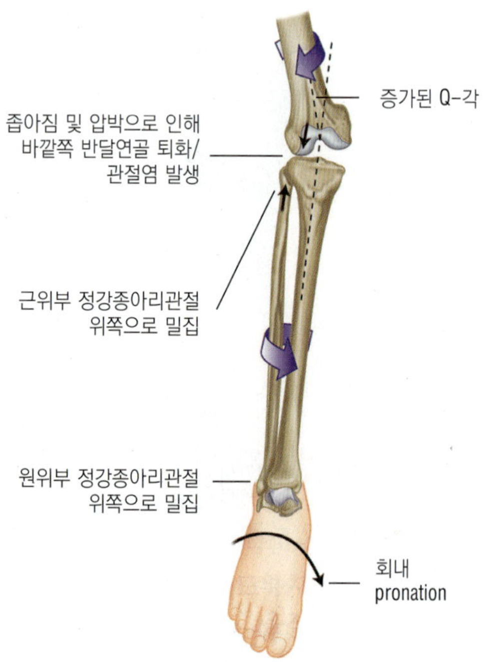

오른다리 부정렬

그림 5.11. (c) 정강뼈 내회전과 발목/발의 목말밑관절 회내, 주로 오른쪽 볼기뼈 전방회전과 함께 일어남

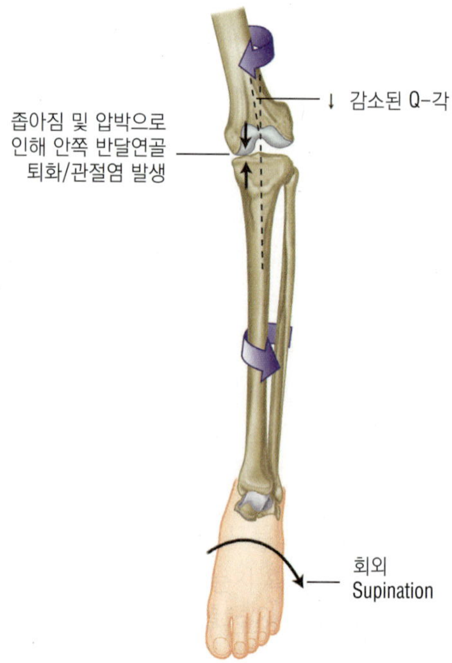

왼다리 부정렬

그림 5.11. (d) 정강뼈 외회전과 목말밑관절의 회외가 있는 발목/발. 일반적으로 볼기뼈 후방회전과 함께 발견된다.

이 장에서 언급한 두 가지 보상 기전에 목말밑관절(STJ)의 회내 문제가 있다는 것을 알 수 있었다. 그러나 긴 쪽 다리의 진정한 다리 길이 보상은 볼기뼈가 후방으로 회전하게 하는 반면, 과회내 증후군(over-pronation syndrome)의 기능적 다리길이 불일치는 볼기뼈를 전방으로 회전하게 만들었다.

위의 모든 정보를 통해 운동 사슬 전체에서 동시에 많은 일이 발생할 수 있다; 언급된 모든 것이 다리 길이에 영향을 줄 수 있다. 지금까지 이야기해 왔던 것들이 다소 복잡하다고 생각할 수 있으며, 어디서부터 평가를 시작해야 할지, 어떻게 치료해야 할지 조차도 알기가 어려울 수 있다.

앞에서 논의된 모든 내용에서, 잠재적 해결책은 환자의 증상과 기능장애의 조각 퍼즐에 숨겨져 있다. 이 문제를 풀 수 있는 열쇠는 있지만, 그러나 물리치료의 어려움은 어디에서 시작하고 "열쇠 삽입(key insert)" 할 것인지 찾는 것이다. 경험이 없는 치료사는 수년에 걸쳐 열쇠를 잘못된 장소 즉, 환자가 고통을 느끼는 곳과 문제가 있는 곳이 아닌 곳에 계속 삽입해 왔다는 것을 보장한다. Ida Rolf 박사의 현명한 말을 상기해라!

필자의 코스에 참석하는 물리치료사들을 위한 임상과 관련된 강의 중에 때때로 다음과 같은 말을 한다:

> "치료 기간 중 발견한 어떤 기능장애든지 이것을 치료한다면 신체는 올바른 경로로 인도할 것이다."

그리고 난 후 다시 말하기를:

> "그러나 만약 3회 또는 5회의 물리치료 기간이 끝난 후에도 환자의 증상이 감소하지 않으면, 치료사는 생각하는 방식을 변경해야 하고 처음에는 환자의 증상을 나타내는 원인과 관련이 없다고 생각한 환자의 다른 신체 부위를 재평가하고 잠재적으로 치료해야 한다."

다리길이 불일치와 볼기근의 관계 (LLD and the Relationship to the Gluteal Muscles)

그렇다면 이 모든 것이 볼기근(glutes)에 어떤 영향을 미칠까? 보상 작용이 일어날 때, 대퇴골은 횡단면에서 보상을 하기 위해 회전할 뿐만 아니라(앞에서 설명했듯이), 관상면에서 내전과 외전의 보상 기전을 일으킨다. 따라서 간단히 말하자면, 내전된 위치에서 유지되는 하지(lower limb)가 있는 경우, 외전근 그룹을 길게 늘려 약화된 위치로 강제로 옮길 수 있고, 모음근은 짧고 꽉 조이는 자세로 유지됩니다. 외전된 다리에 대해서는 반대의 상황이 된다.

그림 5.6을 다시 보면 왼쪽 다리가 엉덩뼈능선 높이가 높아져서 더 길게 보이고, 볼기뼈가 뒤쪽으로 회전하고 대퇴골이 안쪽으로 회전하며 발이 회내되어 있는 것을 볼 수 있다. 이 보상 작용에서 왼쪽 다리는 내전 위치에 있게 되고(그림 5.12), 따라서 오른쪽 다리는 외전 위치에 놓이게 된다(그림 5.13). 이것은 관련된 부위의 근육 조직에 영향을 미칠 것이다: 이 근육들 중 일부는 단축된 위치에 있고 일부는 신장된 위치에 있게 된다.

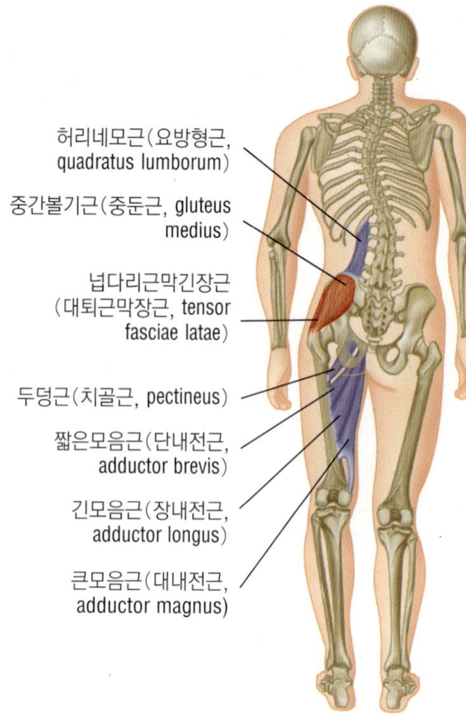

그림 5.12. 왼쪽 다리 보상–내전근과 허리네모근은 짧아지고 단단해짐, 중간볼기근과 대퇴근막장근은 길어지고 약해짐

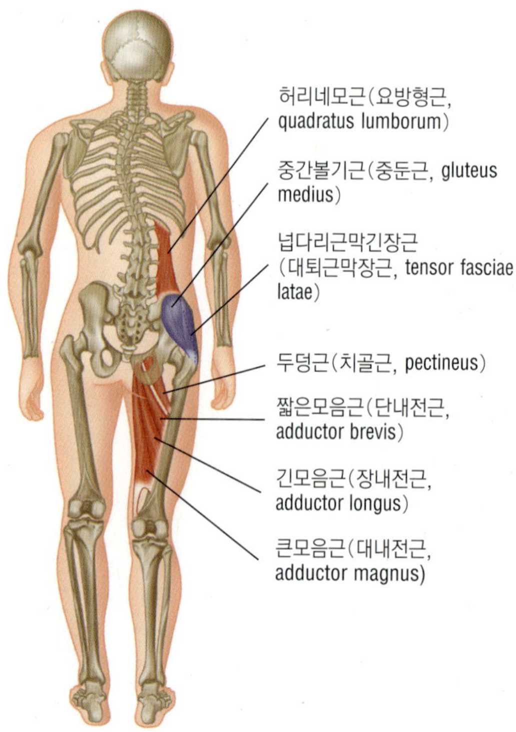

그림 5.13. 오른쪽 다리 보상–모음근과 허리네모근은 길어지고 약해짐, 중간볼기근과 넙다리근막긴장근(대퇴근막장근, Tensor fasciae latae)은 짧아지고 단단해짐

기립 균형 검사
(Standing Balance Test)

환자가 한쪽 다리로 서서 반대쪽 무릎을 허리쪽으로 들어 올리면, 치료사는 환자의 체중이 한쪽 다리로 옮겨짐에 따른 위뒤엉덩뼈가시(PSIS)의 위치를 관찰해야 한다. 환자는 입각쪽 다리의 중간볼기근을 잘 조절하여 그 쪽 다리(그림 5.14 오른쪽 다리)로 체중을 옮길 수 있어야 한다. 들어 올려지는 다리(그림 5.15 왼쪽 다리)의 위뒤엉덩뼈가시가 위치를 유지하지 못하고 떨어지게 된다면, 이것은 반대쪽(오른쪽) 중간볼기근이 움직임을 제어할 수 없다고 가정할 수 있다; 그림 5.16에서 보듯이 환자는 보행주기 동안 변형된 패턴(altered pattern)으로 나아가게 될 수 있다. 이 변경된 보행 패턴은 Trendelenburg 보행이라고 불리우며, 그림 5.16의 약한 왼쪽 중간볼기근에 대해 설명된다.

이 기능장애 보행이 장기간에 걸쳐 나타나면 그림 5.17과 같이 보상 Trendelenburg 보행이 나타날 수 있다. 이 변경된 보행의 이유는 말할 수 없이 많을 수 있지만, 한 가지 원인은 한쪽 다리가 모음근의 단축으로 인해 내전된 위치에 고착될 수 있다는 것이다(위에서 언급한 바와 같이).

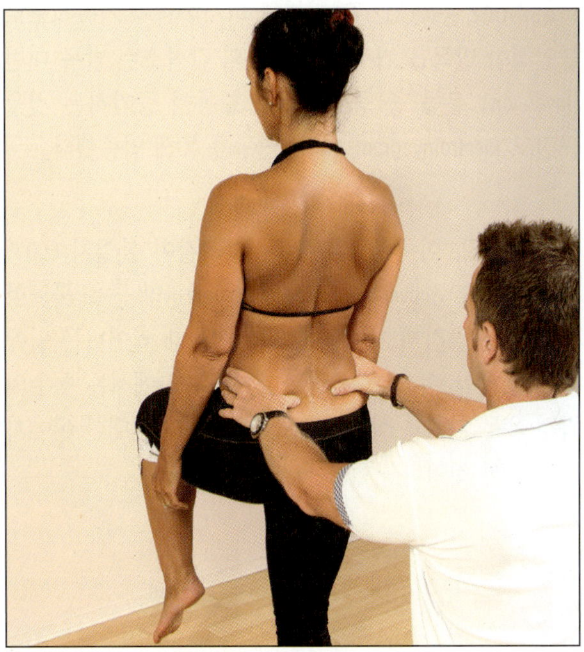

그림 5.14. 기립 균형 검사 – 정상

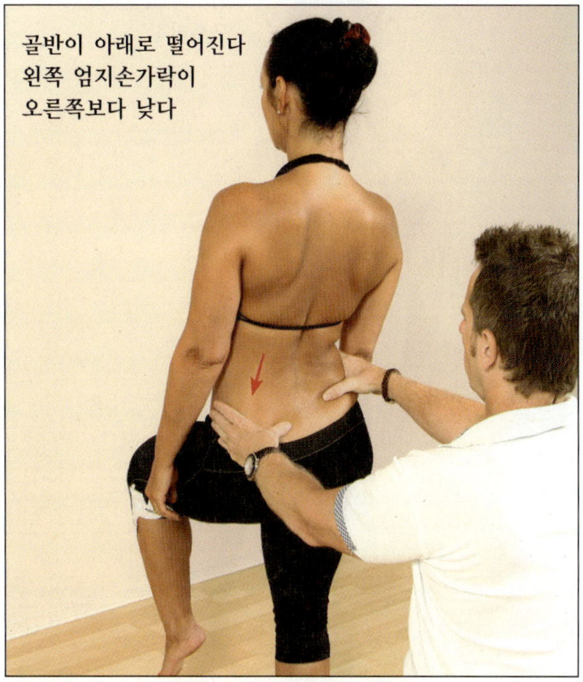

그림 5.15. 오른쪽 중간볼기근의 약화에 대한 양성 검사–왼쪽 위뒤엉덩뼈가시가 아래로 떨어짐

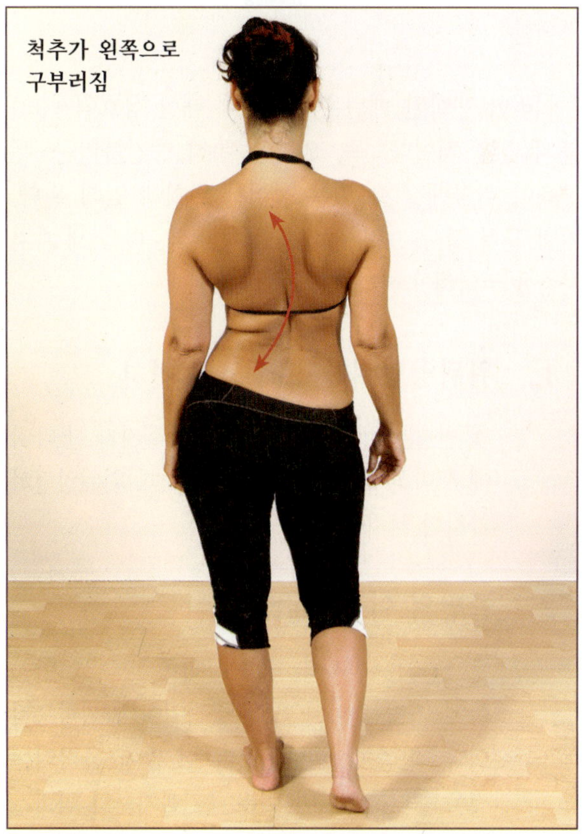

그림 5.16. Trendelenburg 보행–왼쪽 중간볼기근이 약함

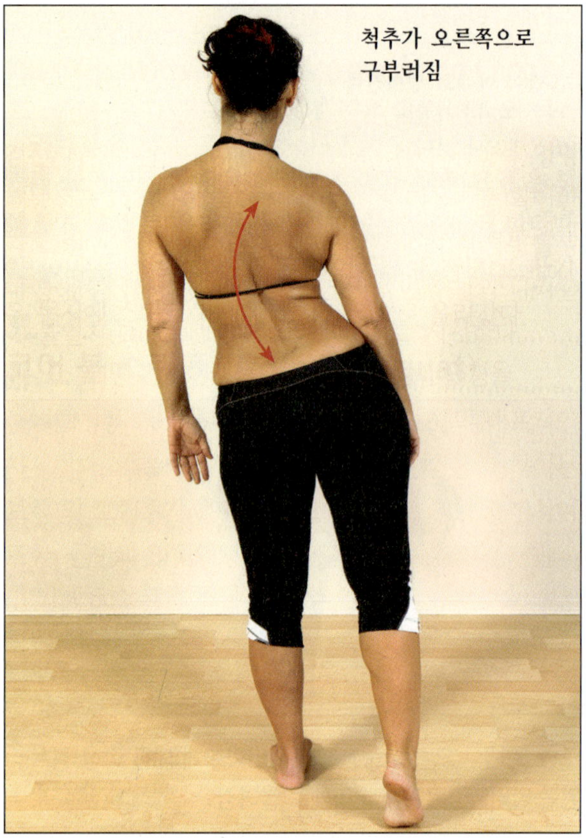

그림 5.17. 보상 Trendelenburg 보행-왼쪽 중간볼기근이 약함

이러한 변화된 패턴은 길항근에 대한 상호억제(RI)를 유발할 것이다: 즉, 외전근-특히 중간볼기근-은 근육이 취약해질 수 있는 늘어난 위치에 있게 된다. 기립 균형 검사(그림 5.14)를 실행할 때, 다음 세 가지 사항을 주의해야 한다.

1. 위뒤엉덩뼈가시(PSIS)의 위치

첫 번째는 위에서 언급한 것처럼 환자가 한 다리에서 다른 다리로 체중을 옮길 때 위뒤엉덩뼈가시의 위치이다.

2. 골반의 이동(shift)

두 번째는 환자가 체중 부하쪽 다리로 이동함에 따라 얼마나 많은 움직임이 발생하는지이다; 한쪽이 다른 쪽보다 더 많이 움직이는 것을 볼 수 있다면 이는 중간볼기근의 약화가 있다는 것을 나타낸다.

3. 한쪽 다리 서기의 안정성

마지막으로, 세 번째는 한쪽 다리로 서있을 때 양쪽을 비교하여 환자가 얼마나 안정적인지를 나타낸다. 놀라울 정도로 많고 훌륭한 운동선수들이 어떤 도움도 없이 한쪽 다리로 서서 좋은 통제력을 유지하는데 어려움을 겪고 있다. 이러한 불안정성은 단순히 약한 중간볼기근의 결과일 수 있지만, 환자의 안정화 능력의 변화는 발목 복합체(ankle complex)에 대한 이전의 상해/외상으로 인한 것일 수 있으며, 그로 인해 특정 위치를 제어하는 신경 자기 수용기(neurological proprioceptors)에 영향을 미칠 수 있다.

Friel 등(2006)은 내번 발목 염좌 후 동측 고관절 외전근의 약화에 관한 연구를 수행했다; 그 결과 고관절 외전(hip abduction)과 족관절 발바닥쪽굽힘(plantar flexion)이 관련 측(involved side)에서 유의하게 약했다. 일측성(unilateral) 발목 염좌가 고관절 외전(중간볼기근)을 약화시키므로, 발목 내번 염좌의 재활 프로토콜을 개발할 때 고관절 외전근을 강화시키는 운동을 제안했다.

Schmitz 등(2002)은 건강한 피시험자와 기능적으로 불안정한 발목을 가진 피시험자의 갑작스런 발목 내번(inversion) 운동 중 중간볼기근 활동이 증가하는 것을 근전도(Electromyogram, EMG) 연구를 통해 입증했다.

바라건대, 이 장을 읽은 후, 다리길이 불일치(LLD), 과회내 증후군(over-pronation syndrome) 및 근육 불균형과 같은 근골격계 기능장애를 나타낼 때 일어나는 일에 대해 이해할 수 있기를 바란다. 다음 장에서는 척추의 특정 운동 기전을 살펴봄으로써 이 주제에 대한 이야기를 계속할 것이다.

6

척추역학의 법칙

The Laws of Spinal Mechanics

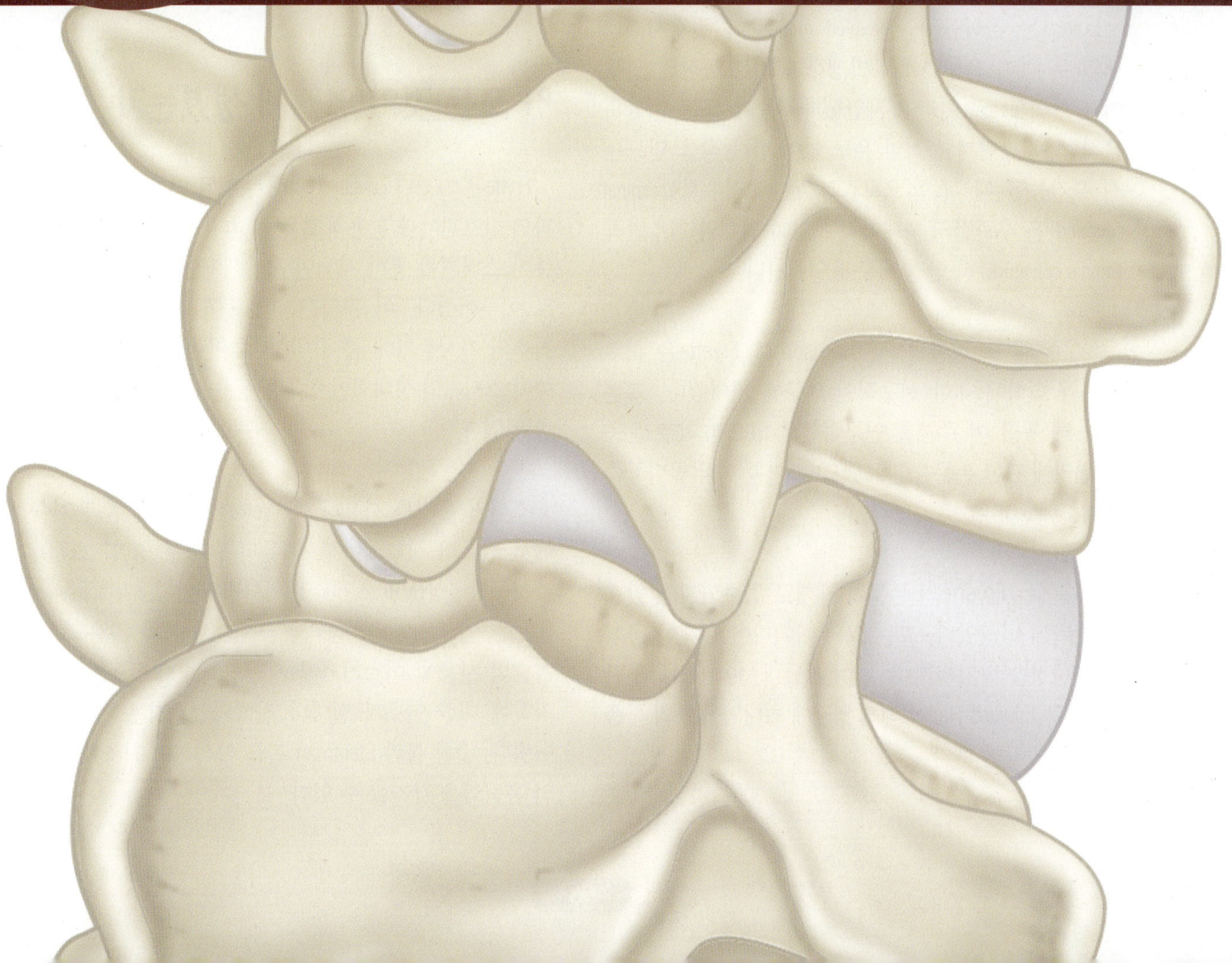

척추 매커니즘: 사실인가? 허구인가?

Robert Lovett 의사는 굴곡과 신전의 표준 1차 운동 이외의 결합척추 움직임(coupled spinal motion)을 확인한 최초의 사람이었다(Lovett 1903). 그는 척추의 측면 굽힘과 회전이 하나의 복합 운동의 일부이며 분리할 수 없다고 믿었다. 한 평면에서 구부러진 유연한 막대가 비틀지 않고 다른 평면에서 구부러질 수 없다는 것을 발견했다. 그의 실험에서 Lovett은 척추가 전만(lordosis)위치에 있다면 측면굽힘과 반대방향으로 회전한다는 것을; 게다가, 척추가 후만(kyphosis)위치 시 측면굽힘과 반대방향으로 회전한다는 것을 증명했다.

그는 척추 내에서 오직 3개의 척추 운동만이 가능하다고 생각했다: (1) 굴곡; (2) 신전; 및 (3) 회전에 의한 측면 굽힘 또한 측면 굽힘 또는 측면 굴곡이 척추 회전을 수반해야 한다는 결론을 내렸다(즉, 동작이 결합 됨).

Lovett는 결합움직임(coupled motion)이 관절시스템 내의 두 번째 운동면에서 발생하며 기본 동작의 일부이자 구획(parcel)이라고 제안했다. 두 개 또는 이상의 움직임은 두 번째 움직임 유도 없이 한 동작을 만드는 게 불가능할 때 "결합"으로 고려된다; 척추결합(spinal coupling)은 후관절의 형태학적 모양과 인대와 척추만곡(spinal culvature)의 연결 때문에 일어난다.

1900년대 초 정골의사인 Harrison M. Fryette은 척추 운동의 역학에 대한 선구적인 연구에 기여했다. 그는 여러 해 동안 이 주제를 연구하면서 1918년 척추 운동의 원리에 관한 논문을 발표했으며, 이를 미국 골다공증 협회(Fryette 1918)로 보냈다.

처음에는 Fryette의 논문이 제대로 접수되지 않았으며 수락되지 않았다. 그는 그의 아이디어에 대한 공식적인 인정을 받기까지 몇 년이 지났다. 1940년대 후반 Fryette는 Edward Hall에 의해 영국에 초대되어 그의 작품에 대한 발표를 했다.

Fryette은 무엇을 "총 정골요법의 병병"이라 부르는지에 대하여 이야기했고, Hall에게 지금까지 오로지 원칙으로만 여겨진 그의 척추 움직임의 생체역학적 견해가 "척추역학의 Fryette의 법칙"으로 바뀌는 엄청난 영향을 끼쳤다.(Hall은 이 주제에 대한 첫 번째 기사를 1956년 Osteopathic Institute of Applied Technique에 썼다.)

Fryette의 인용문:

"척추의 생리학적 움직임에 대한 정확한 이해를 바탕으로 하지 않는 지능적인 과학 척추 기술은 개발될 수 없다."

척추의 움직임과 관련해 Stoddard(1962)는 정골의학적 기술 매뉴얼에 다음과 같이 기술하고 있다:

정골 기술에 대한 매뉴얼: "척추의 회전에는 항상 어느 정도의 측면 굴곡이 수반된다. 마찬가지로 척추의 측면 굴곡에는 어느 정도의 척추 회전이 수반된다."

이 모든 것이 어떻게 생겼는가

Frytte은 1903년 Lovett에 의해 수행된 많은 초기 연구들과의 상호관계를 활용하고 정립했다. 연구 방법은 고무 종이 스티커를 통한 시체연구와 생체연구(vivo research)로 이루어졌다. 이 끈적끈적한 종이는 소수의 개인의 척추의 가시돌기에 붙어 있었다; 이어서, 이러한 고무 종이 스티커의 상대적인 척추 운동을 관찰함으로써 결과를 얻었다.

스티커 용지를 사용하는 Fryette의 간단한 관측 기술에서 컴퓨터 시뮬레이션, 컴퓨터 단층 촬영(CT 스캔), 자기공명영상(MRI 스캔) 및 영화방사선학(cineradiology)(특별한 영화 카메라로 장기의 움직임 관찰)과 같은 고급 기술의 사용에 이르기까지 지난 50~100년 동안 척추 역학에 대한 연구가 얼마나 진행되었는지는 이해하기 어렵다. 갈륨 볼과 Steinman 핀을 이식하여 척추와 골반의 움직임을 감지할 수 있다.

우리가 100년 동안 미래를 향해 나아갈 수 있다면 연구와 기술 측면에서 실제로 어떤 변화가 있는지 보는 것이 매우 흥미로울 것이다. 특히 시간이 지남에 따라 살아있는 척추 운동을 시각화하고 연구할수록 개별 척추 관절 운동의 정확한 조합이 척추의 각 영역과 부분에 대해 더 복잡하고 예측할 수 없게 된다는 것은 말할 나위도 없다.

나는 결국 이 특별한 책을 골반과 엉치엉덩관절(SIJ)에 쓰기로 결정하기 전에 척추 운동의 주제를 연구하면서 지난 몇 년 동안 여러 저자의 수많은 기사와 많은 책을 읽었다. 도수치료 분야의 전문가라고 생각하는 의사들은 모두 척추 역학/운동에 대해 약간 다른 의견을 가지고 있는 것으로 보인다. 누구나 의견을 가질 권리가 있기 때문에 괜찮다. 그러나 내가 읽은 일부 정보는 실제로 이 연구 분야에서 표준화가 없는 것으로 보이므로 실제로는 다소 상충된다. 최종적인 "척추 움직임의 법칙" 또는 "척추 움직임의 원리" 가지는 것은 상당한 개인 및 지역적 편차가 있으며, 아직 특정 운동과 관련하여 척추의 동작을 예측하기 위한 진정한 정확한 모델은 없다.

Koushik physio(2011)는 그의 블로그에서 말한다:

> "Fryette의 연구는 지속성과 통찰력으로 박수를 받아야 하며 우리의 정골의학의 유산과 역사의 일부로 축하 받아야 하지만 "법칙"은 더 이상 그렇게 간주될 수 없으며 생리학적 운동 거동(physiological motion behavior)에 대한 실행 가능한 설명으로 사용되지도 않는다.
> 이 모든 불확실성에도 불구하고, 왜 우리 중 일부는 여전히 100 년 전에 수행된 작업을 기반으로 생리적 운동 모델을 계속 유지하고 있는가?"

어떤 의미로는 나는 이 저자의 말에 전적으로 동의다. 그렇다. 나는 기본적으로 Fryette의 작품이 오래되었다는 생각을 가지고 있다. 그러나 나의 다른 부분은 말한 것에 완전히 동의하지 않는다. 왜냐 묻는다면 영국뿐만 아니라 세계를 여행하는데 많은 시간을 할애하기 때문에 다양한 물리 치료 과정을 가르치고 있다; 이 과정이 특히 척추의 움직임과 관련 있을 때, 내가 접촉한 치료사 대부분이 척추의 특정 움직임과 골반이음구조(pelvic girdle)/엉치엉덩관절(SIJ)의 생체 역학에 대해 아무것도 배우지 않았다는 사실에 놀랐고 이것은 정말로 나를 실망시킨다. 이것은 자격을 갖추고 경험이 많은 정골의사, 카이로프랙터 및 물리치료사의 경우에도 마찬가지이다.

요즘은 솔직히 말해서, 영국에서 진행되는 특정 학위 과정에서 척추 운동의 측면에서 실제로 다루어지는 것에 대한 현재 기준을 전혀 모른다. 그러나 내가 확실히 알고 있는 한 가지는 학부 과정이나 심지어 대학원 과정에서 이 매혹적인 영역에 대해 배우는 데 많은 시간을 할애할 수 없다는 것이다. 반면 나의 물리치료 코스는 그들만큼 바쁘지 않을 것이다.

나는 이제 딜레마를 가지고 있다: 나는 적어도 내 학생들에게 척추 운동의 개념을 가르쳐야 한다. 그래서 문제는 100년 넘게 주변에 있었고 일부는 구식이라고 여겨지는 Fryette의 개념을 가르쳐야 하는가이다. 일부 전문가들은 Fryette의 견해를 더 이상 사용해서는 안된다고 말한다. 아니면 가장 최근의 결과라고 생각되는 것을 모순적으로 가르쳐야 하는가?

대답은 물론 Fryette의 법칙을 가르치는 것이다. 이에 대한 개인적 접근 방식은 다음과 같다. 나는 학생들에게 한 가지 방법과 방법을 가르치며 이미 말했듯이 Fryette의 개념이 척추의 움직임에 대해 생각한다. 적어도, 나는 정직하게, 코스를 마치면 더 경험이 많은 치료사를 포함한 학생들이 실제로 이해하게 될 것이라 믿고 Fryette의 법칙과 기본 원리와 척추역학의 개념의 더 나은 이해를 가지길 희망한다.

궁극적으로 나는 코스에 참석하기로 선택한 치료 전문가들이 Fryette의 법칙을 적용할 수 있는 좋은 기초를 가지고 있으며, 자신의 개인 환자와 등 또는 골반 통증이 있는 운동선수에게 특정 관련성과 적용이 있기를 바란다. 당연히 시간이 지남에 따라, 특히 현재의 연구 방법론 및 기술과 관련하여 상황이 진행된다.

치료 전문가들은 경험이 풍부하고 지식이 풍부해짐에 따라 자신의 기술을 점진적으로 발전시킬 수 있으므로 진행 중인 변화에 매우 잘 적응할 수 있어야 한다.

Gracovetsky의 "척추 엔진 이론(Spinal Engine theory)"

Serge Gracovetsky(1988)는 척추 운동에 대한 특정 아이디어에 대해 자세히 설명했다. 그는 척추가 운동의 역할에서 "일차 엔진"으로 간주되었고 다리가 걸음걸이를 담당하지는 않았지만 단지 "발현 수단"과 척추 기관의 확장이라고 제안했다. 그는 척추가 보행주기 동안 강성 레버가 아니며 축 방향 압축 및 비틀림을 생성하는 능력이 운동 중 기본 원동력이라고 주장했다.

Gracovetsky는 토론에서 발꿈치딛기(heel-strike) 동안 운동 모델과 같이 운동 에너지가 지면으로 변위되지 않고 근막 시스템을 통해 효과적으로 전달되어 척추가 중력장에서 공명한다고 말한다. 그는 척추를 압축 하중 시스템으로 보지 않아 추간판이 충격 흡수 장치로 작용했다; 그는 외부 고리 디스크 섬유와 그에 따른 후관절(facet joint)을 인장력을 저장 및 방출하여 공간에서 몸을 들어 올리고 추진하는 동적 반 중력 비틀림 스프링으로 생각했다. 그는 또한 후관절(facet joint)과 추간판의 자연적인 연동과정이 운동을 위해 내/외부 코어 근육을 돕는 데 필요한 모든 도움이 되는 역회전 골반 회전을 전달한다고 생각했다.

Gracovetsky의 인용문:

"척추는 골반을 구동하는 엔진이다.
인체 해부학은 기능의 결과이다.
무릎은 근골격계의 전체 기능 및 목적의 일부이므로 단독으로 검사할 수 없다. 다리는 발꿈치딛기(heel-strike) 에너지를 척추로 전달한다.
기계식 필터이다. 무릎은 해당 필터의 중요한 부분이며 부적절한 에너지 전달은 척추 운동에 영향을 미친다. 척추의 기능 평가는 무릎 수술 평가의 일부가 되어야 한다."

이전의 Lovett 개념을 다시 생각해 보자:

Gracovetsky 척추 엔진 "구동장치" 역할을 하는 것은 요추 측면 굴곡/회전 결합이라고 했다. 예를 들면, 왼쪽 옆 요추 굴곡은 요추의 오른쪽 회전을 연출한 후에, 그리고 엉치엉덩관절(천장관절, SIJ)와 골반차례로 이어간다.

내가 지금하고 싶은 것은 4장과 보행주기에 대한 논의로 돌아가서 약간 다른 방식으로 이 개념을 살펴보는 것이다. 일부 연구자들은 뒤넙다리근(hamstring)그룹의 넙다리두갈래근(biceps femoris)이 후방 (깊은) 종 방향 사슬(그림 6.1)과 연결되어 척추 엔진을 효과적으로 작동시킨다고 생각했다. 넙다리두갈래근은 힘을 유도하는 작용을 고려하여 엉치엉덩관절(SIJ)의 힘폐쇄 메커니즘을 포함한 척추 엔진의 "힘의 당김 줄"에 비유되었다. 엉치엉덩관절의 이러한 폐쇄는 자연적으로 요추골 척추의 골관절-인대 조직으로의 힘의 후속 전달로 이어질 것이다; 이 힘은 결국 척추기립근(erector spinae)으로 계속 이어질 것이다.

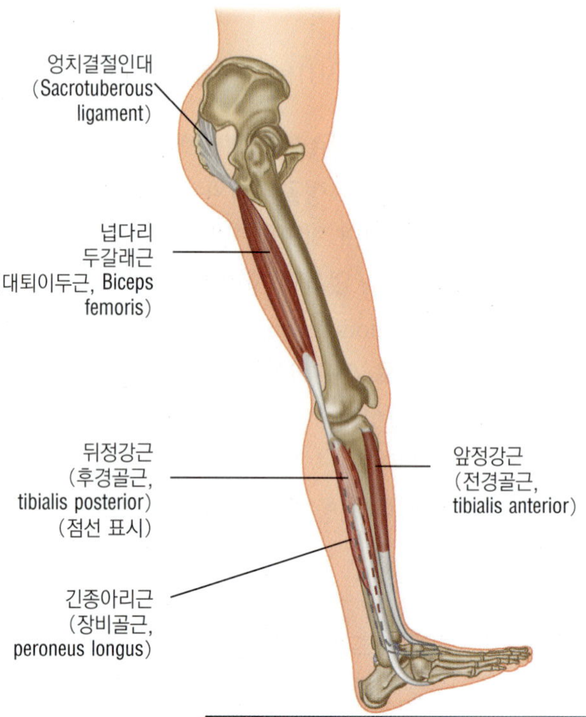

그림 6.1. 후방 (깊은) 종축 사슬

EMG 연구에 따르면, 넙다리두갈래근(biceps femoris)은 자세 단계의 초기 하중을 통해 보행의 스윙 단계 말기에 특히 활성화되어 있다. 스윙에서 자세로의 전이 동안, 보행 사이클의 뒤꿈치 접촉 단계는 운동 체인을 효과적으로 닫고, 넙다리두갈래근(biceps femoris)은 이제 일반적으로 폐쇄사슬운동(closed kinetic chain)이라고 하는 방식으로 작업을 수행할 수 있다. 폐쇄 사슬 내에서, 넙다리두갈래근(biceps femoris)은 사슬 내에서 더 가까운 근위부, 즉 골반에 작용한다. 넙다리두갈래근(biceps femoris)은 궁둥뼈결절 및 엉치뼈결절인대, 엉치뼈, 엉덩뼈능선에 직접 부착되어 있으며, 뭇갈래근과 요추기립근을 통해 연결된다(그림 6.1 참조).

발뒤꿈치 접촉 시 동측 고관절과 반대편 어깨는 구부림 위치에 있으며, 이는 후방 사선 사슬(그림 6.2(a)), 특히 동측 큰볼기근 및 반대편 넓은등근을 효과적으로 준비한다. 이것은 그림 6.2(b)에서 달리는 사람에 의해 보여지는 바와 같이 흉요추 근막의 표면층이 운동학적으로 연결된 근육들 사이의 매개체 역할을 하는, "사슬(sling)과 같은" 방식으로 여분의 척추 추진을 가능하게 한다.

뼈-관절-인대 구조를 통해 전달되는 힘은 척추 후관절(spinal facet joints)의 "형태 폐쇄" 및 요추에서 회전을 야기시킨다. 측면 굴곡 시에 결합된 척추 엔진은 기어를 시작하고 선택하여 골반을 전방 회전으로 구동한다. 유도된 요추 회전은 척추 인대와 추간판의 고리 섬유에 탄성 에너지를 효과적으로 저장하며, 이것은 보행을 구동하는 추간판의 에너지 반환이다.

에너지를 반환하기 위해서는 척추가 위에서부터 안정화되어야 한다. 이것은 반대쪽 큰볼기근과 넓은등근의 관여에 의해 생성된 반대쪽 팔 스윙과 몸통 회전을 통해 달성된다. 척추의 결합 패턴은 이 힘의 복귀를 촉진하기 위해 진화되었다. 역 회전은 다리가 아닌 척추에서 직접 공급하는 것으로 간주된다.

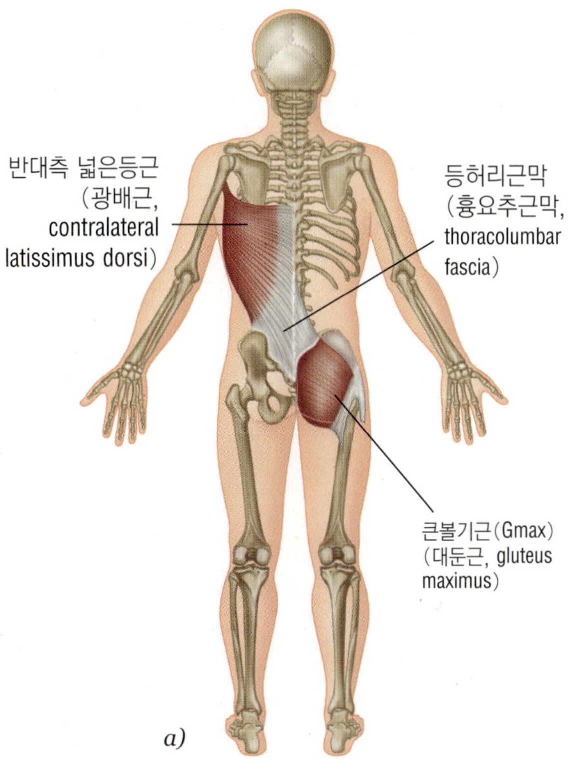

그림 6.2. (a) 후방사선 사슬(posterior oblique sling)

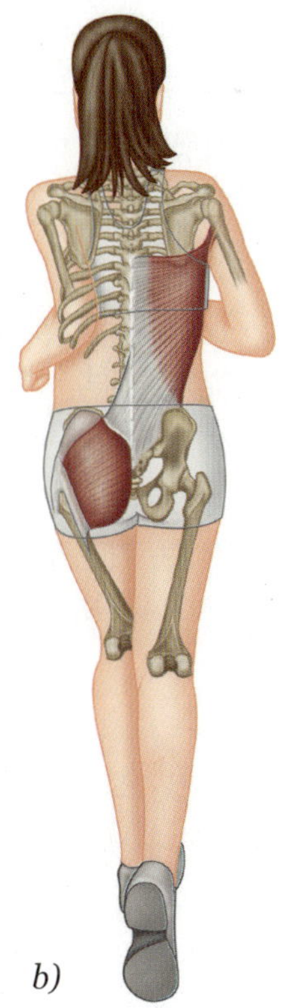

그림 6.2. (b) 달리는 동안 사용된 후방사선 사슬(posterior oblique sling)

척추 역학 설명 (Spinal Mechanics Explained)

특히 척추 역학의 관점에서 볼 때, 모든 환자는 특히 독특하다는 점에 근거하여 평가해야 한다. 특히 일부 사람들은 척추 이상이 존재하여 비정상적인 생리학적 움직임을 일으킬 수 있기 때문이다. 척추 생리학적 운동과 관련된 다음 정보는 과학적 이론보다는 실증적 경험에 근거한다. 그러나 이것은 미숙한 치료사가 대부분의 사람들에게 촉진해야 할 것을 이해하도록 돕는 데 신뢰할 수 있고 유용한다.

좋은 손과 눈의 협응 및 조직 장력 촉각을 개발함으로써 척추 병변 또는 현대적인 관점에서 신체 척추 기능장애를 감지할 수 있다. 이러한 기능장애는 비정상적인 척추 위치로 촉진될 수 있다. 비정상적인 연부조직 질감을 둘러싼 것이 일반적인 특징인 반면, 정적으로 또는 동적으로 기능한다. 체성 척추 기능장애가 확인되고 적절하게 치료되면, 치료법이 성공적이었는지 판단하기 위해 문제가 되는 척추 부분을 재평가할 수 있다. 기본적인 척추 생리학적 운동에 대한 기초 지식이 실무자에 의해 연구되고 실행된다면 이 전체 과정은 임상적으로 입증될 수 있다.

Fryette's 법칙은 기본적으로 척추 위치와 관련된 세 가지 법칙(원칙으로 알려짐)으로 구성된다. 처음 2개의 법칙은 1918년 Fryette에 의해 개발되었고, 1948년에 CR Nelson에 의해 3번째 법칙으로 개발되었다. 이 법칙은 축선 골격 내에 존재하는 기능장애를 구별하기 위해 적절히 훈련된 실무자가 사용할 수 있는 일련의 지도 원칙으로 정의된다.

처음 두 법칙은 흉부 및 요추에만 관련되며, 이용 가능한 운동은 추간판, 인대 및 관련 근육에 의해 생성된 힘의 패턴에 의해서만 지배되는 것으로 간주된다. 한편, Fryette 역학을 따르는 운동으로 분류되지 않는 경추 운동은 주로 면의 후관절(facet joint) 방향에 의해 결정된다. 그러나 우리는 경추 운동을 유사성으로 인해 Fryette과 같은 역학으로 묘사할 수 있다.

법칙 1 : 중립 역학 - 유형 I

중립 역학은 정상적인 중립 척추 곡선과 함께 편안한 직립 자세로 서 있거나 앉아있는 것과 관련이 있다. 그러나 중립은 무엇인가? 척추 역학의 세계에서 중립은 단일 지점으로 정의되지 않고 몸통의 무게가 척추와 추간판에 걸리고 후관절(facet joint)이 쉬는 상태에 있는 범위로 정의된다.

Fryette는 다음과 같이 썼다:

> "중립은 굴곡의 시작과 확장의 시작 사이의 위치에서 후관절(facet)이 공전하는 척추의 어떤 영역의 위치를 의미하도록 정의된다."

이것은 기본적으로 중립에서, 후관절(facet joint)이 연장 상태(닫힘) 또는 굴곡 상태(개방)에 있지 않다는 것을 의미한다 – 이 두 위치 사이에서 단순히 공전하거나 쉬고 있다는 것을 말한다.

Fryette에 따르면, 척추가 중립위치일 때 한쪽으로의 측면굴곡은 반대편으로의 수평회전에 의해 동반된다(그림 6.3) : 이 첫 번째 법칙은 유형 I 척추 기능장애로 알려져 있으며, 하나 이상의 척추가 정렬되지 않고 척추의 굴곡 또는 신전에 의해 중립으로 돌아갈 수 없는 상태를 말한다. 문제의 척추 그룹은 결합된 관계를

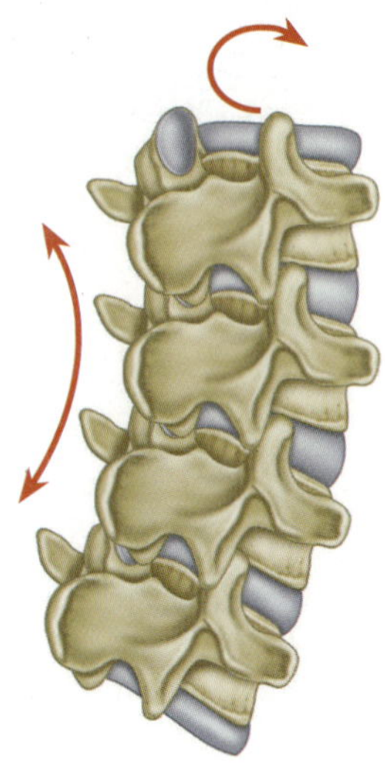

그림 6.3. I 유형 척추 역학. 측면 굽힘 왼쪽, 오른쪽 회전.

보여준다: 전형적인 척추 그룹에서 측면 굽힘력이 한쪽으로 유도되면 전체 그룹이 반대쪽으로 회전한다. 즉, 유형 I 또는 법칙 1은 척추 역학을 준수한다. 이 척추 운동은 척추 측만증(scoliosis)으로 알려진 척추 곡률과 유사한 만곡을 생성한다.

제 1 형 (중립) 기능장애는 일반적으로 척추 그룹(예: T1–7)에서 발생하며 척추 측만증과 같은 척추 상태에서 일반적으로 나타난다. 유형 I 기능장애의 척추는 단일 유형 II 기능장애를 보상하는 경향이 있으며, 기능장애가 때때로 곡률(curvature)의 정점에 위치할 수 있지만 집단 기능장애의 시작 또는 끝에 있다.

유형 I 척추 역학을 보는 다른 방법은 다음과 같다. 흉추 및 요추의 중립 위치에서 측면 굽힘은 측면 굽힘과 같은 측면에 오목한 부분과 회전 측면에 반대쪽 볼록한 부분을 만든다. 예를 들면, 왼쪽으로 구부리면 추체의 왼쪽에 오목한 곡선이 만들어지고 오른쪽에 볼록한 곡선이 만들어진다.

참고: 중립 척추 역학은 측면 굽힘 및 반대쪽 회전으로 인해 Gracovetsky의 척추 엔진을 촉진하는 데 필요한 척추의 자연 발생 동작이다. 모든 척추 기능장애가 있으면 '엔진' (척수)의 전반적인 효능이 감소한다.

법칙 2: 비중립 역학 - 유형 II

Fryette은 척추가 굴곡 또는 신장 위치에 있을 때, 앞뒤로 구부러진 위치(중립이 아닌 것으로 알려진)에서 있거나 앉으면 한쪽으로 구부리는 쪽이 같은 측면: 이것을 유형 II 역학이라고 한다(그림 6.4).

이 두 번째 법칙은 유형 II 척추 기능장애에서 관찰되는데, 여기서 하나의 척추 부분만 운동이 제한되고 굴곡 또는 신장 위치에서 훨씬 악화된다. 위에서 언급한 바와 같이, 이러한 기능장애가 존재하는 경우 동일한 방향으로 측면 굽힘 및 회전을 갖는 결합 척추 운동이 있을 것이다.

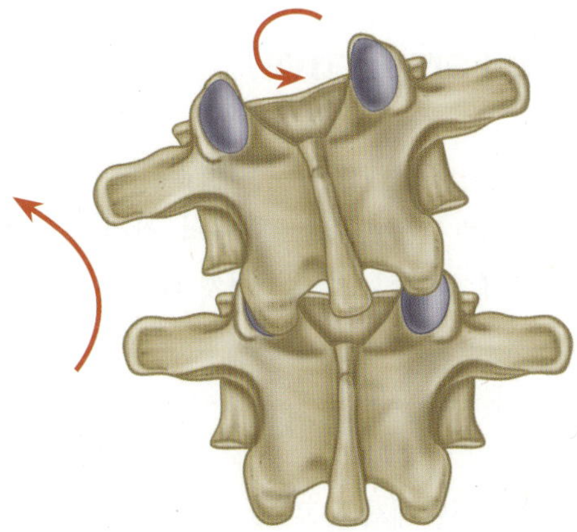

그림 6.4. II 형 척추 역학. 측면 굽힘 왼쪽, 왼쪽 회전.

이것을 다른 각도에서 보자. 간단히 말해, 흉추 또는 요추가 충분히 앞뒤로 구부러지면 단일 척추 유닛의 측면 굽힘 및 회전 운동이 동일한 방향으로 (즉, 같은 측면에서) 발생한다.

유형 II (중립적이지 않은) 척추 기능장애는 일반적으로 단일 척추 한 부분에서 발생하는 것으로 생각된다. 그러나 두 가지 유형 II 기능장애가 동시에 나란히 나타날 수 있지만, 둘 이상이 발생하는 경우는 드물다.

법칙 3

Nelson(1948)에 따르면, 움직임이 하나의 평면에 도입되면 다른 두 평면에서 수정(축소)된다. 제 3 법칙은 기본적으로 처음 두 가지 법칙을 요약한다: 이것은 단순히 하나의 운동 평면에서의 기능장애가 다른 모든 평면에서 움직임을 줄인다. 예를 들면, 회전이 제한되면 측면 굽힘 및 굴곡/연장도 제한된다.

관점 보기
(Viewing Perspective)

척추 운동을 평가할 때 척추는 대개 뒤에서 본다. 일반적으로 척추 기능장애는 환자의 척추를 중립 위치에 배치할 때 존재하지만 이 대칭 위치는 달성할 수 없다. 그 이유는 척추 그룹이나 단일 척추 부분의 기능장애 때문이다.

환자가 기저 평면에서 굴곡, 신장, 측면 굽힘 및 회전을 수행할 때 척추의 비정상적인 관절가동범위(ROM)를 감지할 수 있다. 제한된 관절가동범위가 있는지 확인할 수 있어야 한다.

다음 섹션에서는 척추의 각 영역에 대한 특정 척추 역학 운동에 대해 자세히 설명한다. 나는 중립이라는 용어를 이미 설명했다(즉, 후관절은 굴곡과 확장 사이에서 공전한다). 이 위치는 중립 역학이라 한다. 대조적으로, 비중립 역학이라는 용어는 흔히 전방 굽힘의 척추 위치(굴곡) 또는 후방 굽힘의 척추 위치(신장)를 지칭한다.

1. 요추 (Lumbar Spine)

중립 역학: 유형 I

한쪽으로 측면굽힘 시, 척추는 반대쪽으로 회전한다.

비중립 역학: 유형 II

한쪽으로 측면굽힘 시, 척추가 같은 쪽으로 회전한다.

예외 규칙: 5번째 요추(L5)

중립 역학에서는 한쪽이 한쪽으로 구부리는 동안 5번째 요추(L5)가 반대쪽 또는 같은쪽으로 회전할 수 있고(척추가 비교적 중립 위치에 있더라도 역학에 따름) 엉치뼈 기저부의 비대칭/기능장애 또는 후관절(facet joint)이 있는 경우 이상이 존재한다.

2. 흉추 (Thoracic Spine)

중립 역학: 유형 I

한쪽으로 측면굽힘 시, 척추는 반대쪽으로 회전한다.

비중립 역학: 유형 II

한쪽으로 측면굽힘 시, 척추가 같은 쪽으로 회전한다.

3. 경추 (Cervical Spine)

앞에서 언급했듯이 자궁 경부 척추의 척추 운동은 주로 후관절(facet joint)의 방향에 따라 결정되며 Fryette의 법칙 범위에 속하지 않는다. 그러나 움직임이 비슷하기 때문에 이러한 역학은 Fryette과 비슷하다고 말할 수 있다.

고리뒤통수관절
(Occipitoatlantal Joint, OAJ)

고리뒤통수관절(OAJ)은 후두골을 제 1경추에 연결하고 항상 유형 I (유사) 역학을 따른다: 한쪽 측면굴곡에서, 후두부가 중립인지 아닌지에 관계없이 반대쪽으로 회전한다(굴곡 또는 확장).

고리중쇠관절 C1/C2
(atlantoaxial joint, AAJ)

고리중쇠관절은 주로 회전만 고려된다. 중립 또는 비중립 역학에서 측면 굽힘 이동 중에 제1경추(C1)가 양쪽으로 회전할 수 있음을 제안하는 일부 논의가 있었다. 일반적으로 이 수준에서 발견되는 기능장애는 주로 회전적 구성 요소로 되어있다고 생각된다.

C2-C6 경추는 경추가 중립위치에 있는지 또는 중립위치에 있지 않은지(굴곡 또는 연장)에 관계없이 측면굽힘 및 회전이 항상 같은 쪽으로 결합되는 유형 II(유사) 역학을 따르는 것으로 생각된다.

C2-C6: 중립 역학

한쪽으로 측면 굴곡 시, 척추 몸체는 같은 측면 즉, 유형 II와 같은 역학으로 회전한다.

한쪽으로 측면 굴곡 시, 척추 몸체는 같은 측면 즉, 유형 II와 같은 역학으로 회전한다.

C7은 흉추와 비슷한 방식으로 후관절을 가지므로 이 척추 수준은 Fryette의 고전 법칙을 따른다.

척추 역학: 정의
(Spinal Mechanics: Definitions)

척추의 특정 위치는 두 가지 다른 방식으로 참조할 수 있다.

1. 아래 척추에 대한 척추의 위치
2. 아래 척추에 대한 척추의 운동 제한의 방향

즉, 동일한 척추 분절은 두 개의 다른 관점에서 설명될 수 있다.

예를 들면, T4(흉추의 4번째 척추)가 신전된 오른쪽 구부러진 오른쪽 회전된 오른쪽 위치에 고정되어 있다고 가정하겠다. 이것은 단순히 T4가 바로 아래의 척추 즉, T5에서 오른쪽으로 신전, 측면 굽힘 및 회전 위치에 고정되어 있음을 의미한다. 오른쪽 T4 하위 후관절이 T5 상위 후관절의 닫힌 위치에 고정되어 있기 때문이다. 동작 제한은 왼쪽 굽힘 및 왼쪽 회전(고정 위치와 반대)뿐만 아니라 앞으로 구부려져야 한다. 이 유형의 기능장애는 앞에서 설명한 것처럼 유형 II 역학을 따른다. 그러나 한 단계 더 나아가 척추 기능장애를 T4 신전, 회전, 측면 굽힘 오른쪽 또는 T4 ERS(Extension, Rotation, Side bending)로 분류하여 곧 논의할 것이다.

체성 척추 기능장애 진단의 관점에서, 위치상의 진단은 가장 쉬운 움직임을 갖는 척추의 방향에 따라 결정되고 명명된다.

그 의미에 대해 좀 더 자세히 살펴보자.

척추 기능장애는 일반적으로 나중에 읽을 때와 같이 회전 및 측면 굽힘 구성 요소가 같은 쪽 또는 반대쪽으로 신전되거나 굴곡된 것으로 설명된다.

척추 기능장애에 대한 용어를 정의하기 전에 먼저 검사할 척추 뼈의 특정 위치와 운동을 확인하여 척추 기능장애의 존재를 확인해야 한다. 우리는 환자에게 척추의 세 가지 다른 위치, 중립, 신전 및 굴곡을 채택하도록 요청함으로써 이를 확립할 수 있다. 촉진을 통한 척추 위치는 당시 존재하는 척추 기능장애/후관절(facet joint) 제한의 유형에 따라 이들 세 위치에서 단순히 대칭(레벨) 또는 비대칭(레벨이 아님)이 된다.

후관절(facet joint) 제한이 없으면 척추를 앞으로 구부릴 때 왼쪽 및 오른쪽 후관절(facet joint) (하단 척추와 관련한 상단 척추)이 열리고 앞으로 앞쪽으로 미끄러져 열린다. 반대로 척추를 뒤로 구부리면 왼쪽 및 오른쪽 후관절(facet joint)이 하방 및 후방으로 뒤로 밀려 닫힌다. 그러나 후관절(facet joint)이 어떤 이유로 굴곡 또는 연장 위치로 제한되는 경우, 관절은 이제 전진 및 후진 굽힘의 척추 운동을 수행할 때 중심점으로 작동한다.

이를 설명하기 위해 환자에게 중립 자세(일반적으로 흉추의 경우 앉은 자세)를 취하고 왼쪽, 오른쪽 엄지손가락을 T4/5 가로돌기(TP)에 가볍게 놓는다. 몇 초간 가볍게 촉진하고 왼쪽과 오른쪽 TP를 비교하여 비대칭이 있는지 확인하라; 만약 그렇다면 아주 쉬운 방법으로 척추 기능장애의 존재를 확인했으며, 후관절(facet joint) 제한을 찾았다. 예를 들면, 왼쪽 엄지손가락이 왼쪽 TP와 접촉하는 동안 얕게 촉진된 것처럼 보였을 때(즉, 가로돌기가 피부 표면에 더 가깝게 느껴짐) 오른쪽 엄지손가락(오른쪽 가로돌기)이 깊게 촉진된 경우(예: 엄지손가락) 오른쪽 가로돌기에 도달하기 위해 추가로 이동한 경우, 이는 그림 6.5(c)에 표시된 것처럼 아래의 T5 척추(하방)에서 왼쪽으로 회전한 T4 척추(상방)를 나타낸다.

그러나 이것이 알려주지 않는 것은 왼쪽 후관절(facet joint)이 닫힌 위치에 고정되어 있는지 또는 오른쪽 후관절이 개방 위치에 고정되어 있는지이다. 고정 폐쇄된 후관절 또는 고정 개방된 후관절의 존재를 확인 또는 무시하기 위해 척추 연장(후방 굽힘) 및 척추 굴곡(전방 굽힘) 위치에서 가로돌기를 촉진해야 하는 이유가 여기에 있다.

흉부 T4/5를 예로 들어 이 개념을 비교적 간단한 방법으로 살펴보자. 위에서 이미 논의한 바와 같이, 환자가 중립 위치에 있을 때, 좌측 가로돌기가 얕게 (더 두드러짐) 촉진되고, 우측 가로돌기가 깊게 (덜 두드러짐) 촉진되기 때문에 T4 척추가 좌측으로 회전했다는 것을 알아야한다. 중립 자세에서 이제 엄지손가락이 가로돌기와 접촉하는 동안 환자에게 앞으로 구부리기를 요청한다. 당신 앞으로 구부러진 위치의 왼쪽 및 오른쪽 가로돌기는 더 비대칭적으로 나타난다(한쪽의 가로돌기가 더 두드러지고 다른 쪽의 가로돌기가 덜 두드러짐).

왼쪽 엄지손가락이 더 눈에 띄는 느낌 (혹[bump]이라고 생각)을 생각하고 오른쪽 엄지손가락이 더 깊게 느껴진다고 생각한다(덜 눈에 띔). 이것은 **그림** 6.5(i)에서 보듯이 왼쪽 후관절(facet joint)이 왼쪽의 닫힌 위치에 고정되어 있어야 한다는 것을 의미해야 한다. 왜냐? 환자가 앞으로 구부릴 때 오른쪽 후관절(facet joint)은 정상적으로 앞쪽으로 자유롭게 미끄러지지만 왼쪽 후관절(facet joint)은 뒤쪽으로 고정된다; 정방향 굽힘 중에는 왼쪽 후관절(facet joint)이 정상적으로 열리지 않기 때문에 닫힌 위치에 고정된 왼쪽 후관절(facet joint)이 중심점이 된다. 이 중심점으로 인해 오른쪽 후관절은 기본적으로 정방향 굽힘 중에 더 많이 열려야 하지만 열 수 없는 왼쪽 고정 후관절(facet joint) 주위에서 회전한다. 왼쪽과 오른쪽 엄지손가락이 훨씬 더 비대칭적으로 나타나는 이유이다. 이 경우, 앞쪽으로 구부러진 위치에서 왼쪽 엄지손가락이 더 두드러졌다(왼쪽 가로돌기가 뒤쪽으로 고정되어 혹[bump]이 증가함).

환자가 신전 위치를 채택하도록 하면 왼쪽 후관절(facet joint)이 이미 닫힌 위치에 고정되어 있고 오른쪽 후관절(facet joint)은 단순히 자연스럽게 닫히는 동작을 유지하기 때문에 엄지손가락이 이제 수평(대칭)을 가리킨다. 따라서 **그림** 6.5(f)에서 볼 수 있듯이 가로돌기의 왼쪽 및 오른쪽 엄지 위치는 신전에서 대칭(단계)이 된다(왼쪽 가로돌기의 혹[bump]은 사라짐).

오른쪽 후관절(facet joint)이 열린 위치에 고정된 경우, 다른 유형의 기능장애를 고려하라. T4/5 가로돌기를 중립으로 촉발해도 **그림** 6.9(c)와 같이 왼쪽 엄지손가락이 얕고 (혹[bump]) 오른쪽 엄지손가락이 깊어 왼쪽 회전을 나타낸다. 그러나 환자가 척추를 앞으로 구부리면 **그림** 6.9(i)에 표시된 것처럼 엄지손가락이 대칭된다(예: 엄지손가락이 수평이 되고 혹[bump]이 사라짐).

반대로, 환자가 척추를 뒤로 구부리면 엄지손가락이 **그림** 6.9(f)와 같이 비대칭(즉, 신전 시 대칭이 손실되고 가로돌기에서 왼쪽 엄지손가락으로 느껴지는 융기 증가) 이번에는 왼쪽 엄지손가락이 실제로 눈에 띄게 나타나고(혹[bump]이 있음) 오른쪽 엄지손가락이 뒤로 구부러진 위치에서 더 깊게 이동하는 것처럼 보이다. 왜? 전방으로 구부러진 위치에서, 양쪽면 조인트는 정상적으로 개방될 수 있으며, 따라서 엄지는 이 위치에서 수평된다; 그러나 뒤로 구부러진 신전 위치에서 오른쪽 후관절(facet joint)이 열린 위치(왼쪽으로 회전한 경우에도)에 고정되기 때문에 후관절은 오른쪽에서 닫힐 수 없지만 고정 피벗 점은 오른쪽 열린 후관절(facet joint)은 오른쪽 가로돌기를 앞쪽으로 고정시킨다. 후진 굽힘 동작으로 인해 왼쪽이 더 뒤쪽으로 이동하므로 왼쪽 가로돌기가 왼쪽 회전으로 더 이동하는 것처럼 보이다. 따라서 엄지손가락이 비대칭으로 나타나고 이제 뒤로 구부러진 위치에서 왼쪽 가로돌기의 왼쪽 엄지손가락이 오른쪽 엄지손가락보다 두드러진다(혹[bump]이 나타남).

참고: 위의 기능장애는 열린 위치에 고정된 오른쪽 후관절(facet joint)와 관련이 있다. 곧 읽을 수 있도록 이것을 FRS(L)(flexion, left rotation, left side bending)이라 한다.

이 두 가지 과정을 기억하는 한 가지 방법은 자신의 환자에게 도움이 되므로 다음 두 가지 규칙을 이해하는 것이다.

규칙 1: 정방향 굽힘에서 눈에 띄는 가로돌기가 훨씬 눈에 띄게 되면 (혹[bump]이 나타남) 해당 면이 닫힌 상태로 고정된다.

규칙 2: 뒤로 굽힘에서 돌출 가로돌기가 더 두드러지면 (혹[bump]이 나타남) 반대쪽이 열린 상태로 고정된다.

Maitland(2001)는 또 다른 설명을 제공하는데, 내가 말하려는 것을 더 잘 이해하는 데 도움이 될 수 있다. 먼저 중립 위치에서 회전을 결정한다. 이런 다음 엄지손가락을 회전한 척추의 가로돌기에 유지하고 클라이언트를 앞뒤로 구부린 다음 엄지손가락 아래에서 일어나는 일을 느끼고 관찰해라. 혹(bump)(회전한 척추의 후방 또는 두드러진 척추 뼈 가로돌기)이 사라지는 위치를 찾아라. Maitland에 따르면, 혹(bump)이 사라지는 위치(또는 척추 제거가 발생하는 것처럼 보이는 경우)는 후관절(facet joint)이 제한되는 위치이다.

"전방 굽힘에서 혹(bump)이 사라지면 후관절이
전진 구부러진 위치에 고정되므로 후관절이
열린 상태로 고정된다
(굴곡 고정)."

"후방 굽힘에서 혹(bump)이 사라지면 후관절이
뒤로 구부러진 위치에 고정되므로 후관절이
닫힌 상태로 고정된다
(신전 고정)."

우리는 이제 실무자들이 "뒤쪽 굽힘에서 혹(bump)이 사라지면 후관절(facet joint)이 뒤쪽으로 구부러진 위치에 고정된다. 즉, 후관절(facet joint)이 닫힌 상태로 고정되어 있다(신전 고정됨). 환자가 자신의 클리닉에 제공할 수 있는 척추 기능장애 패턴의 몇 가지 일반적인 예를 들 수 있다. 이 장의 모든 정보를 읽고 필요한 척추를 모두 연습했으면 좋겠다.

고정 후관절(fixed facet) 또는 개방 후관절(open facet)의 존재를 확인하기 위해 위치, 우리는 특히 요추에 대한 치료 전략의 형태를 볼 수 있다(13장에서 논의 됨). 그러나 평가 과정에 대한 몇 가지 예를 제시했지만 흉부 척추 부위에 대한 특정 치료는 이 텍스트에서 다루지 않다. 그럼에도 불구하고, 13장에서 요추에 대해 보여진 치료 기술을 수정할 수 있어야 하고 흉추의 기능장애에 적응/적용한다.

정의: 신전, 회전, 측면 굽힘(ERS) 기능장애에는 닫힌 위치에 고정된 후관절(facet joint)(하방, 상방 구조물)이 포함된다. 이것은 중립이 아닌(유형 II) 척추 역학 장애로 분류된다.

신전, 왼쪽 회전, 왼쪽 측면 굽힘 / Extension, Rotation, Side Bending Left, ERS(L)

이것은 왼쪽 후관절(facet joint)이 닫힌 위치에 고정된 상황이다. ERS(L)은 그림 6.5(a)와 같이 확장되고 옆으로 구부러지고 회전된 위치에서 왼쪽으로 고정되는 가장 높은 척추의 방향을 나타낸다.

a)

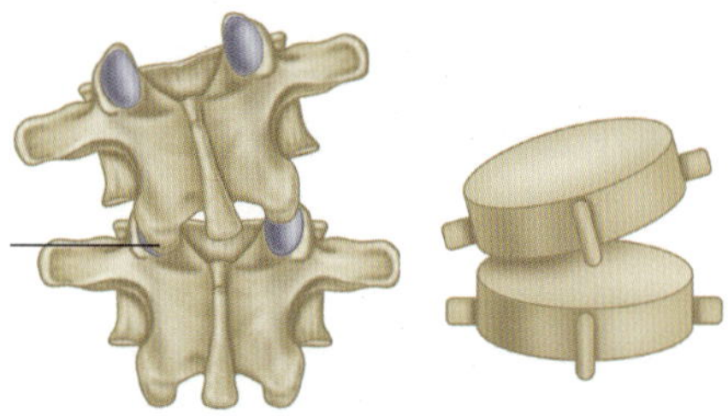

그림 6.5. (a) 신전, 왼쪽 회전, 왼쪽 측면 굽힘–ERS(L).

두 가지 예가 고려될 것이다:

첫째, 제 4흉추(T4)는 제 5흉추(T5)의 좌측에서 닫힌 위치에 고정된 것으로 가정되고; 두 번째로 5번째 요추(L5)는 첫 번째 엉치뼈(S1)의 왼쪽에서 닫힌 위치에 고정되어 있다고 가정한다. 이제 중립, 굴곡 및 확장의 세 위치에서 T4/5 및 L5/S1 을 검사한다.

중립 위치(Neutral Position)

환자가 중립 위치에 있는 상태에서 엄지손가락이 T4, T5 가시돌기 측면에 약 1인치(2.5 cm) 측면을 향하도록 하여 엄지손가락이 왼쪽 및 오른쪽 가로돌기와 부드럽게 접촉하도록 한다(L5/S1 척추를 하기 위한 준비가 되면 동일한 과정을 반복한다). ERS(L)가 있는 경우, 왼쪽 엄지손가락이 더 눈에 잘 띄고 (얕음) 오른쪽 엄지손가락으로 나타난다. 척추가 왼쪽으로 회전했음을 나타내는 중립 위치(그림 6.5 (b–d) 참조)에서 더 깊게 나타난다.

b)

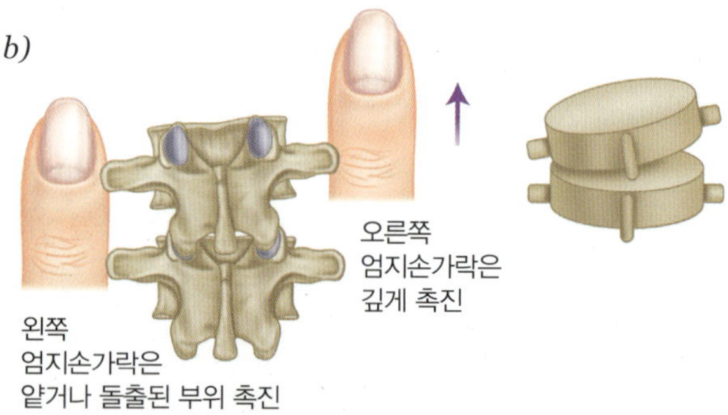

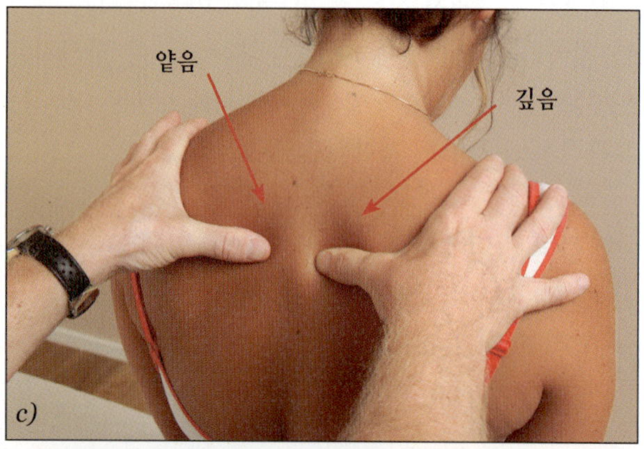

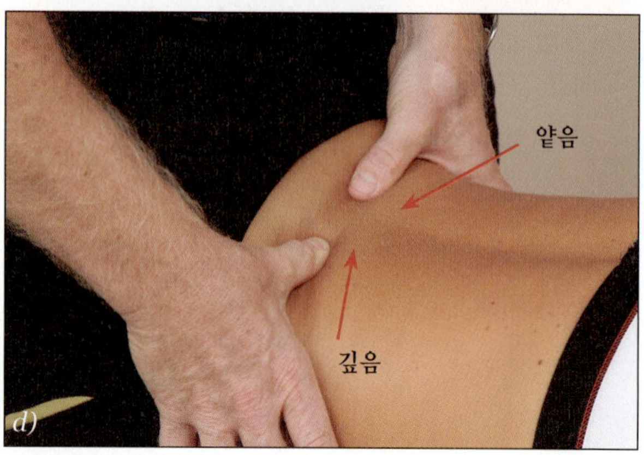

그림 6.5. (b) 중립 위치: 왼쪽 엄지손가락은 얕게 보이고 오른쪽 엄지손가락은 더 깊게 나타나 척추의 왼쪽 회전을 나타낸다. (c) 흉부 척추 T4/5. (d) 요추 L5/S1.

신전 위치(Extensiion Position)

환자가 뒤로 구부릴 때 엄지손가락의 상대적 수준을 관찰하라. 그림 6.5(e-g)와 같이 왼쪽 및 오른쪽 엄지손가락이 수평임을 알 수 있다.

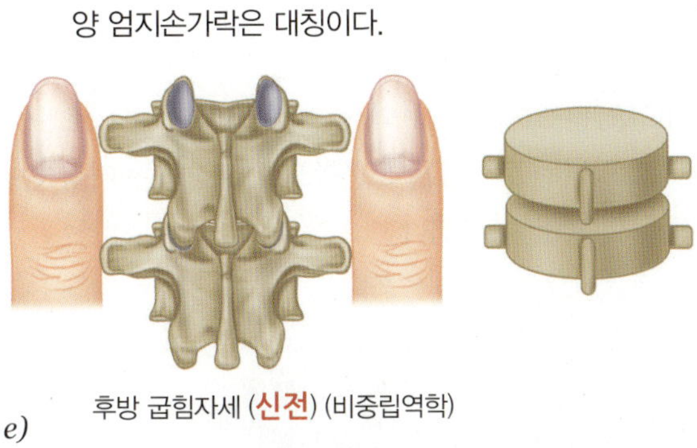

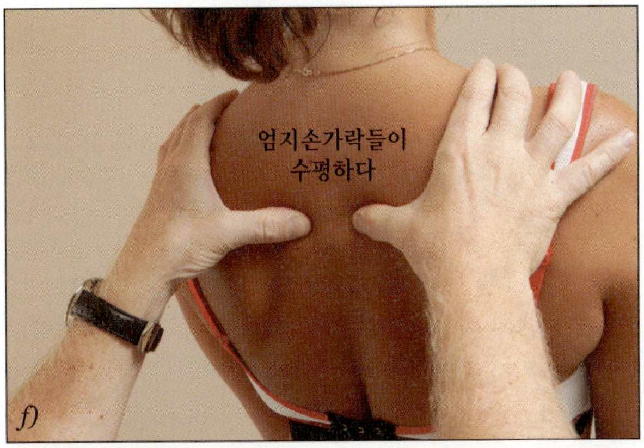

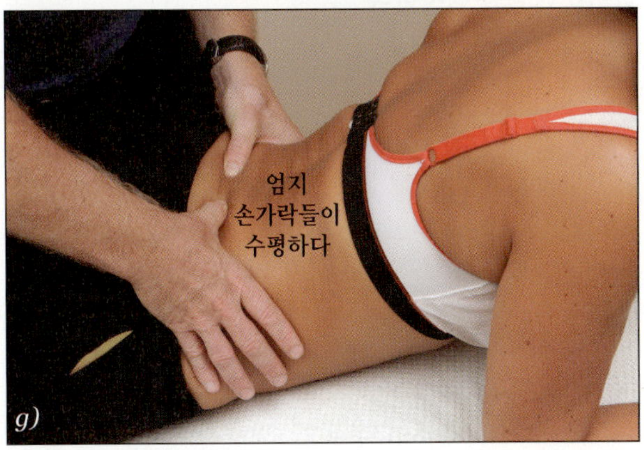

그림 6.5. (e) 신전 위치 : 왼쪽 및 오른쪽 엄지손가락이 수평으로 나타난다. (f) 흉부 척추 T4/5. (g) 요추 L5/S1.

굽힘 위치(Flexion Position)

다음으로 환자가 앞으로 구부릴 때 엄지손가락의 상대적 위치를 본다. 이번에는 그림 6.5(h-j)와 같이 왼쪽 엄지손가락이 더 두드러지게 나타나고(혹[bump]이 나타남) 오른쪽 엄지손가락이 더 깊게 움직이는 것처럼 보인다. 엄지손가락의 이 비대칭 위치는 왼쪽 고정된 닫힌 후관절(facet joint)을 나타낸다.

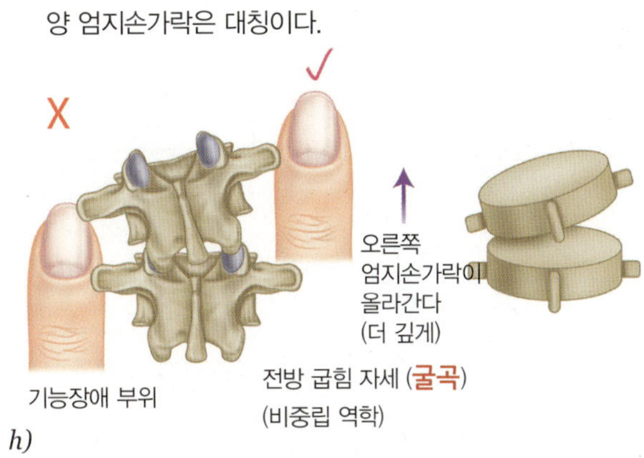

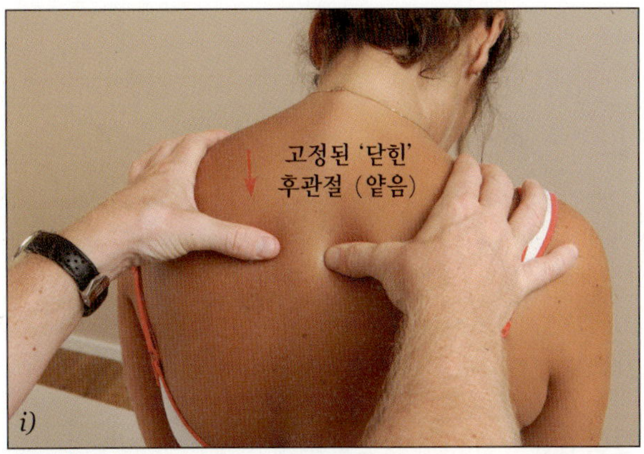

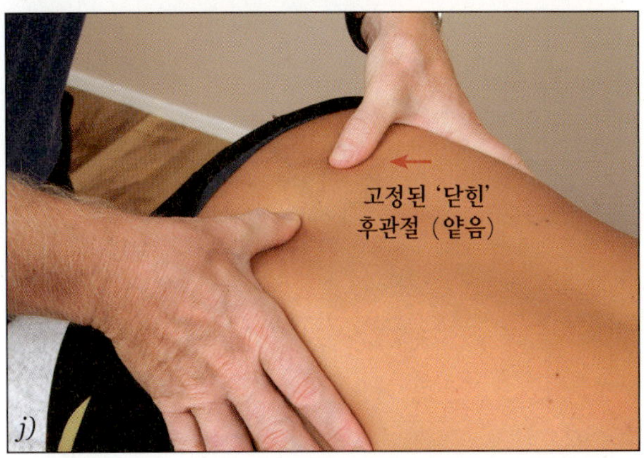

그림 6.5. (h) 굴곡 위치: 왼쪽 엄지손가락이 더 두드러지고 오른쪽 엄지손가락이 깊게 나타나 왼쪽에 고정된 닫힌 척추를 나타낸다. (i) 흉부 척추 T4/5. (j) 요추 L5/S1.

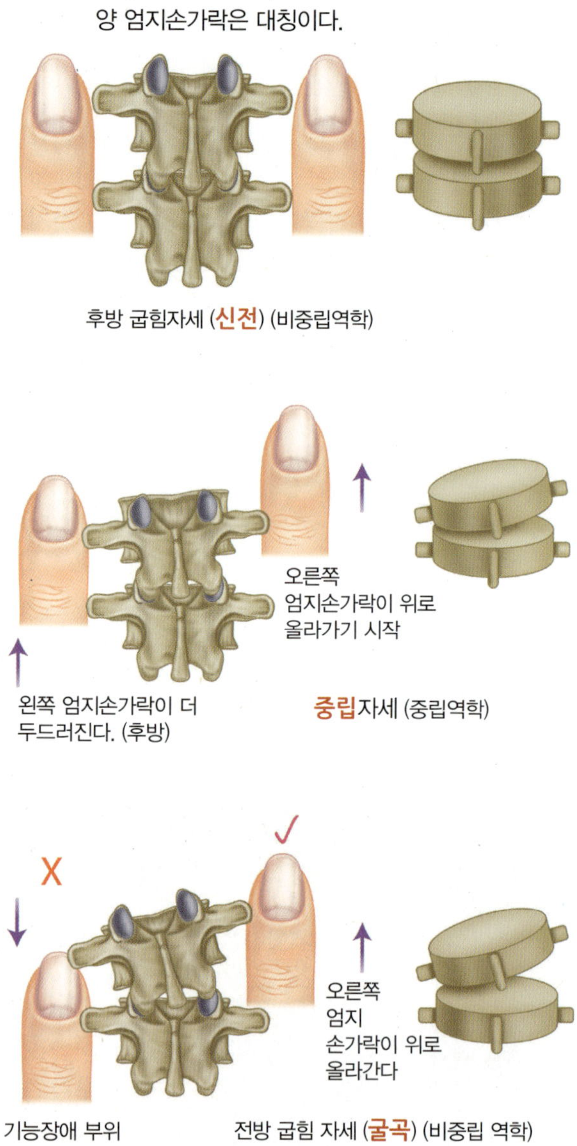

그림 6.6. ERS(L)의 엄지 위치.

신전, 오른쪽 회전, 오른쪽 가측 굽힘 / Extension, Rotation, Side Bending Right. ERS(R)

이것은 오른쪽 후관절(facet joint)이 닫힌 위치에 고정된 상황이다.

ERS(R)는 그림 6.7(a)와 같이 확장되고 옆으로 구부러지고 회전된 위치에서 오른쪽으로 고정되는 가장 높은 척추의 방향을 나타낸다.

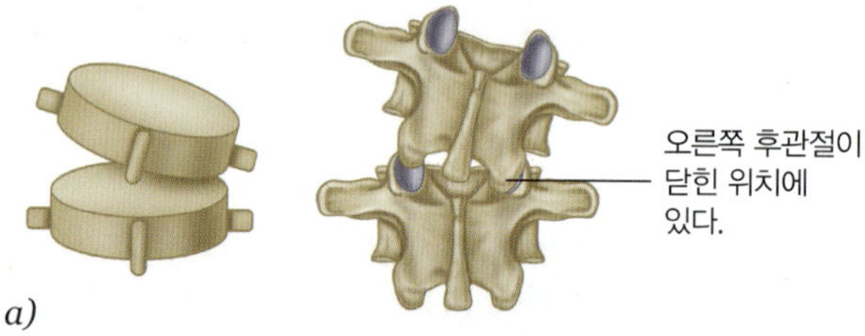

그림 6.7. (a) 신전, 오른쪽 회전, 오른쪽 측면 굽힘-ERS(R).

두 가지 예가 고려될 것이다: 첫 번째에서, T4는 T5의 우측 폐쇄 위치에 고정된 것으로 가정되고; 두 번째로 L5는 S1의 오른쪽에 닫힌 위치에 고정되어 있다고 가정한다. 이제 중립, 굴곡 및 확장의 세 위치에서 T4/5 및 L5/S1 레벨을 검사한다.

중립 위치(Neutral Position)

환자가 중립 위치에 있는 상태에서 엄지손가락이 T4 및 T5 가시돌기 측면에 약 1인치(2.5 ㎝) 측면을 향하게 하여 엄지손가락이 왼쪽 및 오른쪽 가로돌기와 부드럽게 접촉하도록 한다(L5/S1 척추를 하기 위한 준비가 되면 동일한 과정을 반복한다).

ERS(R)가 있으면 오른쪽 엄지손가락이 얕고 왼쪽 엄지손가락이 나타난다. 척추의 올바른 회전을 나타내는 중립 위치(그림 6.7(b–d) 참조)에서 더 깊다.

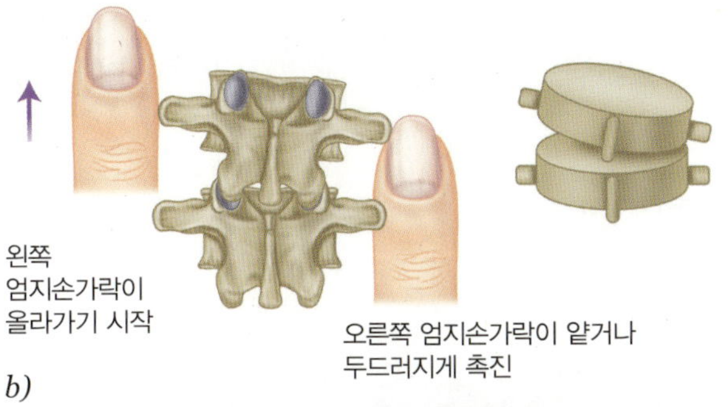

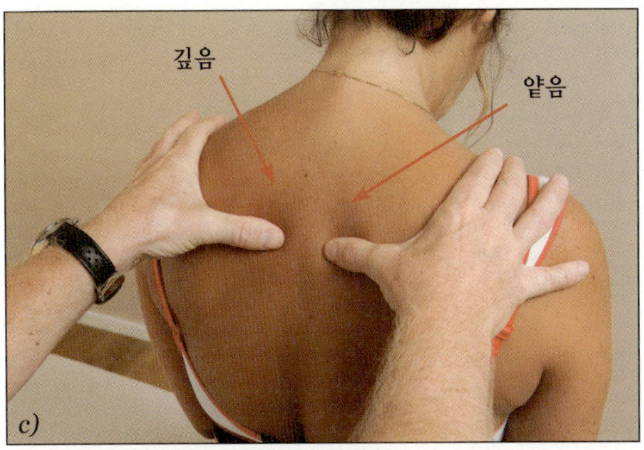

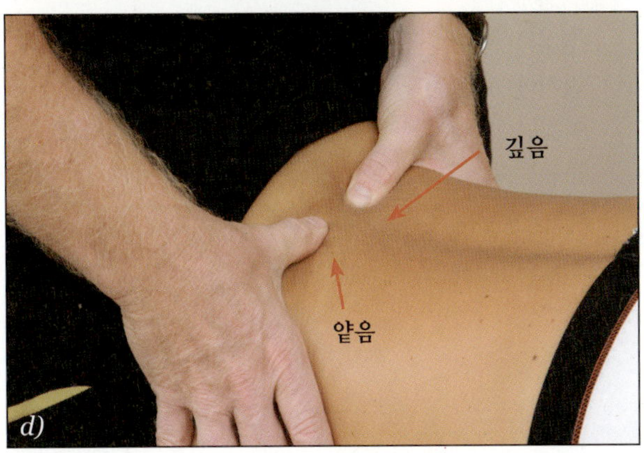

그림 6.7. (b) 중립 위치–오른쪽 엄지손가락이 더 두드러지고 왼쪽 엄지손가락이 더 깊게 나타나 척추의 오른쪽 회전을 나타낸다. (c) 흉부 척추 T4/5. (d) 요추 척추 L5/S1.

신전 위치(Extension Position)

환자가 뒤로 구부릴 때 엄지손가락의 상대적 수준을 관찰해라. 그림 6.7(e–g)과 같이 왼쪽 및 오른쪽 엄지손가락이 수평임을 알 수 있다.

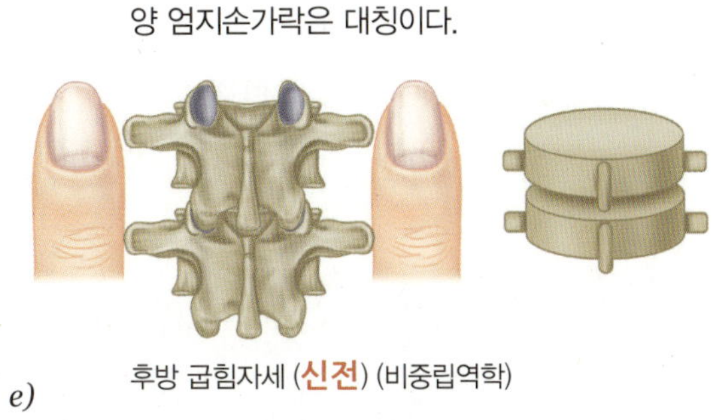

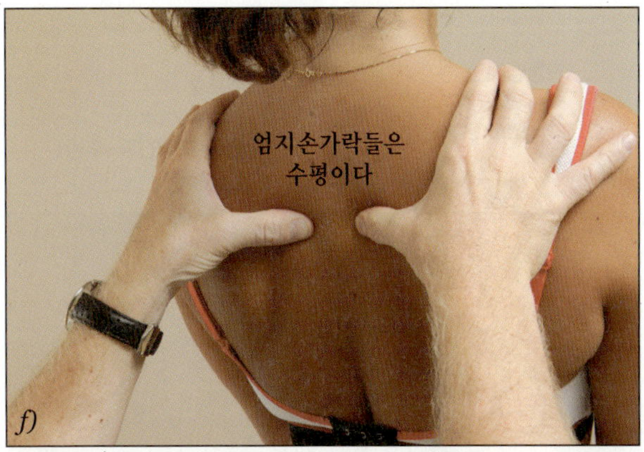

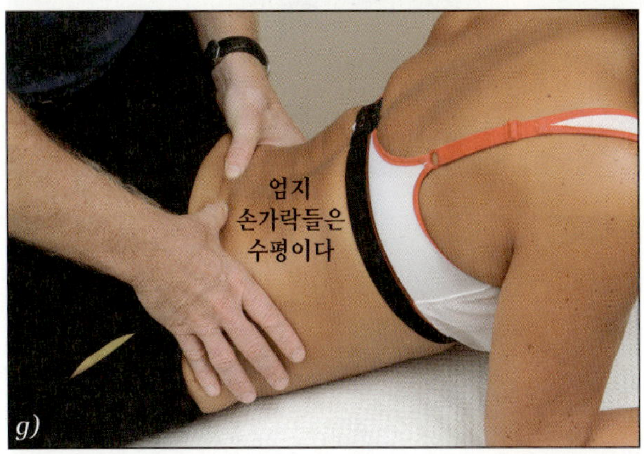

그림 6.7. (e) 신전 위치–왼쪽 및 오른쪽 엄지손가락이 수평으로 나타난다. (f) 흉부 척추 T4/5. (g) 요추 L5/S1.

굽힘 위치(Flexion Position)

다음으로 환자가 앞으로 구부릴 때 엄지손가락의 상대적 레벨을 보라. 그림 6.7(h–j)에 표시된 것처럼 오른쪽 엄지손가락이 더 두드러지게 보이고 (혹[bump]이 나타남) 왼쪽 엄지손가락이 더 깊게 이동하는 것으로 나타난다. 엄지손가락의 이 비대칭 위치는 오른쪽의 고정된 닫힌 후관절(facet joint)을 나타낸다.

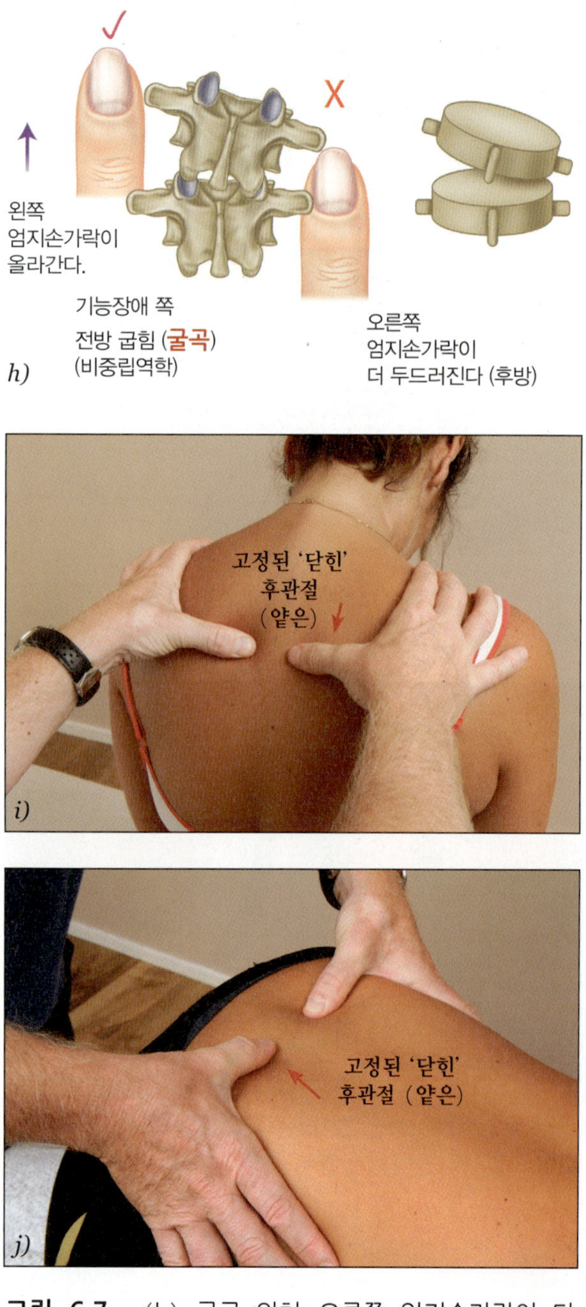

그림 6.7. (h) 굴곡 위치–오른쪽 엄지손가락이 더 두드러지고 왼쪽 엄지손가락이 더 깊게 나타나 오른쪽에 고정된 닫힌 척추를 나타낸다. (i) 흉부 척추 T4/5. (j) 요추 L5 / S1.

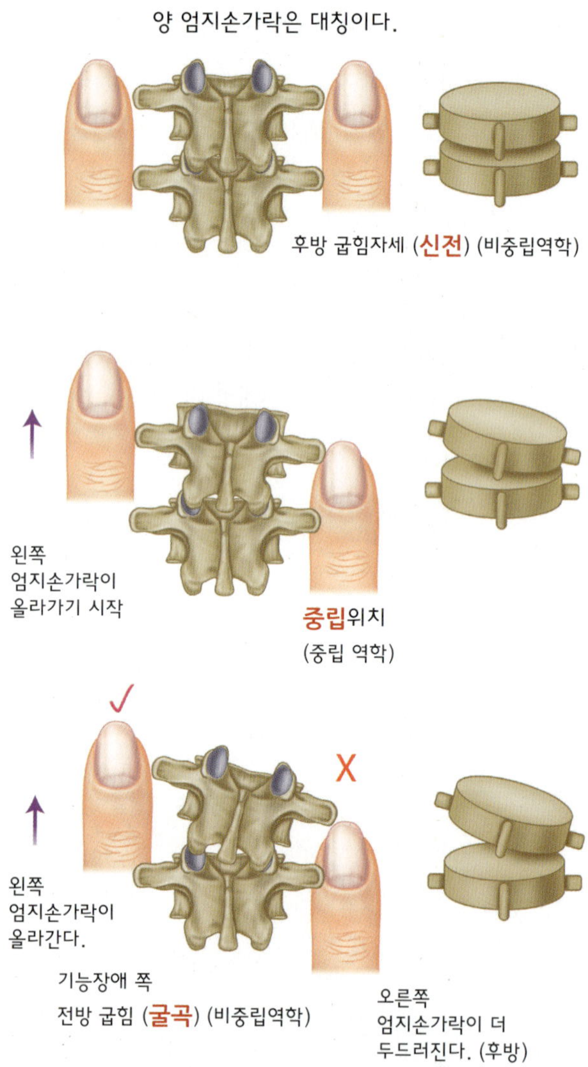

그림 6.8. ERS(R)의 엄지 위치.

정의: 굴곡, 회전, 측면 굽힘(FRS) 기능장애 열린 위치에 고정된 후관절(facet joint)를 포함한다. 이것은 중립이 아닌 (유형 II) 척추역학 장애로 분류된다.

굽힘, 왼쪽 회전, 왼쪽 측면 굽힘 / Flexion, Rotation, Side Bending Left. FRS(L)

이것은 오른쪽 후관절(facet joint)이 열린 위치에 고정된 상황이다. 기능장애가 오른쪽면에 있지만 FRS(L)은 굽힘, 굽힘 및 회전 위치에서 왼쪽으로 고정되는 최상위 척추의 방향을 나타낸다. 그러나 그림 6.9(a)와 같이 열린 위치에 고정되어 있기 때문에 기능장애가 있는 것이 올바른 면이다.

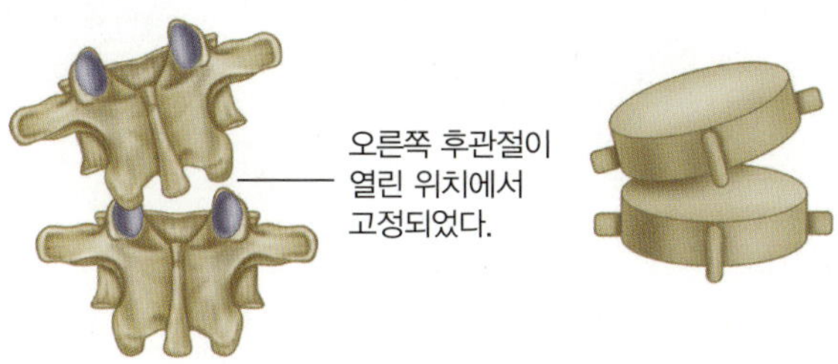

a)

그림 6.9. (a) 굴곡, 왼쪽 회전, 왼쪽 측면 굽힘—FRS(L).

이제 중립, 굴곡 및 신전의 세 위치에서 T4/5 및 L5/S1 레벨을 검사한다.

중립 위치(Neutral Position)

환자가 중립 위치에 있는 상태에서 엄지손가락이 T4 및 T5 가시돌기 측면에 약 1인치(2.5 cm) 측면을 향하게 하여 엄지손가락이 왼쪽 및 오른쪽 가로돌기와 점진적으로 접촉한다(L5/S1 척추를 하기 위한 준비가 되면 동일한 과정을 반복한다). FRS(L)가 있으면 왼쪽 엄지가 더 두드러지고 오른쪽 엄지가 다음과 같이 나타난다. 척추가 왼쪽으로 회전했음을 나타내는 중립 위치(그림 6.9(b,d) 참조)에서 더 깊어야 한다.

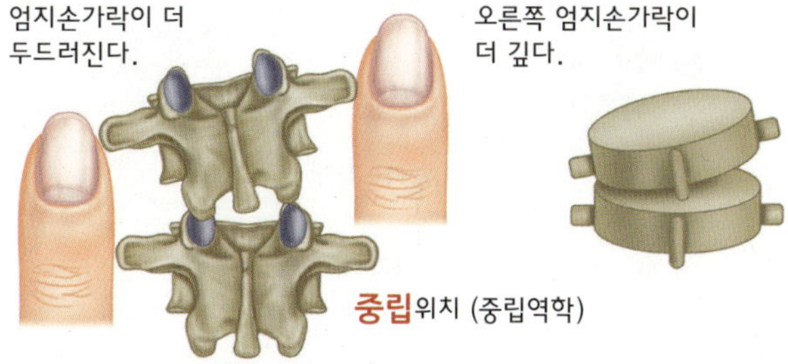

b)

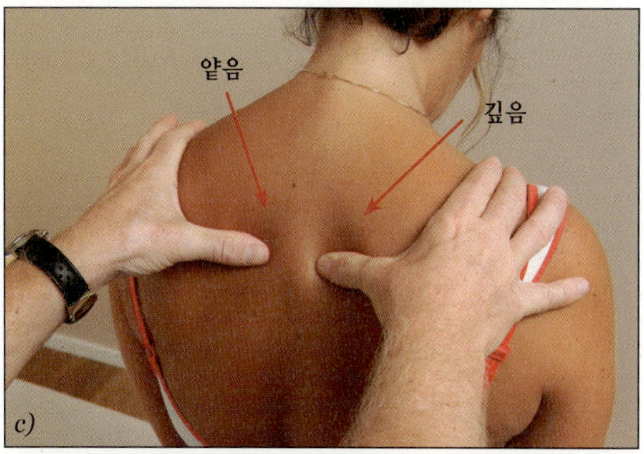

c)

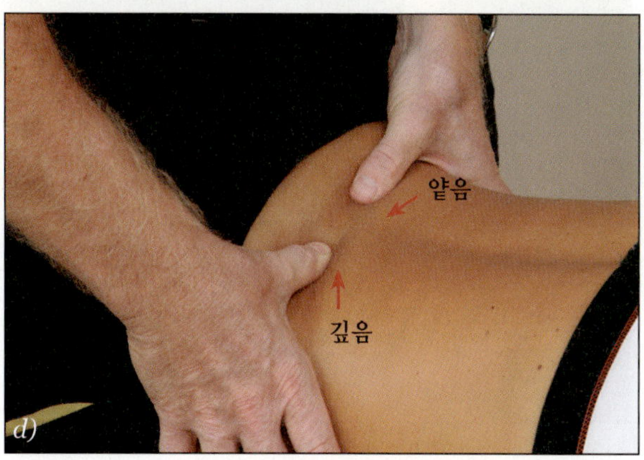

d)

그림 6.9. (b) 중립 위치–왼쪽 엄지손가락은 얕게 보이고 오른쪽 엄지손가락은 더 깊게 나타나 척추의 왼쪽 회전을 나타낸다. (c) 흉부 척추 T4/5. (d) 요추 L5/S1.

신전 위치(Extensiion Position)

환자가 뒤로 구부릴 때 엄지손가락의 상대적 위치를 관찰한다. 그림 6.9(e–g)와 같이 왼쪽 엄지가 더 두드러지게 나타나고 (혹[bump]이 나타남) 오른쪽 엄지가 더 깊게 이동하는 것으로 나타난다. 엄지손가락의 이 비대칭 위치는 오른쪽에 고정된 열린 후관절(facet joint)(회전과 반대쪽)을 나타낸다.

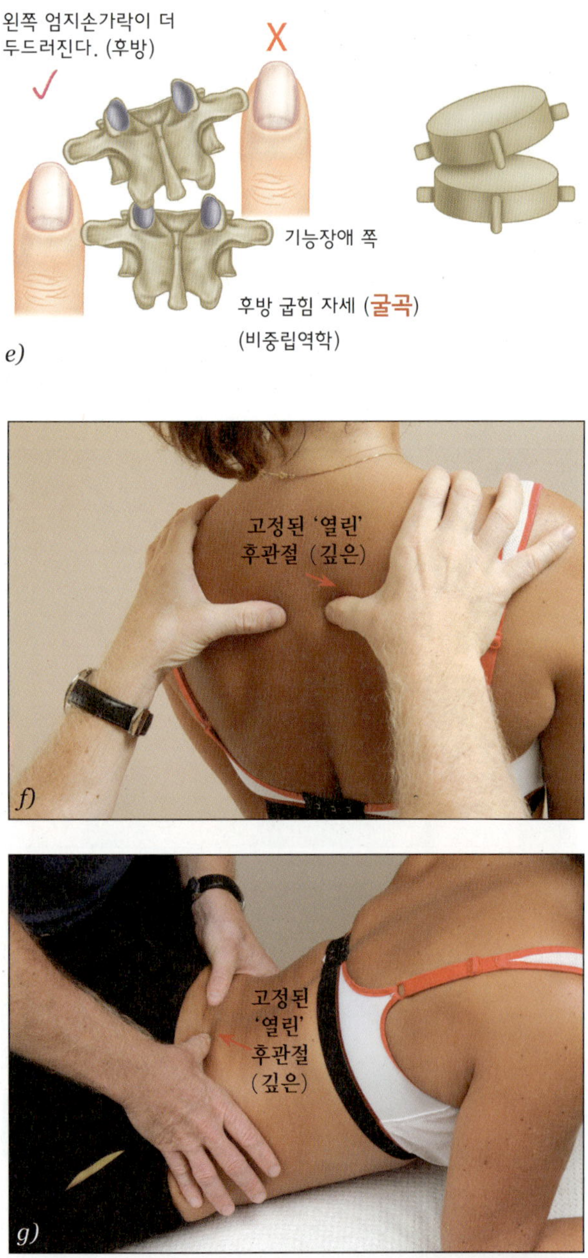

그림 6.9. (e) 연장 위치: 왼쪽 엄지손가락이 더 두드러지고 오른쪽 엄지손가락이 더 깊게 나타나 오른쪽에 고정된 열린 후관절을 나타낸다. (f) 흉부 척추 T4/5. (g) 요추 L5/S1.

굽힘 위치(Flexion Position)

다음으로 환자가 앞으로 구부릴 때 엄지손가락의 상대적 위치를 본다. 그림 6.9(h–j)와 같이 왼쪽 엄지손가락과 오른쪽 엄지손가락이 수평임을 알 수 있다.

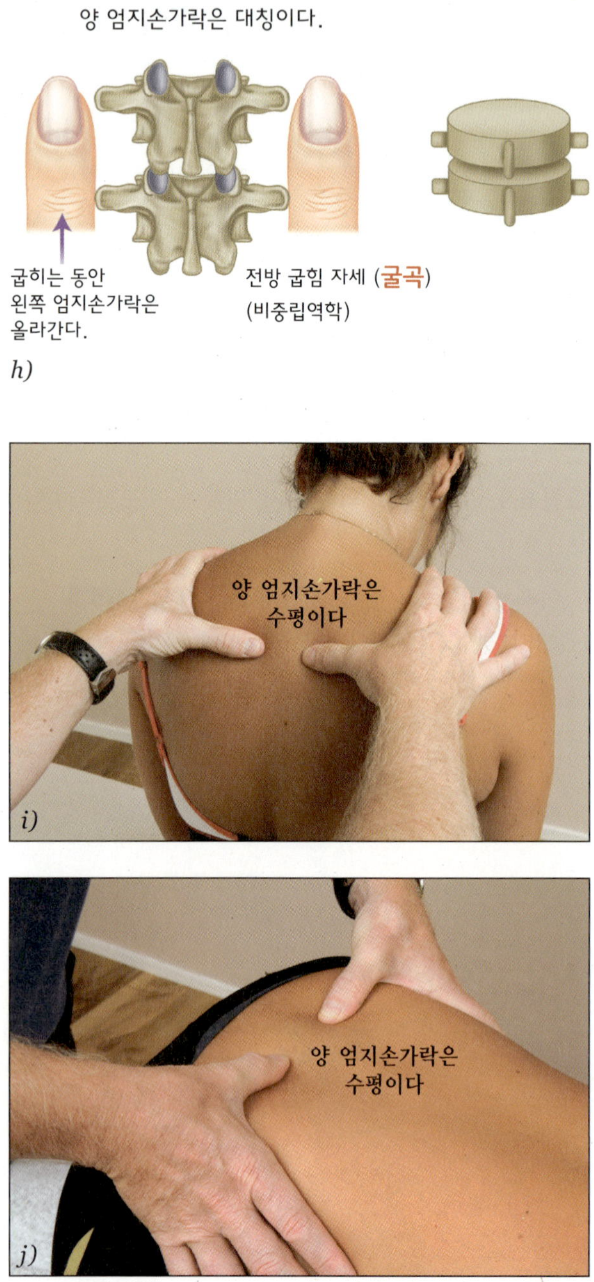

그림 6.9. (h) 굴곡 위치: 이제 왼쪽 엄지손가락과 오른쪽 엄지손가락이 수평으로 나타난다. (i) 흉부 척추 T4/5. (j) 요추 L5/S1.

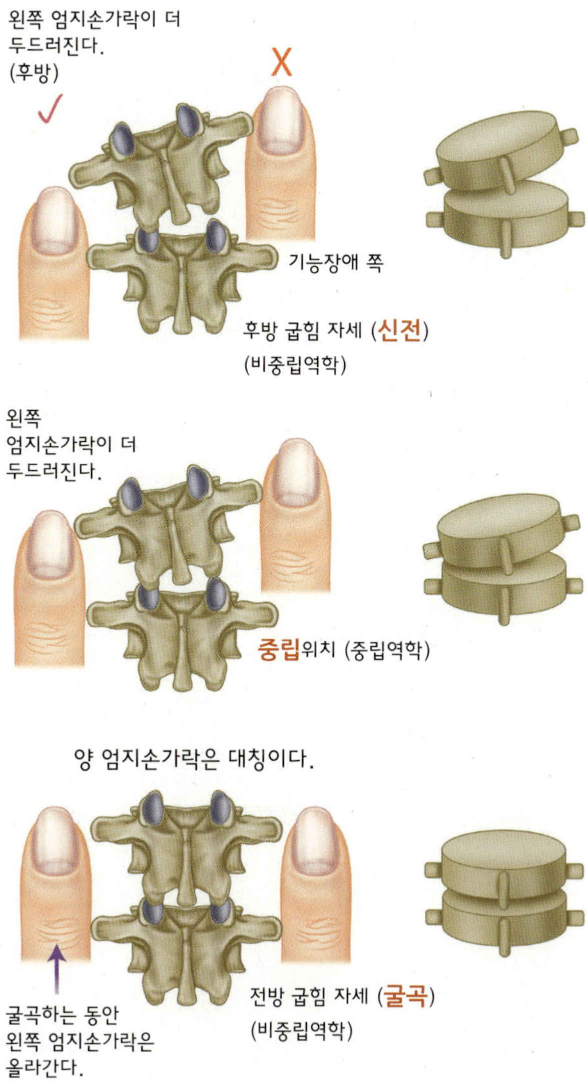

그림 6.10. FRS (L)의 엄지 위치.

굽힘, 오른쪽 회전, 오른쪽 측면 굽힘 / Flexion, Rotation, Side Bending—FRS(R)

이것은 왼쪽 후관절(facet joint)이 열린 위치에 고정된 상황이다. 기능장애는 왼쪽 면이지만 FRS(R)는 굽힘, 측면 굽힘 및 회전 위치에서 오른쪽으로 고정되는 최상위 척추의 방향을 나타낸다. 그러나 그림 6.11(a)와 같이 개방된 위치에 고정되어 있기 때문에 왼쪽 면이다. 이제 중립, 굴곡 및 확장의 세 위치에서 T4/5 및 L5/S1 레벨을 검사한다.

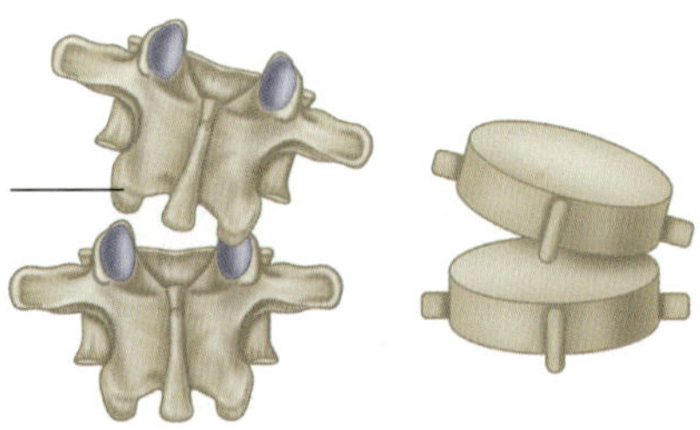

a)

그림 6.11. (a) 굴곡, 오른쪽 회전, 오른쪽 측면 굽힘—FRS(R).

중립 위치(Neutral Position)

환자가 중립 위치에 있는 상태에서 엄지손가락이 T4 및 T5 가시돌기 측면에 약 1 인치(2.5 cm) 측면을 향하게 하여 엄지손가락이 왼쪽 및 오른쪽 가로돌기와 부드럽게 접촉하도록 한다(L5/S1 척추를 하기 위한 준비가 되면 동일한 과정을 반복한다). FRS(R)가 있으면 왼쪽 엄지손가락이 얕고 오른쪽 엄지손가락이 나타난다. 척추가 왼쪽으로 회전했음을 나타내는 중립 위치(그림 6.11(b,d) 참조)에서 더 깊다.

왼쪽 엄지손가락이 더 깊다.

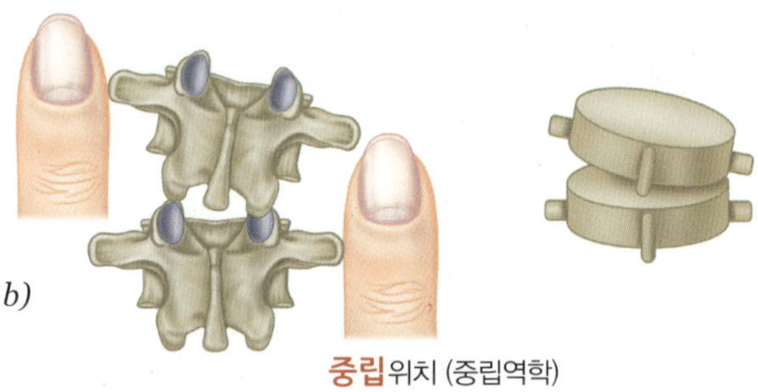

b)

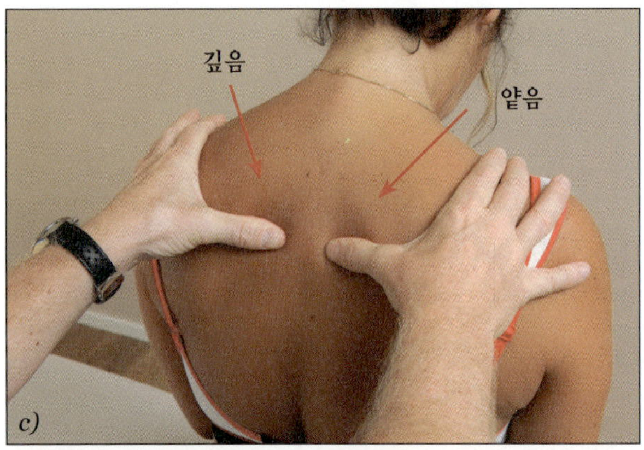

c)

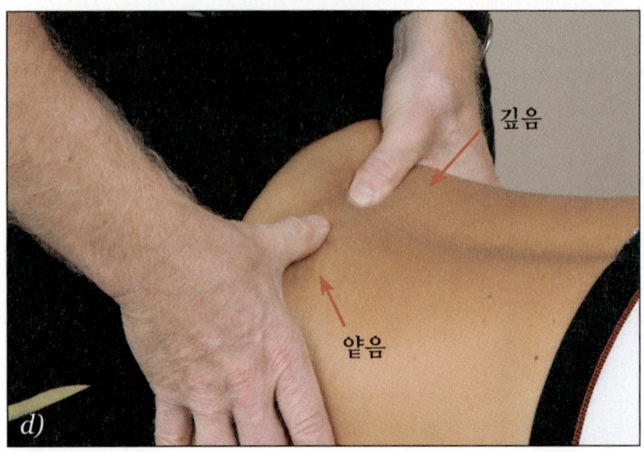

d)

그림 6.11. (b) 중립 위치-오른쪽 엄지손가락은 얕게 보이고 왼쪽 엄지손가락은 깊게 나타나 척추의 오른쪽 회전을 나타낸다. (c) 흉부 척추 T4/5. (d) 요추 L5/S1.

신전 위치(Extensiion Position)

환자가 뒤로 구부릴 때 엄지손가락의 상대적 위치를 관찰한다. 그림 6.11(e–g)과 같이 오른쪽 엄지손가락이 두드러지게 나타나고 (혹[bump]이 나타남) 왼쪽 엄지손가락이 더 깊게 움직인 것처럼 보이다. 엄지손가락의 이 비대칭 위치는 왼쪽의 고정된 개방형 후관절(facet joint) (회전과 반대쪽)을 나타낸다.

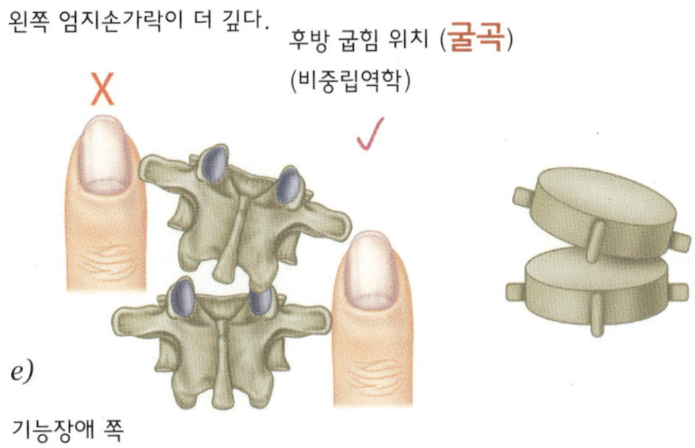

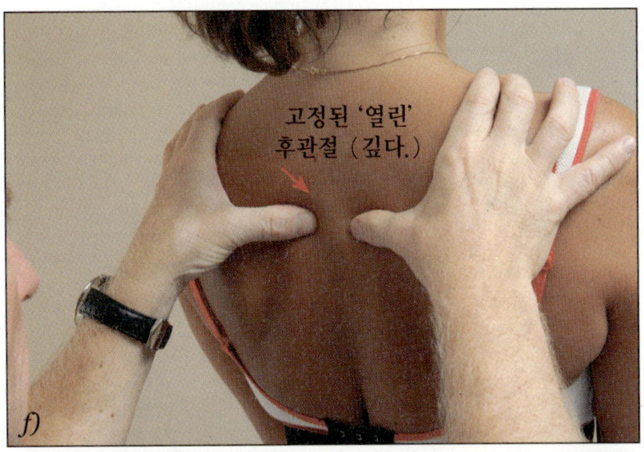

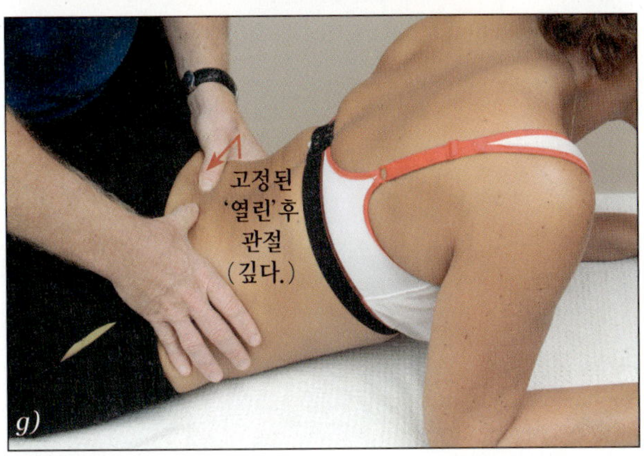

그림 6.11. (e) 연장 위치–오른쪽 엄지손가락이 더 두드러지고 왼쪽 엄지손가락이 더 깊게 나타나 왼쪽에 고정된 열린 후관절을 나타낸다. (f) 흉부 척추 T4/5. (g) 요추 L5/S1.

굽힘 위치(Flexion Position)

다음으로 환자가 앞으로 구부릴 때 엄지손가락의 상대적 위치를 본다. 그림 6.11(h–j)과 같이 왼쪽 엄지손가락과 오른쪽 엄지손가락이 수평을 이루고 있음을 알 수 있다.

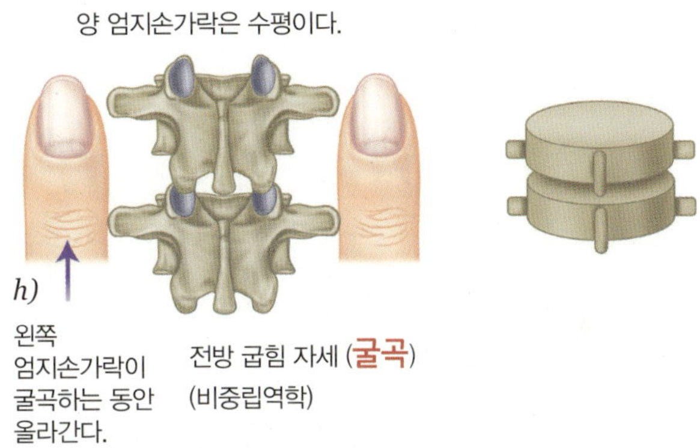

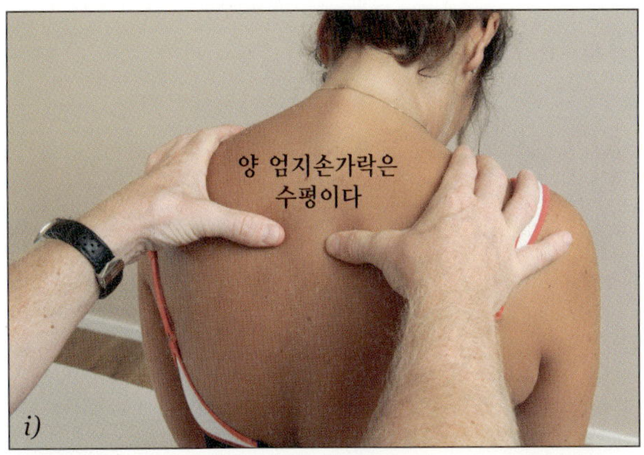

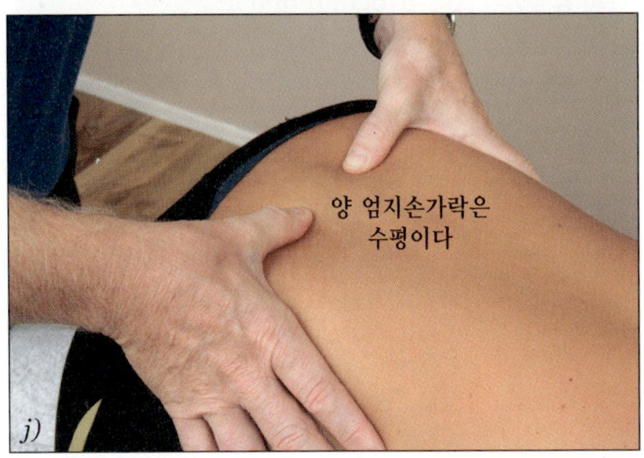

그림 6.11. (h) 굴곡 위치—이제 왼쪽 엄지손가락과 오른쪽 엄지손가락이 수평으로 나타난다. (i) 흉부 척추 T4/5. (j) 요추 L5/S1.

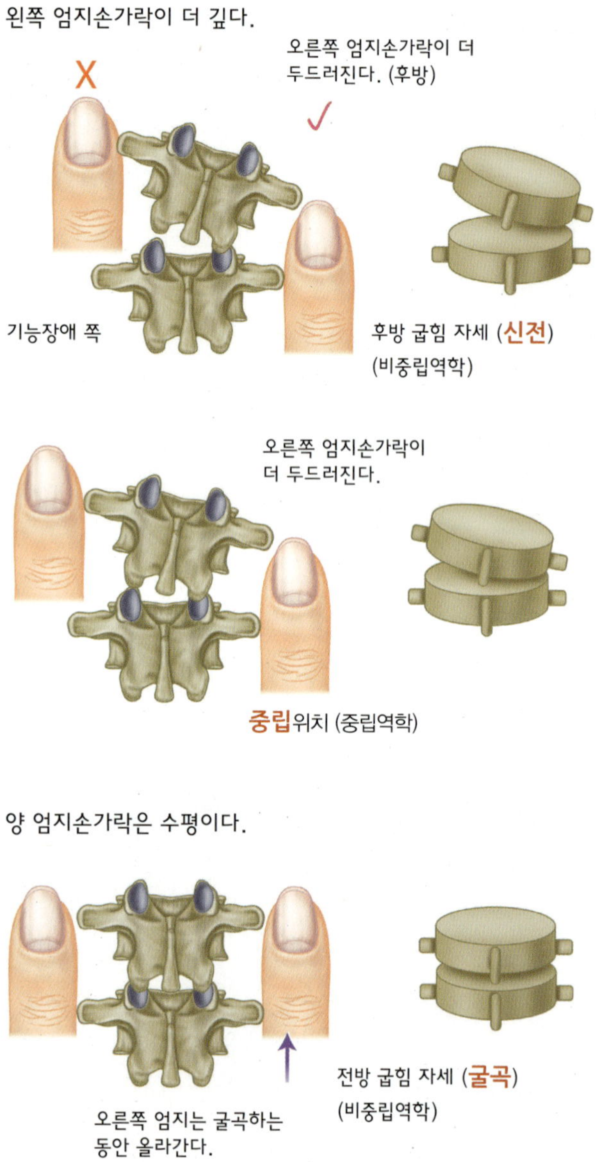

그림 6.12. FRS(R)의 엄지 위치.

정 의: 그룹의 중립 역학(유형 I) 기능장애 척추(NR)는 전형적으로 3개 이상의 척추 그룹을 포함하며, 측면 굽힘은 2차 회전 성분을 갖는 1차 운동 제한으로 간주된다. 앞서 설명한 바와 같이, 이 기능장애는 측면 굽힘과 동일한 측면에서 오목함과 회전 측면에서 볼록함을 생성한다. 이 유형의 기능장애는 일차 기능장애의 결과로 보상 그룹 기능장애로 간주된다. 주요 기능장애는 일반적으로 FRS 또는 ERS이다. 문제의 척추는 한쪽으로 구부러지고 반대쪽으로 회전한다.

그룹 중립 기능장애, 왼쪽 회전 / Group Neutral Dysfunction, Rotation Left-NR(L)

이것은 오른쪽으로 구부러지고 왼쪽으로 회전하는 적어도 3개의 척추가 관련된 상황이다.

왼쪽으로의 회전은 그림 6.13에 표시된 것처럼 후방 굽힘, 중립 및 전방 굽힘 범위에서 유지된다. 회전량이 관절가동범위(ROM) 전체에서 약간 다를 수 있으며 중립 위치에서 최대가 될 것이다.

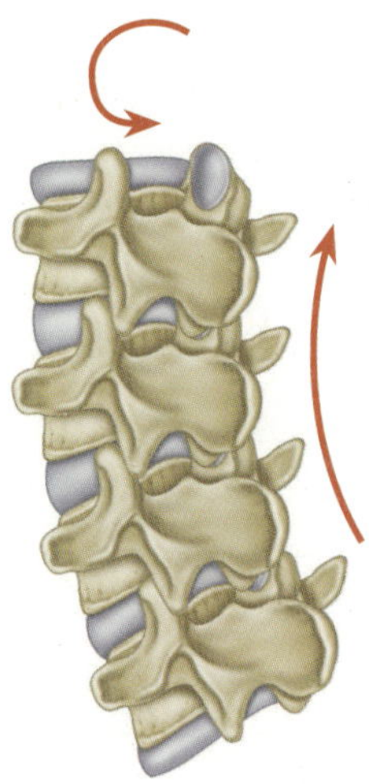

그림 6.13. 중립 기능장애-오른쪽 측면 굽힘, 왼쪽 회전-NR(L).

그룹 중립 기능장애, 오른쪽 회전 / Group Neutral Dysfunction, Rotation Right-NR(R)

이것은 왼쪽으로 구부러지고 오른쪽으로 회전하는 적어도 3개의 척추가 관련된 상황이다.

오른쪽으로의 회전은 그림 6.14와 같이 후방 굽힘, 중립 및 전방 굽힘 범위에서 유지된다. 회전량은 관절가동범위(ROM)에서 조금씩 다를 수 있으며 중립 위치에서 최대가 될 것이다.

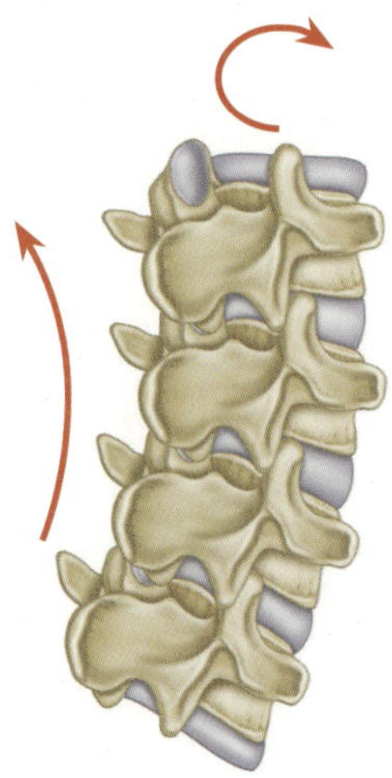

그림 6.14. 중립 기능장애-왼쪽 측면 굽힘, 오른쪽 회전-NR(R).

7

근 에너지 기법과 골반과의 관계

Muscle Energy Techniques and Their Relationship to the Pelvis

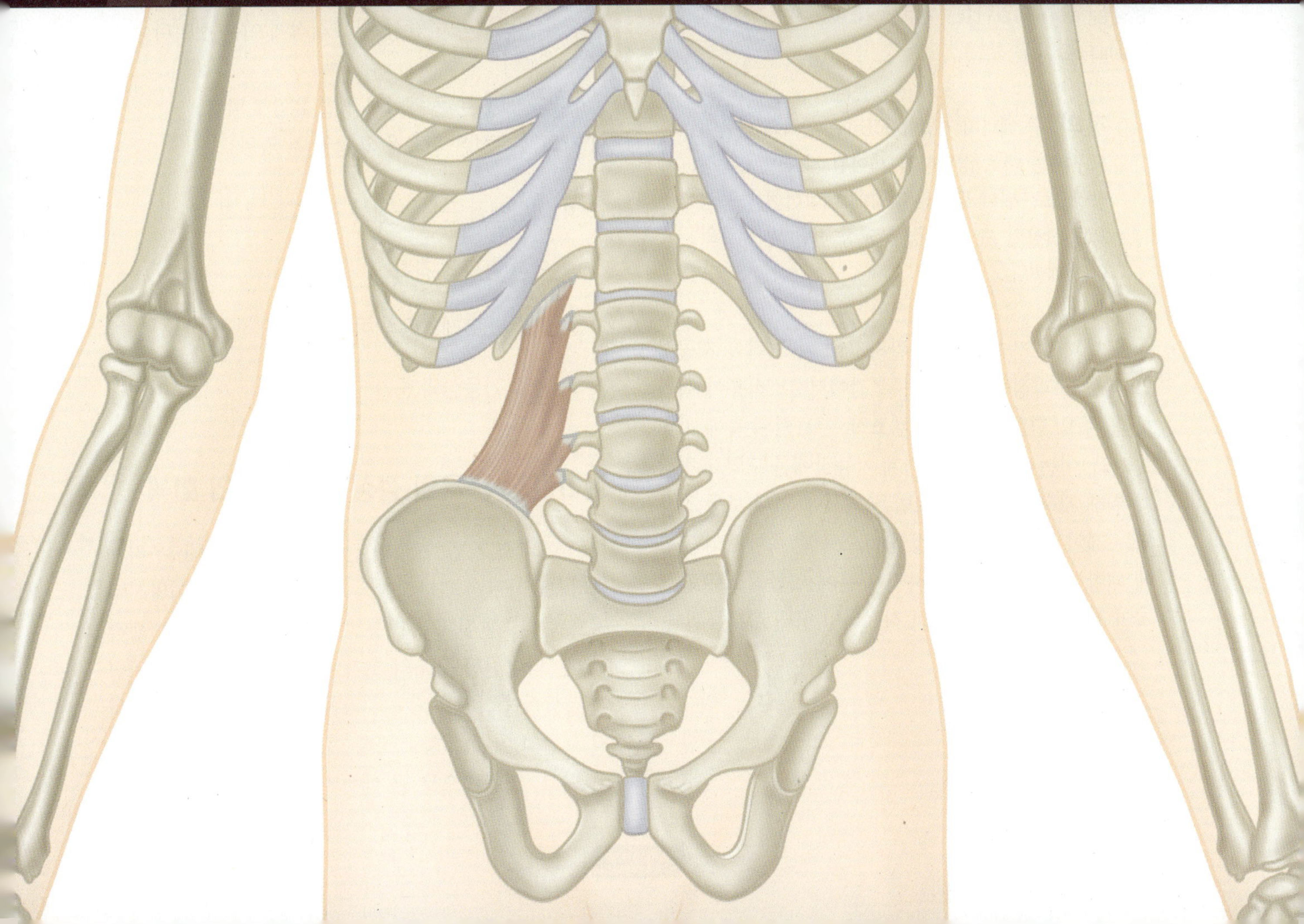

다음 장에서는 골반과 요추의 척추 기능장애를 교정하기 위해 치료 계획에 통합될 수 있는 특정 기술에 대해 읽고 배우게 된다. 나는 이번 장에서 보여줄 기술들은 연부조직 또는 척추 이상을 교정하는데 사용할 수 있는 최상의 연부조직 기술의 일부라고 생각한다. 당신은 이미 이것들이 무엇인지 짐작했을지 모른다—근 에너지 기법(Muscle Energy Techniques, METs).

이 책에서는 엉치엉덩관절(SIJ), 골반 및 요추와 관련된 특정 기능장애를 다루는 방법에 대해 논의하기 때문에, 근 에너지 기법의 역할에 대해 설명할 필요가 있으며 이러한 유형의 연부조직 치료의 유형을 언제 어떻게 사용해야 하는지 더 잘 이해하게 될 것이다. 물리치료사는 그들이 원하는 대로 치유 방법을 촉진하여 환자의 신체를 도울 수 있도록 근육을 풀어주고 이완시킬 수 있는 다양한 기술의 도구 상자(tool box)라 불리는 것을 가지고 있다. 1948년 프레드 미첼(Fred Mitchell)에 의해 처음으로 기술된 근 에너지 기법은 이러한 도구 중 하나이며, 이를 올바르게 사용하면 환자의 건강에 큰 영향을 줄 수 있다(근 에너지 기법에 대한 자세한 내용은 Gibbons[2011] 을 참조).

정의: 근 에너지 기법(METs)은 환자의 근육이 요구하는 대로 정확하게 제어된 자세에서,특정 방향으로, 멀리 떨어진 저항에 대항하여 능동적으로 사용할 수 있는 정골 교정 진단 및 치료의 한 형태이다.

근 에너지 기법(MET)은 환자가 초기 노력을 제공하고 의사가 과정을 촉진한다는 점에서 그 적용이 독특하다. 주요 힘은 환자의 연부조직(근육)의 수축에서 비롯되고, 이는 드러난 근골격계 기능장애를 도와 교정하기 위해 사용된다. 이 치료법은 의사에 의해 보통 적용되는 제어된 자세에서 특정 방향으로 먼 쪽에서의 저항에 대항하여 근력을 사용하기 때문에 일반적으로 간접적인 것과는 반대로 기법의 직접적인 형태로 분류된다.

근 에너지 기법의 장점 (Some of the Benefits of METs)

학생들에게 근 에너지 기법(MET) 개념을 가르칠 때, 내가 강조하는 장점 중 하나는 근 에너지 기법(MET)의 사용이 가동성을 향상시키는 것보다는 관절가동범위를 정상화하는 것이다. 반 직관적으로 들릴 수도 있지만 예를 들면, 환자가 목을 왼쪽으로 돌릴 수 있을 정도까지 오른쪽으로 돌릴 수 없으면 경추의 오른쪽 회전에 제한이 있다는 것이다. 경추의 정상적인 회전 범위는 80°이지만 환자가 오른쪽으로 70° 정도만 회전할 수 있다고 가정해 보자. 이때가 근 에너지 기법(MET)을 시행하는 상황이다. 경직되고 제한된 근육에 근 에너지 기법(MET)을 사용하고 나면, 경추가 80°까지 회전할 수 있게 될 것이다-환자는 모든 노력을 기울였고 의사는 경추가 오른쪽 더 회전하도록 노력하였을 것이다. 이제는 관절범위가 "정상"으로 나아졌다. 이것은 아주 엄밀한 뜻에서 늘어난 것은 아니다 - 전반적으로 가동성이 향상되었지만 이것은 단지 정상적인 관절범위로 간주되는 범위까지 달성된 그 시점에 이른 것이다.

상황과 사용된 근 에너지 기법 유형에 따라, 이 치료의 목적은 다음을 포함할 수 있다:

- 과다긴장 근육의 정상 긴장도로 회복
- 약한 근육의 강화
- 후속 스트레칭을 위한 근육 준비
- 관절 가동성의 증가

과다긴장 근육의 정상 긴장도로의 회복

근 에너지 기법(MET)의 간단한 과정을 통해, 우리는 물리치료사로서 과다긴장되고 단축된 근육을 이완시키려고 한다. 관절에서 가동범위에 제한이 있다고 생각될 때, 과다긴장 구조의 초기 식별을 통해 우리는 조직이 정상적인 상태가 되도록 기법을 사용할 수 있다. 마사지 요법의 어떤 유형도 또한 이완 효과를 내는 데 도움이 되고, 일반적으로 근 에너지 기법은 마사지 요법과 함께 적용된다. 나는 개인적으로 움직임과 함께하는 마사지가 물리치료사가 사용할 수 있는 최상의 도구 중 하나라고 생각한다.

약한 근육의 강화

근 에너지 기법은 환자가 근육을 늘리는 과정 전에 수축시키도록 요구받기 때문에 약하거나 이완된 근육을 강화하는데 사용될 수 있다. 치료사가 가하는 다양한 타이밍에서의 저항(등척성 수축)에 반하여 약한 것으로 분류된 근육에 대해 환자에게 수축시키도록 하면서 근 에너지 기법을 조정할 수 있다. 예를 들면, 환자에게 5~15초 동안 최대 능력의 약 20~30%를 사용하여 움직임에 저항하게 할 수 있다. 이러한 과정을 5~8회 반복하고, 반복 동작 사이에는 10~15초 동안 휴식을 취한다. 시간이 지남에 따라 환자의 성과를 기록하면서 개선됨을 볼 수 있다.

후속 스트레칭을 위한 근육 준비

특정 상황에서 환자가 참여하는 스포츠는 관절에 있는 관절가동범위에 따라 결정된다. 누구나 유연성을 향상시킬 수 있으며 근 에너지 기법을 사용하여 이러한 목표를 달성할 수 있다. 근 에너지 기법의 초점은 관절의 정상적인 관절가동범위를 개선하는 것이다.

환자의 유연성을 평소보다 향상 시키려면 보다 공격적인 근 에너지 기법 접근이 필요할 수 있다. 이것은 근육의 능력의 표준 10~20% 보다 약간 더 강하게 환자에게 수축하도록 요구하는 형태일 수 있다.

예를 들면, 환자에게 근육의 능력 40~70%를 사용하여 수축하도록 요청할 수 있다. 이렇게 증가된 수축은 결과적으로 골지힘줄기관(GTO)의 자극이 증가하도록 더 많은 운동 단위의 자극을 돕는다. 이것은 근육의 더 많은 부분을 풀어주는 효과를 주고 더 길게 만들 수 있게 한다. 어느 쪽이든, 일단 근 에너지 기법이 치료 계획에 통합되면, 유연성 프로그램이 따라올 수 있다.

관절 가동성의 증가

근육 검사 과정을 가르칠 때 내가 좋아하는 말 중 하나는 다음과 같다:

> "뻣뻣한 관절은 팽팽한 근육을 유발시킬 수 있고, 팽팽한 관절은 뻣뻣한 관절을 만들 수 있다."

완벽히 이해되지 되지 않나? 근 에너지 기법(MET)을 올바르게 사용할 때 처음에는 근육을 풀게 되는 경우임에도 관절의 가동성을 향상시키는 가장 좋은 방법 중 하나가 된다. 이것은 특히 13장에서 다루게 되는 골반에서 발견된 어떤 기능장애를 고치기 위해 근 에너지 기법을 사용하는 경우가 그러하다. 근 에너지 기법의 초점은 환자가 근육을 수축하도록 하는 것이다; 이로 그 후 이완기를 야기시키고 특정 관절 내에서 더 큰 관절가동범위를 얻게 할 수 있다.

근 에너지 기법의 생리학적 효과 (Physiological Effects of METs)

근 에너지 기법(MET)에는 두 가지 주요 효과가 있으며, 두 가지 별개의 생리학적 과정을 기반으로 설명된다.

- 등척성 후 이완(Post-isometric relaxation, PIR)
- 상호억제(Reciprocal inhibition, RI)

근 에너지 기법을 사용할 때, 어떤 신경학적 영향이 발생한다. 우리가 등척성 후 이완/상호억제의 주요 과정을 논의하기 전에 신장 반사(stretch reflex)에 관련된 수용체의 두 가지 유형을 고려할 필요가 있다.

- 변화에 민감한 근방추(muscle spindles)와 근섬유 길이 변화의 속도
- 장력의 장기간 변화를 감지하는 골지힘줄기관 (GTOs)

근육을 스트레칭하면 근방추에서 척수의 뒤뿔세포(Posterior Horn Cells, PHC)로 전달되는 자극이 증가한다. 차례로, 앞뿔세포(Anterior Horn Cells, AHC)는 운동 자극의 증가를 근섬유에 전달하고 신장에 저항하는 보호 장력을 만든다. 그러나 몇 초 후에 증가된 장력은 뒤뿔세포에 자극을 전달하는 골지힘줄기관 내에서 감지된다. 이러한 자극은 앞뿔세포에서 증가된 운동 자극에 대한 억제 효과를 가진다; 이러한 억제 효과는 운동 자극 감소와 이로 인한 이완을 야기시킨다. 장기간 근육의 신장 자극은 신장 능력을 증가시키는데 골지힘줄기관의 보호 완화가 근방추로 인한 보호 수축을 뒤엎기 때문이다. 그러나 근방추의 빠른 신장은 즉각적인 근육 수축을 일으키며, 지속되지 않기 때문에 억제 작용이 나타나지 않는다(그림 7.1). 이것을 기본 반사궁(reflex arc)이라고 한다.

등척성 후 이완(Post-isometric relaxation, PIR)은 등척성 수축이 지속될 때 척수를 통해 근육 자체로 전달되는 신경학적 피드백의 원인으로 수축된 근육 긴장도가 감소한다(그림 7.2). 이완기 동안 조직이 새로운 휴식 길이로 보다 더 쉽게 움직일 수 있게 될 때 이러한 긴장도의 감소는 약 20~25초 동안 지속되므로 관절가동범위를 개선시킬 수 있는 완벽한 기회가 제공된다.

상호억제(Reciprocal inhibition, RI)가 사용될 때, 근육 긴장도의 감소는 근육의 수축에 대한 길항근의 생리학적 억제 효과에 의존한다(그림 7.2). 작용제 근육 수축의 운동 신경세포는 구심성 경로로부터 흥분성 자극을 받으면, 반대쪽 길항제 근육의 운동 신경 세포는 동시에 억제 자극을 받고 수축을 방지한다. 작용제 근육의 수축 또는 확장된 신전은 이완을 유도하거나 길항근을 억제해야 한다; 그러나 작용제의 빠른 신전은 작용근의 수축을 가능하게 할 것이다.

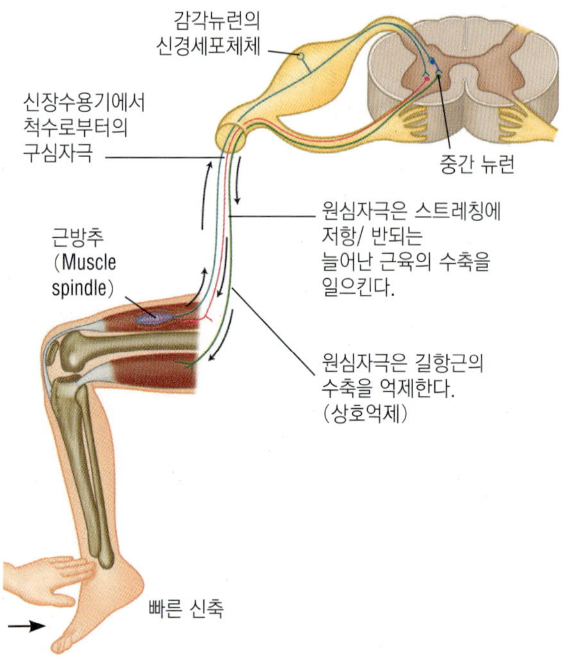

그림 7.1. 신장 반사궁. 근방추를 작동시키기 위한 빠른 "손에 의한 신장".

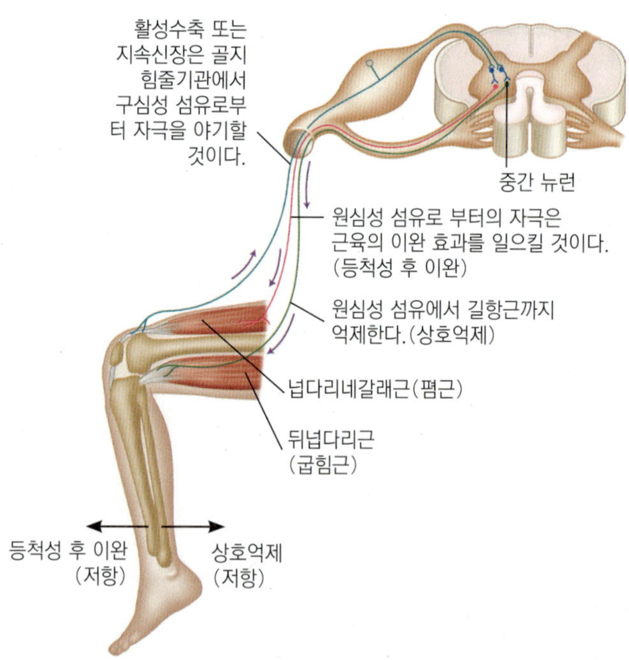

그림 7.2. 등척성 후 이완(PIR)과 상호억제(RI)

대부분의 근 에너지 기법 적용에서 결합점 또는 결합점 바로 가까이에서 근 에너지 기법을 수행하는데 선호되는 위치이다. 명백하게 근 에너지 기법은 다른 기술에 비해 상당히 가벼운 스트레칭 형태이므로 재활 과정에서 사용하는 것이 더 적절하다고 여길 수 있다. 근육 단축에 대한 대부분의 문제는 자세 근육에서 발생할 것이라는 점을 명심해야 한다. 이 근육들은 대개 느린 연축근섬유로 이루어지기 때문에 가벼운 스트레칭 형태가 더 적절하다.

근 에너지 기법 절차 (MET Procedure)

- 환자의 사지가 저항이 느껴지는 지점, 즉, 결합점으로 끌어간다. 당신이 치료하는 중인 환부의 바로 가까운 지점에서 조금 짧은 지점까지 이완시키면, 특히 조직이 만성 단계에 있는 경우에, 환자에게 더 편안할 수 있다.
- 환자에게 치료사에 의한 저항에 대해 근력의 약 10~20%를 사용하여 치료할 근육(등척성 후 이완) 또는 길항근(상호억제)를 등척적으로 수축하게 한다. 접근법이 등척성 후 이완인 경우 환자는 작용근을 사용해야 한다; 이것은 팽팽하고 단축된 구조물을 직접 풀어준다. (아래의 등척성 후 이완 예제를 참조.)
- 만약 근 에너지 기법의 상호억제 방법이 사용되면, 환자에게 길항근을 등척적으로 수축하게 한다; 이것은 여전히 팽팽하고 단축된 구조로 분류된 반대 근육 그룹(작용근)에서 이완 작용을 유도할 것이다. (아래의 상호억제 사례 참조.)
- 환자에게 치료 부위의 갑작스러운 움직임을 피하면서 10~12초 사이를 유지하도록 등척성 수축을 하도록 한다. 위에서 설명한 바와 같이 이 수축은 근방추로부터 근육 내 섬유에 영향을 미치고 활성화될 수 있도록 골지힘줄기관(GTO)에 힘을 싣는데 필요한 시간이다. 이것은 근육 긴장도를 억제하는 근방추로부터의 영향을 중단시키는 효과가 있다. 치료 전문가는 최소한의 노력으로 영향을 받은 영역을 새로운 위치로 옮길 수 있는 기회를 가지게 된다.
- 환자의 수축은 불편함이나 긴장(염좌)을 일으키지 않아야 한다. 환자는 깊은 숨을 들이마시면서 완전히 긴장을 풀고, 숨을 내쉴 때 치료사는 과긴장된 근육을 새로운 위치로 길게 하는 특정 관절을 수동적으로 가져와 관절범위를 정상화한다.
- 등척성 후 이완을 유도하는 등척 수축 후, 15~30 초의 이완 기간이 있다. 이 기간은 조직을 새로운 휴식 길이로 늘릴 수 있는 완벽한 시간이 될 수 있다.
- 더 이상 진척되지 않을 때까지 이 과정을 반복하고 (보통 3~4회) 최종 휴식 위치를 약 25~30 초 동안 유지한다.
- 25~30 초의 기간은 신경계가 이 새로운 휴식 위치에 고정되기에 충분한 시간으로 간주된다.
- 이러한 유형의 기법은 팽팽하고 단축된 연부조직에서 긴장을 풀어주고 완화시키는데 탁월하다.

상호억제에서 약 20초간의 치료저항성 기간(휴식 잠재력을 복원하는 데 필요한 짧은 기간)이 발생한다; 그러나 상호억제는 등척성 후 이완보다 덜 강력하다고 생각된다. 치료사는 통증이나 부상으로 인해 작용근의 사용이 때때로 부적절하기 때문에 두 가지 접근법을 모두 사용할 수 있어야 한다. 근 에너지 기법과 함께 사용되는 힘의 양은 최소이므로 부상이나 조직 손상의 위험이 줄어들게 된다.

근 에너지 기법의 적용 방법 (MET Method of Application)

"결합점 (Point of Bind)" (또는 "제한 장벽")

이 장에서 "결합점"이라는 단어는 여러 번 언급된다. 결합점 또는 제한 장벽은 저항자가 치료사의 촉진하는 손/손가락으로 처음 느껴질 때 발생한다. 경험과 지속적인 연습을 통해 치료사는 영향을 받는 영역을 점진적으로 결합점 위치로 가져가면서 연부조직의 저항을 촉진할 수 있다. 이 결합점 위치는 신전 위치가 아니다—이것은 신전 지점 바로 전의 위치이다. 치료사는 그 차이를 느낄 수 있어야 하고 환자가 신전되는 것을 느꼈다고 말할 때까지 기다리지 말아야 한다.

급성 및 만성 상태

근 에너지 기법을 사용하여 치료되는 연부조직 상태는 일반적으로 급성 또는 만성으로 분류되며, 이것은 긴장(염좌) 또는 외상의 형태를 가진 조직과 관련된 경향이 있다. 근 에너지 기법은 급성 및 만성 조건 모두에 사용할 수 있다. 급성은 증상, 통증 또는 경련의 측면에서 명백할 뿐만 아니라, 지난 3~4주 사이에 나타난 모든 것을 포함한다. 좀 더 오래되고 분명하지 않은 급성 질환은 변형된 근 에너지 기법이 적합한지를 결정하는 데 있어 만성으로 간주된다.

만약 당신이 제시하는 상태가 비교적 급하다는 것을 느끼는 경우(지난 3주 이내에 발생), 등척성 수축은 결합점에서 수행될 수 있다. 환자가 10초 동안 근육을 등척적으로 수축시킨 후 치료사는 영향을 받는 부위를 새로운 결합점으로 가져간다.

만성 조건(3주 이상 지속)에서 등척성 수축은 결합점 바로 직전 위치에서부터 시작된다. 환자가 10초 동안 근육을 수축시킨 후 치료사는 결합점을 지나 특정 부분을 새로운 위치로 가도록 격려한다.

등척성 후 이완 대 상호억제 (PIR versus RI)

일반적으로 환자가 얼마나 고통스러운지 표현하는 것은 처음에 적용할 방법을 정하는 데 결정적인 요소이다. 등척성 후 이완 방법은 근육이 풀리고 완화되는 과정에서 처음으로 수축되기 때문에 보통으로 근육이 짧고 팽팽한 경우에 선택하는 기법이다.

그러나, 종종 환자는 작용근이 즉, 단축된 구조가 수축될 때 불편함을 경험할 수 있다; 이 경우 반대 근육 그룹(길항근)을 수축하는 것이 더 적절할 것으로 보이는데, 이는 환자의 통증 인식을 감소시키지만 여전히 고통스러운 조직에서 이완을 유도한다. 따라서 보통으로 통증이 없는 길항근을 사용하는 상호억제 방법의 사용은 주요한 단축된 조직에서 민감도 증가가 있으면 일반적으로 첫 번째 선택이 될 것이다.

환자의 초기 통증이 적절한 치료에 의해 감소될 때, 등척성 후 이완 기법이 통합될 수 있다(앞서 설명한 바와 같이, 등척성 후 이완은 상호억제 방법에서 사용되는 길항근과 달리 팽팽하고 단축된 구조의 등척 수축을 사용한다). 어느 정도까지, 최선의 접근 방식을 결정하는 주요 요인은 민감한 조직이 급성기에 있는지 또는 만성기에 있는지 여부이다.

등척성 후 이완(PIR)과 상호억제(RI)를 정기적으로 사용한 후에, 나는 과다긴장 구조를 길게 하는 최상의 결과는 (이 기법을 사용하는 동안 환자에게 통증이 없는) 등척성 후 이완을 통해 달성된다는 것을 발견했다. 그러나 등척성 후 이완 방법을 수행 후에 단축되고 팽팽한 조직에 더 많은 관절가동범위가 필요하다고 느끼면 아래의 상호억제 사례에서 설명한 것처럼 약 2회 더 반복하여 상호억제 방법을 사용하여 길항근을 활동시킨다. 환자를 위한 이 개인적인 접근 방식은 전체 관절가동범위를 개선하는 데 바람직한 효과가 있다.

등척성 후 이완(PIR)의 예

근 에너지 기법 치료의 등척성 후 이완 방법을 설명하기 위해, 이제 엄지모음근(무지내전근; adductor pollicis)(pollicis는 엄지손가락과 관련)에 절차를 적용할 것이다. 골반과 관련된 예를 통해 근 에너지 기법을 어떻게 작동시키는지 보여주는 것이 더 적절하다고 할 수도 있다. 그러나 나는 우선 치료사 스스로가 기법을 연습할 수 있기를 원했기 때문에 근 에너지 기법 개념을 더 잘 이해할 수 있게 되었다. 우선 기법을 이해하고 그 뒤에 이 간단한 예제를 사용하여 연습하면, 치료사는 골반 기능을 회복시키는 것을 돕기 위한 목적으로 좀 더 복잡한 근 에너지 기법과 씨름할 준비가 될 것이다.

왼쪽(또는 오른쪽) 손을 빈종이 위에 놓고 가능한 열어 놓은 손을 손가락과 엄지 주위에 그린다
(그림 7.3).

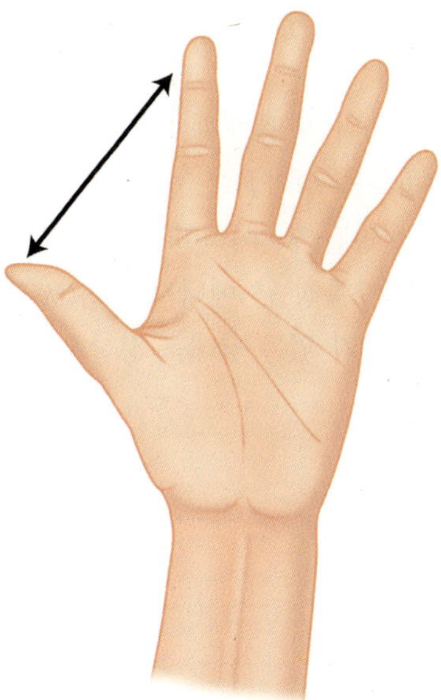

그림 7.3. 엄지와 손가락 사이의 거리가 측정된다.

결합점이 느껴질 때까지 종이를 제거하고 가능한 엄지손가락을 능동적으로 외전한다. 다음으로 오른손의 손가락을 왼쪽 엄지손가락 위에 놓고 등척성 수축을 사용하여 손가락의 아래쪽으로 누르는 압력에 대항하여 엄지손가락을 내전하면 등척성 수축을 얻는다 (그림 7.4). 이 압력을 10초 동안 가한 후 숨을 들이 마시고 숨을 내쉬면 수동적으로 엄지손가락을 더 외전으로 가져간다(그러나 엄지에 힘주지 않는다). 이 순서를 두 번 더 반복하고 마지막 반복에서 적어도 20~25초 동안 마지막 휴식 위치를 유지한다.

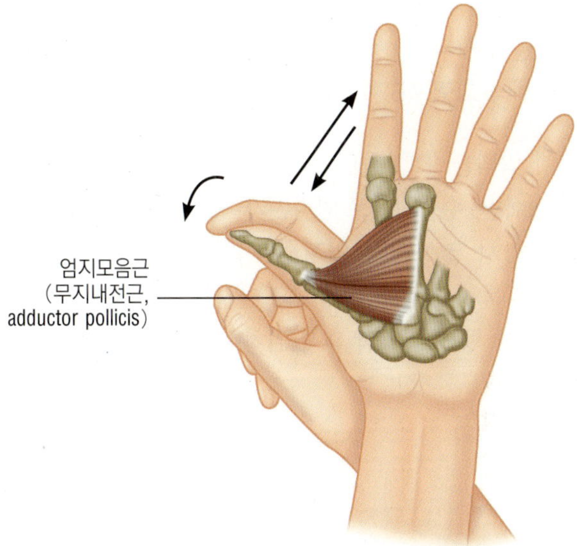

그림 7.4. 반대쪽 손에 가해지는 저항에 대항하여 엄지손가락 내전 (등척성 후 이완 법)

이제 손을 종이 위에 올려놓고 다시 그린다(그림 7.5); 엄지손가락이 이전보다 더 많이 외전된 것을 볼 수 있을 것이다.

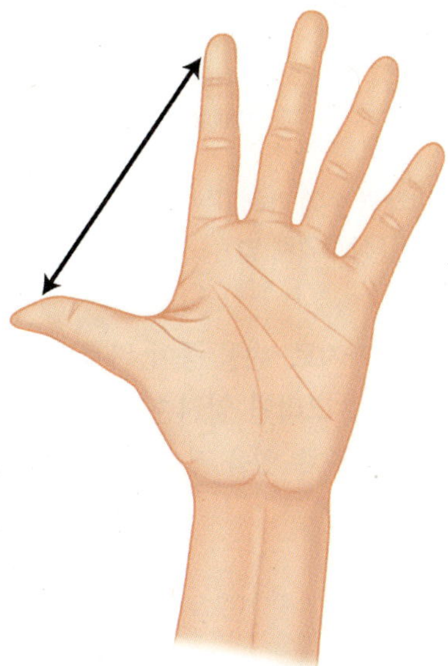

그림 7.5 등척성 후 이완과 상호억제를 사용하여 근 에너지 기법 치료 후 다시 그려진 손

상호억제(RI)의 예

상호억제(RI) 방법을 적용하려면 등척성 후 이완(PIR) 방법과 동일한 절차를 따르고, 즉 단지 엄지손가락을 외전하여 결합점으로 이동한다. 저항에 대항하여 엄지(등척성 후 이완)를 내전하는 대신에, 결합점에서부터 반대 움직임을 수행하고 저항에 대항하여〔짧은/긴 엄지벌림근(무지외전근, abductor pollicis)〕 엄지손가락을 외전해라(그림 7.6).

이 압력을 10초 동안 가한 후 숨을 들이 마시고 숨을 내쉬면, 수동적으로 엄지손가락을 더 외전으로 가져간다(다시 말하지만 엄지손가락에 힘주지 마시오). 이 순서를 1~2번 더 반복하고 마지막 반복에서 적어도 20~25초 동안 마지막 휴식 위치를 유지한다.

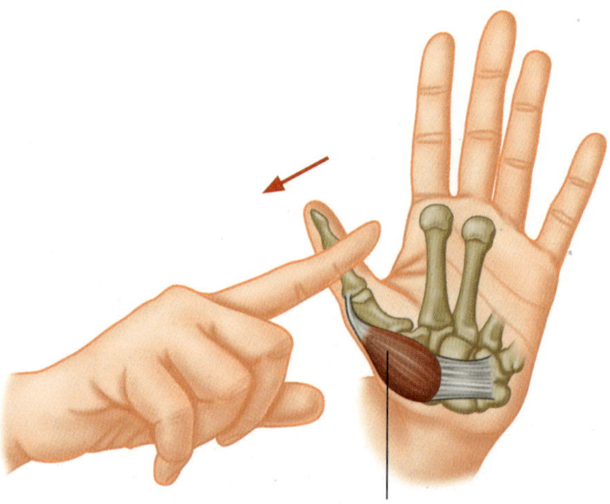

그림 7.6. 반대편 손에 가해지는 저항에 대항하여 엄지손가락 외전(상호억제 법)

앞에서와 마찬가지로, 손을 종이 위에 올려놓고 다시 그린다(그림 7.5); 그러면 엄지손가락이 이전보다 더 많이 외전된 것을 볼 수 있을 것이다.

근 에너지 기법과 골반 근육 (METs and the Muscles of the Pelvis)

골반과 요추의 위치와 특히 관련이 있다고 생각되는 근육들은 :

- 엉덩허리근(장요근, iliopsoas)
- 넙다리곧은근(대퇴직근, rectus femoris)
- 모음근(내전근, adductor)
- 뒤넙다리근(슬와근, hamstring)
- 넙다리근막긴장근
(대퇴근막장근, tensor fasciae latae, TFL)과
엉덩정강근막띠(장경인대, iliotibial band, ITB)
- 궁둥구멍근(이상근, Piriformis)
- 허리네모근(요방형근, quadratus lumborum)

짧아지고 그 뒤 팽팽하게 되는 자연적인 경향을 가진 각 근육들을 평가하는 방법을 보여줄 것이다. 검사 절차가 설명된 후, 이러한 짧고/팽팽한 근육들이 길어지도록 하는 특정 근 에너지 기법(MET)을 보여줄 것이고, 기능장애가 있는 상태를 정상화하는데 도움을 줄 수 있다.

엉덩허리근 (장요근, iliopsoas)

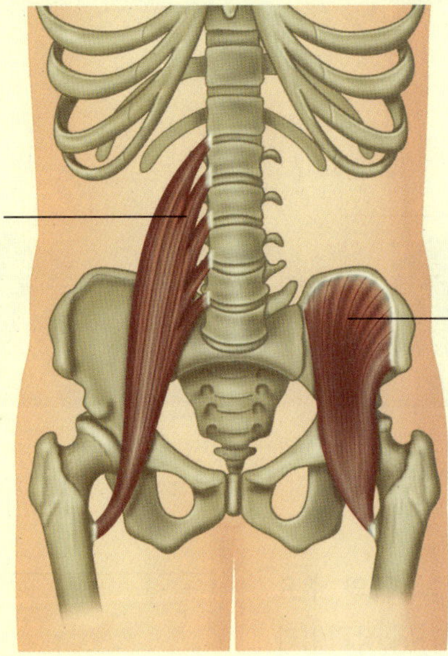

그림 7.7. (a) 엉덩허리근의 기시, 정지, 작용, 신경 분포

기시

큰허리근(대요근, psoas major) : 모든 요추의 횡돌기(L1–L5). 12번 흉추와 모든 요추(T12–L5)의 몸체. 각 요추 위의 척추 디스크

엉덩근(장근, iliacus) : 엉덩뼈와 위의 3 분의 2. 허리엉치뼈와 엉치엉덩관절의 앞 인대들.

정지

대퇴골의 소전자.

작용

고관절의 주요 굴근. 고관절의 측면 회전을 도움. 정지에서의 움직임,
이것은 바로 누운 자세에서 앉은 것과 같이 몸통을 구부림.

신경

큰허리근 : 요추 신경의 복부 가지(L1–L4).

엉덩근 : 넙다리신경(대퇴신경, femoral nerve) (L2–L4).

엉덩허리근의 평가 (Assessment of the Iliopsoas)

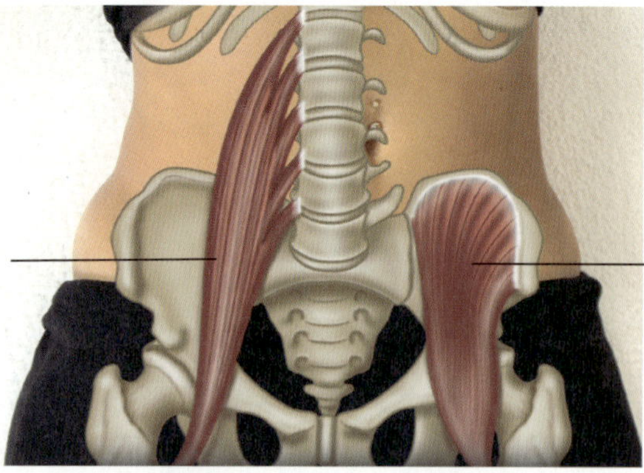

그림 7.7. (b) 복부에 덧붙여 있는 큰허리근과 엉덩근

골반 정렬이 교정된 후에도 부정렬증후군의 주요 재발 원인들 중 하나가 엉덩허리근의 증가된 장력이라고 Grieve(1983)가 말하는 것처럼, 엉덩이 굴곡근육그룹 내에서 상대적 단축을 평가할 수 있는 것은 중요하다.

Schamberger(2013)는 오른쪽보다 왼쪽 엉덩허리근에서 더 많은 장력/압통을 발견하는 것이 일반적이라고 언급한다. 그 한 가지 이유는 우측 엉치엉덩관절(우측 전방 볼기뼈와 보상작용으로 좌측 회전된 후방 볼기뼈의 결과로 인해)이 "잠금" 상태가 되거나 다른 여러 이유로 인해 가동성이 저하되어 부과된 스트레스 증가로 실제로 왼쪽 엉치엉덩관절이 과운동성이 될 수도 있다는 것이다. 왼쪽 엉덩허리근은 현재 과운동성인 왼쪽 엉치엉덩관절을 안정시키기 위한 시도로 수축될 것이다.

변형된 토마스 검사 *(Modified Thomas Test)*

오른쪽 엉덩이를 검사하기 위해, 환자에게 왼쪽 무릎을 잡고 침상 가장자리에 눕게 한다. 무릎을 말아 감으면서 환자는 그림 7.7(c)에서 보는 바와 같이 왼쪽 무릎을 가슴 쪽으로 최대한 당긴다. 고관절의 완전한 굴곡은 볼기뼈의 완전한 후회전과 척주전만이 평평하게 되도록 촉진한다. 이 자세에서 치료사는 오른쪽 엉덩이에 비해 오른쪽 무릎이 어디에 있는지 살펴본다. 무릎 위치는 엉덩이 높이 이하가 되어야 한다. 그림 7.7(c)는 오른쪽 엉덩허리근의 정상적인 길이를 나타낸다.

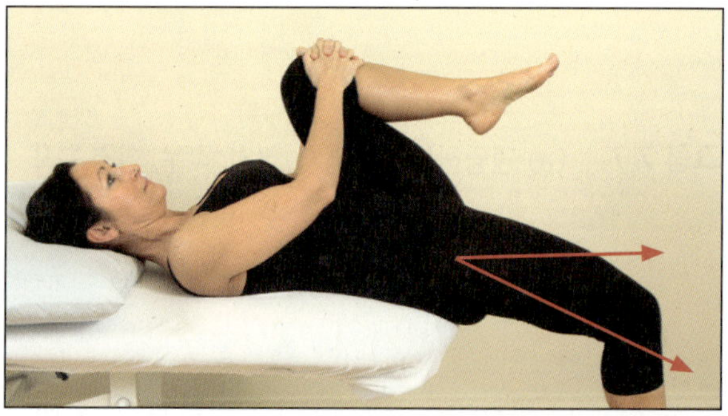

그림 7.7. (c) 오른쪽 무릎이 고관절 높이 이하인 것은 엉덩허리근의 정상적인 길이를 나타내는 것이다.

그림 7.8에서 치료사는 오른쪽 무릎과 비교해서 오른쪽 고관절의 위치를 팔로 보여준다. 이 경우, 오른쪽 엉덩허리근의 팽팽함을 확인할 수 있게 고관절이 굴곡된 자세로 되어 있는 것을 볼 수 있다.

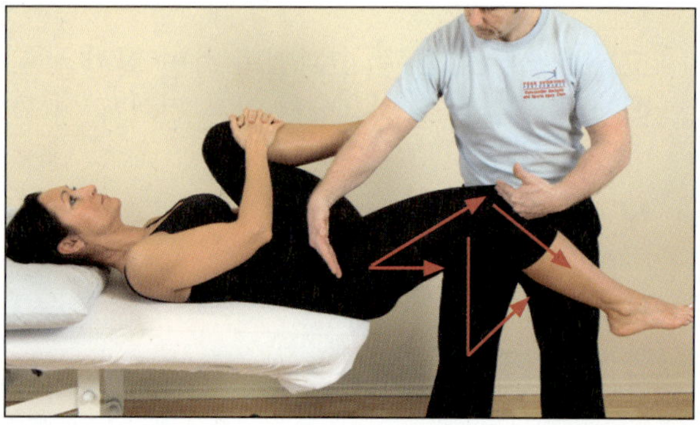

그림 7.8. 팽팽한 엉덩허리근이 확인되었다. 여기에서는 팽팽한 넙다리곧은근을 또한 볼 수 있다.

환자가 변형된 토마스 검사 위치에 있으면, 치료사는 고관절 외전(그림 7.9)과 고관절 내전(그림 7.10)을 적용할 수 있다. 이들 각각에 대해 10~15°의 관절가동범위는 일반적으로 정상으로 인정된다.

만약 고관절이 외전하는데 제한이 발생, 즉 결합점이 10~15° 이하의 각도에서 발생하는 경우, 모음근 그룹은 단축된 위치로 유지된다; 만약 내전할 때 움직임이 제한되면, 넙다리근막긴장근과 엉덩정강근막띠는 단축 위치로 유지된다.

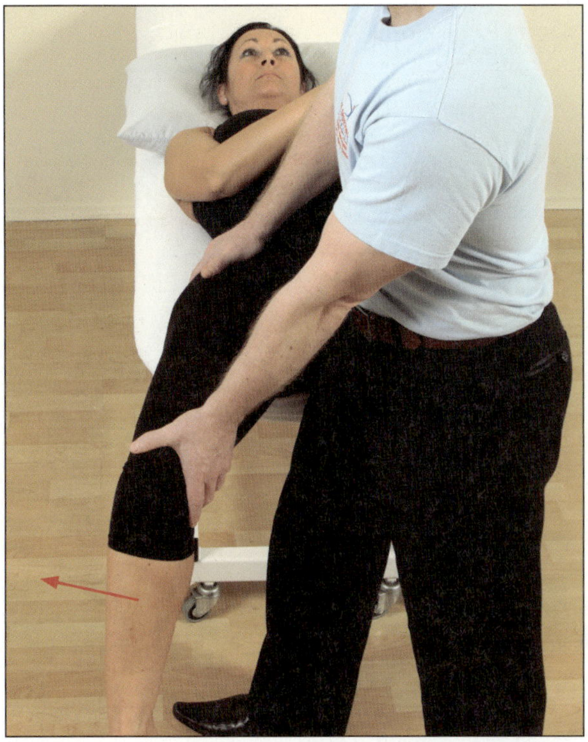

그림 7.9. 제한된 고관절 외전은 팽팽한 모음근을 나타낸다.

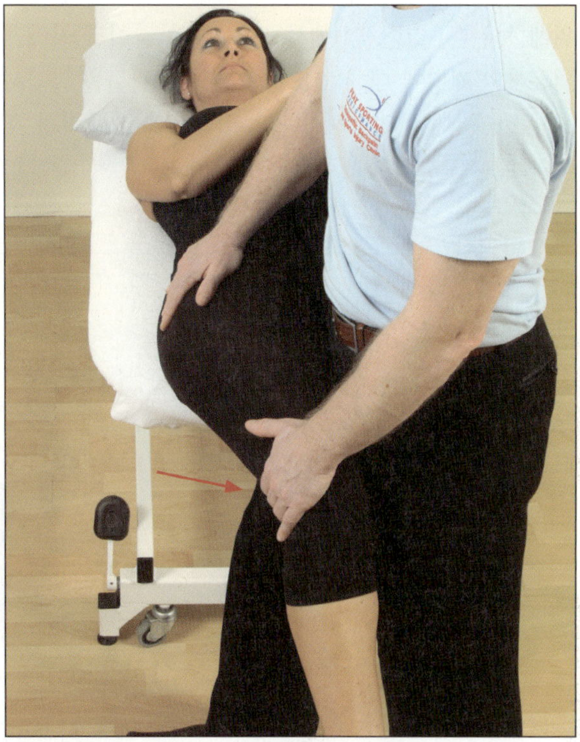

그림 7.10. 제한된 고관절 내전은 팽팽한 넙다리근막긴장근과 엉덩정강근막띠를 나타낸다.

엉덩허리근의 근 에너지 기법 치료 (MET Treatment of the Iliopsoas)

오른쪽을 치료하기 위해, 환자는 위의 변형된 토마스 검사와 같은 위치를 취한다. 환자의 왼발을 치료사의 오른편에 놓고 환자의 왼쪽 엉덩이가 완전히 굴곡되도록 압박한다. 오른손으로 환자의 오른쪽 엉덩이를 안정시키고, 치료사는 왼손을 환자의 오른쪽 무릎 바로 위에 놓는다. **그림 7.11**에서 보는 바와 같이 환자에게 치료사의 저항에 대해 10초간 오른쪽 고관절을 굴곡시키게 한다; 이는 엉덩허리근의 특정 수축은 등척성 후 이완(PIR)을 유발할 것이다.

등척성 수축을 따라, 이완 단계에 치료사는 서서히 아래 방향으로 압력을 가한다. 이것은 **그림 7.12**에서처럼 고관절을 수동적으로 신전되도록 하고 오른쪽 엉덩허리근의 길이를 늘리게 할 것이다. 중력도 또한 엉덩허리근을 늘리는데 도움을 줌으로써 이 기법에 한 역할을 할 것이다.

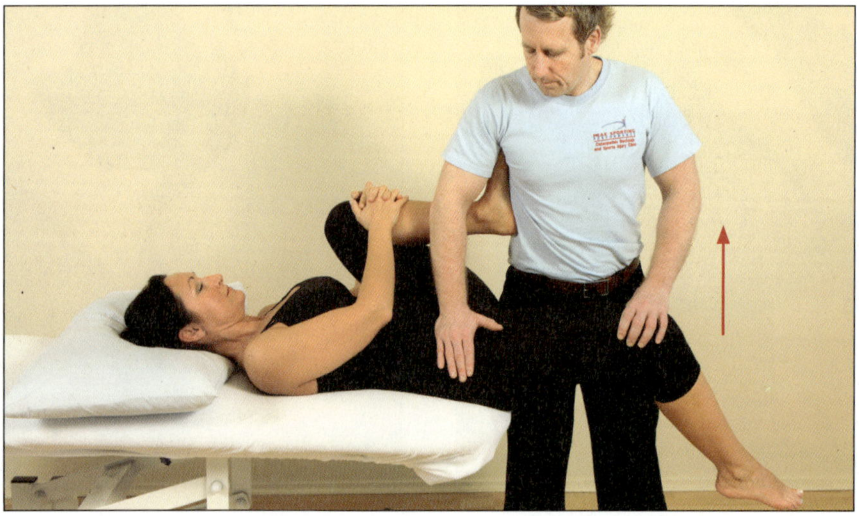

그림 7.11. 치료사는 오른손으로 고관절을 안정시키면서 환자는 치료사의 왼손 저항에 대항하여 오른쪽 고관절을 굴곡시킨다.

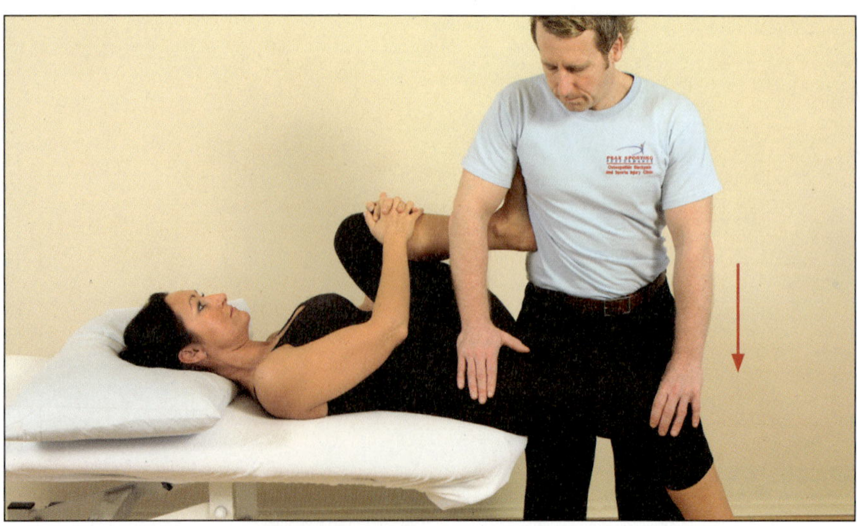

그림 7.12. 치료사는 중력의 도움을 받아 엉덩허리근을 늘이도록 수동적으로 고관절을 신전시킨다.

대신에 **그림** 7.13에서 보는 바와 같이 굴절자세에서 고관절을 수축시키는 것이 가능하다. 이것은 일반적으로 엉덩허리근을 활성화하는 원래의 방법이 환자에게 불편함을 줄 때 사용된다. 고관절을 더 굴곡된 자세로 있게 하는 것은 엉덩허리근을 느슨해지게 하므로 이 근육의 수축을 돕고 불편함 줄이는 데 도움이 될 것이다.

환자에게 치료사의 왼손에 의한 저항에 대항하여 오른쪽 고관절을 굴곡하도록 한다(**그림** 7.13). 10초간 수축 후, 이완 단계 동안 치료사는 **그림** 7.14(a)에 나타난 바와 같이 고관절을 신장자세로 가져와 엉덩허리근을 늘린다.

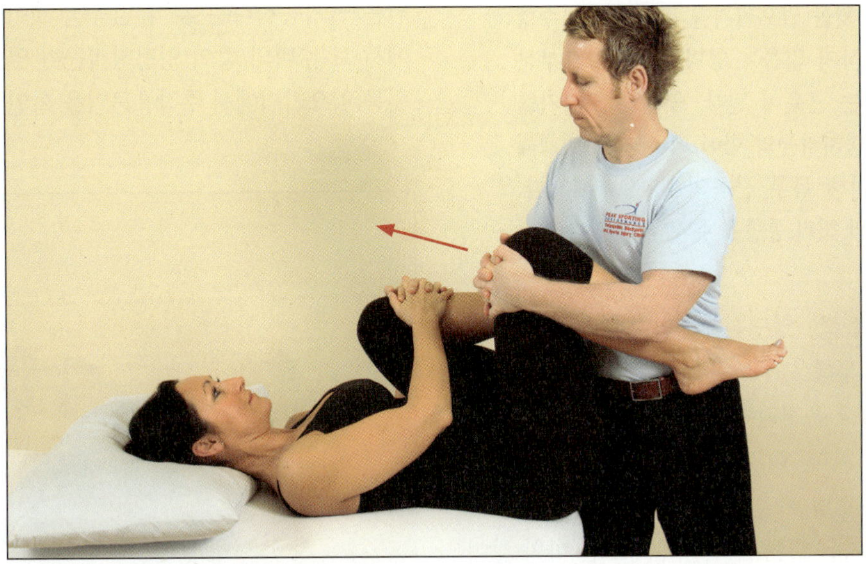

그림 7.13. 환자는 굴곡자세에서 고관절 굴곡에 저항한다.

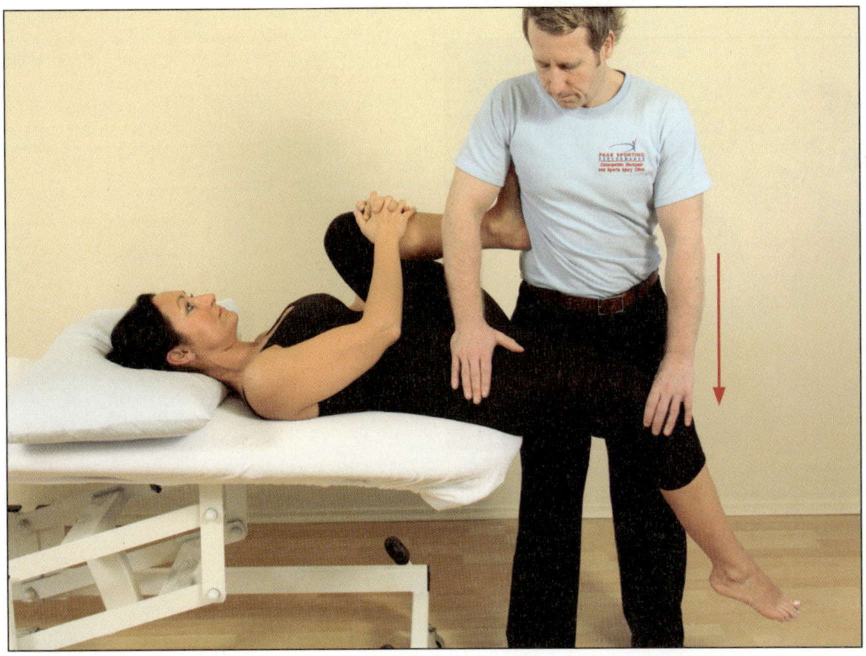

그림 7.14. (a) 오른쪽 엉덩허리근의 신장.

팁: 큰허리근은 필레 살로도 알려져 있는데, 이것은 안심에서 가져온 소고기 조각이다. 큰허리근 양쪽의 단축은 골반을 앞쪽으로 기울게 할 수 있고, 결국 요추 돌기의 과도한 전만의 위치를 취하게 되고 엉치뼈를 증가된 전방 굴곡의 위치로 이동하게 한다. 이로 인해 전면관절이 압박되어 요통이 유발될 수 있다.

참고: 만약 윗몸 일으키기를 정기적으로 수행한다면(권장하지 않음), 엉덩허리근이 대부분 사용하게 되는 근육이 된다. 윗몸 일으키기를 반복하면 엉덩허리근의 힘이 더 세지고 팽팽해지며 이로 인해 복부 근육의 힘이 약해진다; 이것은 환자의 허리 통증을 유지할 수 있다.

(일으키기 동작 중) 엉덩허리근의 관여를 증명하기 위해서는 환자가 무릎을 구부린 상태로 누워있게 한다. 환자의 발목을 잡고 움직임에 저항하는 동안 발목을 발등굽힘을 하도록 한다. 이것은 이 사슬의 일부인 엉덩허리근을 포함해 전방 사슬 근육조직들을 자극할 것이다. 그런 다음 환자는 그림 7.14(b)에서 보는 바와 같이 윗몸 일으키기 동작을 수행한다(대부분의 건강한 사람은 많은 윗몸 일으키기를 할 수 있을 것이다).

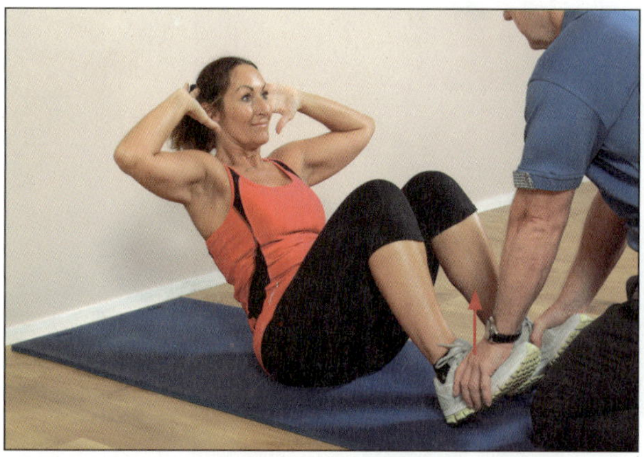

그림 7.14. (b) 발등굽힘이 엉덩허리근의 수축을 위한 활성화를 돕는다(작동함).

엉덩허리근을 비활성화하거나 작동하지 않게 하기 위해서는 환자에게 발목을(발등굽힘 대신에) 발바닥쪽굽힘을 하거나 볼기근을 쥐어짜게 한다. 이러한 작용 중 하나가 엉덩허리근을 작동하지 않도록 후방 사슬 근육조직을 자극하는데, 이는 상호억제를 통해 볼기근들의 활동이 엉덩허리근을 이완시키기 때문이다.

이제 환자에게 윗몸 일으키기를 수행할 때, 이 움직임은 불가능하다는 것이 입증될 것이며, 그림 7.14(c)에서 보는 바와 같이 엉덩허리근이 일반적으로 완전한 윗몸 일으키기에서 주작용근임을 확인하게 될 것이다.

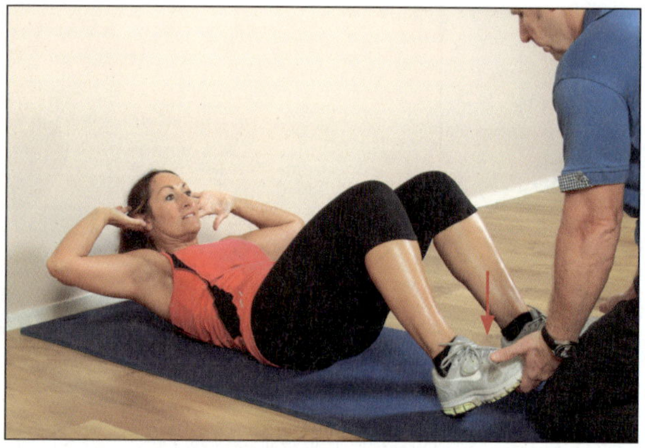

그림 7.14. (c) 발바닥쪽굽힘 또는 볼기근의 활동은 엉덩허리근 수축에 대한 비활성화를 돕는다(작동하지 않음).

넙다리곧은근 (대퇴직근, rectus femoris)

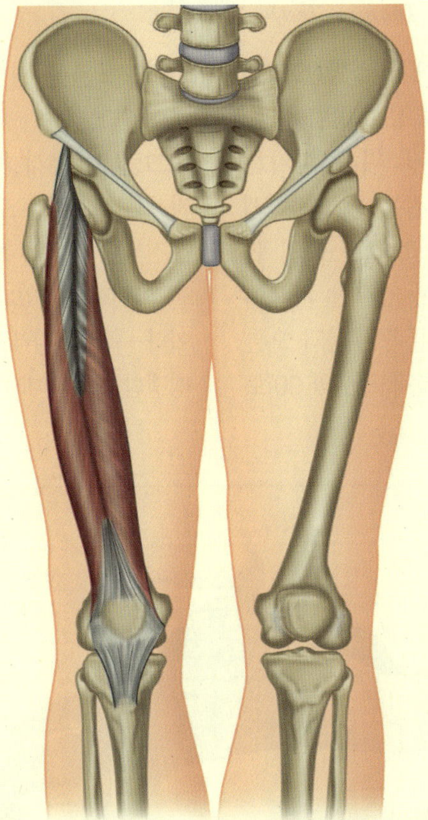

그림 7.15. 넙다리곧은근의 기시, 정지, 작용, 신경 분포

기시

곧은 갈래(전두): 아래앞엉덩뼈가시(AIIS)

접힌 갈래(후두): (엉덩뼈 위에) 비구(acetabulum) 위에 있는 고랑

정지

무릎뼈, 그리고 무릎인대를 통해 정강뼈 결절까지

작용

무릎 관절을 신전시키고 고관절을 굴곡시킴. (특히, 공을 걷어차는 것과 같은 복합 운동에서). 대퇴부의 몸통을 굴곡시키도록 엉덩허리근을 도움. 걷는 동안 발뒤꿈치가 땅에 부딪히면서 무릎 관절의 굴곡을 방지

신경

대퇴신경 (L2–L4)

넙다리곧은근의 평가 (Assessment of the Rectus Femoris)

변형된 토마스 검사 *(Modified Thomas Test)*

이 검사는 넙다리곧은근 외에 앞에서 설명한 엉덩허리근에서도 단축을 식별할 수 있는 훌륭한 방법이다.

오른쪽 넙다리곧은근을 검사하기 위해 환자는 그림 7.16에서의 자세로 왼쪽다리에 잡는다. 환자에게 왼쪽 무릎을 가슴 쪽으로 당기게 하고 같은 쪽의 볼기뼈를 뒤쪽으로 회전시킨다; 이것이 검사할 자세이다. 이 자세에서 치료사는 환자의 오른쪽 무릎과 오른쪽 발목 자세를 본다. 발목까지의 무릎각도는 약 90°로 한다; 오른쪽 넙다리곧은근의 정상길이는 아래에서 보여진다.

그림 7.17에서 치료사는 오른쪽 발목과 오른쪽 무릎 자세를 비교하는 모습을 보여준다. 여기, 아래쪽 다리가 신전되어 있음을 보여줌으로써 넙다리곧은근의 팽팽함을 확인할 수 있다. 또한 고관절의 자세가 알려줄 것이다—굴곡 자세로 남아 있다. 이것은 엉덩허리근의 팽팽함을 나타내며 이전에 논의되었다.

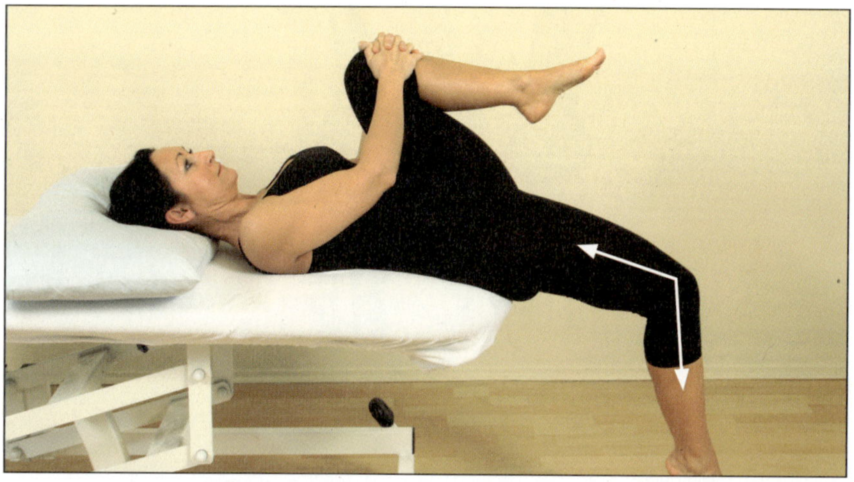

그림 7.16. 오른쪽 넙다리곧은근을 검사하기 위해 환자는 침상에 누워 왼쪽 다리를 잡는다. 넙다리곧은근의 정상 길이가 보여진다.

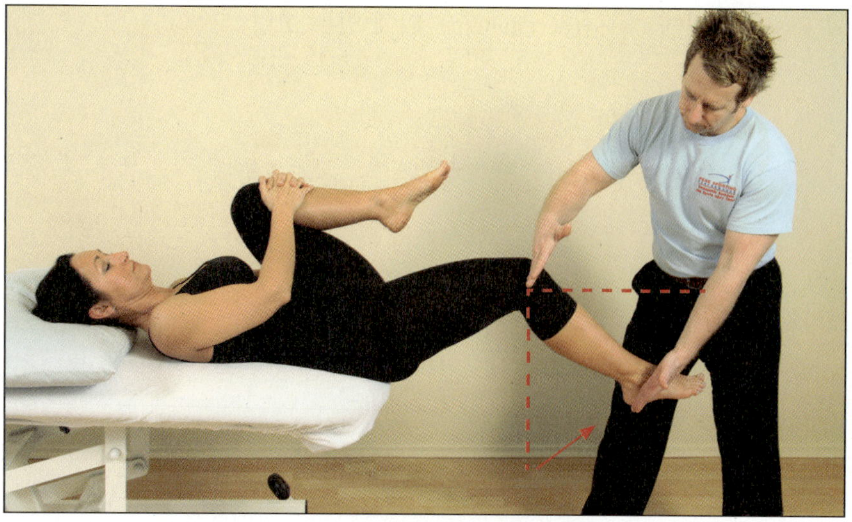

그림 7.17. 무릎은 단단한 넙다리곧은근을 보여주는 신전 상태로 남아 있다.

넙다리곧은근의 근 에너지 기법 치료 (MET Treatment of the Rectus Femoris)

환자에게 엎드린 자세를 취하게 하고, 치료사는 결합점이 느껴질 때까지 환자 오른쪽 무릎을 수동적으로 굴곡시킨다. 이와 동시에, 치료사는 오른손으로 엉치뼈를 안정시킨다. 이는 전방으로 회전하고 하부 요추의 관절면에 오는 압박으로부터 골반을 막을 수 있을 것이다.

참고: 만약 환자가 요추부 전만증이 증가한 것으로 생각되면 베개를 배 아래에 둘 수 있다. 이는 척추전만이 평평해지도록 돕고 잠재적인 불편함을 줄일 수 있다.

결합점 위치에서 환자에게 치료사에 의한 저항에 대항하여 무릎을 신전시키게 한다(그림 7.18). 이 수축은 넙다리곧은근에서 등척성 후 이완을 유발한다.

10초 간 수축 후, 이완 단계 동안 치료사가 무릎을 더 굴곡시키면 그림 7.19에서 보는 바와 같이 넙다리곧은근이 길게 늘어날 것이다.

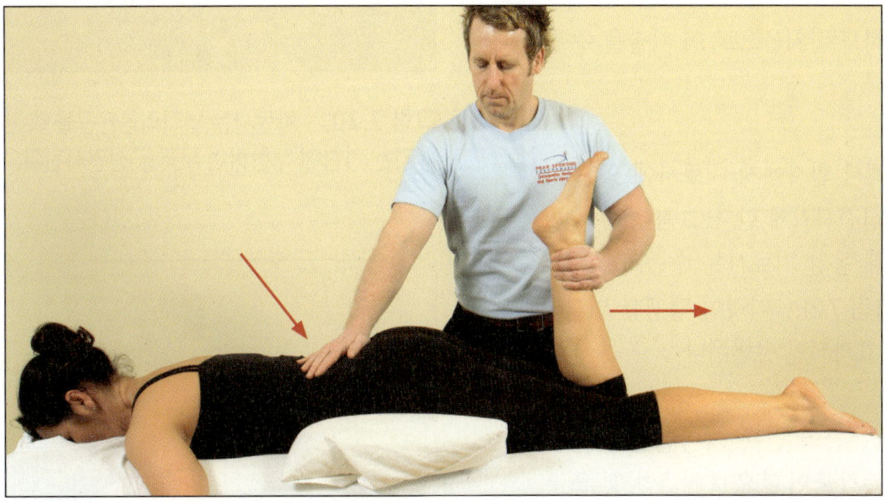

그림 7.18. 치료사가 저항을 주는 동안 환자는 무릎을 신전시킨다.

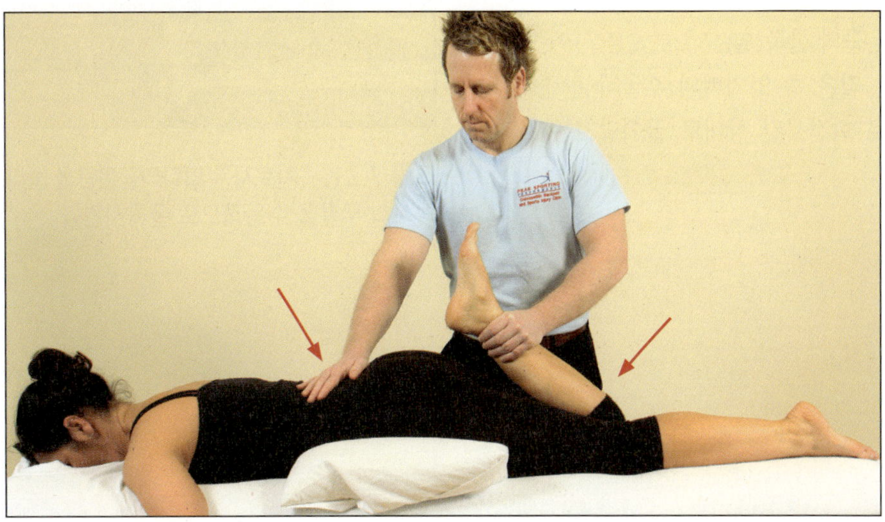

그림 7.19. 치료사는 넙다리곧은근을 늘일 수 있도록 요추를 안정시키면서 환자의 무릎을 수동적으로 굴곡시킨다.

넙다리곧은근의 대체 근 에너지 기법 치료 (Alternative MET Treatment of the Rectus Femoris)

일부 환자들은 넙다리곧은근에 대한 이전 근 에너지 기법이 허리에 과도한 긴장(염좌)을 줄 수 있음을 발견할 수도 있다. 넙다리곧은근에 대한 대체 가능한 더 효과적인 근 에너지 기법은 변형된 토마스 검사 위치를 기반으로 한다.

환자는 앞에서 설명한대로 변형된 토마스 검사의 위치를 잡는다. 치료사는 환자의 오른쪽 대퇴부의 위치를 제어하고, 환자의 오른쪽 무릎을 천천히 그리고 수동적으로 바닥쪽으로 굴곡시킨다. 결합점은 이 위치에서 매우 빠르게 도달하므로 처음으로 이 기술을 수행할 때 매우 주의해야 한다.

결합점의 위치에서 환자에게 치료사에 의한 저항에 대항하여 무릎을 신전시키게 한다(그림 7.20). 10초 간 수축 후, 이완 단계 동안 치료사는 수동적으로 무릎을 더 굴곡시킨다 (그림 7.21). 이것이 팽팽한 넙다리곧은근을 늘리는 매우 효과적인 방법이다.

팁: 넙다리곧은근의 양측 과다긴장은 골반이 앞쪽으로 기울어짐으로써 5번째 요추 관절면이 전만(신전)된 위치에 있기 때문에 허리 통증을 유발한다.

만약 넙다리곧은근의 한쪽(일반적으로 오른쪽)이 단축된 위치에 있으면, 같은 쪽 엉치뼈의 후굴과 관련하여 볼기뼈를 전방으로 회전시킨 상태로 끌어당기는 효과가 있다.

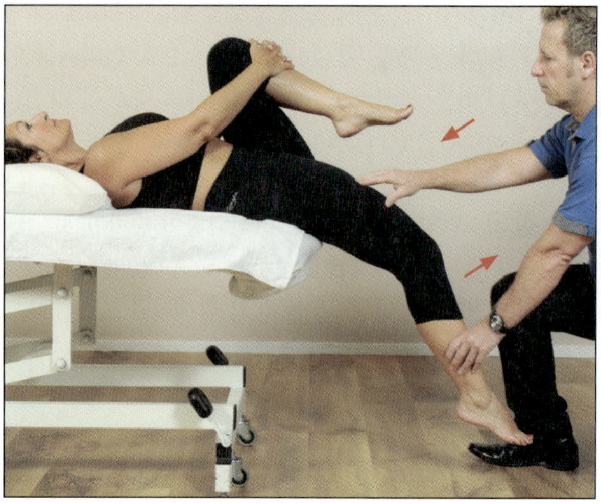

그림 7.20. 치료사는 넙다리곧은근을 촉진하고 환자는 저항에 대항하여 무릎을 신전시킨다.

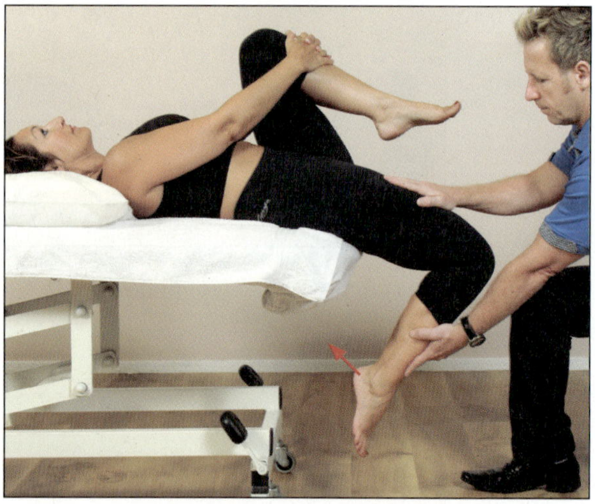

그림 7.21. 치료사는 넙다리곧은근을 늘리도록 환자의 무릎을 수동적으로 굴곡시킨다.

모음근 (내전근, adductor)

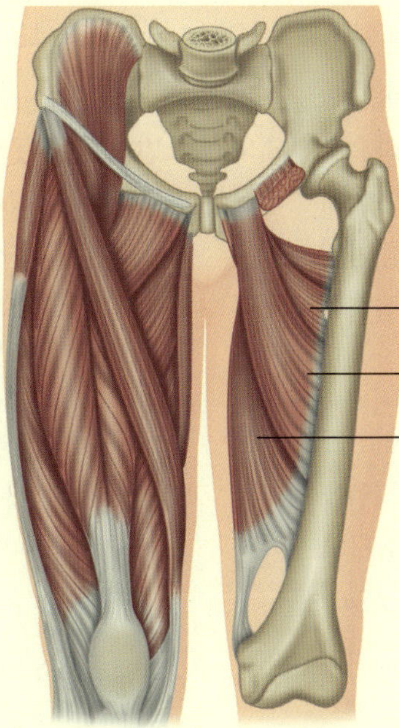

그림 7.22. 모음근의 기시, 정지, 작용, 신경 분포

기시

치골(분지)의 앞부분. 또한 대모음근은 궁둥뼈결절(좌골결절, ischial tuberosity)에 그 기시가 있음.

정지

엉덩이에서 무릎까지 대퇴부의 내측의 전체길이.

작용

고관절을 내전, 굴곡, 내측 회전시킴.

신경

큰: 폐쇄신경(Obturator nerve)(L2–L4). 궁둥신경(좌골신경, Sciatic nerve)(L4, L5, S1)

짧은: 폐쇄신경 (L2–L4)

긴: 폐쇄신경 (L2–L4)

모음근의 평가 (Assessment of the Adductors)

고관절 외전검사 *(Hip Abduction Test)*

왼쪽 부분을 검사하기 위해 환자는 침대에 바로 누운 자세를 취한다. 치료사는 오른손으로 모음근을 촉진하면서 환자의 왼쪽 다리를 잡고 고관절을 수동적으로 외전시킨다(그림 7.23). 결합점을 느낄 때 바로 그 위치이다. 수동적인 외전을 위한 정상적인 관절가동범위는 45°이다; 가동범위가 이보다 작으면, 왼쪽의 팽팽한 모음근 그룹의 위치가 표시된다.

그러나 규칙에는 예외가 있다. 만약 관절가동범위가 45° 미만이면, 내측 뒤넙다리근이 수동적 외전 움직임을 제한할 수 있다. 짧은 모음근과 안쪽 뒤넙다리근을 구별하기 위해, 무릎을 90°까지 굴곡시키게 된다(그림 7.24). 만약 관절가동범위 범위가 증가하면, 이것은 중간 뒤넙다리근의 길이가 단축되어 있음을 나타낸다.

즉, 뒤넙다리근이 제한적 요소인지 아닌지 확인하기 위해, 치료사는 수동적으로 무릎을 굴곡시키고 수동 외전을 반복한다. 관절가동범위가 향상되면, 뒤넙다리근은 제한적인 조직이며 짧은모음근이 아니다.

참고: 짧은모음근이라는 용어는 대퇴골에 붙어 있는 모든 내전근육을 말하며, 두덩정강근(박근, gracilis)은 예외이다. 이 특정 근육은 안쪽 무릎의 거위 발 영역에 무릎 아래지점 붙어 있고, 무릎뿐만 아니라 엉덩이에도 작용한다.

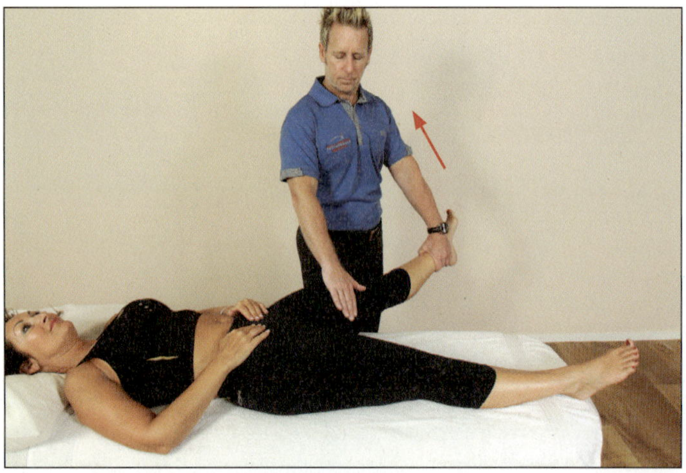

그림 7.23. 치료사는 외전시키고 결합점을 위해 모음근을 촉진한다.

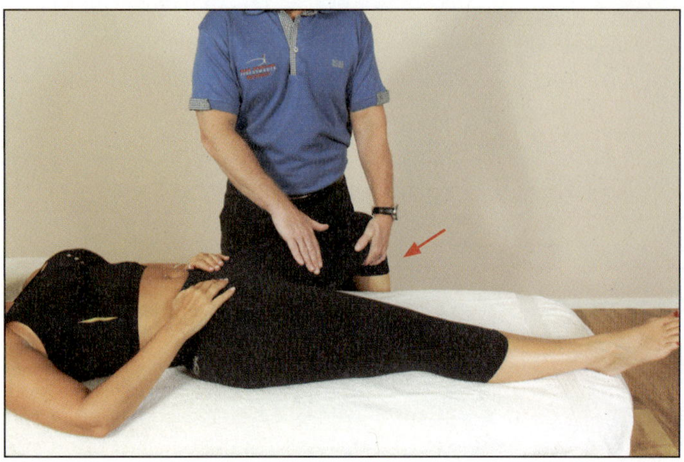

그림 7.24. 짧은모음근을 분리하기 위해 무릎을 구부린다.

모음근의 근 에너지 기법 치료 (MET Treatment of the Adductors)

(짧은) 모음근을 늘이는 가장 효과적인 방법 중 하나는 **그림 7.25(a–b)**에서 보여주는 위치에서 근 에너지 기법을 이용하는 것이다. 환자는 무릎을 구부리고 뒤꿈치를 함께 모아 바로 누운 자세를 취한다; 모음근에서 결합점이 느껴질 때까지 치료사에 의해 엉덩이를 천천히 수동적으로 외전한다.

결합점의 위치에서, 환자에게 짧은모음근을 수축하도록 치료사에 의한 저항에 대항하여 엉덩이를 내전시키게 한다.

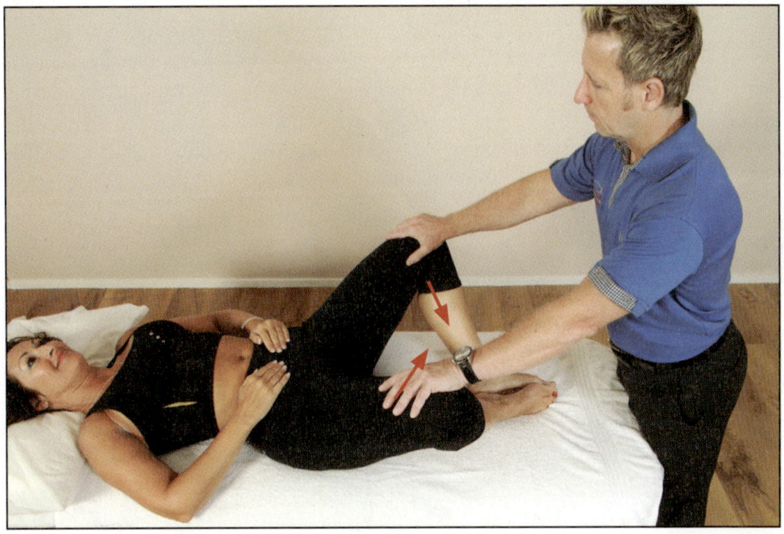

그림 7.25. (a) 환자는 치료사의 저항에 대항하여 다리를 내전한다.

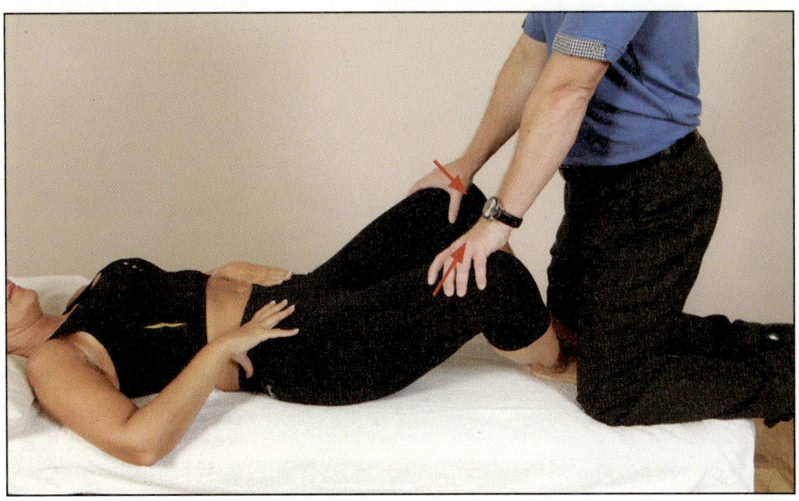

그림 7.25. (b) 대체 자세 – 치료사는 침상에 무릎을 꿇고 환자는 치료사의 저항에 대항하여 다리를 내전한다.

10초 간 수축 후, 이완 단계 동안 그림 7.26(a–b)에서 보여주는 바와 같이 치료사에 의해 엉덩이를 수동적으로 더 외전시킨다.

팁: 모음근의 과다활동은 잠재적으로 외전근육, 특히 중간볼기근의 약화 억제를 초래할 것이다. 이것은 제 5장에서 설명한 바와 같이 트랜델렌버그 보행패턴의 결과를 낳을 수 있다.

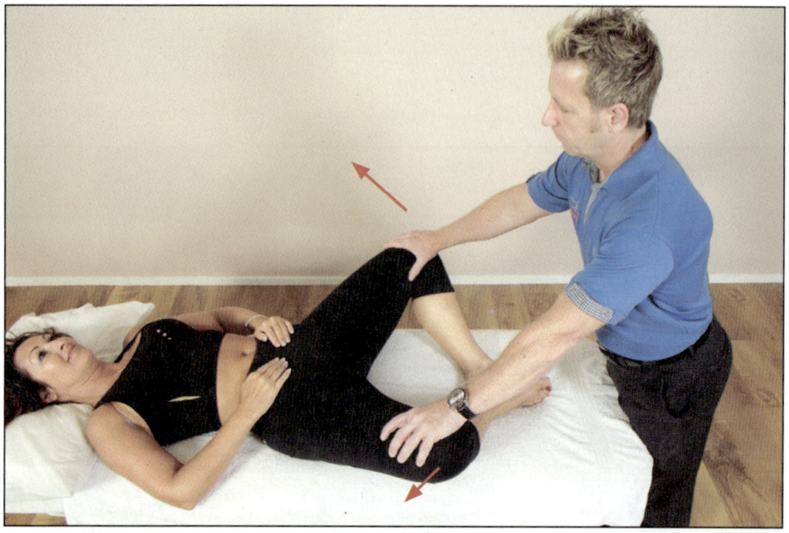

그림 7.26. (a) 치료사는 모음근을 늘인다.

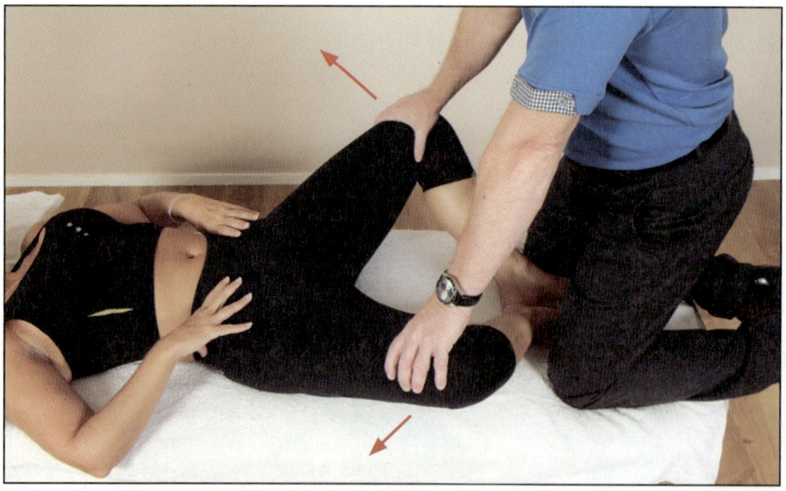

그림 7.26. (b) 대체 자세 – 치료사는 모음근을 늘인다.

뒤넙다리근 (슬와근, hamstring)

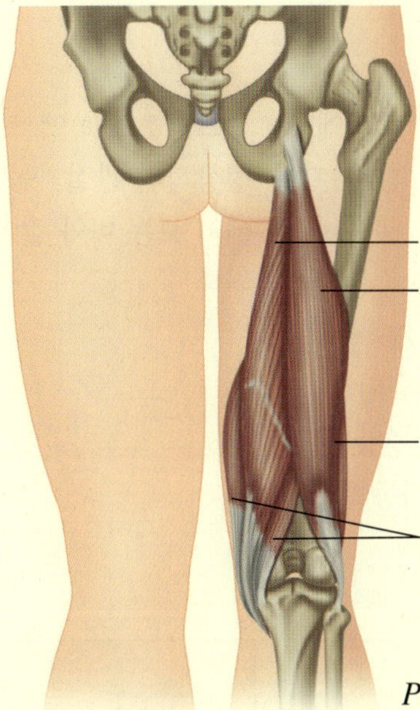

그림 7.27. 뒤넙다리근의 기시, 정지, 작용, 신경 분포

기시

궁둥뼈결절(앉은 뼈). 넙다리두갈래근(대퇴이두근, Biceps femoris)도 대퇴골 뒤쪽에서 기시.

정지

반막모양근(반막상근, Semimembranosus): 정강뼈의 내측 관절돌기 뒷부분(정강뼈 위 속부분)

반힘줄근(반건형근, Semitendinosus): 정강뼈 몸통의 위 내측 표면

넙다리두갈래근(대퇴이두근, Biceps femoris): 종아리뼈의 머리(맨 위).
정강뼈의 외측 관절돌기(정강뼈의 위 바깥쪽 부분)

작용

무릎관절을 굴곡시킴. 고관절을 신전시킴. 무릎을 굴곡할 때 반막모양근과 반힘줄근은 아래쪽 다리를 내회전시킴(안쪽으로 향함). 무릎을 굴곡할 때 넙다리두갈래근은 아래쪽 다리를 외회전 시킴(바깥쪽으로 향함).

신경

궁둥신경의 가지 (L4, L5, S1, S2, S3)

뒤넙다리근의 일반적인 평가 (General Assessment of the Hamstrings)

고관절 굴곡 검사 *(Hip Flexion Test)*

이 검사는 의사에게 뒤넙다리근의 일반적인 길이에 대한 전체적인 느낌을 주는데 도움이 된다. 환자는 바로 누운 자세로 양쪽 다리를 신전시킨다. 치료사는 결합점이 느껴질 때까지 환자의 왼쪽 고관절을 수동적으로 굴곡시킨다. 정상적인 관절가동범위는 80°에서 90° 사이에 있다; 80° 미만은 뒤넙다리근이 단축된 위치에 있음을 나타낸다. 그러나 좌골신경의 "신경장력"과 특정 뒤넙다리근 부상은 또한 고관절의 관절가동범위(굴곡)를 제한할 수 있다.

그림 7.28(a)에서 볼 수 있듯이, 환자는 뒤넙다리근의 정상적인 관절가동범위를 가지고 있다. 그림 7.28(b)에서 보는 바와 같이 80~90° 미만은 짧은 것으로 분류된다.

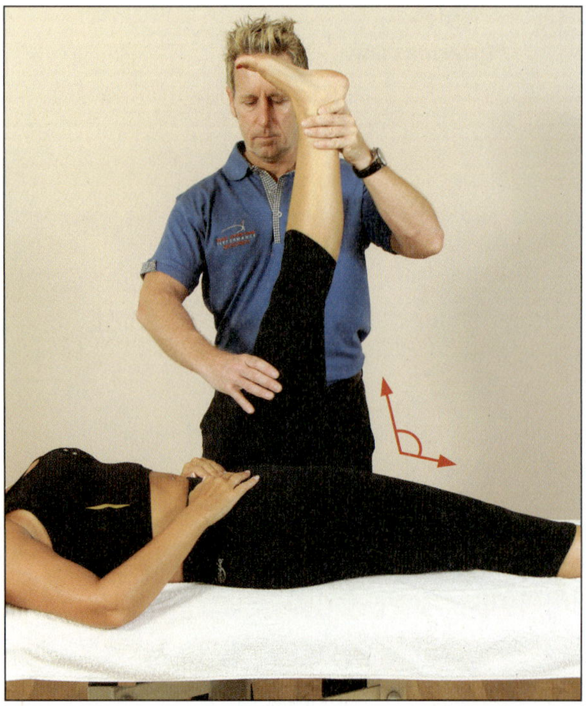

그림 7.28. (a) 고관절 굴곡 검사. 80–90°의 관절가동범위는 정상이다.

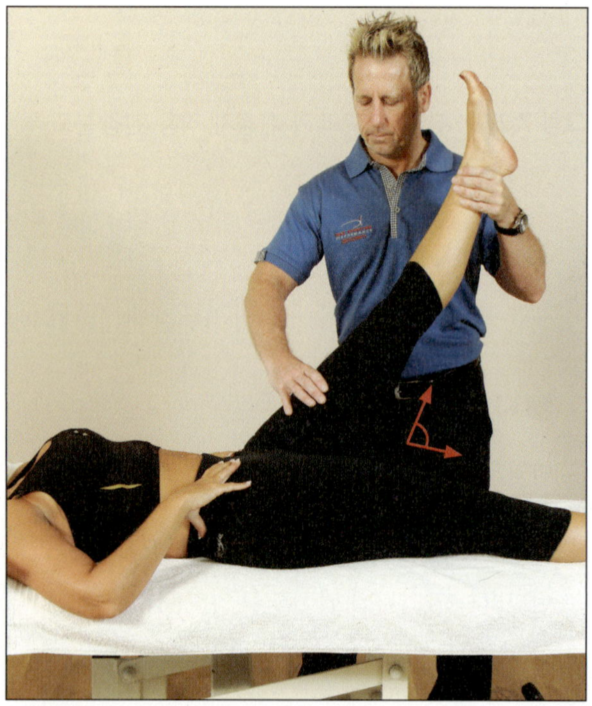

그림 7.28. (b) 고관절 굴곡 검사. 45°의 관절가동범위는 짧은 뒤넙다리근을 나타낸다는 것을 여기에 설명되어 있다.

뒤넙다리근의 근 에너지 기법 치료 (비특이적)
(MET Treatment of the Hamstrings (Non-Specific))

다음 기술은 그룹으로서 뒤넙다리근육을 길게 만드는 데 매우 좋다; 이 장의 뒷부분에서 우리는 내측 및 외측 뒤넙다리근을 구체적인 대상으로 하는 방법을 살펴볼 것이다.

치료사는 서있는 자세를 취하고 뒤넙다리근육에서 결합점이 느껴질 때까지 환자의 오른쪽 다리를 수동적으로 고관절 굴곡하면서 제어한다. 이러한 자세에서 그림 7.29에서 보는 같이 환자의 아래쪽 다리를 치료사의 오른쪽 어깨에 위치시킨다.

환자에게 10초 동안 치료사의 어깨에 저항하여 다리를 누르게 한다. 뒤넙다리근의 수축 후, 이완 단계에서, 그림 7.30에서 보는 바와 같이 치료사는 수동적으로 오른쪽 다리를 더 굴곡시킨다.

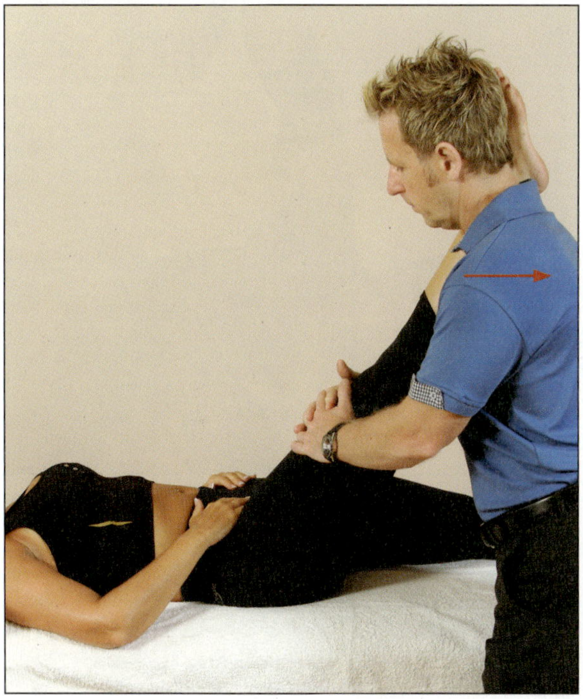

그림 7.29. 환자는 치료사의 어깨에 대항하여 오른쪽 다리를 아래로 누른다.

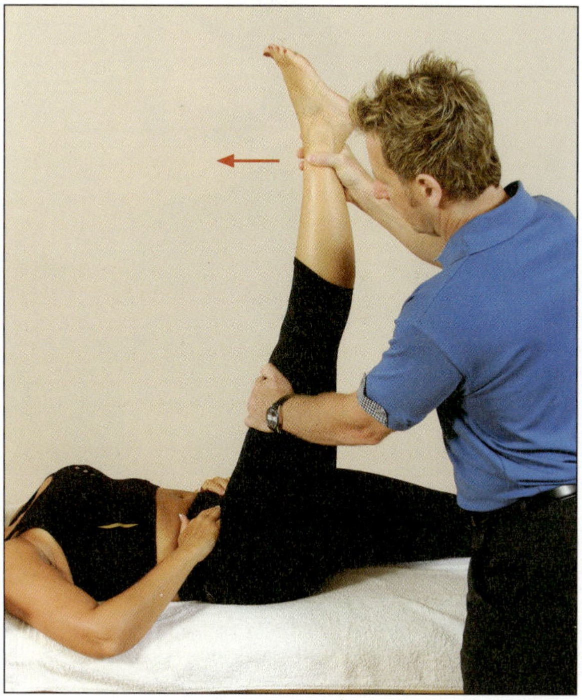

그림 7.30. 치료사는 고관절을 수동적으로 더 굴곡시킨다.

뒤넙다리근 정지부에 대한 대체 근 에너지 기법 (Alternative MET for the Insertion of the Hamstrings)

이 기술은 뒤넙다리근의 정지부 구성 요소를 길게 만드는 데 매우 좋다. **그림 7.31**에서 보는 바와 같이 환자의 고관절은 이제 90°까지 굴곡이 되고 아래쪽 다리는 치료사의 어깨 위에 위치시킨다.

이 자세에서 환자에게 둔부 근육을 향해 발뒤꿈치를 당기게 하는데, 이는 뒤넙다리근의 수축을 활성화시키기 때문이다. 10초 간 수축 후, 이완 단계 동안 **그림 7.32**에서 보는 같이 치료사는 새로운 결합점이 느껴질 때까지 수동적으로 무릎 신전을 한다.

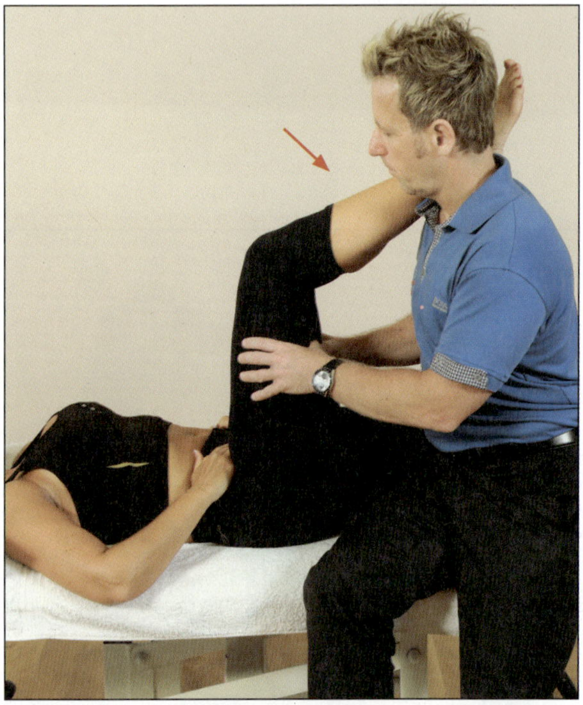

그림 7.31. 고관절이 90° 굴곡된 상태에서 환자는 아래쪽 다리를 치료사의 어깨 위에 위치시킨다.

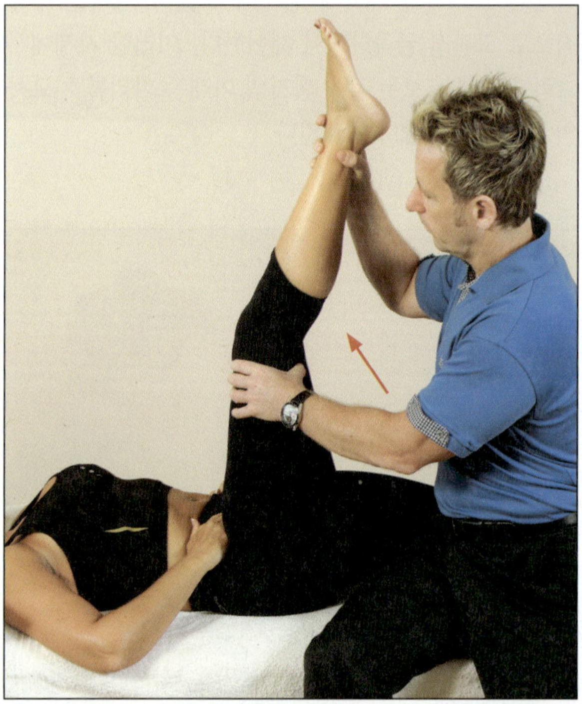

그림 7.32. 치료사는 뒤넙다리근을 늘리기 위해 수동적으로 무릎 신전을 한다.

상호억제 기법(*RI Method*)

위에서 설명된 대로 환자에게 뒤넙다리근을 수축하게 한다. 그러나 10초 간 수축 후, 이완 단계 동안 치료사가 수동적으로 무릎을 더 신전시키는 것과 같이 환자에게 무릎(시작할 때 굴곡되어 있는 상태)을 천천히 펴게 한다. 환자는 무릎을 능동적으로 펴기 위해서 넙다리네갈래근을 수축하게 된다; 이것은 뒤넙다리근에서 상호억제 효과를 유도하여 보다 더 효과적이고 안전하게 길어질 수 있게 한다.

내측 뒤넙다리근 (반힘줄근 및 반막모양근)의 평가
/ Assessment of the Medial Hamstrings (Semitendinosus and Semimembranosus)

뒤넙다리근에 대한 일반적인 평가를 한 후, 만약 관절가동범위가 80° 미만이면 뒤넙다리근 근육 그룹에 연부조직 제한이 있다고 결론을 내릴 수 있다. 그러나 평가 결과가 뒤넙다리근의 어느 부분이 더 팽팽한 구조인지는 알 수 없다.

특정 검사를 통해 원인이 되는 뒤넙다리근의 개별 구성 요소를 확인할 수 있다. 다음의 검사는 외측 뒤넙다리근과 내측 뒤넙다리근의 길이 이상을 구별할 수 있도록 평가에 통합시킬 수 있다.

반힘줄근/반막모양근이 제한 조직인지 여부를 알아보기 위해, 내측 뒤넙다리근육을 다음과 같이 분리한다. 치료사에 의해 환자 다리는 외회전과 외전되고, 동시에 고관절이 수동적으로 굴곡되도록 한다(그림 7.33 (a–b)). 결합점이 표시된다; 만약 관절가동범위가 기존 검사 보다 적으면 내측 뒤넙다리근이 단축된 근육이라고 가정할 수 있다.

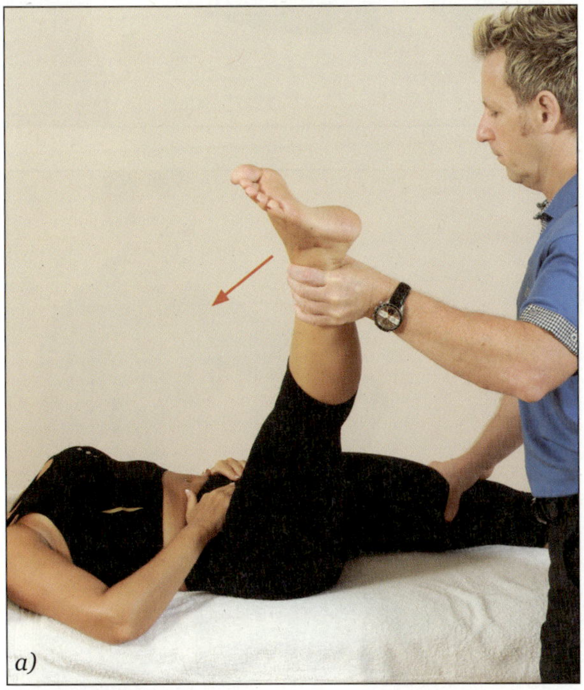

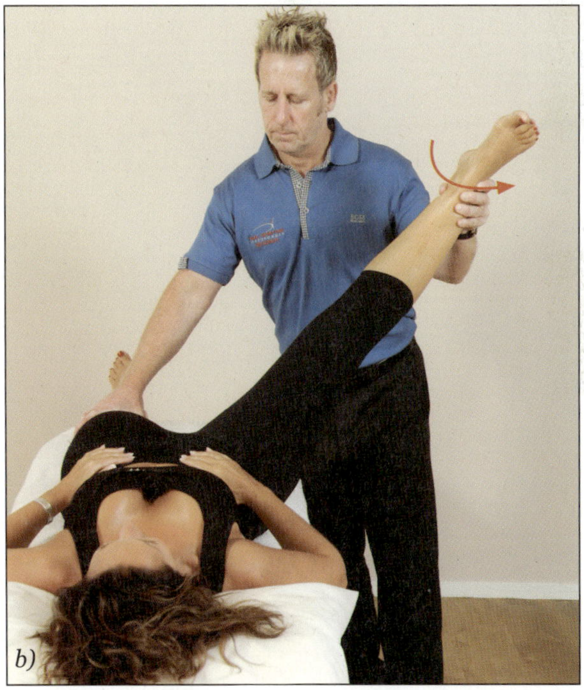

그림 7.33. (a) 제한된 조직으로써 내측 뒤넙다리근을 구체적으로 식별하기 위해, 환자의 다리는 외회전과 외전되고 동시에 고관절이 수동적으로 굴곡 된다. (b) 검사 위치의 다른 보기.

외측 뒤넙다리근의 평가(넙다리두갈래근)
/ Assessment of the Lateral Hamstrings (Biceps Femoris)

이 특정 검사는 넙다리두갈래근을 분리한다. 치료사는 환자의 다리를 수동적으로 굴곡시키면서 내회전과 내전시킨다(그림 7.34(a–b)). 만약 움직임이 제한적이라면, 치료사는 관절가동범위가 기존의 고관절 굴곡 검사에서 보다 적게 나오는지 여부를 결정할 필요가 있다. 만약 그렇다면, 넙다리두갈래근의 외측 뒤넙다리근이 짧은 조직이라는 것을 알 수 있다.

팁: **내측 및 외측 뒤넙다리근은 함께하기 보다는 개별적인 치료가 필요할 수도 있음을 기억하시오.**

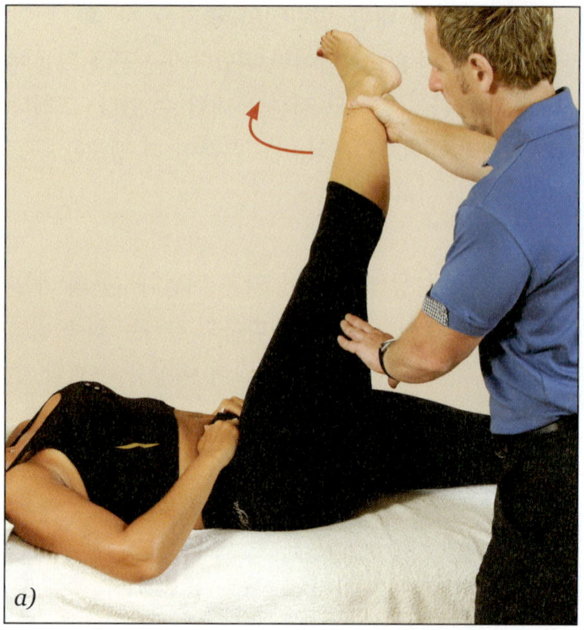

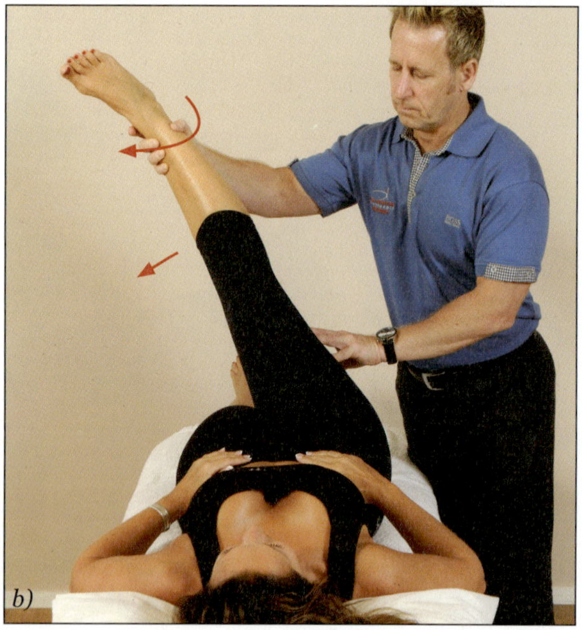

그림 7.34. (a) 넙다리두갈래근을 검사하기 위해, 치료사는 다리를 수동 굴곡시키는 동안 내회전과 내전시킨다. (b) 검사 위치의 다른 보기.

넙다리근막긴장근과 엉덩정강근막띠
/ Tensor Fasciae Latae (TFL) and Iliotibial Band (ITB)

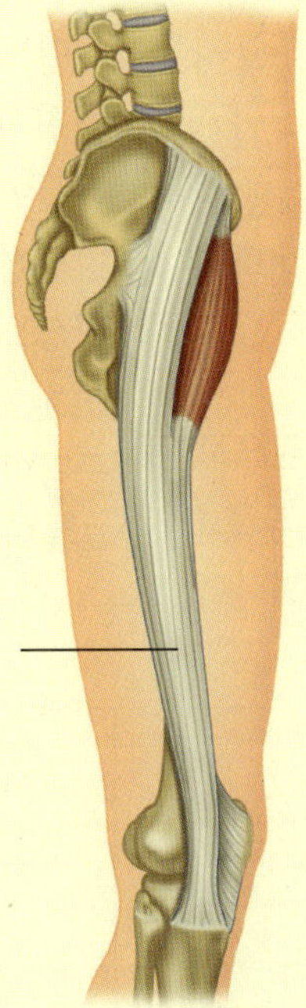

그림 7.35: 넙다리근막긴장근과 엉덩정강근막띠의 기시, 정지, 작용, 신경 분포

기시

엉덩뼈능선의 바깥쪽 가장자리, 앞쪽

정지

고관절 바로 아래 엉덩정강근막띠(긴넙다리근막힘줄)에 붙어서 정강뼈의 상부 측면 (Gerdy's tubercle)까지 이어짐

작용

고관절의 굴곡, 외전, 내회전. 넙다리근막을 긴장하게 하여 무릎을 안정시킴.

신경

위둔부신경(상둔신경[L4, L5, S1]).

넙다리근막긴장근(TFL)과 엉덩정강근막띠(ITB)의 평가 / Assessment of the TFL and ITB

오버 검사 *(Ober's Test)*

프랭크 오버(Frank Ober)라는 정형외과 의사는 "등의 과도긴장(염좌)과 궁둥신경통" (Ober 1935a)라는 기사를 작성했고 1937년에 이 검사를 처음으로 기술했다. 그는 허리 통증 및 좌골 신경통에 관하여 수축된 넙다리근막긴장근과 엉덩정강근막띠를 논의했다.

그림 7.36(a)에서 보는 바와 같이 환자에게 옆으로 누워있는 자세를 취하게 하고, 치료사는(환자의 도움을 받아) 환자의 어깨, 엉덩이 및 무릎을 정렬시킨다.

환자의 왼쪽 무릎이 침상 쪽으로 내리는 상태를 유지하면서 환자가 충분히 이완되었다고 느낄 때 치료사는 천천히 무릎을 굴곡시킨다(반스쿼트 자세처럼). 만약 무릎이 평행수준 아래로 떨어지면, 넙다리근막긴장근/엉덩정강근막띠는 그림 7.36(b)에서 보는 바와 같이 정상으로 분류된다; 대퇴부가 평행수준을 유지하면(또는 약간 아래로 떨어지면) 넙다리근막긴장근/엉덩정강근막띠는 그림 7.36(c)에서 보는 바와 같이 단축으로 분류된다.

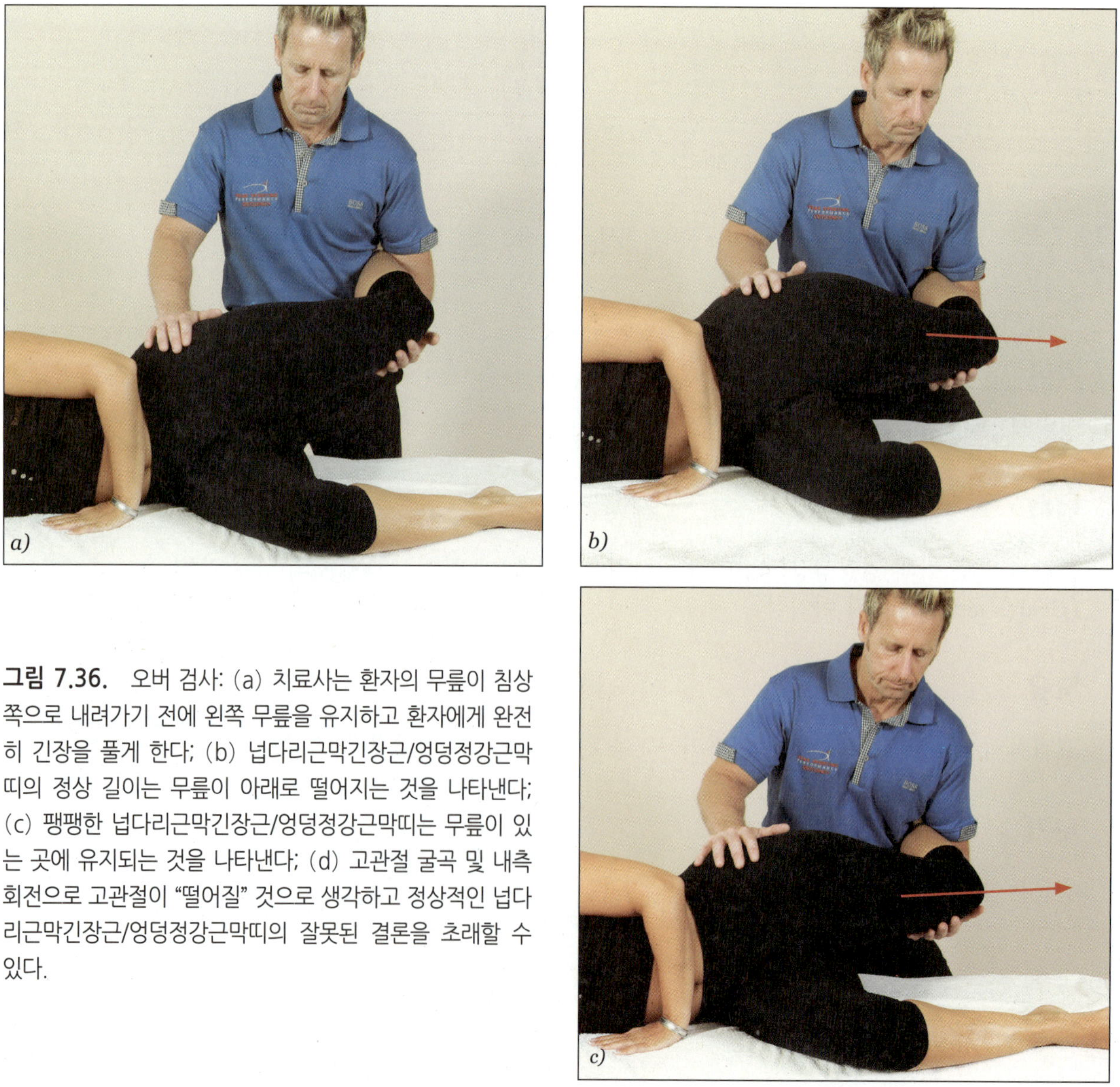

그림 7.36. 오버 검사: (a) 치료사는 환자의 무릎이 침상 쪽으로 내려가기 전에 왼쪽 무릎을 유지하고 환자에게 완전히 긴장을 풀게 한다; (b) 넙다리근막긴장근/엉덩정강근막띠의 정상 길이는 무릎이 아래로 떨어지는 것을 나타낸다; (c) 팽팽한 넙다리근막긴장근/엉덩정강근막띠는 무릎이 있는 곳에 유지되는 것을 나타낸다; (d) 고관절 굴곡 및 내측회전으로 고관절이 "떨어질" 것으로 생각하고 정상적인 넙다리근막긴장근/엉덩정강근막띠의 잘못된 결론을 초래할 수 있다.

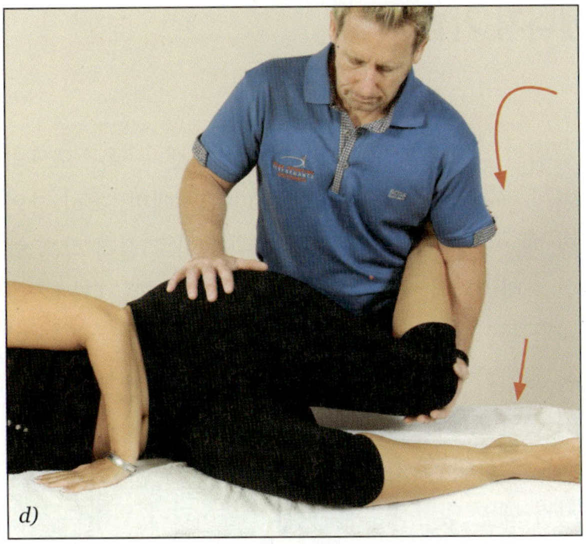

d)

참고: 만약 넙다리근막긴장근과 엉덩정강근막띠 내에서 단축이 감지되면, 다리는 상대적으로 외전된 상태로 유지되지만, 치료사가 다리를 내리면 고관절 굴곡과 내회전으로 인해 고관절은 당연히 "떨어질" 것이라 여길 것이다(그림 7.36(d) 참조). 만약 다리가 침상에 가까워 질 때 이것이 허용된다면, 실수로 넙다리근막긴장근과 엉덩정강근막띠의 길이를 정상이라고 가정할 수 있지만, 팽팽한 넙다리근막긴장근/엉덩정강근막띠는 제대로 기능을 하지 않는 자세로 고관절을 취할 것이다. 따라서 검사 중 환자의 다리를 제어할 때 아주 성실하게 하는 것이 중요하며 고관절이 굴곡되고 내회전되지 않도록 해야 한다.

다음 사항에 유의하시오: 오버 검사가 양성인 경우, 우리는 자연스럽게 넙다리근막긴장근과 엉덩정강근막띠가 짧고 그 후에 팽팽해 진다고 가정하고 치료 프로토콜을 "스트레칭(신장)" 그리고/또는 엉덩정강근막띠의 길이를 늘이도록 도수치료기법을 수행하는 것이라고 여긴다. 그러나 연구 결과에 따르면 도수치료를 통해 엉덩정강근막띠의 길이를 바꾸는 것은 거의 불가능하다. Chaudhry 등(2008)에 따르면, 엉덩정강근막띠의 길이를 단지 1% 변경하는데 약 1톤(925 kg)의 압력이 필요하다. 따라서 실제로 엉덩정강근막띠에 심각한 변형을 일으킬 가능성은 거의 없으며 도수치료와 스트레칭 기법을 사용하면 덜 팽팽하게 만들 수 있다.

그러나 Tenney 등(2013)의 연구에서 (오버 검사가 양성인) 허리골반통을 경험하는 피험자의 복부 및 뒤넙다리 근육의 활성화가 골반의 위치를 개선시켰고 그 결과 오버 검사 결과가 전반적으로 향상된 것을 보여주었다.

넙다리근막긴장근과 엉덩정강근막띠의 근 에너지 기법 치료 / MET Treatment of the TFL and ITB

나는 엉덩정강근막띠와 같은 결합조직 구성 요소의 길이를 바꾸는 것보다 넙다리근막긴장근의 "긴장(tone)"을 바꾸는 것이 어떤 점에서는 도움이 될 것이라 생각하므로, 다음의 근 에너지 기법을 치료 계획에 포함되는 적절한 절차로 여긴다. 나는 개인적으로 이 기술이 넙다리근막긴장근을 완화시키는 데 도움이 되고 바라건대 엉덩정강근막띠의 긴장을 다소 감소시킬 것이라고 믿기 때문에, 나에게는 넙다리근막긴장근에서 근 에너지 기법의 등척성 후 이완 효과를 사용하는 것이 훨씬 더 이치에 맞는다. 이것은 엉덩정강근막띠를 늘이기 위해 (일반적으로 엉덩정강근막띠 벗기기로 불리는) 심부 마사지 기술 또는 폼 롤러 사용을 권유하여 많은 시간을 소비하는 것보다 이러한 구조를 치료하는 제가 선호하는 방법이다. 이 유형의 기술들(특히, 폼롤러)은 (이미 논의된 바와 같이) 엉덩정강근막띠의 연부조직 구조가 거의 1톤의 압력을 사용해도 1% 조차 바뀌지 않는다는 연구 때문에 과거에 설계된 것으로는 실제로는 되지 않을 수 있다.

위의 내용을 예를 들면 설명해 보겠다. 옥스포드의 저의 클리닉에서 특히 날씨가 따뜻할 때면, 특히 강의할 때, 나는 창문 밖 달리기 트랙을 가로 질러 작은 풀밭을 바라본다. 거의 매일 (날씨가 좋을 때만), 나는 2~3시간 동안에 폼롤러를 사용하여 다리에 굴리는 젊은이를 보았다. 그는 명백한 이유로 "Roller Dave"라는 별명이 붙었고, 나는 왜 그가 이것을 다리에 하는지에 대해서도 의문이 생기게 되었다. 그는 단순히 자신의 치료사가 매일 엉덩정강근막띠를 이완시키기 위해 이것을 하라고 권유했다고 말한다… 나는 당신과 이러한 사고 과정을 그만두겠다! 옥스퍼드에서 제 강의를 듣던 학생들 중 일부는 의심의 여지 없이 그가 다리를 굴리는 것을 여러 번 보아왔을 것이기 때문에 롤러 데이브(Roller Dave)에 대해 읽을 때 웃을 것이라고 확신한다.

어쨌든, 치료 프로토콜로 돌아와서, 환자는 바로 누운 자세를 취하고 치료사는 환자의 굴곡된 왼쪽 다리를 오른쪽 다리 위로 교차시킨다. 치료사는 오른손으로 환자의 왼쪽 무릎을 제어하고 왼손으로 환자의 오른쪽 발목을 잡는다. 환자의 오른쪽 다리는 결합점이 느껴질 때까지 내전된 자세로 놓이게 된다. 그림 7.37에서 보는 바와 같이 결합점 위치에서 환자에게 치료사에 의한 저항에 대항하여 오른쪽 다리를 외전시키게 한다.

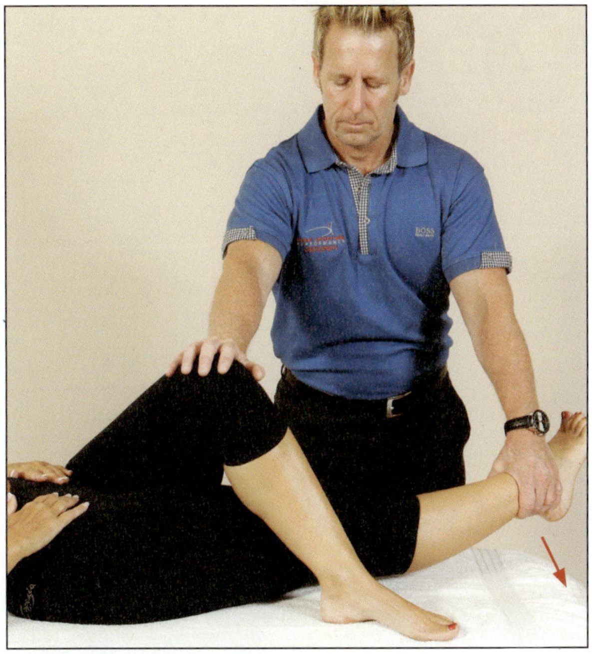

그림 7.37. 환자는 저항에 대항하여 오른쪽 다리를 외전시킨다.

10초 간 수축 후, 이완 단계 동안 치료사는 환자 오른쪽 다리를 수동적으로 더 내전시킨다[그림 7.38(a)]. 이것은 오른쪽 넙다리근막긴장근을 늘일 수 있게 할 것이고(비록 작지만) 엉덩정강근막띠에도 또한 영향을 줄 수도 있다.

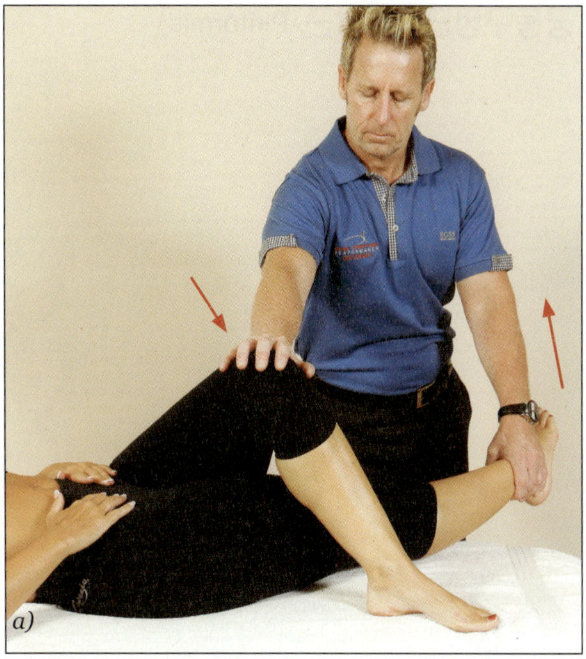

그림 7.38. (a) 치료사가 넙다리근막긴장근 근육을 늘이도록 오른쪽 다리를 내전하는 동안 환자의 왼쪽 무릎을 안정시킨다.

그림 7.38(b)를 보면 환자는 왼쪽으로 측면굴곡 자세를 취하고 있다; 이것은 넙다리근막긴장근과 엉덩정강근막띠를 늘이는 것뿐만 아니라 오른쪽 허리네모근도 늘일 수 있게 할 것이다.

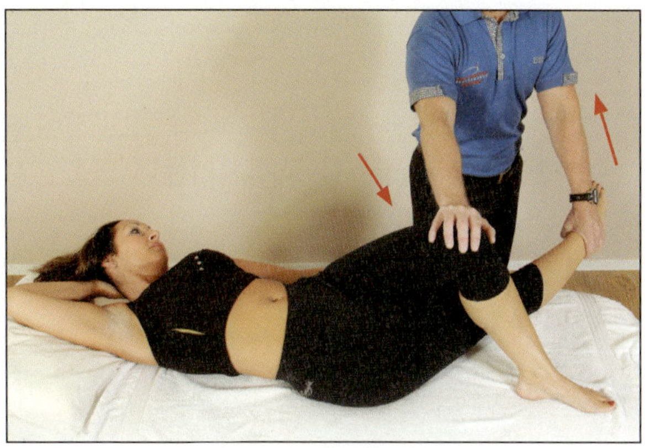

그림 7.38. (b) 치료사는 우측 다리를 내전하여 허리네모근과 넙다리근막긴장근을 늘이는 동안, 환자는 왼쪽으로 측면굴곡한다.

궁둥구멍근 (이상근, Piriformis)

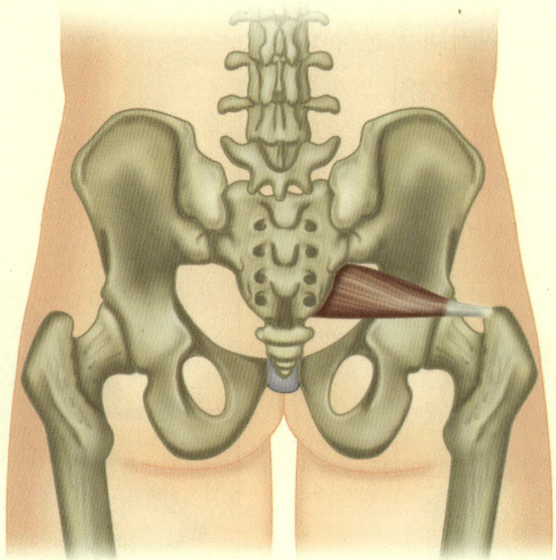

그림 7.39. 궁둥구멍근의 기시, 정지, 작용, 신경 분포

기시

엉치뼈 S2–S4의 내부(정면) 표면.

정지

대퇴골의 대전자 (상단).

작용

고관절을 외회전시키고 신전시킴. 고관절이 굴곡될 때 대퇴부를 외전시킴.
소켓 안에 대퇴골두를 고정시키는데 도움.

신경

요골신경(L5) 및 엉치뼈신경(S1,S2)의 복부 가지

고관절 위치에 의한 관찰 평가 (Observation Assessment of the Position of the Hip)

궁둥구멍근의 상대적인 길이에 대한 초기 평가는 관찰에 의한 것이다. 환자에게 바로 누운 자세를 취하게 하고, 환자의 하지는 침상의 두부 끝에서 관찰된다. 관심의 초점은 발의 상대적 위치에 있다.

그림 7.40에서 볼 수 있듯이, 환자의 왼발은 오른발보다 정중선에서 더 멀리 떨어져 있는 것처럼 보인다. 실제 움직임은 외회전 위치에 있는 고관절에서 비롯된다. 이것은 아마도 왼쪽에 단축된 궁둥구멍근과 관련이 있다.

궁둥구멍근은 엉치뼈의 전방 표면에 부착하기 때문에 엉치뼈의 비틀림에 관한 매우 중요한 근육이다. 이 당김의 방향이 대각선이기 때문에 근육은 볼기뼈와 관련하여 엉치뼈저부의 뒤쪽과 아래쪽으로 회전을 시킬 수 있다. 이 운동은 볼기뼈에 대하여 쐐기를 일으켜서 엉치엉덩관절의 가동성을 상실하고, 결과적으로 관절의 저가동성을 초래할 수 있다.

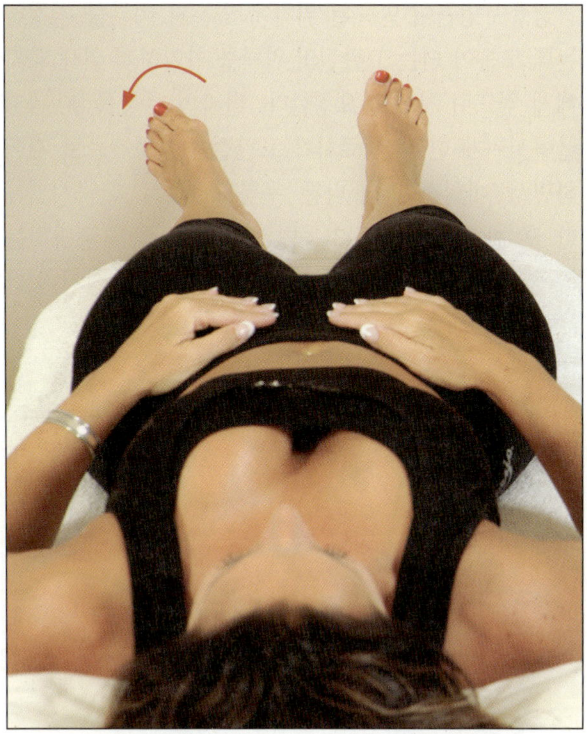

그림 7.40. 왼쪽다리가 외회전 자세로 되어 있다.

궁둥구멍근의 수동 평가 (Passive Assessment of the Piriformis)

궁둥구멍근이 단축된 위치에 있는지 여부를 결정하는데 도움이 되는 고관절의 위치를 확인하기 위해 환자에게 엎드린 자세를 요청한다. 환자의 무릎을 90°까지 굴곡시키게 한 후 치료사가 고관절을 수동적으로 제어하면서 내회전한다. 다른 무릎도 90°로 굴곡시키게 한 후 반복한다. 관절가동범위가 적은 쪽이 해당하는 쪽 궁둥구멍근의 상대적 단축을 나타낼 가능성이 있다(그림 7.41.).

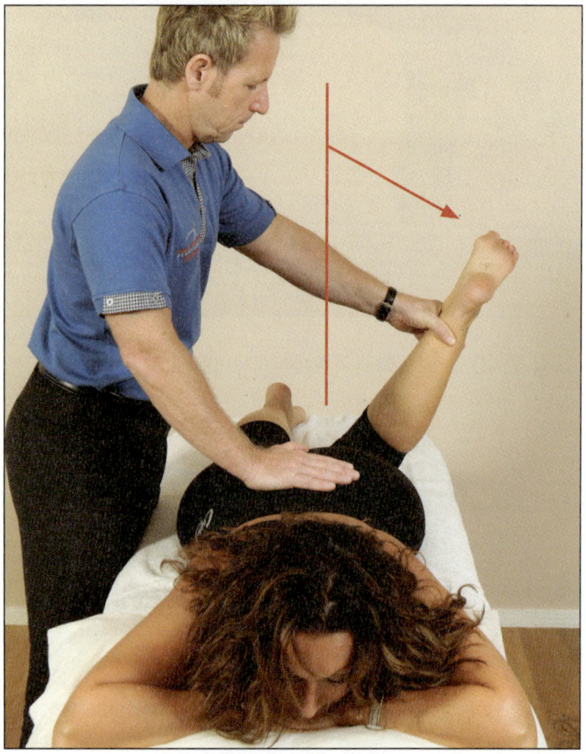

그림 7.41. 궁둥구멍근의 단축을 평가하기 위해 왼쪽 고관절을 수동적으로 내회전을 시킨다.

궁둥구멍근의 상대적 길이를 평가하는 또 다른 방법은 다음과 같다. 환자에게 엎드린 자세에서 양쪽 무릎을 굴곡시키게 한 다음, 양다리를 "바깥방향으로 눕히도록" 한다; 이것은 고관절의 내회전을 유도한다.

환자의 두부 위치에서 치료사는 하지의 위치를 관찰한다. 그림 7.42에서 볼 수 있듯이, 하지가 한쪽이 비대칭인 것처럼 보인다. 이는 고관절이 외회전 위치에 있기 때문에 환자의 왼쪽이 기능이상 쪽이라고 가정할 수 있다. 이 경우, 고관절의 내회전이 제한되어 있고, 제한된 쪽의 궁둥구멍근이 짧아져 있음을 의미한다.

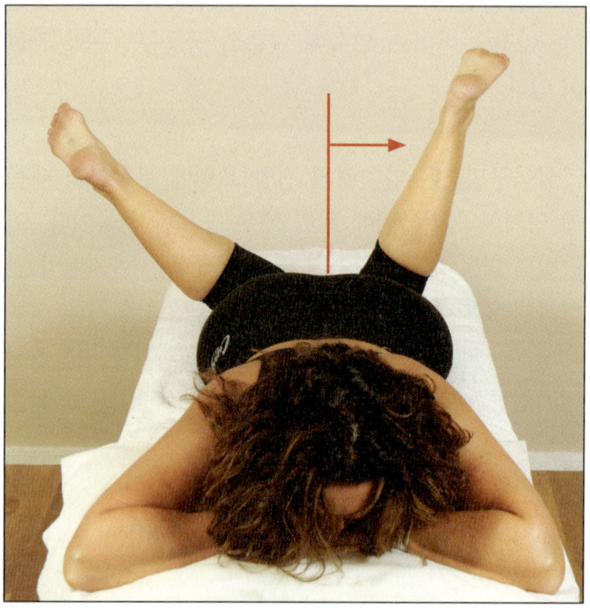

그림 7.42. 왼쪽 고관절의 관절가동범위의 감소, 이는 왼쪽 궁둥구멍근이 짧음을 의미한다.

궁둥구멍근의 근 에너지 기법 치료 (MET Treatment of the Piriformis)

환자는 위에 설명한 대로 오른쪽 다리를 펴고 왼쪽 무릎을 굴곡시킨 상태로 검사할 자세를 취한다. 치료사는 오른손으로 골반/엉치뼈를 안정시키고, 왼손으로 환자의 왼쪽 다리를 제어한다. 환자의 왼쪽 다리는 결합점 위치가 느껴질 때까지 수동적으로 내회전시키고, 환자에게 치료사의 왼손에 의한 저항에 대항하여 다리를 당김으로써 궁둥구멍근을 수축하게 한다. 이것은 고관절의 외회전을 유도할 것이다(그림 7.43).

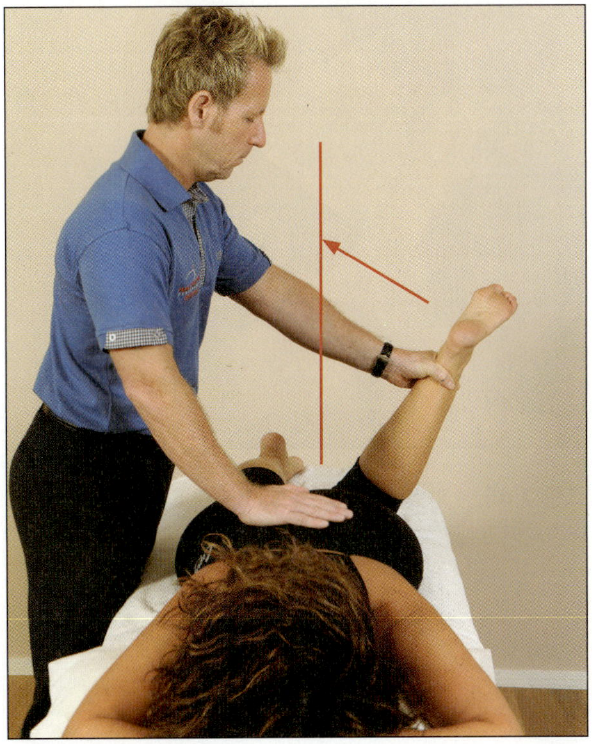

그림 7.43. 환자에게 저항에 대항하여 자신의 왼쪽 다리를 몸쪽으로 당기게 한다. 치료사는 오른손으로 요추를 안정시킨다.

궁둥구멍근의 10초 간 수축 후, 이완 단계 동안 치료사는 환자의 왼쪽 고관절을 더 내회전시킨다.

그림 7.44에서 보는 바와 같이 이것은 궁둥구멍근을 길게 늘이게 될 것이다.

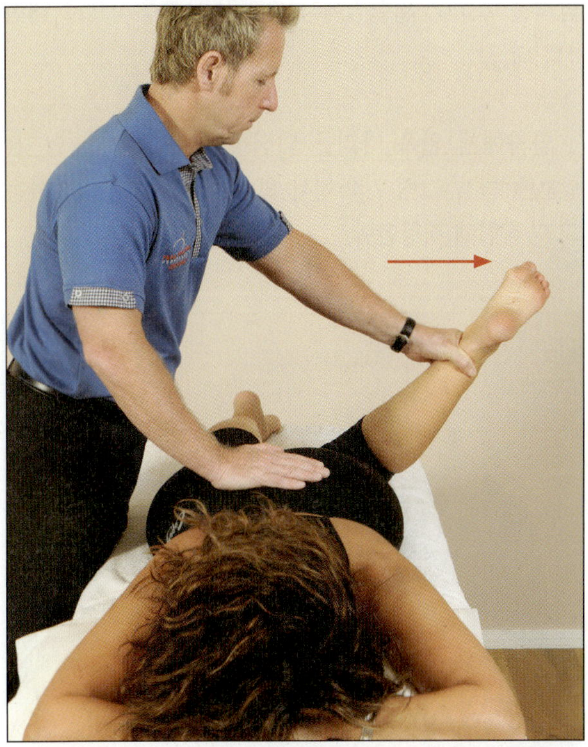

그림 7.44. 치료사는 요추를 안정시키면서 궁둥구멍근을 길게 늘인다.

궁둥구멍근에 대한 대체 근 에너지 기법 (Alternative MET Technique for the Piriformis)

기법 1

이번에는 환자에게 바로 누운 자세를 취하게 하고, 치료사는 수동적으로 환자의 왼쪽 다리를 잡고 오른쪽 다리 위로 가로지른다. 치료사는 오른손으로 환자의 왼쪽 볼기뼈의 움직임을 제어하면서 환자의 왼쪽 무릎에 압력을 가하고 결합점에서 고관절을 수동적으로 내전시킨다.

환자에게 왼쪽 다리를 외전하게 하고(궁둥구멍근은 외전근이다.), **그림 7.45**에서 보는 바와 같이 치료사는 그 움직임에 저항한다.

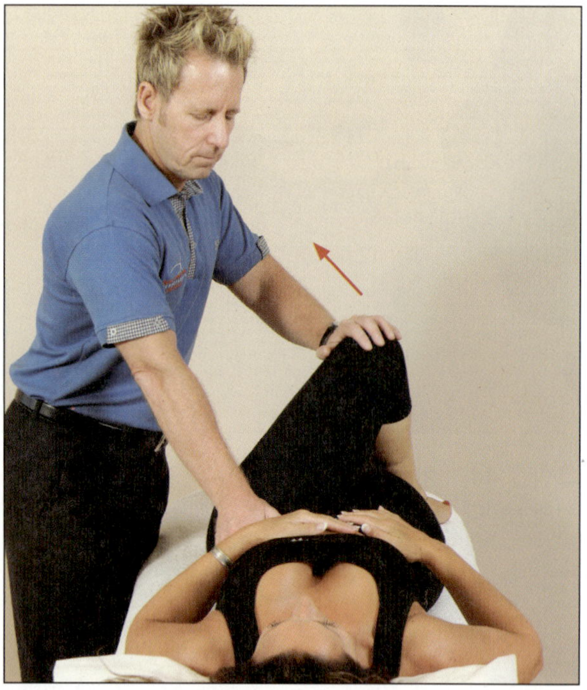

그림 7.45. 기법 1: 결합점에서 치료사가 주는 힘에 대항하여 환자는 화살표의 방향으로 외전한다.

10초 간 수축 후, 이완 단계 동안 **그림 7.46**에서 보는 바와 같이 치료사는 수동적으로 환자의 왼쪽 다리를 더 내전시킨다.

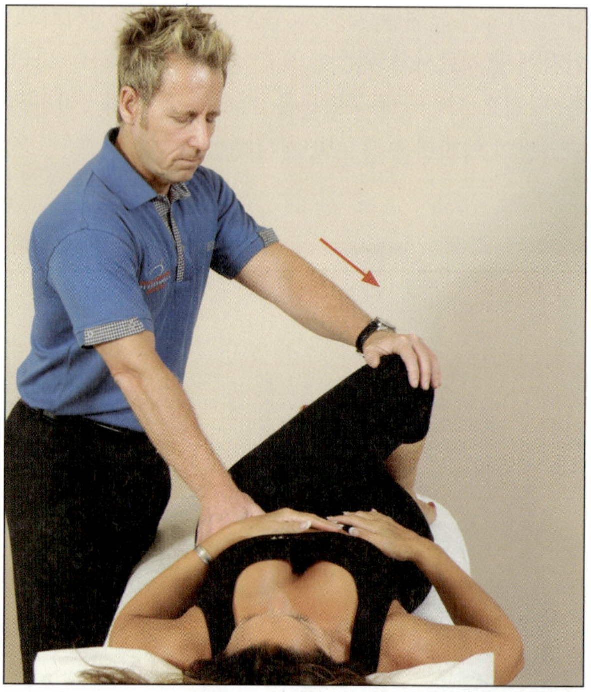

그림 7.46. 기법 1: 치료사는 환자 왼쪽 다리를 더 내전시키고, 오른손으로 볼기뼈/요추를 안정시킨다.

기법 2

이것은 궁둥구멍근의 근육을 늘리는 제가 선호하는 방법이다.

환자의 왼쪽 다리를 제어하면서, 치료사는 고관절을 굴곡시킴과 동시에 약간의 내전을 동반한 고관절을 외회전시킨다. 이 기법은 궁둥구멍근을 상대적인 결합점 위치에 놓지만, 최종적으로 최적 위치를 얻을 수 있도록 치료사와 환자의 피드백을 통해 미세 조정이 필요할 것이다. 정교하게 조정된 결합점 위치에서 환자에게 무릎을 치료사의 복부로 밀어젖히게 한다.

그림 7.47에서 보는 바와 같이 이것은 궁둥구멍근의 수축을 유도한다.

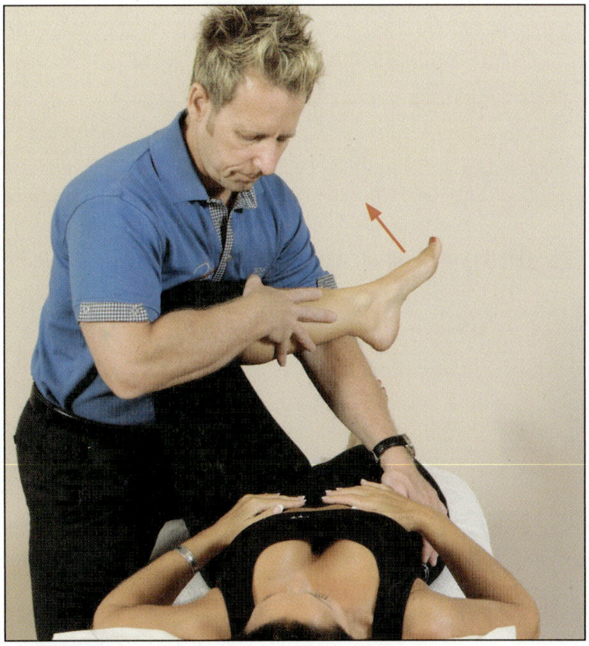

그림 7.47. 기법 2: 이 기법은 최적의 위치에 도달하기 위해 미세 조정이 필요하다. 결합점 위치에서 환자에게 무릎을 밀어젖히게 한다.

10초 간 수축 후, 이완 단계 동안 그림 7.48에서 보는 바와 같이 치료사는 약간의 고관절 굴곡/내전을 하면서 수동적으로 고관절을 더 많이 외회전시킨다.

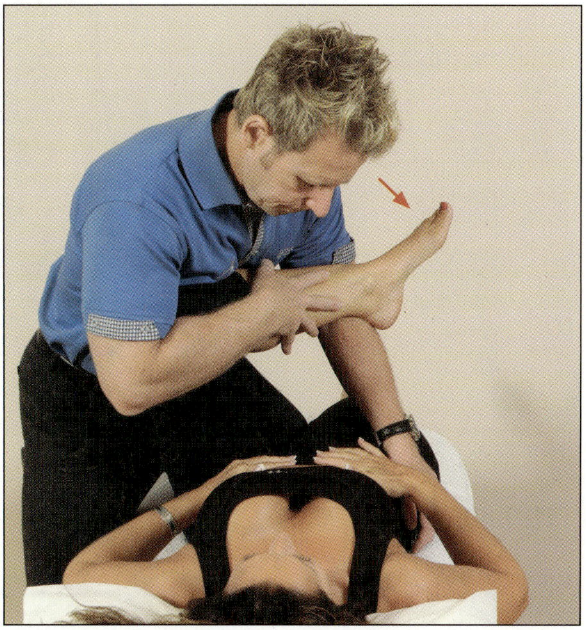

그림 7.48. 기법 2: 가슴과 손을 사용하여, 치료사는 환자의 왼쪽 고관절을 더 외회전과 내전시킨다.

팁: 인구 중 5명 중 1명(20%)이 좌골신경이 궁둥구멍근을 통과한다. 이것은 엉덩이와 다리 통증을 유발할 수 있지만, 일반적으로 허리통증이 없으므로 가설에서 디스크/요추 병리를 제거해야 한다.

참고: 고관절의 60° 굴곡 후에는 궁둥구멍근은 외회전근에서 내회전근으로 변경되는 것으로 간주된다 — 이는 해부학적 부착 때문이다. 그림 7.48을 자세히 보면, 환자의 왼쪽 고관절이 외회전의 위치에 놓이기 때문이다. 왼쪽 고관절이 60° 굴곡을 초과함으로써 이것은 궁둥구멍근을 길게 늘인다.

허리네모근(요방형근, Quadratus Lumborum, QL)

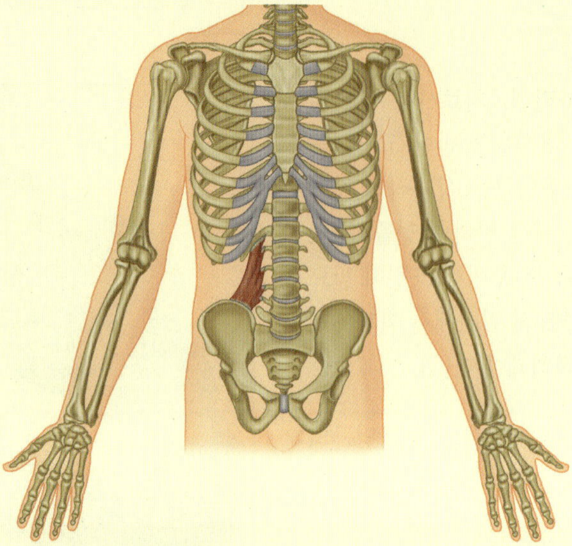

그림 7.49. 허리네모근의 기시, 정지, 작용, 신경 분포

기시

엉덩뼈능선. 엉덩허리인대(iliolumbar ligament) (요추 4번 및 5번에서 엉덩뼈까지의 인대)

정지

12번 늑골, 상부 요추의 4개의 가로돌기 (L1–L4)

작용

척주를 측면굴곡 시킴. 깊은 호흡 시 12번째 늑골을 고정시킴 (예를 들면, 목소리 컨트롤을 하는 가수의 횡경막을 안정시키는데 도움이 됨). 척주의 요추 구성 요소를 신전시키고 측면 안정성을 제공.

신경

갈비밑신경(subcostal nerve) 및 상부 3~4개의 요추신경(T12, L1, L2, L3)의 복부 가지

허리네모근의 평가 (assessment of the QL)

내 경험에 비추어 볼 때, 선 자세 측면 굴곡 검사는 허리네모근의 긴장도를 보여주는데 비교적 좋다.

환자는 곧게 서서 요추의 중립 자세를 유지한다.

그림 7.50에서 보는 바와 같이, 선 자세에서 환자에게 왼쪽으로 측면굴곡하게 하고, 동시에 왼쪽 다리 바깥쪽으로 왼손를 밀어 내린다. 결합점 위치에 도달했을 때(이것은 환자가 왼쪽으로 측면굴곡시킬 때 치료사가 허리네모근의 오른쪽을 촉진함으로써 느끼게 된다), 환자의 왼쪽 가운데 손가락이 왼쪽 비골두와 접촉해야 한다.

만약 가운데 손가락이 왼쪽 비골두에 가깝거나 닿으면, 오른쪽(반대쪽)의 허리네모근은 정상(normal)으로 분류된다; 만약 제한이 있으면, 오른쪽 허리네모근은 팽팽한(tight) 것으로 분류된다.

> **참고**: 이 검사는 허리네모근 단축을 판단하는데 결정적이지 않는다. 많은 다른 요추 인자들이 전반적인 결과에 영향을 줄 수 있다. 예를 들면, 어떤 요추 디스크의 병리학인 문제나 후관절의 제한/통증이 있을 경우, 검사 중에 영향을 받고 치료사에게 잘못된 양성 결과를 줄 것이다.

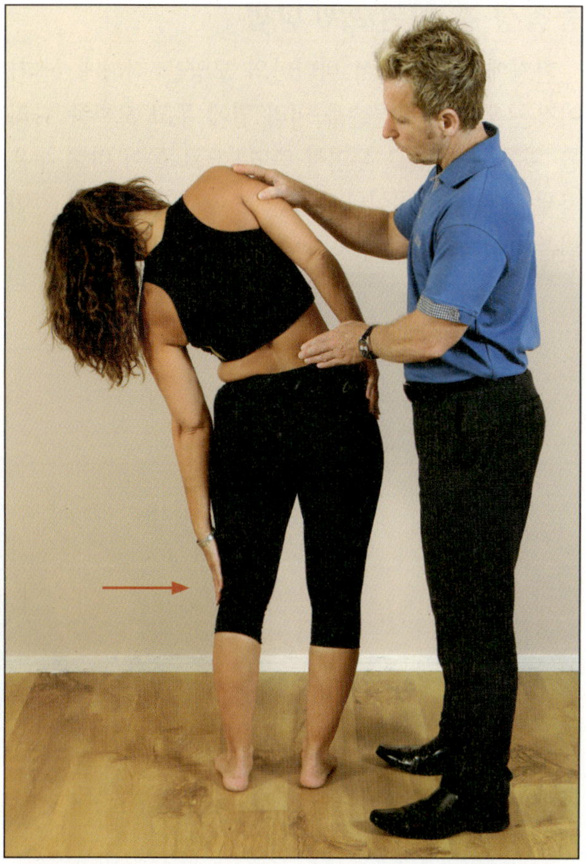

그림 7.50. 오른쪽 허리네모근이 정상 길이인 경우 왼손은 비골두의 근처까지 도달하게 된다.

허리네모근의 근 에너지 기법 치료 (MET Treatment of the QL)

등척성 후 이완(*PIR*) 방법

환자에게 침상에서 바나나의 모양을 취하게 한다: 이것은 환자가 오른손을 머리 밑에 두고 오른쪽 다리를 왼쪽 다리 위로 두면서 측면쪽으로 틀어 바로 누운 자세를 취하는 것이다. 그림 7.51에서 보는 바와 같이 왼쪽 다리가 침상 가장자리에 겹쳐 있다.

환자가 이 자세를 취하면 치료사는 오른손을 환자의 머리 아래에 놓고 오른쪽 겨드랑이를 부드럽게 잡는다. 치료사의 왼손은 환자의 왼쪽 골반을 안정시킨다.

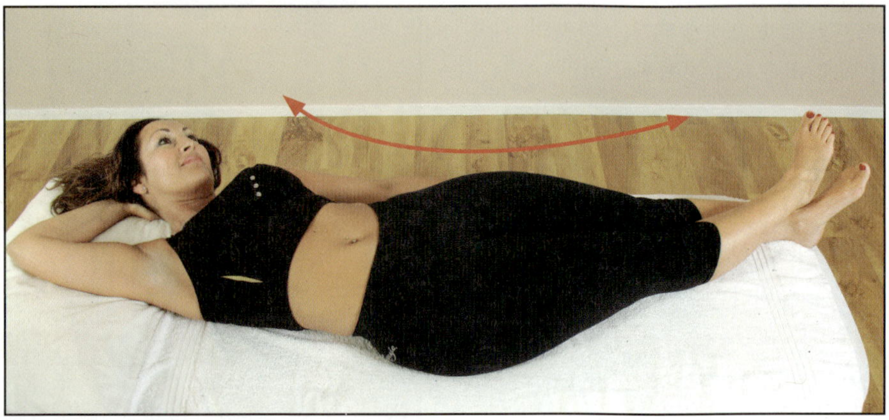

그림 7.51. 환자의 오른쪽 허리네모근은 "바나나" 위치를 취함으로써 결합점으로 이동한다.

이 자세에서 환자에게 치료사의 오른손에 의해 겨드랑이에 적용된 저항에 대항하여 오른쪽으로 측면굴곡을 시키게 한다(그림 7.52). 이것은 환자의 오른쪽 허리네모근의 수축을 등척성 후 이완 방법으로 유도한다.

10초 간 수축 후, 이완 단계 동안 치료사는 오른쪽의 허리네모근을 길게 늘일 수 있도록 왼쪽으로 더 측면굴곡하도록 유도한다.

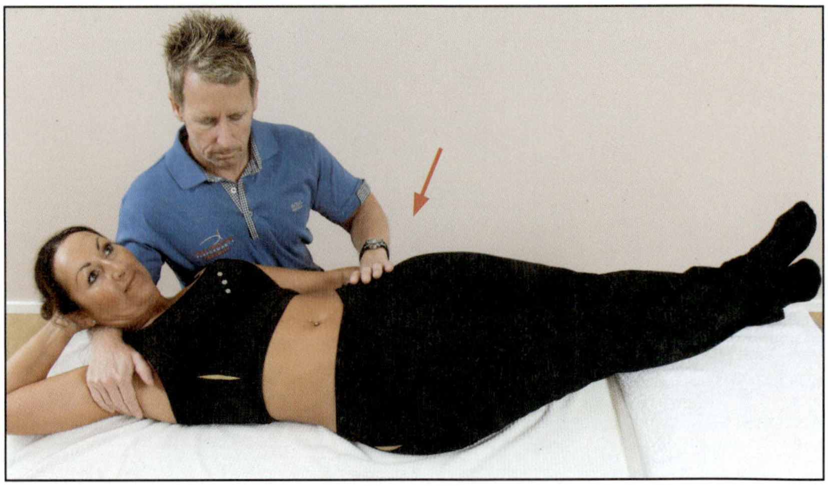

그림 7.52. 치료사의 왼손이 환자의 왼쪽 골반을 안정시키는 동안 환자는 오른쪽으로 측면굴곡시킨다.

상호억제(*RI*) 방법

환자의 자세와 절차는 등척성 후 이완 방법에 대해 설명한 것과 유사한데, 유일한 차이는 치료사가 새로운 결합점 위치를 잡을 때 환자에게 자신의 왼손이 왼쪽 다리에 닿게 한다(그림 7.53).

이것은 왼쪽 허리네모근의 수축을 유도하고 오른쪽 허리네모근이 상호억제를 통해 이완되도록 하여 길게 늘일 수 있도록 하는 것이다.

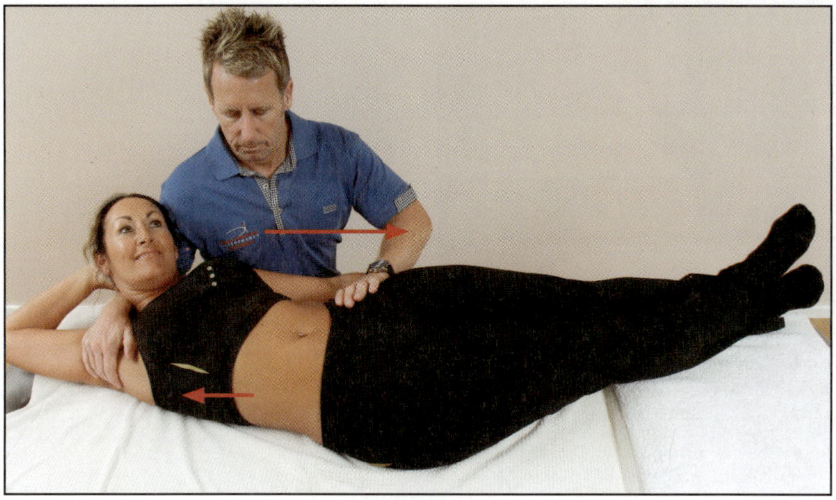

그림 7.53. 치료사가 동작을 안내할 때 환자에게 왼쪽으로 천천히 측면 굴곡하게 한다. 이것은 오른쪽 허리네모근에서 상호억제효과를 유도한다.

허리네모근을 위한 대체 근 에너지 기법(Alternative MET for the QL)

허리네모근(QL)을 위한 대체 근 에너지 기법의 경우, 그림 7.54에서 보는 바와 같이 환자는 옆으로 누워있는 자세를 취하면서 왼쪽 다리가 침상쪽을 벗어나게 한다. 치료사는 오른손으로 아래 늑골(허리네모근 부착점)을 안정시키고 왼손으로 환자의 왼쪽 다리를 제어한다. 환자에게 치료사의 왼손에 의해 가해지는 저항에 대항하여 왼쪽 다리를 외전하게 한다; 이것은 왼쪽 QL근육의 등척성 후 이완 수축을 유도한다.

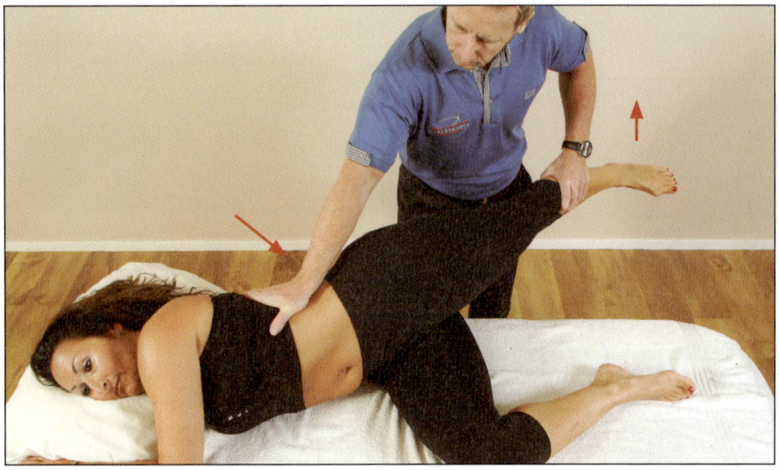

그림 7.54. 치료사의 오른손은 아래 늑골을 안정시키는 동안 환자는 왼쪽 다리를 외전한다.

10초 간 수축 후, 이완 단계 동안 치료사는 환자의 등 아랫부분을 안정시키면서 환자의 왼쪽 다리를 천천히 수동적으로 더 내전시킨다(그림 7.55). 이것은 왼쪽의 허리네모근을 길게 늘인다.

팁: 허리네모근은 맞은편(반대쪽) 중간볼기근이 약화되면, 과활동이 되거나 나중에 단축될 수 있다. 또한 한쪽으로 지나치게 늘림으로써 긴장(염좌)이 초래될 수도 있는데, 예를 들면, 오른쪽에 이런 상황이 발생한다고 가정하면; 이 경우, 왼쪽에 근육 긴장(염좌)의 발생은 왼쪽 허리네모근의 보호적 경련을 초래할 것이다. 만약 왼쪽 허리네모근이 단축되면, 마치 볼기뼈의 왼쪽 편에 엉덩엉치뼈의 업슬립 (제12장 참고)이 발생한 것처럼 보인다.

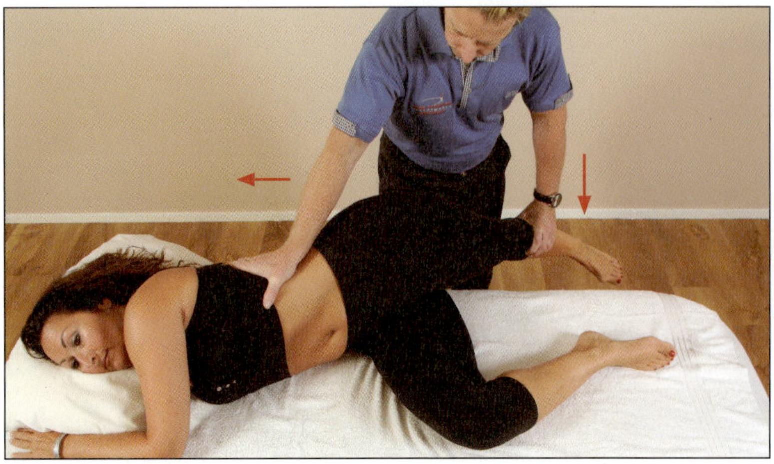

그림 7.55. 치료사는 허리를 안정시키고 오른손으로 12번째 늑골을 두부 쪽으로 점진적인 압박을 주면서, 왼쪽 다리를 내전시킨다.

8

고관절과 골반과의 관계

The Hip Joint and Its Relationship to the Pelvis

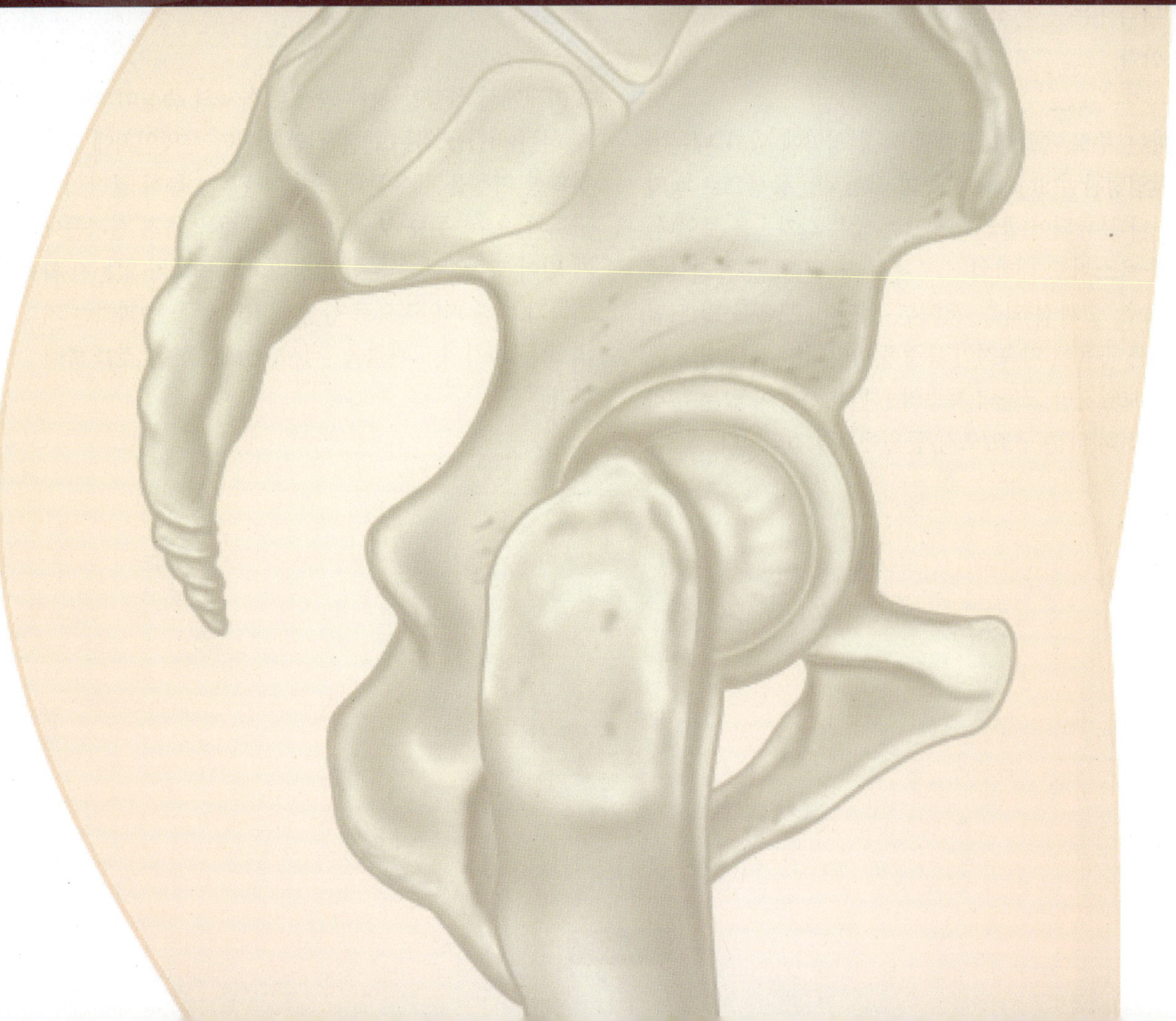

나는 거의 매번 골반이음구조 고관절, 서혜부, 또는 무릎과 발목 관절 복합체에 대해 강의를 할 때마다 학생들에게 항상 다음과 같은 말을 한다:

"고관절의 복합성에 근본적인 병변이 있는 경우, 이것은 결국 신체의 먼 곳, 특히 골반과 허리의 특정 부위와 심지어 무릎관절과 하지에 통증과 기능장애의 잠재적인 부위가 될 것이다."

이 말을 한 후에 나는 아이다 롤프(Ida Rolf) 박사의 유명한 말을 학생들에게 상기시킨다:

"통증이 있는 곳이 문제가 아니다."

이 장은 바라건대 치료를 통증 부위(즉, 환자 증상)에 집중하지 않는 것에 대해 언급한 롤프 박사의 지혜로운 말을 강조할 것이다. 우리는 물리치료사(나는 "치료의 수사관[detectives of therapy]"라고 부름)로서 단순히 "아픈 부위를 문지르는 것"을 시도하지 않고 환자의 증상을 나타내는 근본적인 원인을 구분하기 위해 노력해야 한다.

나는 주로 통증이 골반의 특정 영역에 있기 때문에 엉치엉덩관절(SI joint) 통증의 전형적인 증상으로 정의되거나 분류되어 클리닉에 오는 많은 환자들을 보았다. 나의 옥스퍼드 대학의 스포츠 손상 및 요통 클리닉에서 요추, 고관절 외측, 서혜부, 엉덩이, 모음근 및 뒤넙다리근 근육에 지속적인 통증을 나타내는 수천 명의 환자를 보았지만 그들의 통증의 근원은 통증이 있는 부위보다 전혀 다른 구조/조직/근원에서 발견되었다.

이제 여러분들이 이 글을 읽었을 때, 제가 방금 말한 것에 근거하여 어떤 결론으로 건너뛰지 않기를 바란다. 나는 당신의 환자가 그들의 몸 어딘가에 통증을 가지고 올 때마다 그들의 증상의 주된 원인이 고관절에 관한 이 장과 연관이 있다고 말하는 것은 아니다. 그러나 때때로 고관절 복합체 내에 위치한 일부 근본적인 병변은 실제로 환자의 증상을 풀 수 있는 열쇠가 된다.

이 장의 초점은 자연스럽게 고관절 쪽으로 기울어지므로, 이것을 읽음으로써 얻을 수 있는 별도의 지식은 잠재적으로 당신이 자신의 환자에 대해 스스로에게 물었을지도 모르는 질문들에 대한 해답을 제공할 수도 있고, 심지어는 자신의 증상들에 관한 몇몇 문제들에 대한 해답을 제공할 수 있을 것이다.

이 장은 그 자체로 올바른 길을 따라 당신을 인도한다. 이것을 읽음으로써 얻게 될 추가 정보는 적어도 환자를 위한 올바른 관리 전략을 세우는 데에 도움이 될 것이다; 이것은 도수치료 기법을 사용하여 치료할 수도 있고 환자를 전문의에게 의뢰할 수 있는 확신을 줄 수도 있다.

아래에서 설명할 평가 과정은 환자의 증상이 계속되게 하는 역할을 하는 근본 원인 인자가 무엇인지에 대해 정확한 가설을 세우는데 도움이 된다. 특히 골반이음구조와 요추, 무릎 부위 등등에 통증을 가진 환자들에게 있어 고관절에 근본적인 병리학적 변화가 없는지 확인하기 위해 개인적으로 항상 클리닉 문을 통과하는 거의 모든 환자의 고관절을 "검사(screen)"하는 것을 좋아한다.

고관절 해부학(Hip Joint Anatomy)

당신이 잘 알고 있듯이 고관절(엉덩넙다리 관절)은 활액성 공 및 소켓 관절(synovial ball and socket joint)로 분류된다. 이 관절은 골반이음구조의 비구(acetabulum)와 연결되는 대퇴골두(head of the femur)로 구성되며, 골반이음구조는 세 개의 뼈인 엉덩뼈(ilium), 궁둥뼈(ishchium), 두덩뼈(pubis)로 이루어져 있다.

고관절은 다축성 움직임(multiaxial motion)이 가능하기 때문에, 신체의 가장 움직임이 자유로운 관절 중 하나라는 것이 놀라운 일이 아니다. 그러나 깊은 비구(소켓)의 고유한 구조를 감안할 때, 관절은 가동성뿐만 아니라, 많은 안정성(stability)을 가지고 있다(그림 8.1).

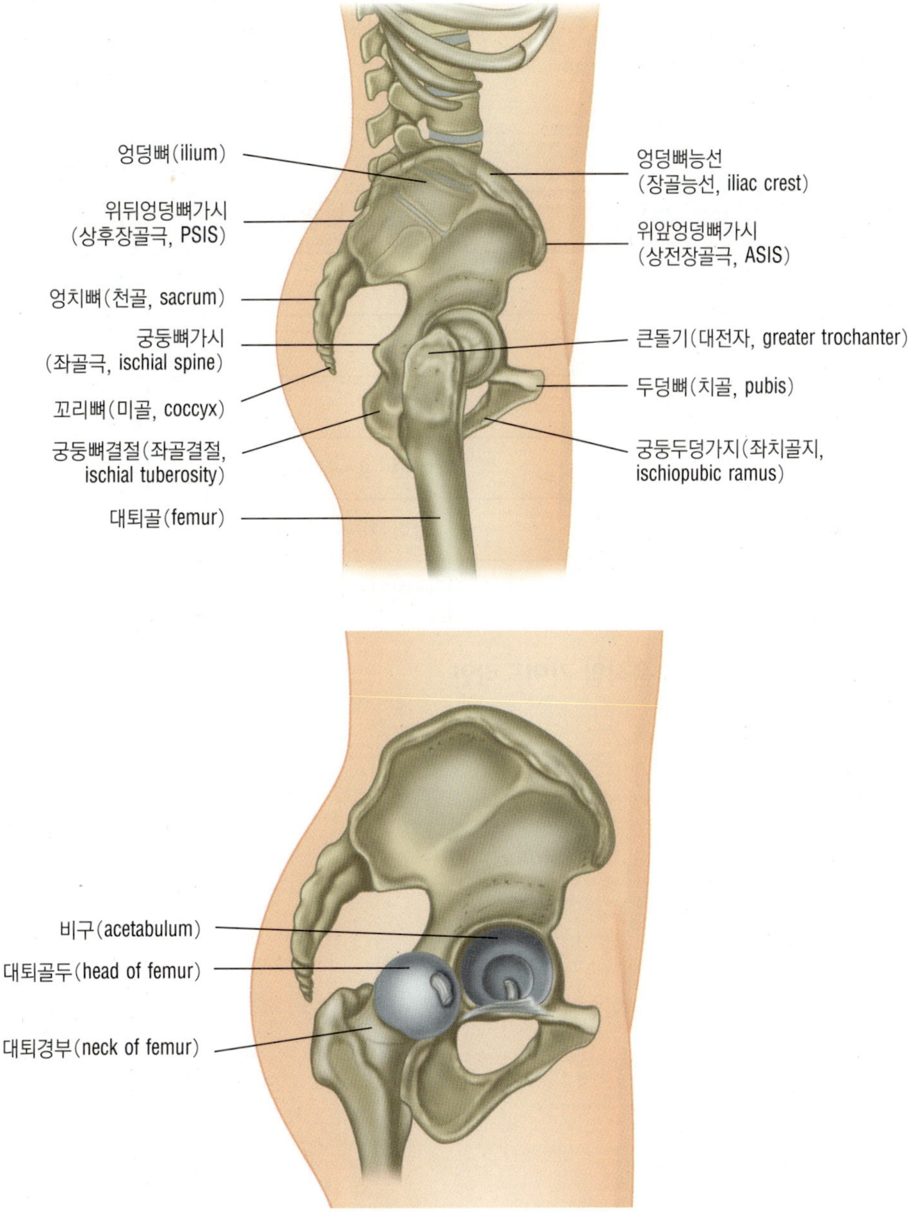

그림 8.1. 고관절 해부학(iliofemoral joint)

고관절에서 가능한 움직임은 개인마다 다를 수 있지만, 정상 범위는 다음과 같다:

- 굴곡(flexion): 0–130°
- 신전(extension): 0–30°
- 내회전(internal rotation): 0–35°
- 외회전(external rotation): 0–45°
- 외전(abduction): 0–45°
- 내전(adduction): 0–25°

이전 장에서 이미 설명한 것처럼, 골반이음구조는 전·후방 회전/경사(Anterior and posterior rotation/tilt)가 가능하고, 동시에 요추는 굽혀지거나 펴진다. 모든 골반이음구조의 회전/경사/움직임은 실제로 하나 또는 그 이상의 부위(좌측 고관절, 우측 고관절, 또는 요추)에서 움직임의 결과로 나타난다. 이 세 영역 모두에서 움직임이 발생하는 것은 필수적이지 않지만 골반이 회전하기 위해서는 그 중 하나에서는 움직임이 있어야 한다.

표 8.1 골반이음구조의 특정 동작과 요추 및 고관절의 연관된 동작을 강조.

골반 움직임/회전	요추 움직임	우측 고관절 움직임	좌측 고관절 움직임
전방경사	신전	굴곡	굴곡
후방경사	굴곡	신전	신전
좌측 측방이동	좌측 측굴	외전	내전
우측 측방이동	우측 측굴	내전	외전
좌측 수평면회전	우측 수평면회전	외회전	내회전
우측 수평면회전	좌측 수평면회전	내회전	외회전

표 8.1. 골반, 고관절 그리고 요추 움직임 가이드라인

고관절 검사
(Screening the Hip Joint)

고관절을 검사하거나 평가하는 것과 관련하여 관절 내 관련 병변을 확인하거나 배제하기 위해 몇 가지 간단한 진단 검사를 하는 경향이 있다.

1. 외회전을 위한 수동적 관절가동범위
2. 내회전을 위한 수동적 관절가동범위
3. 굴곡을 위한 수동적 관절가동범위
4. 사분면 검사
5. FABER 검사
6. FAIR 검사
7. 토마스 검사와 수정된 토마스 검사

이 검사는 단순히 고관절과 관련 있는 근본적인 병변을 선별할 때 가이드라인으로 사용된다. 이 책의 내용은 모두 골반에 관한 것이며 고관절에 관한 것이 아니다. 그럼에도 불구하고, 골반이음구조 또는 요추 부위의 기능 장애 및 통증에 대해 고관절 자체가 원인이 되지 않거나 부분적으로 원인이 되는지 확인해야 한다. 내가 고관절에 대해 시행할 검사는 수천 명의 환자들을 치료한 나의 경험에서 따온 것이다. 그래서 몇 가지 검사를 적용하는 방법에는 내 자신의 생각을 포함시켰다. 고관절을 검사하는 데 사용될 수 있는 다른 수많은 검사들이 있지만, 이것은 자신의 클리닉에서 환자를 볼 당시에 어떤 검사들을 할지는 치료사의 선택이 될 것이다. 이미 말했듯이, 내가 여기서 시연하고 있는 검사들은 내 자신의 개인적 경험과 선호도에 근거하여 선택되었다.

이 장에서 고관절 병변을 선별하기 위한 특정한 수동적 관절 범위 검사는 특히 검사 중인 관절의 끝 범위에서 자신의 손을 통해 느껴지는 것을 확인하는 데 사용된다. 이 기법은 관절 끝느낌(joint end feel)이라고 한다.

관절의 끝느낌은 기본적으로 유효한 관절가동범위의 가장 끝에서 치료사가 인지하는 움직임의 질을 말한다. 관절 끝느낌은 검사되고 있는 관절 내에 위치한 다양한 병변의 본질에 대해 많은 것을 밝힐 수 있다.

전형적인 활액 관절 내에 나타나는 "정상적인" 관절 끝느낌(또는 관절 끝범위)은 일반적으로 4가지로 분류한다:

- 부드러운 끝느낌(Soft end feel).
  예) 무릎 굴곡
- 단단한 끝느낌(Hard end feel).
  예) 팔꿈치 신전
- 근육성 끝느낌(Muscular end feel).
  예) 고관절 굴곡(뒤넙다리근)
- 관절낭성 끝느낌(Capsular end feel).
  예) 어깨 관절의 외회전

당신은 환자/운동선수를 평가할 때, 특히 수동 관절가동범위 검사(passive ROM tests)를 수행할 때 "정상적인 끝느낌"으로 이미 묘사된 것과 다른 유형의 관절의 끝느낌을 손을 통해 경험할 수 있다. 이 경우 관절의 구조 내 병적인 끝느낌(pathological end feel)이 존재한다고 가정할 수 있다. 이 양성 검사는 기록되어야 하며, 추가 조사 또는 전문의 대한 의뢰가 나중에 필요할 수 있다.

환자가 두 다리를 가지고 있다는 것을 기억하고 실제 병적인 상태가 존재하는지 확인하기 위해서는 두 다리를 비교해야 한다. 예를 들면, 환자의 좌측 고관절을 수동적으로 완전히 굴곡시켰을 때, 통증이나 뻣뻣함 없이 최소 130° 범위에 도달하고 환자는 유효 범위 끝에서 편안하다면, 환자의 좌측 고관절 굴곡은 정상이고 병변이 없다고 추측할 수 있다.

반면에, 우측 고관절에 같은 움직임(굴곡, flexion)을 수행하였을 때 약 110°의 굴곡 또는 그 이하의 굴곡만 가능하고 특히 관절의 끝 범위에서 통증이 있거나 사타구니 부위에서 제한적이라고 느끼고, 움직이는 동안 "단단한 끝느낌(hard end feel)"을 감지한다고 가정해보자. 이러한 결과로부터, 당신은 우측 고관절의 관절가동범위(ROM)가 정상적이지 않다고 말해도 무방하다. 더욱이, 제한적이고 통증성 장벽 때문에, 끝느낌은 병적인 것으로 분류될 것이고, 이것은 이 검사의 양성반응이고 추가 검사가 필요하다는 것을 의미한다.

단지 주의하라는 말이다: 과거에 나는 양쪽 고관절에 대한 수동적 관절가동범위(ROM) 테스트의 일부에서 실제로 제한이 있는 비교적 젊은 환자들을 평가한 적이 있다. 그러나 움직임(motion)과 관절가동범위는 양쪽 고관절에서 동일하기 때문에 우리는 여전히 이 움직임을 관절가동범위 관점에서 정상적인 것으로 간주할 것이다.

고관절이 내/외회전이 제한되었을 때 고려해야 할 또 다른 사항은 골반 기능장애(pelvic dysfunction)에 의해 야기될 가능성이다. 예를 들면, 환자가 우측 볼기뼈가 전방 회전(가장 흔한 기능장애)이 있다고 가정해보자: 우측 고관절은 좌측과 비교하여 내회전(internal rotation)이 제한될 것이고, 좌측 고관절은 우측과 비교하여 외회전(external rotation)이 제한이 될 것이다. 만약 환자가 좌측 볼기뼈가 전방 회전으로 의심되는 경우, 반대로 좌측 고관절 내회전 제한, 우측 고관절 외회전 제한이 나타난다.

각각의 고관절에서 내/외회전에서 전체적인 수동적 관절가동범위(ROM)가 매우 유사하더라도, 골반 기능장애가 있을 때 고관절의 회전 제한은 발생할 수 있다. 내가 말하는 것은 다음과 같다. 가장 흔한 부정렬 증후군인 우측 볼기뼈 전방회전과 보상적으로 좌측 볼기뼈 후방회전을 가진 환자의 경우를 예로 들어보자.

골반 부정렬 때문에 우측 고관은 수동적 내회전 검사 시 25°(정상은 35°)로 제한되며 수동적 외회전 검사 시 55°(정상은 45°)로 증가하여 전체 관절가동범위는 80°가 된다. 그러나 좌측 고관절의 내회전은 55°로 증가되어 있지만 외회전은 25°로 제한되어 있으므로 또한 전체 관절가동범위는 80°가 된다.

수동적 검사에서 두 고관절의 불일치는 주로 우측과 좌측 볼기뼈(innominate bone)의 바뀐 부정렬 위치 때문에 발생하며, 이는 인접한 고관절 위치에 직접적인 관계를 갖는다. 이러한 관계 때문에, 볼기뼈 위치의 변화는 해당하는 관절구(고관절)의 위치에 직접적인 영향을 미칠 것이다.

골반을 재정렬할 때, 전체 관절가동범위(이 경우엔 80°)가 동일하게 유지되더라도, 좌측과 우측 고관절의 회전이 정상이거나 비슷할 정도로 관절가동범위(ROM)가 개선된다. 그러나 골반 교정은 고관절 내에 구조적인 병변이 없어야만 전반적인 고관절 관절가동범위 개선에 매우 효과적일 수 있다(13장에서 설명).

1. 외회전을 위한 수동적 관절가동범위

치료사는 그림 8.2(a)와 같이 환자의 고관절과 무릎을 90°로 수동적으로 구부린다(나는 90/90 자세라고 부른다). 한 손은 무릎 위에, 다른 손은 발목 위에 놓는다. 그 다음엔 고관절을 수동적으로 외회전을 시킨다.

그림 8.2(b)에서 보여주는 것처럼 45°의 정상적인 관절 끝느낌 범위를 달성해야 한다.

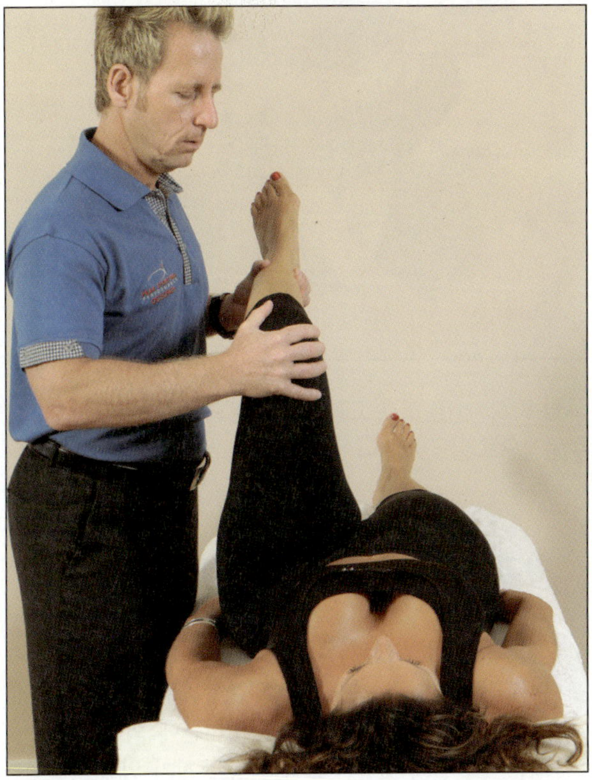

그림 8.2. 수동적 관절가동범위 검사: (a) 좌측 고관절 무릎은 수동적으로 90° 굴곡 즉, 90/90 위치로 취한다.

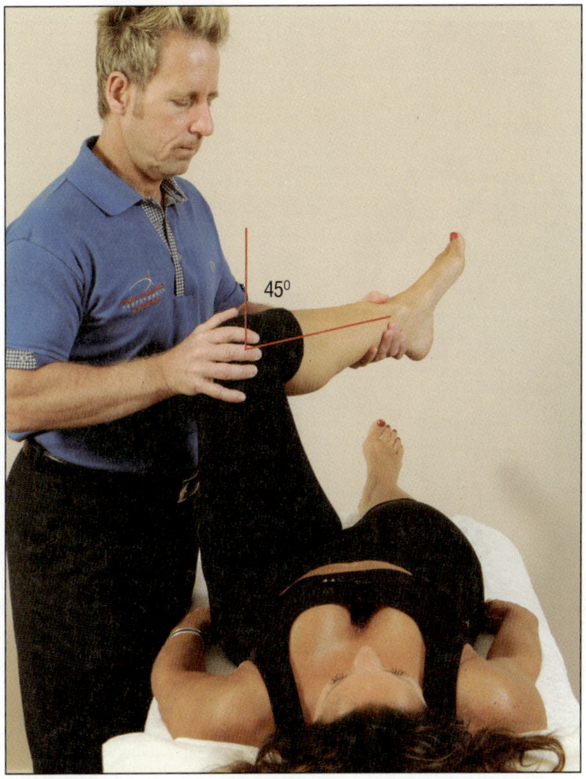

그림 8.2. (b) 좌측 고관절을 45° 정상 범위까지 수동적으로 외회전을 시킨다.

2. 내회전을 위한 수동적 관절가동범위

치료사는 수동적으로 환자의 고관절과 무릎 90° (위에 그림처럼)로 구부리고, 한 손은 무릎 위에, 다른 손은 발목 위에 놓는다. 그 다음엔 고관절을 수동적으로 내회전을 시킨다. 그림 8.2(c)와 같이 정상적인 관절 끝느낌 범위가 35°여야 한다.

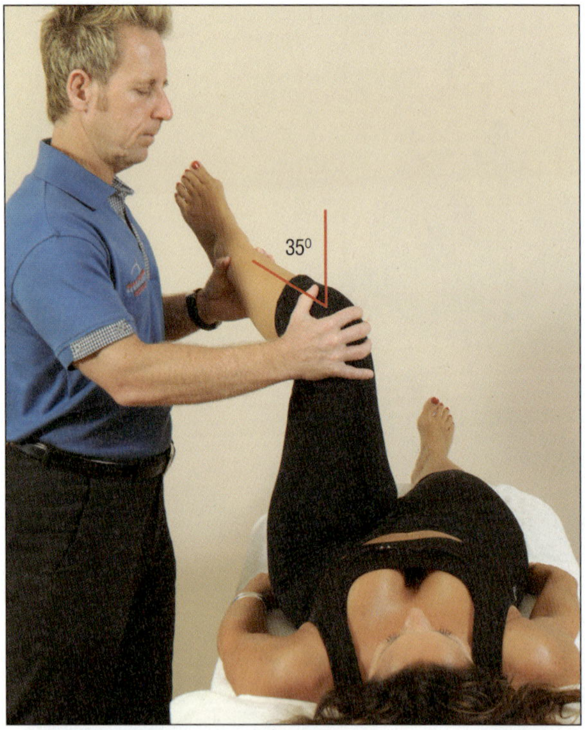

그림 8.2. (c) 좌측 고관절을 35°의 정상 범위까지 수동적으로 내회전을 시킨다.

3. 굴곡을 위한 수동적 관절가동범위

고관절을 끝범위까지 굴곡을 시킨다. 그림 8.2(d)와 같이 정상적인 관절 끝느낌 범위가 130°가 되어야 한다.

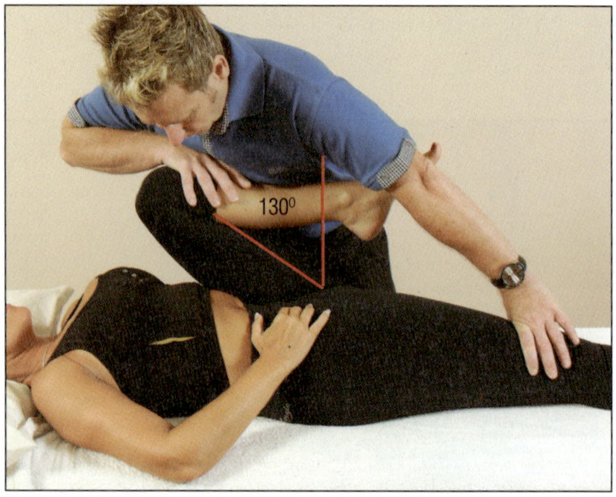

그림 8.2. (d) 좌측 고관절을 130°의 정상 범위까지 수동적으로 굴곡 시킨다.

참고: 그림 8.2(e)에서 우측 다리가 움직임 중에 침상에서 들어 올린 것을 볼 수 있다. 이는 잠재적으로 우측 엉덩허리근(iliopsoas)의 상대적 단축을 나타낸다. 이 검사는 토마스 검사로도 알려져 있으며 일반적으로 긴장된 엉덩허리근에 의해 야기되는 고관절의 고정된 굴곡 변형을 찾기 위해 사용된다.

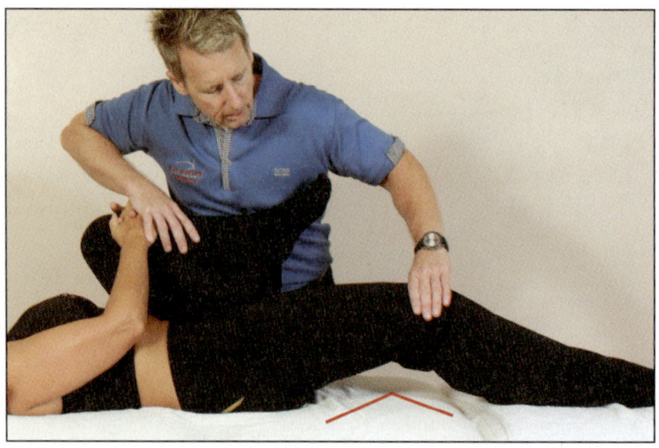

그림 8.2. (e) 우측 고관절이 굴곡되는 것은 단축된 엉덩허리근(iliopsoas)을 나타낸다(토마스 검사).

4. 사분면 검사

사분면 검사는 고관절의 내측과 외측 사분면을 평가하도록 고안된 것이다. 치료사는 수동적으로 환자의 고관절을 90°로 구부린다. 한 손은 무릎 위에, 다른 한 손은 발목 위에 놓인다.

그 다음, 치료사는 **그림 8.3(a)**와 같이 대퇴골의 긴 축을 따라 종 방향으로 힘을 적용한다. 그런 다음 치료사 **그림 8.3(b)**와 같이 외측 사분면을 평가하기 위해 고관절을 압박과 함께 외전하고, **그림 8.3(c)**와 같이 내측 사분면을 평가하기 위해 압박과 함께 내전시킨다.

고관절 내에 어떤 병리적 상태가 있다면, 움직임에 저항을 갖게 됨과 더불어 환자가 어떤 형태의 불편함이나 심지어 통증을 느끼는 것으로도 나타나며 이 검사는 양성일 것이다.

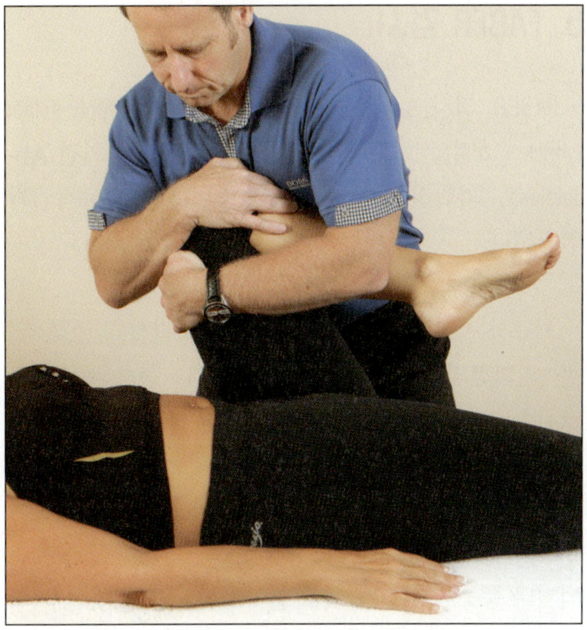

그림 8.3. (b) 외측 사분면은 외전과 압박을 통해 검사한다.

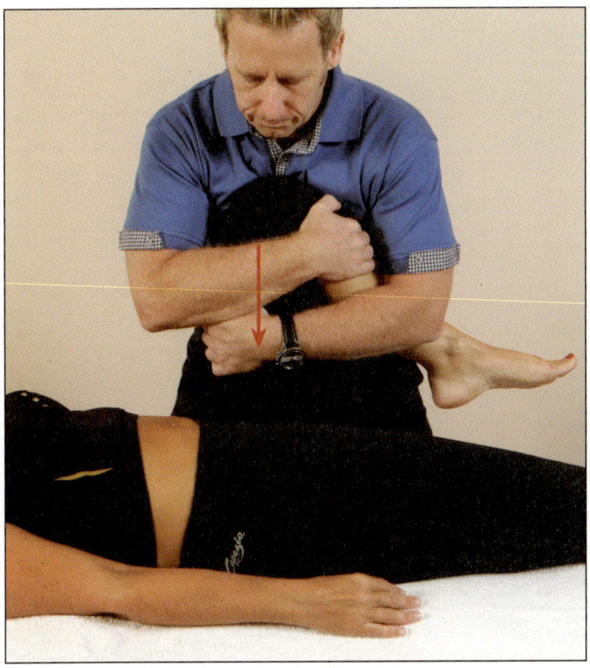

그림 8.3. 사분면 검사: (a) 좌측 고관절은 중립자세(90°)에서 압박된다.

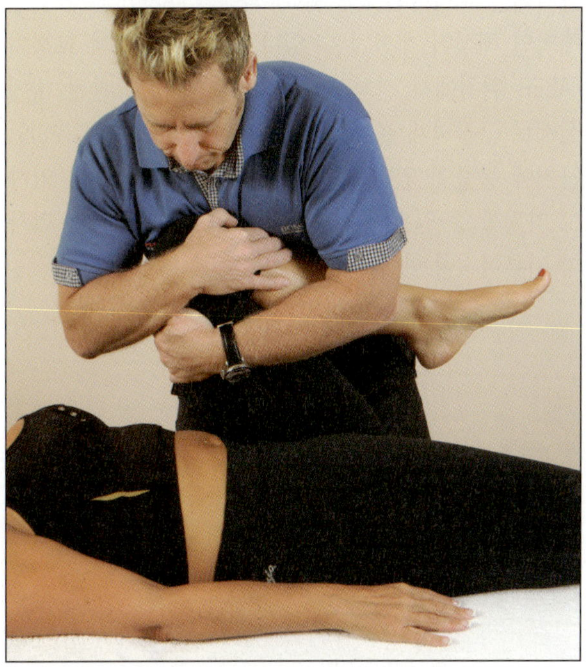

그림 8.3. (c) 내측 사분면은 내전과 압박을 통해 검사한다.

5. FABER 검사

FABER 검사(또는 Patrick 검사, 신경학자인 Hugh Talbot Patrick의 이름을 따서 명명됨)는 굴곡(**F**lexion), 외전(**Ab**duction), 외회전(**E**xternal **r**otation)의 특정한 움직임과 연관된다.

치료사는 **그림** 8.4와 같이 환자의 고관절을 굴곡, 외전, 외회전의 위치에 놓는다. 제한이나 통증의 존재는 고관절내에 병변을 나타내거나 이 움직임 시 엉치엉덩관절(SIJ)에 통증이 있다면 골반(SIJ) 기능장애를 나타낼 수 있다. 예를 들면, 환자를 굴곡, 외전, 외회전의 FABER 위치에 단순히 놓으려다가 좌측 고관절이 제한되거나 통증이 있다는 것을 알아차린다면, 이것은 좌측 고관절 내의 병변에 의해 나타날 수 있다.

그렇지 않으면 제한과 통증은 실제론 우측 볼기뼈가 전방 회전과 관련될 수 있으며 좌측 고관절에 대해 양성 FABER 검사를 보여준다. 이 경우 우측 전방 회전된 볼기뼈를 교정하면(13장 참조) 좌측의 FABER 검사의 전체적인 해석이 개선될 수 있다. 그러나 볼기뼈 교정이 FABER 위치에서 전혀 차이가 없는 경우, 고관절 내에 실제로 근골격계 문제가 있거나 위뒤엉덩뼈가시(PSIS) 근처에 통증이 있다면 엉치엉덩관절과 연관되어 있다고 가정할 수 있으며 이런 병적인 상태 모두 추가 검사가 이루어져야 한다.

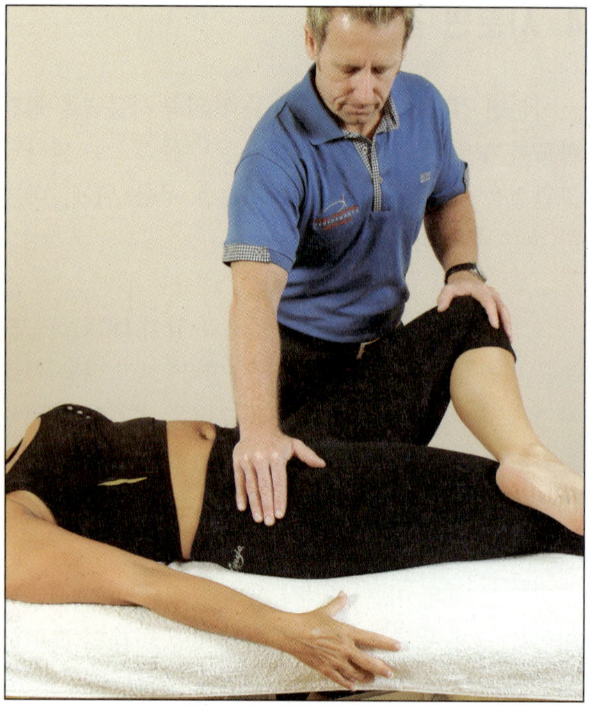

그림 8.4. FABER 검사: 좌측 고관절 검사

6. FAIR 검사

FAIR 검사는 굴곡(**F**lexion), 내전(**A**dduction), 내회전(**I**nternal **R**otation)을 의미하며 일반적으로 궁둥구멍근 증후군(piriformis syndrome)을 식별하는데 사용된다(또한 이 검사를 FADIR 검사라고도 한다-굴곡[Flexion], 내전[Adduction], 내회전[Internal Rotation]). 그러나 내가 시연할 특정한 동작에 대해서는 고관절 내의 근본적인 병변을 배제하기 위해 검사방법을 수정했다.

환자는 반듯이 누운 자세를 취하고 치료사는 **그림 8.5**(a)와 같이 환자의 고관절을 굴곡, 외전, 외회전하여 시작 자세로 놓는다. 그런 다음 치료사는 **그림 8.5**(b)와 같이 굴곡, 내전, 내회전으로 동작을 이어 나간다. 이 검사 중 제한 또는 통증(일반적으로 사타구니 영역 내에서 느껴짐)이 있는 경우, 고관절 내 병적인 변화를 나타낼 수 있다. 그러나 환자가 사타구니 부위가 아닌 엉덩이의 중앙 부분에만 통증을 느낀다면, 궁둥구멍근(priformis)과 연관되어 있을 것이다.

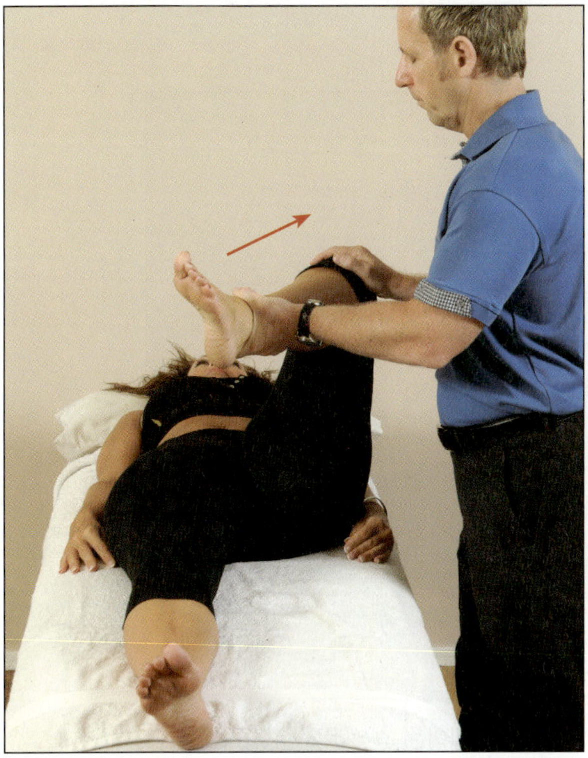

그림 8.5. FAIR 테스트: (a) 좌측 고관절 검사의 시작 위치

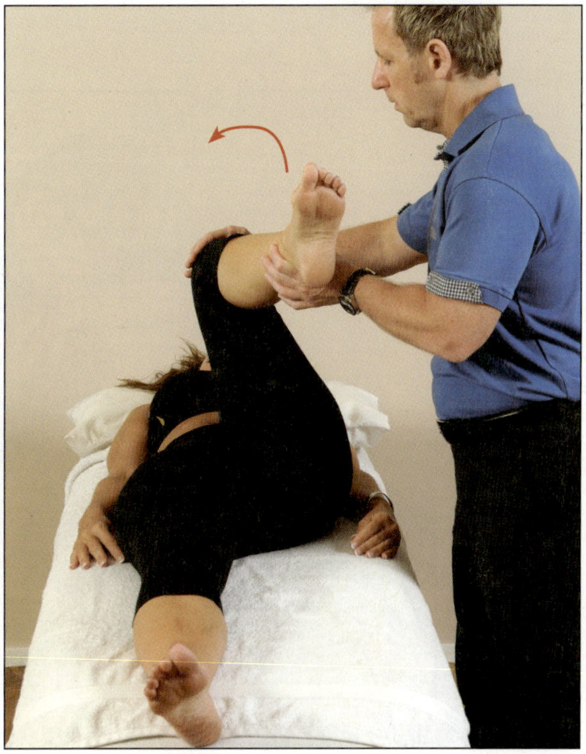

그림 8.5. (b) 좌측 고관절 검사의 마지막 위치

7. 토마스 검사와 수정된 토마스 검사

토마스 검사 (Thomas test)

이 검사는 고관절의 고정된 굴곡 변형(fixed flexion deformity)과 고관절 굴곡근 특히 엉덩허리근(iliopsoas)의 명백한 단축과의 관계를 찾는데 사용된다.

환자는 침상에 등을 대고 누워 좌측 무릎을 잡도록 한다. 환자는 뒤로 구르면서 그림 8.6(a)과 같이 좌측 무릎을 가능한 가슴 쪽으로 당긴다. (필요하다면 치료사가 이 동작을 도울 수 있다.)

고관절의 완전한 굴곡은 볼기뼈의 완전한 후방 회전을 일으키고 요추 전만을 평평하게 하는데 도움이 된다. 엉덩허리근의 정상 길이이며 이 검사에서 음성은 그림 8.6(a)과 같이 우측 뒤 허벅지가 침상에 실제 접촉한 상태로 유지하는 것을 볼 수 있다.

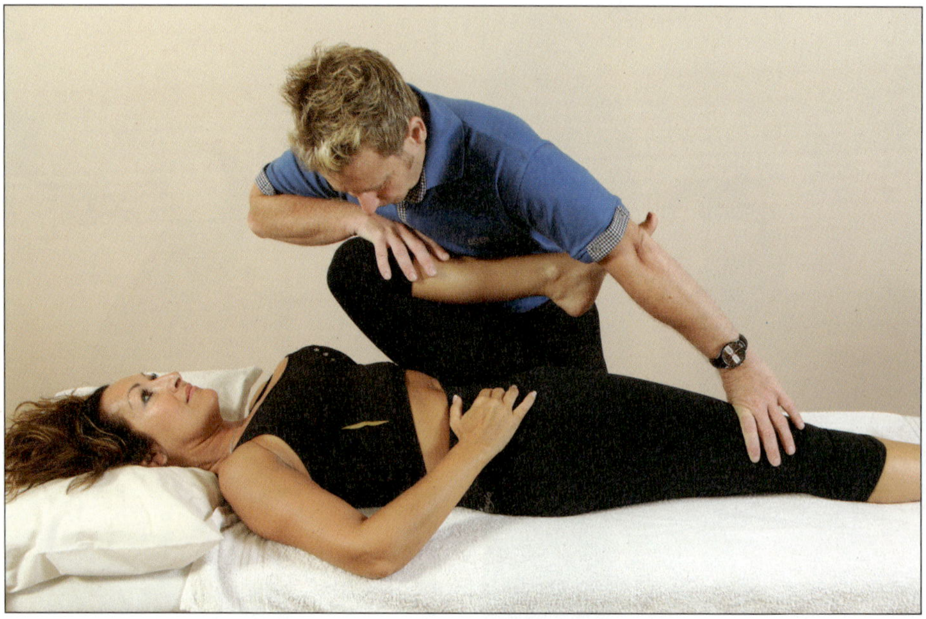

그림 8.6. 토마스 검사: (a) 우측 엉덩허리근의 정상적인 길이는 침상에 닿은 허벅지 뒤쪽으로 나타난다.

그림 8.6(b) 화살표와 같이 우측 엉덩허리근의 단축으로 인해 발생할 수 있는 고정된 굴곡 변형은 환자의 우측 고관절이 침상에서 들어 올려지는 것으로 나타난다.

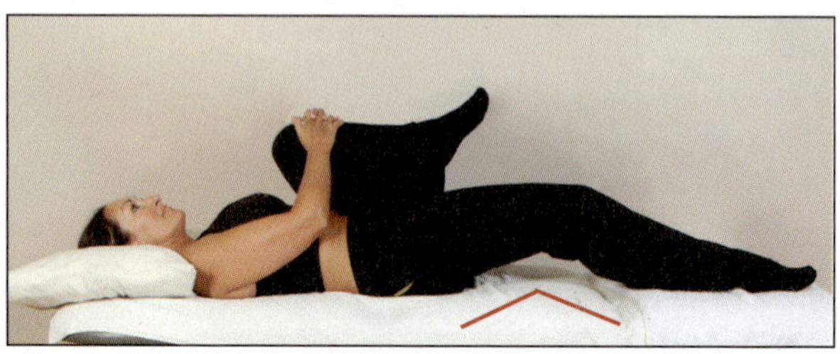

그림 8.6. (b) 우측 고관절은 침상에서 떨어져 있으며 엉덩허리근의 단축을 의미한다.

수정된 토마스 검사 (Modified Thomas test)

이 검사는 근 에너지 기법을 다루었던 7장에서 보여주었던 것을 기억할 것이다. 그러나, 특히 특정 근육검사(엉덩허리근/넙다리네갈래근)는 골반뿐만 아니라 엉덩관절에서도 직접적인 영향을 미칠 것이고 매우 관련이 있다고 믿기 때문에, 이 검사를 다시 언급하는 것은 중요하다.

수정된 토마스 검사는 엉덩허리근, 넙다리네갈래근, 모음근, 넙다리근막긴장근/엉덩정강근막띠의 상대적인 단축을 위한 검사로 사용된다. 나는 항상 학생들에게 언급된 모든 근육 중에서 특히 엉덩허리근은 골반과 요추의 기능성의 필수적인 부분일 뿐만 아니라 고관절에 대한 병적인 변화에도 항상 어떻게든 관여하고 있다고 언급한다.

우측 고관절을 검사하기 위해, 환자는 좌측 무릎을 잡고 침상 가장자리에 눕도록 한다. 환자는 뒤로 구르면서 **그림** 8.7(a)와 같이 그들의 좌측 무릎을 가능한 가슴 쪽으로 당긴다. 고관절의 완전한 굴곡은 볼기뼈의 완전한 후방 회전을 일으키고 요추 전만을 평평하게 하는데 도움이 된다. 이런 자세로 치료사는 우측 고관절에 비해 우측 무릎에 어디에 놓여 있는지 본다.

무릎 위치가 **그림** 8.7(a)와 같이 고관절보다 바로 아래에 위치하면, 우측 엉덩허리근과 넙다리네갈래근의 길이는 정상이다.

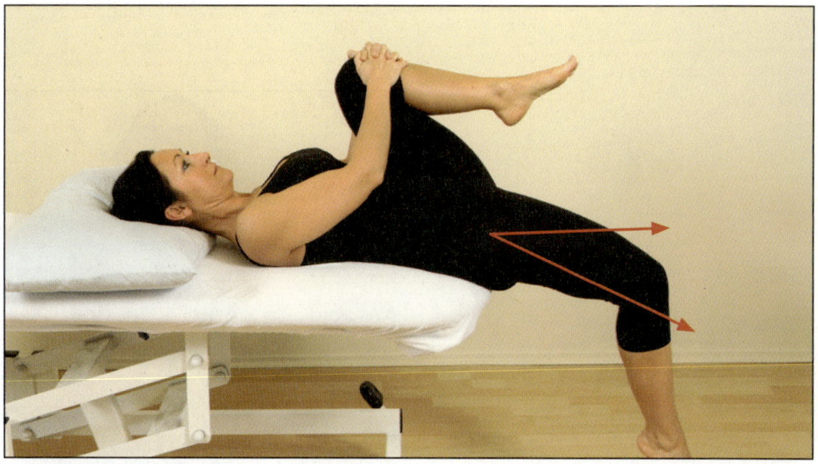

그림 8.7. 수정된 Thomas 검사: (a) 우측 무릎은 고관절의 레벨 아래에 위치하며 이것은 엉덩허리근과 넙다리네갈래근의 정상 길이를 나타낸다.

그림 8.7(b)에서 치료사는 우측 무릎에 비해 우측 고관절 위치를 팔로 보여주고 있다. 고관절이 굴곡 자세로 고정되어 있는 것을 볼 수 있는데, 이 경우, 우측 엉덩허리근의 단축을 확인시켜 준다. 또한 무릎이 신전되어 있기 때문에 단축된 넙다리네갈래근을 볼 수 있다.

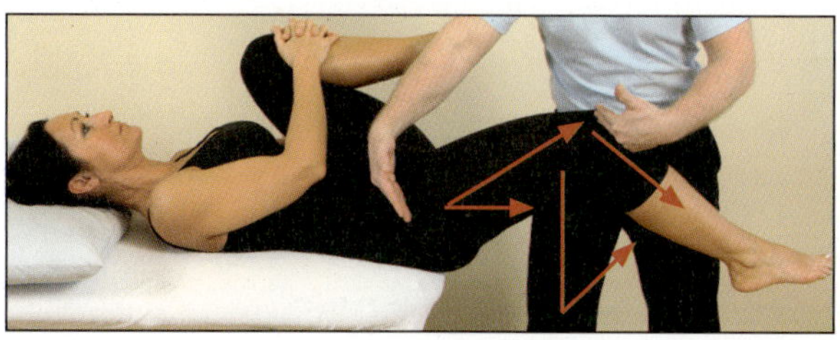

그림 8.7. (b) 단축된 우측 엉덩허리근이 확인되었다. 무릎이 신전되어 있기 때문에 단축된 넙다리네갈래근 명백하게 나타난다.

환자가 변형된 토마스 검사 위치에 있는 상태에서 치료사는 고관절 외전(그림 8.8)과 고관절 내전(그림 8.9)을 적용할 수 있다. 각각의 움직임에 대해 10~15° 의 관절가동범위는 일반적으로 정상이다.

고관절 외전(abduction)이 제한된 경우 즉, 10~15° 미만의 각도에서 제한이 일어나며, 이것은 내전근육(adductor)이 단축된 위치에 놓여 있는 것을 의미하며 고관절의 내전이 제한된 경우는 엉덩정강근막띠(ITB)와 넙다리근막긴장근(TFL)이 단축된 위치에 놓여 있는 것을 의미한다.

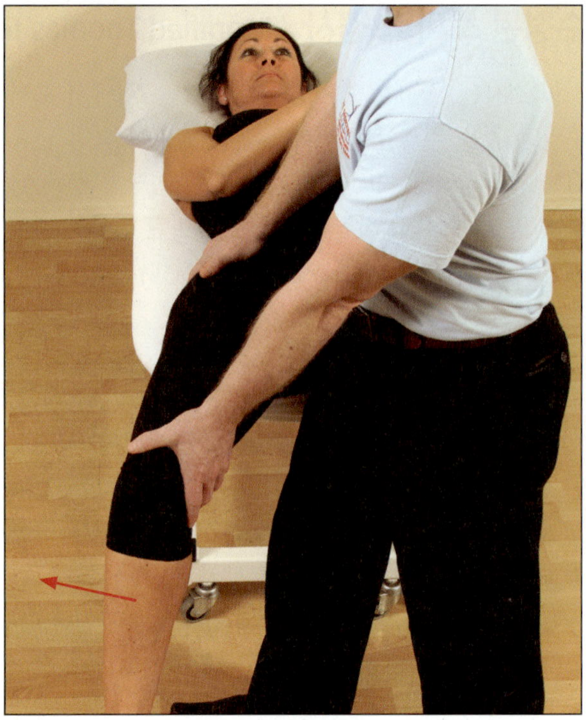

그림 8.8. 고관절 외전의 제한, 긴장된 모음근을 나타냄.

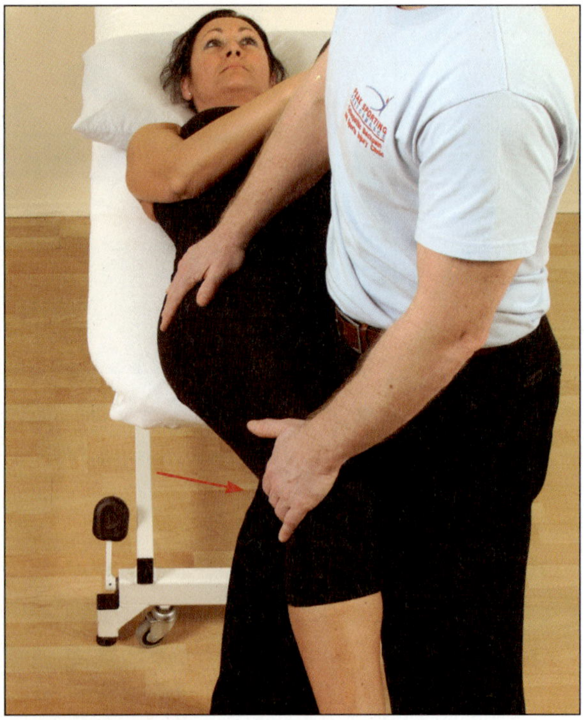

그림 8.9. 고관절 내전의 제한, 긴장된 엉덩정강근막띠/넙다리근막긴장근을 나타냄.

고관절 병리학 (Hip Joint Pathology)

Mitchell 등(2003)은 다음과 같은 제목의 "고관절 병리학: 자기 공명 관절강 검사, 초음파, 관절경 소견 사이의 임상적 증상 및 상관관계" 대해 연구를 진행했다. 그들은 엉덩관절과 요통뿐만 아니라 사타구니 통증의 원인으로서 고관절이 점점 인식되고, 고관절이 점점 사타구니 통증의 원천으로 인식되고 있다고 논하였다.

그들은 연구에서 모든 피실험자의 고관절은 어느 단계에서 관절경 검사를 거쳤으며, 그들이 어떤 근본적인 병적인 상태를 가지고 있다는 것을 발견하였다. 게다가, 환자의 72%는 요추와 사타구니 부위의 통증을 보고받았다. 그러나 일부 환자는 엉덩이(36%), 무릎 외측면(20%), 허벅지(16%), 뒤넙다리근(12%), 궁둥뼈신경(16%) 심지어 복부 부위(8%)까지 통증이 나타났다.

연구진들은 비록 요통이 매우 흔한 근골격계 증상이지만, 고관절 병리학에서 볼 수 있는 요통을 일으키는 원인은 고관절의 앞면에 있는 허리근(psoas muscle)의 근접한 연관성이라고 언급하였다.

유일하게 일관되게 양성적인 임상 검사 결과는 반대쪽 고관절에 비해 제한적이고 통증이 있는 고관절사분면 검사였다(이 검사에서 나타난 통증은 사타구니, 고관절 측면, 엉덩이 또는 하부 요추에 나타날 수 있다). 통증 있는 고관절사분면 검사는 허리근점액낭염, 건병증 같은 다른 국소 병리학에서 발생할 수 있다는 점에 유의해야 하고 또한 긴장된 고관절 사분면 검사는 긴장된 볼기근으로부터 발생할 수 있다. 양성 FABER 검사 결과는 검사 대상자의 88%에서 발견되었으며, 대개는 고관절의 옆쪽에 통증이 있지만, 때때로 사타구니 또는 엉덩이에도 통증이 나타났다. 양성 FABER 검사 결과의 감별진단은 특히 반대쪽 엉덩이에 통증이 나타난다면 엉치엉덩관절 병변의 결과이다.

결론은 고관절 병리학, 특히 관절구 테두리 병변(68%는 관절구 테두리 파열로 진단됨), 이전에 생각했던 것보다 더 흔할 수 있다. 만성 사타구니 통증과 요통이 있는 환자들은 특히 급성 부상의 이력이 있는 경우에는 면밀히 감시해야 한다. 통증이 있고 제한된 고관절 사분면 검사에 대한 임상적인 징후와 양성 FABER 검사 결과는 우선 먼저 자기공명(MR) 관절조영술을 제안해야 하며 양성일 경우 고관절 관절경 검사를 고려해야 한다.

관절구 테두리 파열 (Acetabular Labral Tear)

관절구 테두리는 관절구의 가장자리 주위를 연결하는 섬유연골성(fibrocartilage) 고리로서, 주요 기능은 탈구 방지를 돕기 위해 소켓의 깊이를 깊게 만드는 것이다. 어깨 관절 내에 위치한 오목 테두리와 유사하다.

내가 본 몇몇 환자와 운동선수들(대부분의 여성)은 주로 에어로빅, 스키, 하키와 같은 회전 형태의 스포츠 운동을 통해 관절구 테두리를 파열되었다. 하지만, 또한 나는 진흙에 빠진 웰링턴 부츠를 억지로 빼려다 우측 관절구 테두리가 파열된 아가씨를 우연히 만났다(그림 8.10). 낙상과 같은 다른 유형의 손상 기전이 있으며, 이 사례는 이후에 논할 것이며, 이러한 외상은 관절구 테두리를 파열되게 하였다.

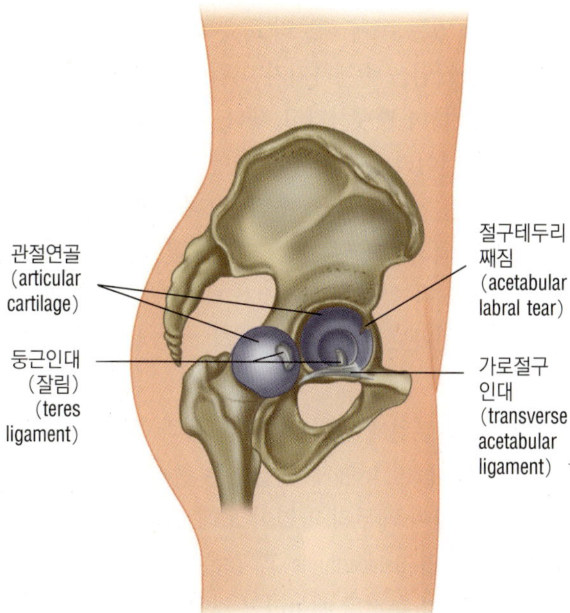

그림 8.10. 관절구 테두리 손상

환자들은 일반적으로 사타구니 부위에 약간의 불편함을 느끼는 경향이 있다. 그러나 이것이 항상 맞는 것은 아니며 Mitchell의 연구 논문을 돌이켜 생각해보면 어떤 사람들은 다양한 부위에서 통증이 나타난다. 그리고 어떤 사람들은 이런 경우에 심지어 고관절의 문제라고 생각하지도 않는다.

관절구 테두리 손상을 가진 환자들은 최소한 18개월에서 2년 동안 진단이 잘 되지 않는다고 한다. 나는 그 이유가 대부분의 물리치료사들이 파열을 확인하는데 어려움을 겪기 때문이라고 믿는다. 이것은 특히 옥스퍼드에 있는 나의 클리닉에서도 마찬가지일 것이다.

관절구 테두리 파열로 의심되는 대부분의 환자들은 1년 이상 동안 고관절에 통증과 제한된 움직임이 있었다. 내가 과거에 또한 주목한 것은 내 환자들 중 대부분이 관절구 테두리 파열 진단을 받은 사람들이 여자라는 것이다.

나는 언젠가 여성 환자와 전화상으로 고관절과 사타구니 부위에서 겪고 있는 통증을 의논했던 기억이 난다. 다음 부분은 다소 이상하게 들릴지 모르지만, 내가 그녀와 얘기를 하는 동안 나는 그녀에게 등을 대고 바닥에 누워 증상이 없는 쪽 무릎을 가슴 쪽으로 가져오라고 했다. 그녀는 움직임이 문제없고 통증도 뻣뻣함도 느껴지지 않는다고 되물었다. 그러고 나서 나는 그녀에게 같은 동작을 증상이 있는 쪽에 해보라고 부탁했다. 이번에는 통증 없이 움직임을 수행하기가 어렵다고 말했고, 사타구니 부위가 특히 뻣뻣하다고 했다. 나는 아마도 관절구 테두리 파열이라고 말하고 그녀에게 고관절 자기공명영상 촬영을 하러 가라고 했다. 그녀의 고관절 문제에 대한 나의 의견은 옳았는데, 그녀가 몇 주 후에 이메일을 보내 소식을 알려주고 이것을 해결하기 위해 관절경을 할 예정이라고 말했기 때문이다.

사타구니 부위에 딸깍거리는 느낌과 잠기는 형태의 느낌은 환자들이 나에게 언급하는 증상 중 일부이다. 나는 치료 없이 테두리 파열이 오래 남아 있을수록, 나중에 골관절염(Osteoarthritis)과 같은 고관절에 영구적인 손상과 악화가 축적될 것이라고 강하게 믿는다.

사례 연구(Case Study)

나의 정골요법의사 친구는 그녀가 우측 엉덩이 아랫부분, 궁둥뼈 결절 근처에 느끼는 통증으로부터 고통받고 있기 때문에 한번 볼 수 있겠느냐고 요청했다. 하지만 그녀는 궁둥뼈 결절 근처뿐만 아니라 때때로 몸의 다른 부분에, 예를 들면 우측 뒤넙다리근 상부, 다른 때에는 우측 엉덩이의 중앙 부분에 통증을 느끼기도 한다고 했다. 이상하게도, 또 다른 날은 우측 대퇴골의 큰 결절에서 통증이 느껴진다고 하였다. 아주 혼란스러운가?

문진은 매우 중요하다. 왜냐하면 그녀는 4개월 전 다쳤기 때문이다. 그녀는 뛰다가 빙판에 넘어지면서 우측 몸으로 떨어졌다고 말하였다. 그녀는 많은 통증을 느꼈고 우측 엉덩이와 허벅지에 상당한 멍이 들었기 때문에 심한 낙상이라고 말했다.

그녀는 일주일 정도 쉬었지만, 달리기를 할 때마다 이미 언급한 네 가지 부위 중 하나에 통증을 느꼈다. 그녀는 그 기간 동안 또 다른 의사들과 상의했고 진단에 대한 다양한 의견을 받았다. 몇몇은 통증의 원인이 추간판 탈출, 또 다른 이들은 뒤넙다리근건병증, 궁둥구멍근증후군, 큰 결절/궁둥뼈점액낭염, 엉치결절인대염좌, 심지어 후관절증후군이라고 말하였지만 이는 단지 몇 가지 문제이다. 그녀는 요추와 골반에 자기공명영상 촬영을 했지만 연관성은 발견되지 않았다.

통증의 잠재적 부위인 궁둥결절, 엉치결절 인대, 궁둥구멍근, 큰결절 점액낭을 촉진하였을 때 특히 민감하였음은 인정한다. 누군가는 이 구조물들 중에 어떤 것이 그녀의 통증의 원인된다고 의심할지도 모른다. 나는 심지어 요추가 원인일지도 모른다고 생각하였으나 그녀의 고관절을 처음 검사한 후, 나는 검사할 때 아무 걱정도 하지 않았다.

몇 주가 지났고, 약 10마일(16km)을 길게 달려온 환자는 그녀의 사타구니에 통증을 느끼고 불편함 때문에 절뚝거리며 뛰기 시작했다. 그녀의 주치의는 요추와 골반 자기공명영상으로 병적인 소견이 없다는 것을 확인했기 때문에 약간 좌절감을 느꼈고, 그래서 증상이 변하는지 보기 위해 국소 콜티코스테로이드를 고관절에 주입하였다. 통증은 거의 즉각적으로 감소하는 것 같았고, 특히 그 후 며칠 동안은 유지되었다. 그래서 그녀의 관절조영 자기공명영상검사를 하였고 결국 관절구의 뒤쪽 테두리 파열로 진단되었다. 테두리 파열은 상당히 컸기 때문에 관절경을 하고 테두리를 수술하였다. 환자는 이제 처음에 문제가 있다고 보고된 어떤 부위에서도 아무런 통증 없이 달릴 수 있게 되었다.

이 사례 연구는 통증이 있는 곳을 치료하지 않는다는 Ida Rolf박사의 말에 힘을 실어주길 바란다. 만약 위의 환자의 나타난 통증의 부위가 치료되었더라면 의심의 여지없이 그녀가 단순히 달리기를 완전히 쉬지 않았다면 그녀는 조금도 나아지지 않았을 것인데, 이 경우 그녀는 분명히 하고 싶지 않았다.

고관절 충돌 (Femoroacetabular Impingement)

내가 내 환자들에게서 여러 번 접했던 고관절과 관련된 또 다른 병리학적 문제는 고관절 충돌(FAI)이라는 질환이다. 이 질환은 또한 신체의 여러 부위에서 연관통을 유발하는 원인이 될 수 있으며, 이는 관절구 테두리 파열과 유사하다.

"고관절 충돌"은 대퇴골과 관절구 사이에 끼임 부위와 연관이 있다. 이것은 고관절 주위의 일부 연부 조직이 압박(충돌)되는 질환이며, 이 병적인 상태는 일반적으로 이 관절에서 비정상적으로 생긴 뼈에 의한 것으로 간주된다. 뼈의 변형된 형태 때문에 대퇴골과 관절구가 완벽하게 맞지 않아 이러한 이유로 서로 마찰되기 시작하고 관절에 손상을 주는 원인이 된다.

고관절 충돌이 있는 경우에, 뼈 가시(bone spurs)는 대퇴골두(구) 또는 골반의 관절구(소켓)를 따라 발달하는 경향이 있다. 여분의 뼈의 과잉 성장은 이 뼈들이 부드럽게 미끄러지기 보다는 서로 마찰되게 한다.

시간이 지남에 따라, 이것은 결국 퇴행성 변화를 일으켜 나중에 골관절염으로 이어질 수 있는 테두리 파열과 관절 연골의 파괴를 초래할 수 있다.

고관절 충돌(FAI)의 종류

고관절 충돌(FAI)의 3가지 형태: 캠형, 펜치형, 캠과 펜치의 혼합형.

1. 캠형 고관절 충돌*(Cam-Type FAI)*

캠형 고관절 충돌은 일반적으로 여성보다 남성에게 더 빈번하게 일어난다. 이 상태에서 대퇴골두는 자연스럽게 둥글지 않으며 관절구 안에서 부드럽게 회전할 수 없다. 대퇴골 머리 가장자리에 튀어 나와 "권총 손잡이" 형태를 가질 수 있다(그림 8.11). 이처럼 뼈 가시의 과잉 성장에 따라 증가된 전단력이 관절연골과 관절구 테두리에도 작용하게 된다.

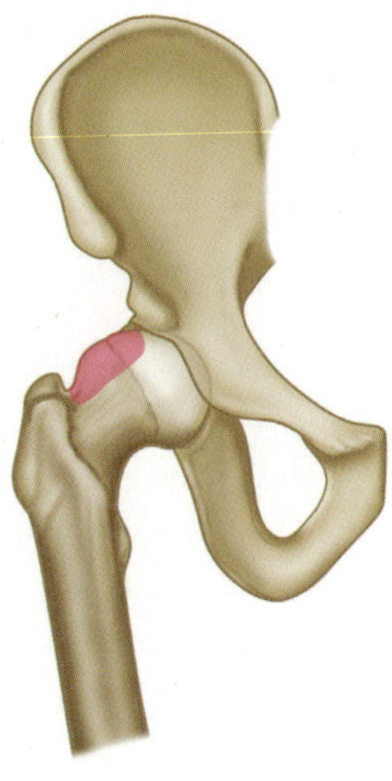

그림 8.11. 캠형 충돌

2. 펜치형 고관절 충돌(Pincer-Type FAI)

펜치형 충돌은 남성보다 여성에게서 더 자주 발생한다. 이 경우 뼈 가시는 관절구의 가장자리 위로 뻗어 나온다(그림 8.12). 펜치형 충돌의 결과로 테두리는 강하게 압박되어 그 후에 관절구의 두드러진 가장자리 밑으로 파열될 수 있다.

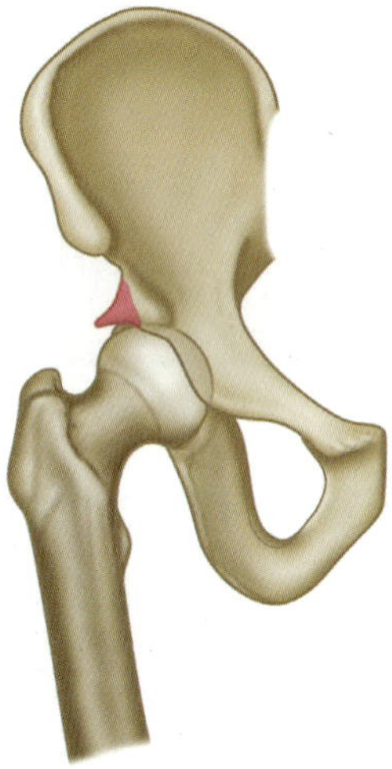

그림 8.12. 펜치형 충돌

3. 캠형과 펜치형의 혼합형 고관절 충돌

혼합형 충돌은 캠형과 펜치형이 동시에 존재함을 의미한다(그림 8.13).

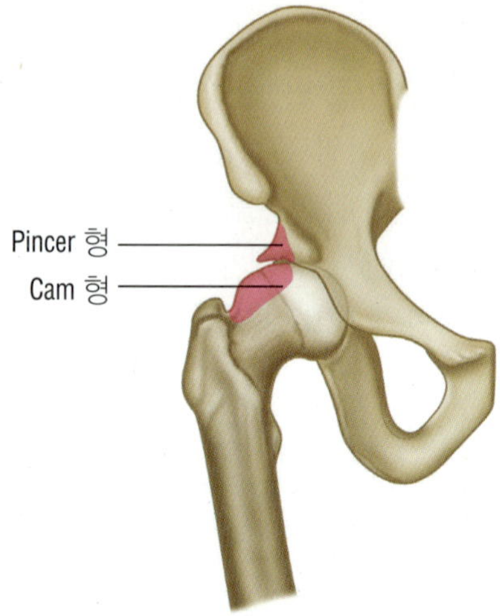

그림 8.13. 캠형과 펜치형의 혼합형 고관절 충돌

고관절 충돌이 있는 환자들은 초기엔 사타구니에 통증을 느끼기 쉽다. 이것은 일반적으로 딸깍거리는 소리, 잠김 또는 찝히는 증상과 연관이 있다. 특히 만성 충돌은 관절구 테두리 파열을 결과로 가져오는 만성 충돌일 경우 더욱 그러하다. 테두리 파열과 고관절 충돌이 동시에 존재할 경우, 대개는 오랜 기간 서 있거나 앉거나 걸을 때 나타나지만 특히 문제가 있는 다리가 중심축이 되는 움직임이 있을 때 증상이 더 악화되는 경향이 있다. 질환이 만성적이기 때문에 이차적인 문제가 자연스럽게 나타나는 경향이 있다. 예를 들면, 어떤 환자들은 통증과 뻣뻣함 때문에 절룩거릴 수 있고, 어떤 환자들은 트렌델렌버그 징후(Trendelenburg sign)를 나타낼 수 있다. 다른 환자들은 엉덩이, 하부 요추, 엉치엉덩관절(SIJ)뿐만 아니라 허벅지와 무릎에서도 지속적인 통증을 경험할 수 있다.

9

볼기근과 골반과의 관계

The Gluteal Muscles and Their Relationship to the Pelvis

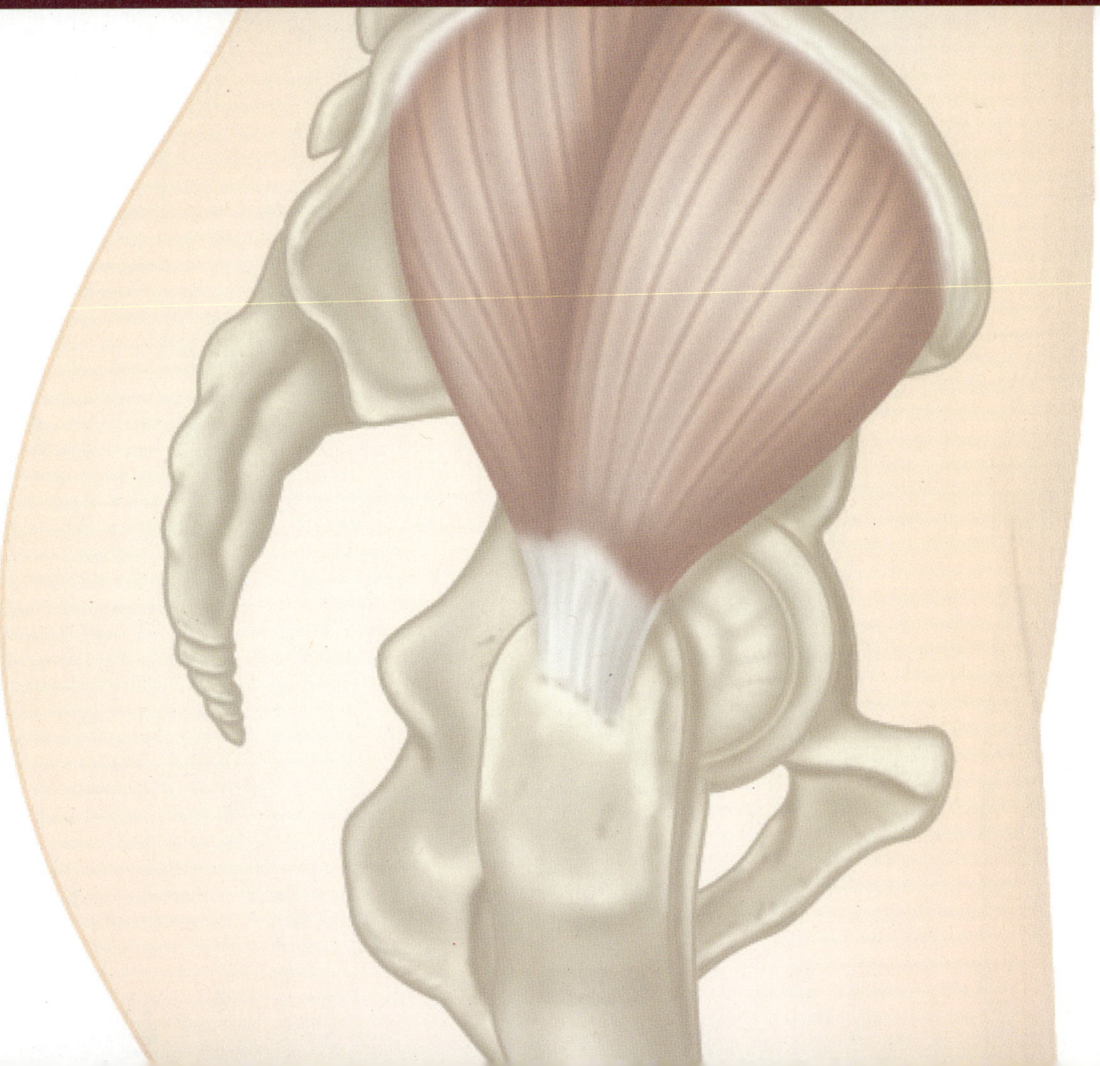

이 책은 분명히 골반이음구조(pelvic girdle)와 엉치엉덩관절(sacroiliac joint)에 중점을 두었다; 그러나 나는 이 장에서 볼기근의 역할을 언급해야 한다 생각하고, 이 특정 근육들이 골반이음구조의 종합적인 기능과 안정성의 핵심요소이기 때문이다.

이 장의 목적은 볼기근부터 골반 영역의 특정 관계와 골반이음구조(pelvic girdle) 내에 존재할 수 있는 기능장애가 어떻게 볼기근의 활성화를 잘못 유발하거나 잠재적 약화 억제를 일으킬 수 있는지 살펴보는 것이다.

이 장에서 나는 골반의 중간볼기근(Gmed)과 큰볼기근(Gmax)의 해부학, 기능, 평가, 그리고 관계에 집중할 것이다.

중간볼기근 (Gluteus Medius, Gmed)

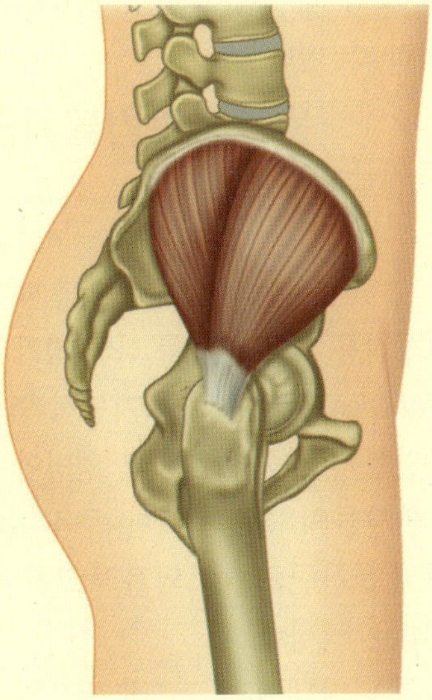

그림 9.1. 중간볼기근의 기시, 정지, 동작, 그리고 신경지배

기시

엉덩뼈의 바깥쪽 표면, 엉덩뼈능선 아래, 전방과 후방 볼기근선 사이

정지

대퇴골 대전자의 바깥쪽 표면의 빗김능선

작용

상부 섬유: 바깥쪽으로 회전하며 엉덩이관절의 외전에 도움이 될 수 있다.

전방 섬유: 안쪽으로 회전하며 엉덩이관절의 굴곡에 도움이 될 수 있다.

후방 섬유: 바깥쪽으로 회전하고 엉덩이관절을 신전한다.

신경

위볼기신경(Superior gluteal nerve)(L4, L5, S1)

중간볼기근(Gmed)의 기능

4장으로 잠시 되돌아가면 한발 서기를 시작할 때 측면 슬링 시스템을 활성화한다는 것을 기억할 수 있다: 이미 설명한 바와 같이, 이 시스템은 그림 9.2에서 보듯이 반대쪽 허리네모근(QL)과 같은쪽 중간볼기근, 작은볼기근(Gmin), 모음근(adductors)으로 구성된다.

중간볼기근의 잠재적 약화는 아마도 보상작용 과정으로 인한 다른 근육들의 과활성화(overavtivation)로부터 인할 수 있다(아래에서 논의될 것이다). 중간볼기근 중에서도 특히 후방섬유에 약화가 나타난 환자들의 경우, 넙다리근막긴장근(TFL)과의 연결을 통해 모음근과 엉덩정강근막띠(ITB)의 과활성화를 나타내는 경향이 있다; 만약 중간볼기근의 후방섬유가 약화를 나타내면 궁둥구멍근 또한 과활성 역할을 수행할 수 있다.

중간볼기근(Gmed)은 역동적인 골반 안정에 중요한 근육으로 여겨진다. 내 경험으로 예를 들면, 즐거움이나 심지어 경쟁적으로 뛰는 것을 좋아하는 환자와 중간볼기근의 약점 가능성으로 인해 역동적인 골반의 안정성이 떨어지는 환자들은 그들의 보폭을 줄이는 경향이 있다; 그들은 발을 끄는 유형의 패턴을 택할 것이며, 그로 인해 발뒤꿈치 접촉 시, 지면 반력을 감소시키고 골반 자세를 유지하는데 필요한 근육 조절의 양을 감소시킨다.

중간볼기근(Gmed)의 평가

나는 무릎과 하부요추, 또는 골반 통증을 호소하는 환자를 볼 때마다 볼기근과 특히 중간볼기근 강도 검사를 나의 평가 과정에 포함한다. 이 장에서, 나는 이 근육의 기능적 역학과 골반과의 관계에 대해 논할 뿐만 아니라, 엉덩이 외전근/신근(중간볼기근/큰볼기근 포함)의 정확한 근육 발화 순서를 결정하는 데 사용되는 고관절 외전과 고관절 신전발화패턴 검사도 포함할 것이다.

내 생각에는 중간볼기근(큰볼기근 또한)은 요추와 골반 주변 그리고 심지어 상지와 하지에 통증이 나타나는 모든 환자와 운동선수를 위해 평가되어야 한다. 내 클리닉의 많은 운동선수들은 런닝과 관련된 과사용 형태의 부상을 하지뿐만 아니라 몸통에도 나타내며, 그들 중 대다수는 또한 내가 중간볼기근 또는 큰볼기근(또는 둘 다)의 기능이 떨어진다 간주하는 것을 보여준다. 나는 이러한 근육의 힘과 통제가 특히 달리기 같은 스포츠에서 생체 역학적으로 효율적인 패턴을 달성하는 데 아마

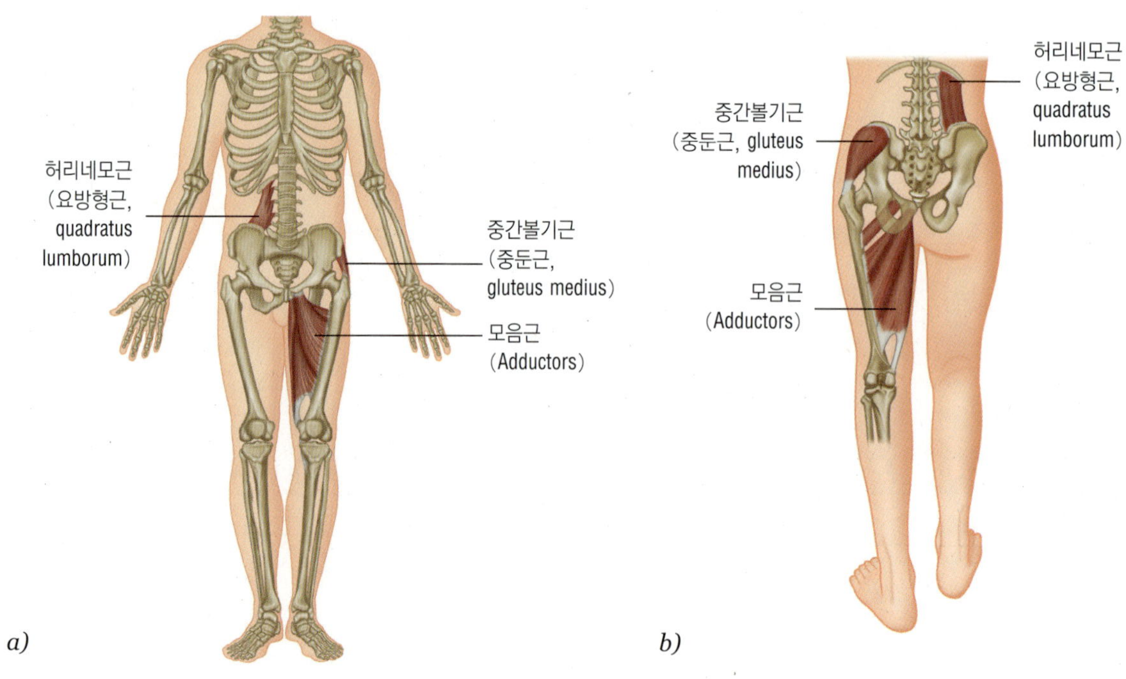

그림 9.2. (a) 측면 슬링 시스템(lateral sling system), (b) 보행/걷기 주기 동안 측면 슬링 근육들이 활성화되었다.

도 가장 중요한 전반적인 요소일 것이라는 결론을 내렸다. 당신이 달리기를 하는 동안 당신은 항상 완전히 공중에 있거나 한 다리에서 역학적으로 균형을 이룬다고 생각할 때 이것은 그리 놀라운 일이 아니다. 모든 물리치료사들은 중간볼기근과 큰볼기근의 기능을 평가하고 회복시킬 수 있어야 한다.

중간볼기근의 해부학을 자세히 살펴보자: 근육은 엉덩뼈능선의 전체길이, 바깥쪽 엉덩뼈의 앞과 뒤 볼기근선(gluteal line) 사이, 볼기근 근막, 넙다리근막긴장근(TFL)의 후면경계와 엉덩정강근막띠(ITB)까지 붙어 있다. 중간볼기근은 집합적으로 넓게 결합된 힘줄로 대퇴골의 대전자 주변을 전방, 중앙, 그리고 후방으로 감싸고 삽입하는 세 부분으로 나뉜다. 중간볼기근의 더 수직적 전방과 중간은 더 수평적 후방보다 엉덩이를 외전하기에 더 좋은 위치에 있는 것처럼 보인다.

위에서 말했듯이, 중간볼기근(Gmed)은 구조상 후방 섬유성분 뿐만 아니라 전방 성분도 포함한다; 이것은 치료사로서 우리가 관여하는 후방섬유이다. 중간볼기근의 후방섬유는 큰볼기근(Gmax)과 함께 작동하고 이 두 근육은 특히 보행주기가 시작될 때 엉덩이, 무릎 및 하지의 정렬을 돕는 엉덩이의 외회전을 조절한다.

예를 들면, 치료사가 과정을 관찰하는 동안 걷도록 요청받은 환자를 생각해보자. 환자가 보행주기의 초기 접촉단계에서 왼발에 무게를 실을 때, 중간볼기근은 하지에 작용하는 안정성 기전을 담당한다; 이는 또한 전반적인 하지의 균형에 도움이 될 것이다. 환자는 걸음걸이를 계속하다가 이제 자세 단계로 돌입한다. 이 단계의 보행주기에서 중간볼기근의 수축은 부분적으로 외전을 담당한다; 비록 왼쪽 중간볼기근가 수축 중이어도 오른쪽 엉덩이에 닿는 동작유형이라 생각해라. 그리고 나서 엉덩이의 오른쪽이 왼쪽보다 약간 더 높게 들어올리기 시작하는 것으로 보여진다. 이 과정은 오른쪽 다리가 바닥에서 작은 거리를 들어 올릴 수 있게 해주고, 걸음걸이 주기의 스윙(swing) 단계 동안 자연스럽게 오른쪽 다리의 스윙 동작을 가능케 하기 때문에 매우 중요하다.

왼쪽 중간볼기근에 약함이 있으면 걸음걸이 주기 동안 몸이 두 가지 방법 중 하나로 반응한다: 골반 중 하나가 다리 반대쪽 측면으로 기울어지며(이 경우 오른쪽), 걸음걸이 Trendelenburg 패턴이 나타나거나(그림 9.3(a)); 보상적 Trendelenburg 패턴이 적용되어 환자는 몸통 전체를 지나치게 약한 고관절로 과도하게 이동시키는 것으로 관찰된다(그림 9.3(b)).

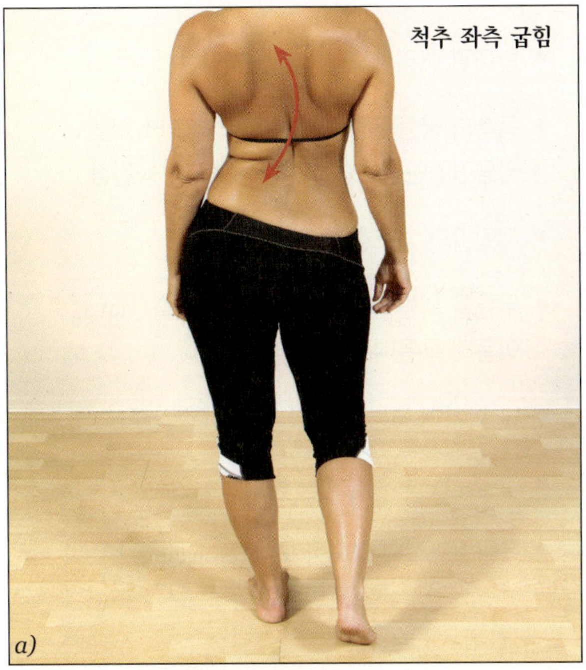

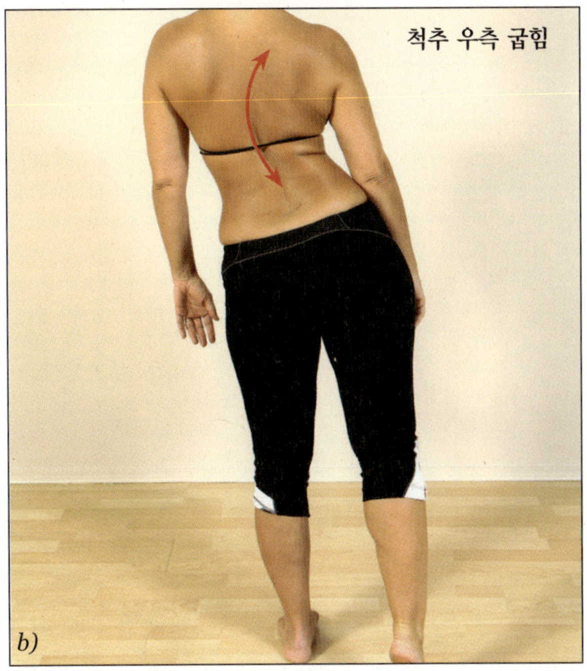

그림 9.3. (a) Trendelenburg 보행, (b) 보상적 Trendelenburg 보행

중간볼기근의 약화는 골반이음구조(pelvic girdle)와 요추의 전반적인 안정성에만 영향을 미치는 것이 아니라 중간단계의 발뒤꿈치 접촉으로부터 운동사슬의 아래까지 영향을 미칠 수 있다.

- Trendelenburg 또는 보상적 Trendelenburg 보행의 유형
- 요추 병리 및 엉치 비틀림
- 반대편 허리네모근의 과근육긴장
- 동측의 궁둥구멍근, 넓다리근막(TFL) 및 엉덩정강근막띠(ITB)의 동측 과근육긴장
- 대퇴골의 과도한 내전과 내회전
- 무릎을 외반슬(valgus) 또는 내반슬(varus)로 이동해 무릎뼈 재발성탈구 유발
- 발 위치에 따른 하지의 내회전(정강뼈)
- 발 중간으로 체중이동 증가
- 목말밑관절의 과도한 회내(pronation)

위의 중간볼기근(Gmed)의 기능약화의 결과 리스트에서 보듯이, 환자/운동선수는 스포츠와 관련된 운동사슬(kinetic chain)에 대한 다른 생체역학 효과뿐만 아니라 요추의 증가된 측면 굽힘/회전(잠재적으로 Trendelenburg에 의해)에 의해 어떻게든 발생되는 부상의 위험에 놓인다. 증가된 요추의 회전과 더불어 일어나는 측면 굽힘의 동작은 후에 천골을 요추의 움직임과 반대 방향으로 회전과 측면 굽힘을 야기할 것이다; 이 결과, 2장에서 설명한 것처럼 좌측에서 좌측으로 또는 우측에서 우측으로와 같은 전방 엉치 비틀림(sacral torsion)이 존재할 수 있다.

중간볼기근의 약화는 목말밑관절의 장기적인 과회내(over-pronation) 야기할 수 있으며, 이 결과로 무릎대퇴 통증 증후군(patellofemoral pain syndrome), 안쪽정강이 피로 증후군(정강이통증)(medial tibial stress syndrome)(shin splints), 족저근막염(plantar fasciitis,) 또는 아킬레스건염(achilles tendinopathy)이 나타날 수 있다.

고관절 외전 패턴 검사 (Hip abduction Firing Pattern Test)

왼쪽 패턴을 확인하기 위해 환자는 양쪽다리를 모으고 왼쪽 다리를 위로 올린 채 옆으로 누운 자세를 취한다. 이 순서에서 세 근육이 검사될 것이다; 중간볼기근, 넙다리근막긴장근(TFL), 그리고 허리네모근. 치료사는 그들의 오른손을 가볍게 근육 위에 놓으면서 허리네모근을 촉진한다.

다음, 중간볼기근과 넙다리근막긴장근을 촉진하기 위해 치료사는 그림 9.4(a)와 (b)에서 보듯이 그들의 네 손가락을 넙다리근막긴장근에, 엄지를 중간볼기근에 놓는다.

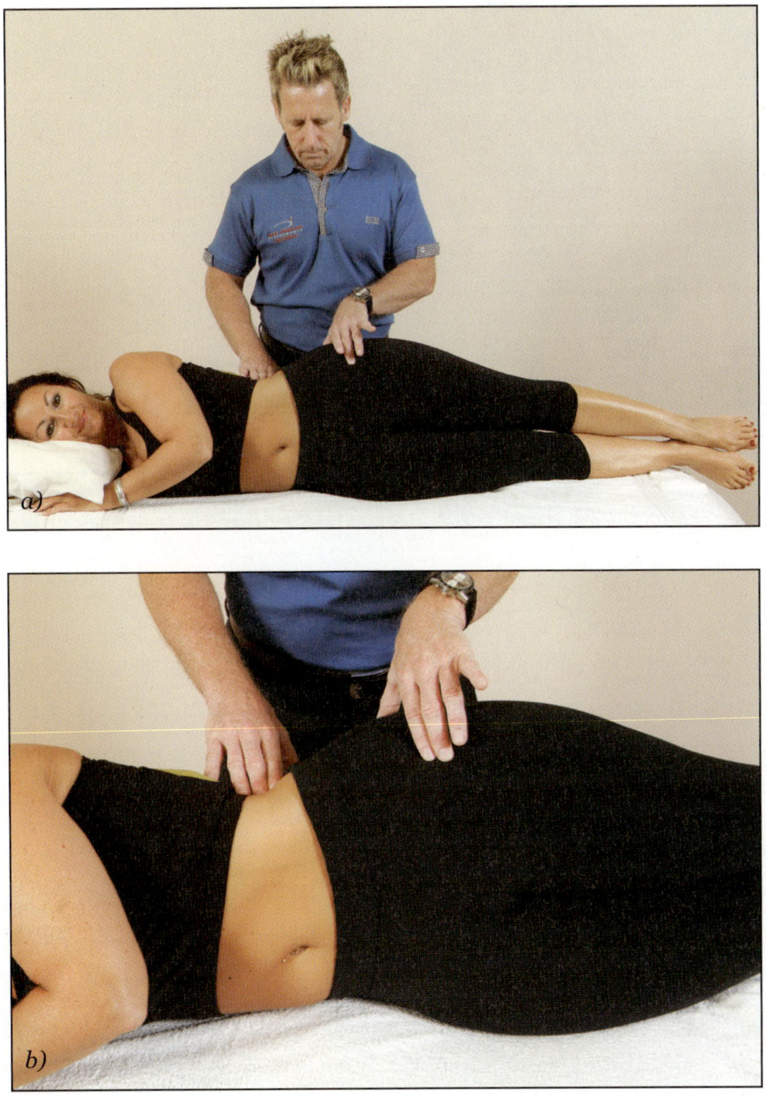

그림 9.4. (a) 허리네모근(QL), 중간볼기근(Gmed), 그리고 넙다리근막긴장근(TFL)의 촉진. (b) 손 위치 확대

환자는 왼쪽 다리를 오른쪽 다리에서 몇 인치 떨어진 곳에 있는 외전으로 들어 올려야 하며, 치료사는 발화순서를 기록한다(그림 9.5). 보상작용이나 부정한 상태 여부를 확인하는 것은 중요하다.

이 테스트의 발상은 환자가 반드시 그들의 고관절을 다음 조건들 없이 외전할 수 있어야 한다: (1) 골반의 왼쪽을 때리는 것(엉덩이 때리는 것은 왼쪽 허리네모근을 활성화하고 있음을 의미한다); (2) 전방으로 골반 기울이기; 또는 (3) 골반이 뒤로 젖혀지게 하기

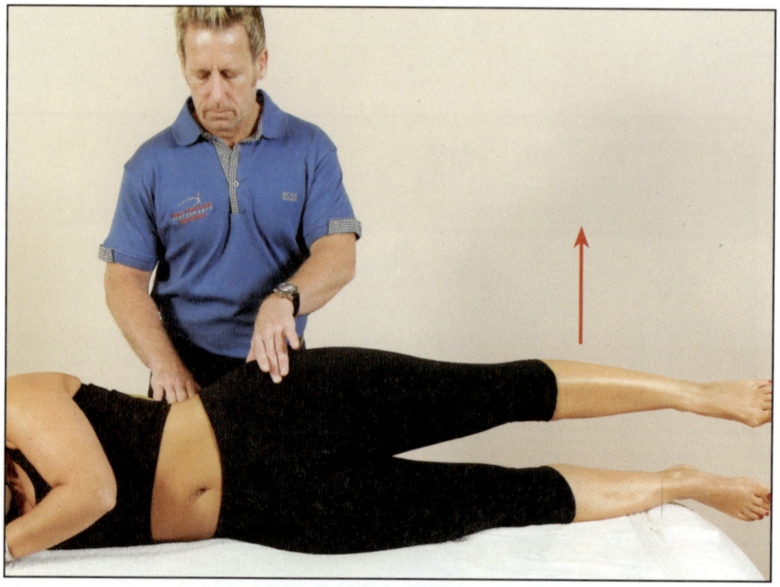

그림 9.5 환자가 왼쪽 골반을 외전할 때 치료사는 발화순서를 기록한다.

정확한 발화순서는 중간볼기근(Gmed), 다음 넙다리근막긴장근(TFL), 마지막으로 골반은 25° 정도 들어올린 후 허리네모근(QL)이 실행되어야 한다. 만약 허리네모근이나 넙다리근막긴장근이 처음으로 실행된다면, 이것은 오작동을 나타내고, 잠재적으로 이 근육들의 단축이 발생한다.

고관절 외전에 대한 순서를 확인했다면 다음 단계를 결정해야 한다. 대부분의 환자들은 체육관에 가서 약한 중간볼기근(Gmed)을 강화해야 한다고 느낀다. 특히 이 근육이 약하다고 들었다면 옆으로 누워 외전운동을 많이 한다. 명백히 약한 중간볼기근을 강화하는데 있어 어려움은 특정 운동이 중간볼기근를 강화하지 않는다는 것이며, 특히 넙다리근막긴장근(TFL)과 허리네모근(QL)이 두드러진 외전근(abductor)이라면 반복하지 않는다. 궁둥구멍근 또한 골반/흉부 기능장애를 유발할 수 있으며, 근본적인 문제를 더욱 복잡하게 만드는 약한 외전근이기 때문에 포함될 것이다.

그래서 답은 처음에는 중간볼기근의 강화를 미루고 모음근(adductor), 넙다리근막긴장근(TFL), 그리고 허리네모근(QL)의 단축/단단한 조직에 집중하는 것이다. 이론적으로 7장에서 설명한 근 에너지 기법을 통해 팽팽한 조직을 늘림으로써 길어지고 약해진 조직이 짧아져 자동적으로 힘을 되찾게 된다. 일정 기간(2주 권장)이 지난 후에도 중간볼기근이 이 자체의 강도를 회복하지 못한다면 근육에 대한 구체적이고 기능적인 운동이 추가될 수 있다.

중간볼기근(Gmed) "앞쪽 섬유 부분" 강도 시험

왼쪽 중간볼기근(Gmed)의 앞쪽 섬유를 테스트하기 위해 환자는 왼쪽 다리를 가장 위쪽으로 하여 옆으로 눕는다. 치료사는 오른손으로 환자의 중간볼기근을 촉진하고 환자는 그들의 왼쪽 다리를 오른쪽 다리로부터 약간 외전하며 들어 올리고 이 자세를 동일한 각으로 유지한다.

치료사는 그들의 왼손은 환자의 무릎에 놓고 다리쪽으로 아래로 향하는 압력을 가한다. 환자는 이 압력에 저항한다(그림 9.6); 만약 그들이 이것이 가능하다면 중간볼기근의 앞쪽 섬유는 정상으로 분류된다.

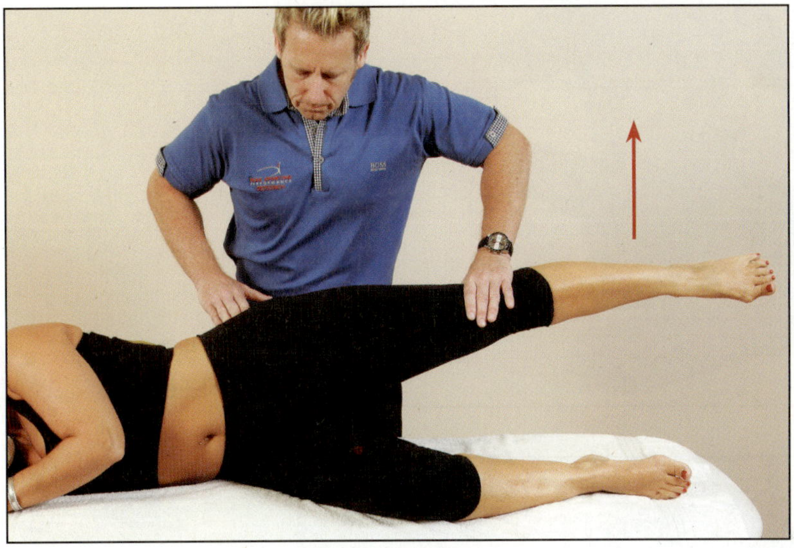

그림 9.6. 환자는 치료사의 저항에 대해 그들의 왼쪽 고관절을 외전한다.

중간볼기근(Gmed) "뒤쪽 섬유 부분" 강도 시험

왼쪽을 검사할 때, 중간볼기근의 뒤쪽 섬유에 더 중점을 두기 위해 치료사는 그림 9.7에서 보듯이 환자의 왼쪽 고관절을 약간 신전하고 외회전시킨다. 치료사는 전(그림 9.8)과 같이 아래쪽으로 압력을 가한다.

만약 환자가 외부의 힘에 저항할 수 있다면, 중간볼기근의 뒤쪽 섬유는 정상(normal)으로 분류된다. 만약 힘이 아닌 근지구력을 평가하려면 환자에게 외전된 다리를 잡고 최소 30초 동안 자세를 유지하도록 요청하라.

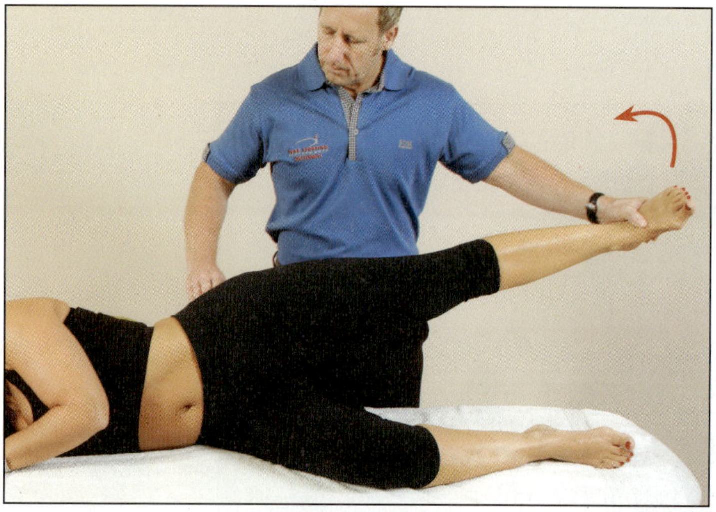

그림 9.7. 중간볼기근(Gmed)의 뒤쪽 섬유를 강조하는 고관절의 외회전과 약간의 신전

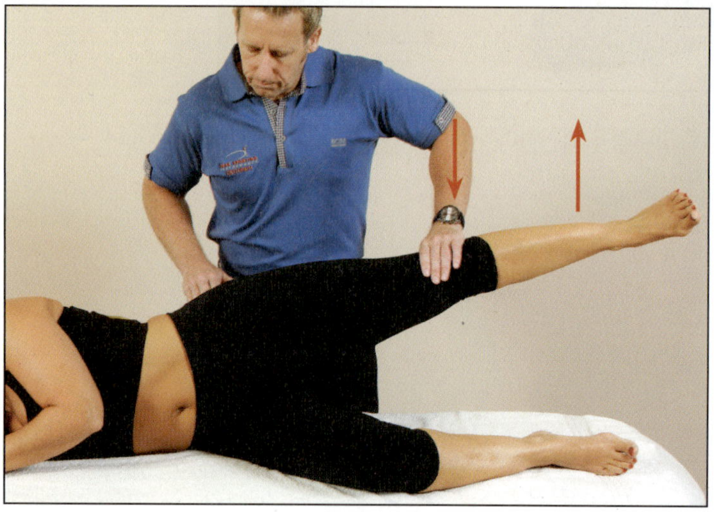

그림 9.8. 치료사는 환자의 외전된 고관절에 아래쪽으로 압력을 가한다.

보행주기 동안 중간볼기근(Gmed)의 역할에 대한 이전의 논의에서 중간볼기근의 약화가 Trendelenburg 또는 보상적인 Trendelenburg 패턴을 야기할 수 있다는 것을 상기하라. 잠시 동안 이것과 이 약화로 가능한 결과를 생각해봐라! 왼쪽 다리로 땅을 디딜 때 왼쪽 슬링(sling)이 작동해야 한다: 왼쪽 중간볼기근은 왼쪽 다리 안정화하려 할 때 오른쪽 골반 높이를 조절하는 주된 근육이다. 만약 왼쪽 중간볼기근이 약하다면, 체중을 견뎌야 하기 때문에 골반은 내려갈 것이다(오른쪽으로).

이 내려가는 동작은 일반적으로 요추의 측면굽힘(왼쪽으로)과 우측으로 회전(유형 1 척추역학)하게 하고 왼쪽 후관절(facet joint)뿐만 아니라 추간판과 신경근

출구(exiting nerve root)를 압박해 통증을 유발한다. 왼쪽으로의 측면 굽힘은 또한 척추의 오른쪽 엉덩허리인대(iliolumbar ligament)뿐만 아니라 후관절의 관절낭(joint capsule)과 같은 다른 구조물들 늘어난 위치에 놓이게 하는데 이 또한 통증의 원인이 될 수 있다(국소통 또는 연관통).

나 또한 앞서 천골 비틀림(sacral torsion)을 이야기했다— 만약 왼쪽 중간볼기근(Gmed)이 요추가 왼쪽으로 측면 굽힘과 오른쪽으로 회전으로 인해 약하다면 이 효과는 천골에 반대 움직임을 야기할 것이다; 따라서 천골은 왼쪽에서 왼쪽으로 엉치 비틀림(sacral torsion)에서와 같이 오른쪽으로 구부러지고 왼쪽으로 회전한다.

다른 예를 살펴보면, 왼쪽 중간볼기근(Gmed)이 약하다면 반대편(오른쪽) 허리네모근이 약한 근육의 역할을 맡으려 보상하고 더 많이 일할 것이다. 증가된 보상패턴은 시간이 지남에 따라 오른쪽 허리네모근의 적응적 단축을 야기하고, 이는 통증유발점(trigger point)의 형성을 초래하고 결과적으로 고통을 초래할 수 있다.

사례 연구 (Case Study)

다음 시나리오를 생각해보자: 다음 시나리오를 생각해 보자: 환자는 특히 일정 시간 동안 걷거나 뛰면서 악화되는 요추/상위 엉덩뼈(허리네모근 부위) 오른쪽 하단에 위치한 통증을 가지고 진료소에 나타난다. 환자의 우측 허리와 허리네모근 주변을 촉진한 후 물리치료사가 말하길 근육이 단단해서 이 안에서 발생했을지도 모르는 통증유발점을 풀어준다고 한다.

그런 다음 근 에너지 기법과 같은 수축/이완 유형의 기법이 허리네모근의 길이의 정상상태를 장려하기 위해 사용될 수 있다. 환자와 치료사는 현재 나타나는 대부분의 증상이 진정되었으므로 치료에 매우 만족한다. 그러나 환자가 차로 돌아가는 10분간 걸을 때 허리네모근 통증이 다시 나타난다. 이 이유는? 약한 왼쪽 중간볼기근은 오른쪽 허리네모근이 의도한 것보다 더 많이 작동하게 하고 치료사는 오로지 나타나는 증상만 치료하고 근본적 원인은 치료하지 않았기 때문이다!

Rolf 박사의 현명한 조언을 기억하라 통증이 있는 곳이 문제가 아니다!

환자 또는 운동선수에게서 발견된 골반 기능장애(12장에 기술된 바와 같이)는 엉덩이 근육계의 약화/제한을 나타내는데 있어 근본적인 원인 중 하나가 될 수 있다. 골반의 불균형은 이 기능장애가 자연적으로 신체의 다른 근육들의 과보상작용 기전을 초래할 수 있기 때문에 문제의 열쇠가 될 수 있다. 이는 변형된 골반의 위치가 길항근(antagonistic muscles)이 짧아지고 단단해지기 때문에 이 근육들이 단순히 약해지고 불일치되는 것보다는 이제 엉덩이 근육계의 특정 활성화에서 순서 불일치를 야기할 수 있기 때문이다.

치료의 측면에서 볼 때, 이것은 골반이 재정렬될 때까지 볼기근은 정상적인 움직임을 재개하지 못하거나 심지어 그들의 고유의 힘을 발달시키지 못할 것이라는 것을 암시한다. 볼기근은 정상적인 움직임을 다시 시작하고 단순히 골반 위치를 재정렬 함으로써 힘을 되찾는다는 것을 발견할 수 있을 것이다. 골반이음구조(pelvic girdle)를 교정한 후에는 이러한 근육에 힘 기반 운동을 촉진하기 전에 길항근(그러나 여전히 적절하다고 느끼는 경우에만)을 늘이는 것이 좋다.

위 내용을 빠르게 요약해 보면, 내가 가장 먼저 제안하는 것은 나타나는 골반 기능장애를 교정하는 것이다(13장). 다음으로, 만약 당신이 여전히 짧은 길항근을 찾는다면, 근 에너지 기법(7장)을 통해 늘릴 것을 제안한다. 마지막으로, 나는 골반의 재정렬된 위치를 유지하고 장려하기 위해 간단한 근력기반의 외측 코어운동을 추천한다.

큰볼기근(대둔근, Gmax)

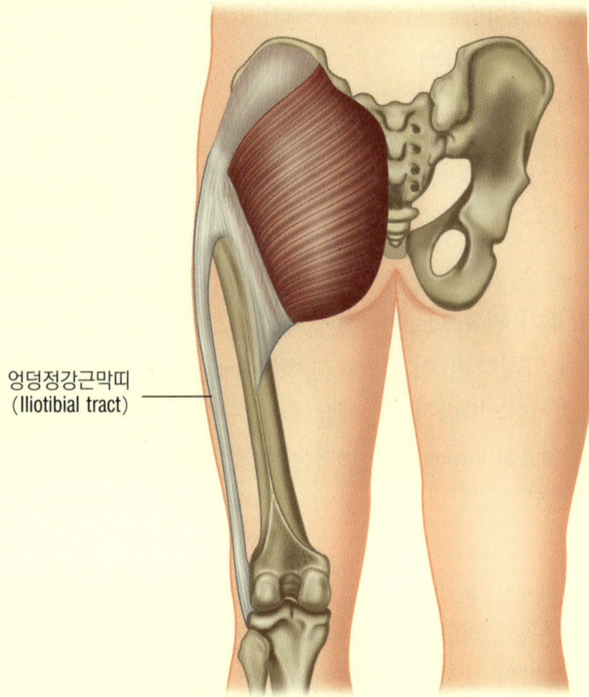

그림 9.9. 큰볼기근(Gmax)의 기시, 정지, 작용, 그리고 지배신경

기시

엉덩뼈(ilium) 바깥쪽 표면 뒤의 후방 볼기근선(gluteal line)과 이것의 상방과 후방의 뼈 부분. 엉치뼈(sacrum)와 꼬리뼈(coccyx)의 인접한 후방 표면. 기립근(erector spinae)의 건막(aponeurosis)

정지

원위부 심층 섬유: 대퇴골(Femur)의 볼기근조면(Gluteal tuberosity).

잔존섬유: 넙다리근막(fasciae latae)의 엉덩정강근막띠(Iliotibial tract)

작용

고관절의 내전을 돕는다. 이 정지점을 통해 엉덩정강근막띠로 들어가 신전에서 무릎 안정화를 돕는다.

상부섬유: 측면으로 회전하며 고관절의 외전을 돕는다.

하부섬유: 고관절을 신전하고 측면 회전한다(달리기 또는 앉은 상태에서 일어설 때와 같이 강한 신전). 몸통을 신전한다.

신경

아래볼기신경(Inferior gluteal nerve)(L5, S1, S2)

큰볼기근(Gmax)의 기능

기능적 관점에서 큰볼기근은 골반, 몸통, 대퇴골 사이의 관계를 제어하는 몇 가지 핵심 역할을 수행한다. 이 근육은 외전과 측면으로 둔부를 회전시킬 수 있어 하지와 무릎의 정렬을 조절하는 데 도움이 된다.

예를 들면, 계단 오르기에서 큰볼기근은 측면으로 회전하여 하지를 최적의 정렬 상태로 유지하기 위해 엉덩이를 외전하는 한편, 동시에 엉덩이는 다음 단계까지 몸을 위로 이동시키기 위해 신전한다. 큰볼기근이 약하거나 오작동 했을 때 무릎이 중앙에서 벗어나는 것을 볼 수 있고 골반도 측면으로 기울어지는 것을 관찰할 수 있다.

큰볼기근은 또한 엉치엉덩관절(SIJ)을 안정화시키는 역할을 하고 있으며 근육을 닫는 힘의 하나로 설명되어 왔다. 큰볼기근(Gmax) 섬유 중 일부는 엉치결절인대(sacrotuberous ligament)와 등허리근막에 바로 붙으며 이것으로 붙어있는 근육들의 활성화에 의해 긴장되는 매우 강한 비수축성 결합조직(non-contractile connective tissue)이다. 이 근막(fascia)과의 연결 중 하나는 넓은등근이며, 큰볼기근은 등허리근막(thoracolumbar fascia)을 통해 반대편 넓은등근과 제휴를 맺는다—이 제휴는 3장에서 논의된 후방사선사슬(posterior oblique sling)(그림 9.10)로 알려져 있다. 이 슬링은 보행/보행 주기에서 한 다리로 중량을 지탱하는 동안 엉치엉덩관절(SIJ)에 대한 압력을 증가시킨다.

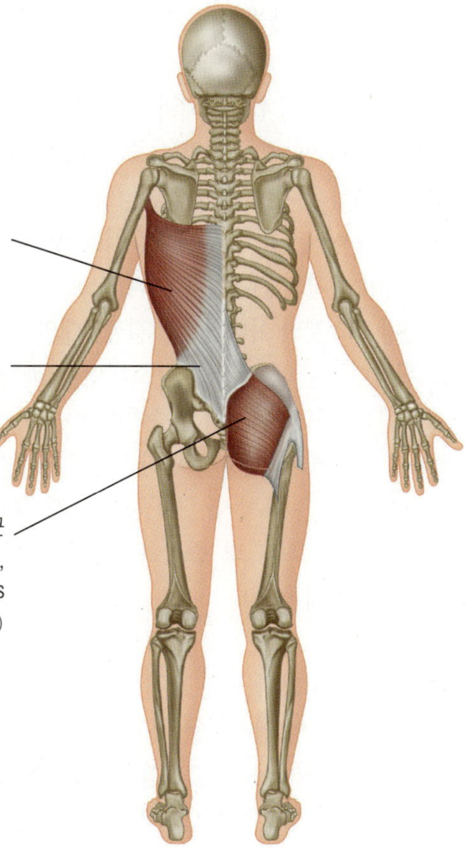

그림 9.10. 후방사선사슬(posterior oblique sling)과 넓은등근(latissimus dorsi)의 연결

큰볼기근의 오작동 또는 약화는 후방사선사슬(posterior oblique sling)의 효과를 줄인다; 이는 엉치엉덩관절을 부상에 취약하게 할 것이다. 신체는 반대편 넓은등근(latissimus dorsi)의 활성화 증가로 등허리근막을 통한 긴장 증가로 이 약점을 보상하려 할 것이다. 모든 보상 기전과 마찬가지로 "구조물은 기능에 영향을 미치고" 그리고 "기능은 구조에 영향을 미친다". 이는 신체의 다른 부위가 영향을 받는다는 것을 의미한다: 예를 들면, 넓은등근은 위팔뼈(humerus)와 어깨뼈(scapula)에 부착되어 있어서 어깨 역학은 변한다. 넓은등근이 보상작용으로 인해 특히 활성화된 경우, 이것은 점진적 또는 런지 형태의 움직임 중에 한쪽 어깨가 다른 쪽 어깨보다 낮게 나타나는 것으로 관찰될 수 있다.

4장에서 설명했듯이, 큰볼기근은 뒤넙다리근과 함께 보행주기에서 중요한 역할을 한다. 발뒤꿈치닫기 직전에, 뒤넙다리근이 활성화되어 엉치결절인대에 붙어 엉치엉덩관절(SIJ)에 대한 장력을 증가시킬 것이다. 이 연결은 체중부하 주기에 대한 엉치엉덩관절의 자가 잠금 기전에 도움이 된다. 발뒤꿈치닫기에서 중간지점까지의 걸음걸이 주기의 간격은 볼기뼈(innominate)의 자연스러운 전방 회전뿐만 아니라 엉치결절인대의 이완을 통해서도 뒤넙다리근의 긴장이 감소되어야 하는 지점이다. 이제 큰볼기근의 활성화는 증가하는 반면, 엉덩이 신전작용을 시작하기 위해 뒤넙다리근의 활성화는 감소한다. 큰볼기근은 후방사선 사슬(posterior oblique sling)의 부착을 통해 초기 및 중간 단계 중 엉치엉덩관절의 안정성을 크게 높인다.

큰볼기근의 약화 또는 오작동은 골반의 위치와 엉치엉덩관절(SIJ)의 안정화를 유지하기 위해 보행주기 동안 뒤넙다리근(hamstring)의 활성 상태를 유지시킬 것이다. 이 결과로 발생한 뒤넙다리근의 과활성화는 연속적이고 비정상적인 염좌를 일으킬 것이다.

앞에서도 언급했듯이 이 장의 초점은 볼기근이 제한을 통해 약해졌을 때 골반의 기능에 어떤 일이 일어나는지 살펴보는 것이다; 우리는 작은볼기근을 앞서서 살펴봤기 때문에 이 섹션에서 큰볼기근에 집중할 것이다. 이 위상근(phasic muscle)은 길항근이 짧고 단단해졌거나 이 어떤 골반 부정렬이라도 있으면 약해지는 성질을 따르는 경향이 있다. 그러나 큰볼기근은 또한 디스크(10장)와 같은 신경 장애가 L5와 S1 신경근(큰볼기근에 신경을 분포하다)에 영향을 미치는 경우 약한 검사를 할 수 있다. 모든 유형의 고관절 병리 — 예를 들면, 비순구 파열(8장) 또는 관절낭염 또한 큰볼기근의 제한 약점을 유발할 수 있다.

큰볼기근에 제한 약점을 잠재적으로 야기할 수 있는 주된 근육들은 모두 고관절 굴곡근(hip flexors)으로 분류되는 엉덩허리근(iliopsoas), 넙다리곧은근(rectus femoris), 그리고 모음근(adductors)이 있고 이것들은 큰볼기근의 고관절 신전 작용하기 위한 길항근들이다.

수정된 토마스 검사를 이용하는 엉덩허리근(iliopsoas) 및 다른 관련 단축된 길항근(antagonistic muscles)의 평가는 이미 7장에서 논의되었다. 일단 이 평가가 완전히 이해가 되면, 근 에너지 기법의 사용으로 단단하고 단축된 길항근을 정상화시킬 필요가 있을 것이다. 이러한 고급 기술들을 숙달하고 적용한 후에 물리치료사는 단단한 조직의 길이 연장을 장려할 목적으로 그들 자신의 치료양식에 통합할 수 있다. 그러면 골반과 요추의 정상 중립자세가 촉진되고 이 결과 약해진 큰볼기근을 다시 "전환"(switching)하는 효과가 있기를 바란다.

큰볼기근(Gmax)의 평가

이번에는 엉덩이 신전근(extensor)(큰볼기근 포함)의 올바른 발화순서를 결정하는데 사용되는 고관절 신전 발화 패턴 검사에 대해 논의할 것이다. 이 테스트의 목적은 엔진의 실린더와 같이 모든 것이 정확하게 작동되고 있는지 확인하기 위해 근육 그룹의 실제 발화 순서를 확인하는 것이다. 오발화 패턴은 운동선수와 환자에게서 흔히 발견될 것이다.

그림 9.11 고관절 신전에서 올바른 발화순서를 보여준다.

일반적인 근육 활성화단계는:

- 큰볼기근(Gmax)
- 뒤넙다리근(Hamstrings)
- 반대편 허리 신근(Contralateral lumbar extensors)
- 동측 허리 신근(Ipsilateral lumbar extensors)
- 반대편 등허리신근(Contralateral thoracolumbar extensors)

고관절 신전작동검사는 이 응용분야가 독특하다. 자신을 엔진에 6개의 실린더가 있는 자동차라고 생각해라: 기본적으로 이것은 너의 몸이 엔진인 것이다. 엔진은 일정한 작동방식이 있고 몸도 그렇다.

예를 들면, 자동차의 엔진은 개별 실린더의 1-2-3-4-5-6 번호순서대로 작동하지 않을 것이다. 이것은 예를 들면 1-3-5-6-4-2 같이 사전 정의된 최적의 순서에 따라 작동될 것이다. 만약 우리의 차가 정비받는데 정비사가 두 개의 점화플러그를 잘못 연결하고 되돌려 놓으면, 엔진은 여전히 작동하지만 매우 효율적이지는 않다. 게다가 이것은 결국 고장날 것이다. 우리의 몸도 다르지 않다; 우리의 경우, 만약 우리가 특히 활동적이지만 오작동 기능장애를 가진다면, 우리의 몸 또한 망가질 것이고 궁극적으로 통증을 유발할 것이다.

엉덩이 신전 발화 패턴 검사 (Hip Extension Firing Pattern Test)

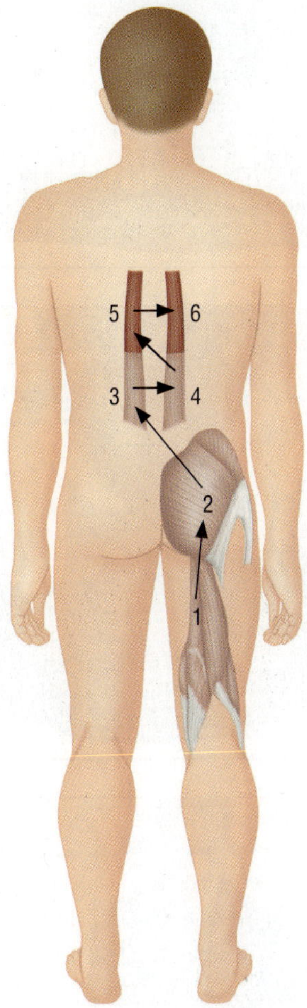

근육 활성화 순서

1. 뒤넙다리근
2. 큰볼기근

어느 그룹이든 먼저 활성화 될 수 있다.

3. 반대측 요추 폄근들
4. 동측 요추 폄근들
5. 반대측 흉요추 폄근들
6. 동측 흉요추 폄근들

그림 9.11. 고관절 신전의 올바른 발화 패턴

순서 1

치료사는 손가락 끝을 가볍게 환자의 뒤넙다리근과 대둔근에 놓고(그림 9.12(a)와 (b)) 환자는 왼쪽 다리를 2인치(5 cm)가량 침상에서 들어올린다.

치료사는 어떤 근섬유가 먼저 작동하려하는지 알아내려 노력하고 이 첫 번째 순서의 결과를 적는다.

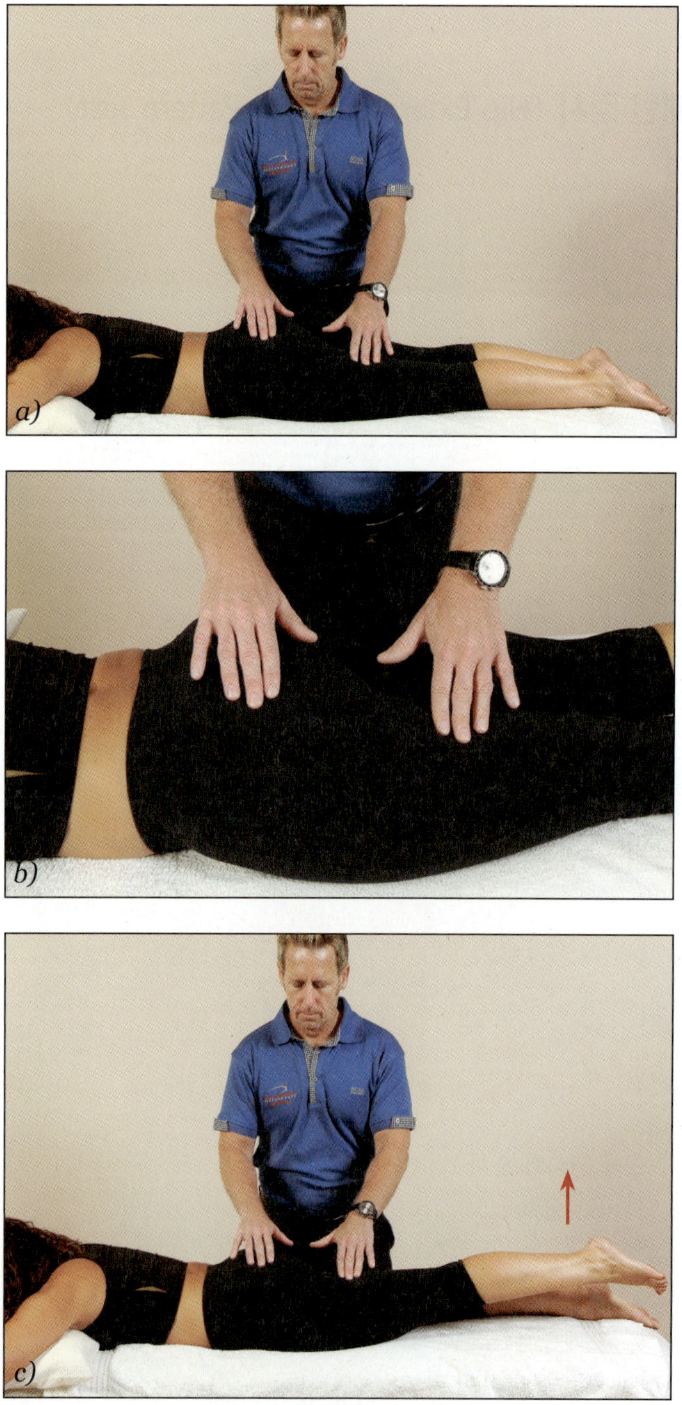

그림 9.12. 엉덩이 신전 발화 패턴-순서 **1**: (a) 치료사는 가볍게 환자의 왼쪽 뒤넙다리근(hamstring)과 큰볼기근(Gmax)을 촉진한다; (b) 치료사의 손모양 확대; (c)환자는 침상에서 왼쪽 다리를 들어올린다.

순서 2

치료사는 엄지를 환자의 기립근(erector spinae)에 가볍게 놓고 환자는 그들의 왼쪽 다리를 침상에서 들어올린다(그림 9.13(a)와 (b)). 치료사는 어떤 기립근 근섬유가 먼저 작동하는지 찾고 적는다(부록 1. 표 A1.1에서).

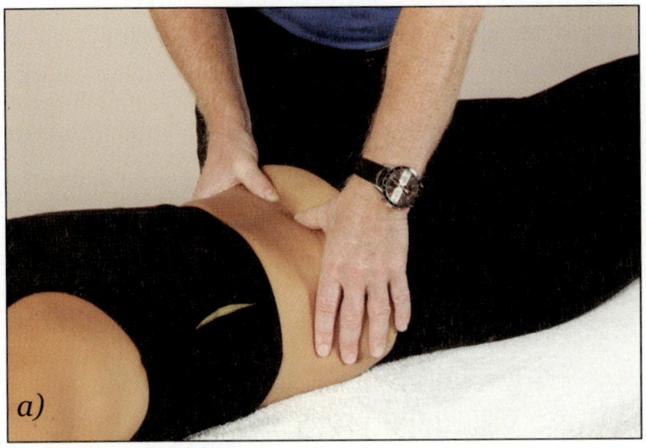

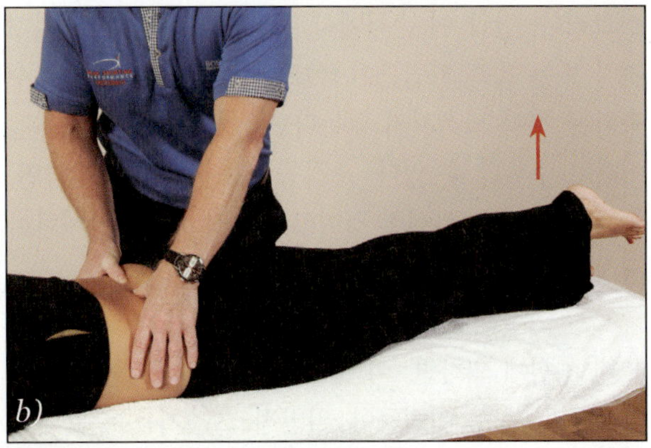

그림 9.13. 엉덩이 신전 발화 패턴-순서 **2**: (a) 치료사는 환자의 기립근(erector spinae)을 가볍게 촉진한다. (b) 환자는 침상에서 왼쪽 다리를 들어올린다.

순서 1과 2는 후에 오른발로 반복되고 이 결과는 기록된다(부록 1의 표 A1.2에서). 이렇게 하면 치료사는 근육이 제대로 작동하는지 안하는지 판단할 수 있다. 발화 패턴은 (1) 큰볼기근(Gmax), (2) 뒤넙다리근, (3) 반대편 기립근, 그리고 (4)동측 기립근여야 한다.

만약 순서 1에서 촉진할 때 큰볼기근(Gmax)이 첫 번째로 작동하는 것이 발견된다면 틀림없이 이것은 맞다고 이야기할 수 있다. 순서 2에서도 동일하게 적용된다: 만약 반대편 기립근이 처음으로 수축한다면 이것 또한 올바른 순서이다.

	1st	2nd	3rd	4th
큰볼기근 (Gmax)	○	○	○	○
뒤넙다리근 (hamstring)	○	○	○	○
반대편 기립근 (erector spinae)	○	○	○	○
동측 기립근 (erector spinae)	○	○	○	○

표 9.1: 엉덩이 신전 발화 패턴—왼편

	1st	2nd	3rd	4th
큰볼기근 (Gmax)	○	○	○	○
뒤넙다리근 (hamstring)	○	○	○	○
반대편 기립근 (erector spinae)	○	○	○	○
동측 기립근 (erector spinae)	○	○	○	○

표 9.2: 엉덩이 신전 발화 패턴—오른편

그러나, 만약 이 순서에서 뒤넙다리근이 1로 느껴지거나 또는 동측 기립근이 1이고, 큰볼기근(Gmax)이 수축하는 것이 느껴지지 않는다면, 이것은 오발화 패턴이라고 추론할 수 있다. 오작동 기능장애가 아니라면, 몸은 (엔진처럼) 부서질 것이고 기능장애의 보상패턴이 생성될 것이다.

내 경험에 의하면, 이 순서에서 많은 환자들의 뒤넙다리근과 동측 기립근이 일반적으로 처음 수축되고 큰볼기근이 네 번째로 발견되었다. 이러한 사례들에서 기립근과 뒤넙다리근은 신전 움직임에서 엉덩이를 돕는 지배적인 근육이 될 것이다. 이것은 과도한 전방 기울기를 야기할 수 있고 이 결과 과전만(hyperlordosis)이 일어나 하부요추 후관절에 염증을 유발할 수 있다.

참고: 근육 5와 6의 발화 패턴은 이 장에서 다루지 않는 이유는 1-4 근육의 정확한 발화 순서가 확립되어 있는지 확인할 필요가 있기 때문이다. 나는 또한 근육 1-4 발화 순서가 수정되었을 때 근육 5와 6의 발화 패턴은 일반적으로 자가 교정되며 정상적인 발화 패턴 순서에 따르는 경향이 있다는 것을 알게 된다.

발화 순서에 영향을 미칠 수 있는 다른 요소는 이전의 부상이다. Bullock-Sxton 등(1994) 연구진들은 엉덩이 신전 발화 중 몸통 후방과 다리 근육의 시기와 이전의 발목 경련이 발화 순서에 미치는 영향을 조사했다. 이 저자들은 대조군과 비교하여 발목 염좌 이력이 있는 그룹에서 큰볼기근(Gmax) 활동의 시작(발작 지연)에서 유의적인 차이를 발견했다.

계속되는 보행주기

큰볼기근의 약화 또는 오작동은 여러 보상적 패턴을 일으킬 수 있다. 우선, 환자가 엉덩허리근, 넙다리곧은근 및 모음근의 길항적 견고성을 통해 일반적으로 상호억제(RI)로 알려진 약화 억제에 의해 야기될 수 있는 약한 큰볼기근을 갖는 경우를 살펴보자.

이 앞쪽 근육의 연부조직 긴장은 보행주기 동안 고관절 신전의 총량을 제한할 것이다. 볼기뼈의 보상적 반응은 앞쪽으로 더 회전할 것이고, 반대편 엉덩뼈는 뒤쪽으로 더 회전할 것이다. 뒤넙다리근과 특히 넙다리두갈래근은 큰볼기근(Gmax)의 약화로 인해 볼기뼈의 전방회전을 증가시켜 보상패턴의 일부가 될 것이다.

Sahrman(2002)은 만약 뒤넙다리근이 큰볼기근의 제한 때문에 두드러진다면, 엎드려서 다리를 신전하는 동안 앞쪽 전자는 촉진될 수 있다고 제안했다.

이제 좀 복잡해지는데(이전의 장에서 이미 설명했다), 두 개의 볼기뼈 사이에 있는 즉, 엉치뼈는 이제 증가된 볼기뼈의 회전 때문에 정상보다 회전하고 옆으로 구부려야만 할 것이다. 엉치뼈는 이제 자체의 비틀림 증가로 인해(한쪽을 회전하고 한쪽을 구부린다.) 한 방향으로 보상해야 할 것이다; 이것은 그림 9.14(a)와 같이 좌측에서 좌측으로 엉치뼈 비틀림(왼쪽 사선 축의 왼쪽 회전) 또는 그림 9.14(b)와 같이 R-on-R 엉치뼈 비틀림(오른쪽 사선 축의 오른쪽 회전)이 될 것이다. 요추는 또한 두 그림에서와 같이 엉치뼈과 반대 방향으로 약간 더 역회전하여 보상해야 한다.

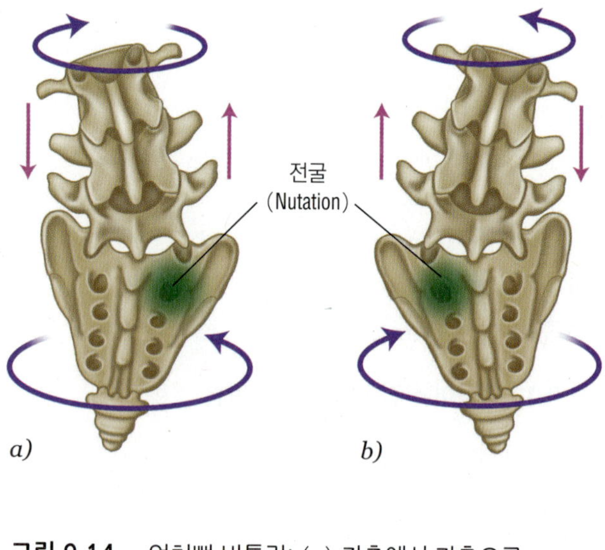

그림 9.14. 엉치뼈 비틀림: (a) 좌측에서 좌측으로; (b) 우측에서 우측으로

보행 주기 동안 엉치뼈 및 요추 가시가 자연적으로 회전한다; 그러나 늘어난 볼기뼈(innominate)의 회전 때문에 엉치뼈와 요추도 보상할 수밖에 없다. 요추와 엉치뼈 사이(L5와 S1)에는 추간판(intervertebral disc)(제10장)이 있다; 이 디스크가 두 척수분절 사이에서 "회전(torqued)"되고 있다고 상상해 보자. 이 작용은 디스크에 부정적인 영향을 미칠 것이다— 이것은 스폰지에서 물을 짜내는 것과 같고, 디스크는 증가된 움직임을 좋아하지 않는다.

다음과 같이 잠재적으로 오발화순서를 수정하는 한 가지 방법은 다음과 같다. 근육 길이 검사(modified Thomas test)를 통해 어떤 근육이 실제로 짧아진 채로 고정되어 있는지 먼저 판단할 필요가 있다; 근 에너지 기법(7장)와 특정 근막이완기술[Gibbson (2014) 참조] 단축되고 팽팽한 조직들을 정상화하고 치료하기 위해 사용될 수 있다.

내가 앞서 언급한 것을 기억하라: 골반이음구조(pelvic girdle)의 모든 내재된 불균형 상태는 큰볼기근(Gmax)의 제한 약화의 또 다른 원인이 될 수 있다. 특히 오작동을 수정하려 할 때 명심해라.

등허리근막과 골반 및 큰볼기근의 관계 (Relationship)

등허리근막(thoracolumbar fascia)은 두껍고 강한 인대 유형의 결합조직으로, 몸통과 엉덩이 및 어깨의 근육과 연결되어 이를 덮는다. 큰볼기근(Gmax)의 정상기능은 **그림 9.15**와 같이 근막에 당기는 동작을 가해 하단 끝에 장력을 가하는 것이다; 당신은 도표를 통해 등허리근막의 후층을 통해 큰볼기근과 반대편 넓은등근 사이에 연관성이 있음을 알 수 있다. 이 두 근육들은 보행주기 동안(후방사선 사슬(posterior oblique sling)을 통해) 반대편으로 힘을 가한 다음 등허리근막을 통해 장력을 증가시킨다. 이 기능은 몸통 회전 및 하부 요추와 엉치엉덩관절(SIJ)의 힘 폐쇄 안정화에 매우 중요하다.

요추 안정성의 더 깊은 근육의 협력수축이 있다– 즉, 뭇갈래근(multifidus)과 배가로근(TVA). 이 근육들은 사지를 움직일 때 협력수축하고 이는 3장에서 논의되었다. 내가 아는 한, 배가로근과 뭇갈래근에 대해 특히 큰볼기근의 간섭에 의해 촉발된 것은 최근에 출판된 것이 없다. 그러나 개인적으로 두 근육 모두 천장관정(SIJ)의 힘 폐쇄를 돕는 골반의 엉치결절인대(sacrotuberous ligament)와 연계되기 때문에 배가로근이 큰볼기근 수축에 반응한다 믿으며 뭇갈래근도 같다고 생각한다.

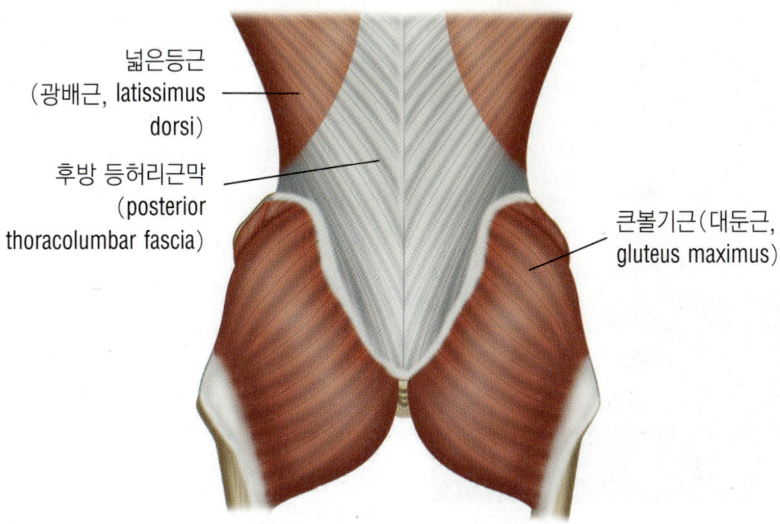

그림 9.15. 등허리근막(thoracolumbar fascia)과 큰볼기근(Gmax)으로의 연결.

사례연구 (Case Study)

이 사례연구는 엉치엉덩관절(SIJ)에 대한 볼기근과의 관계가 환자의 나타나는 증상의 핵심 연결고리임을 강조하고자 한다.

환자는 34세의 여성으로 왕립공군의 트레이너였다. 그녀는 왼쪽 견갑골 상부주변에 통증으로 클리닉에 왔다(그림 9.16). 통증은 4마일(6.5 km)을 달려오는데 너무 격렬했기 때문에 그녀는 멈출 수밖에 없었다. 그러면 불편함은 가라앉겠지만, 그녀가 다시 뛰려고 하면 재빨리 되돌아올 것이다. 달리기는 통증을 유발하는 유일한 활동이었다. 그녀의 통증은 8개월 동안 계속되었고, 지난 3개월 동안 더 악화되었고, 그녀의 일에 영향을 미치기 시작하고 있었다. 통증을 촉발할 관련된 충격이나 이전의 경험도 없었다.

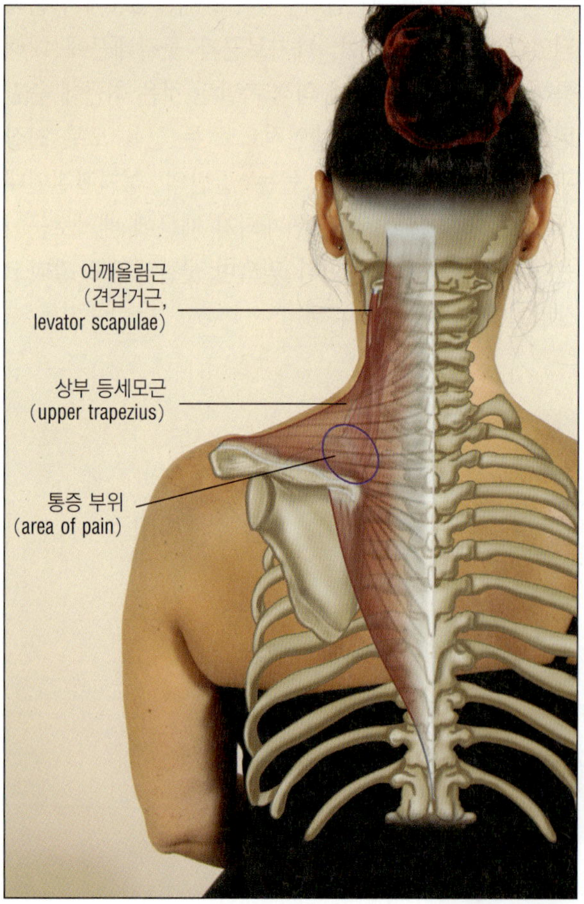

그림 9.16. 환자의 고통스러운 부위-좌측 상부 어깨뼈의 도표.

상부 등세모근에 치료를 집중한 다른 의사들을 모두 본 후 그녀는 경추와 갈비뼈 부분을 치료한 정골의사에게 갔다.

그녀가 받은 치료는 등세모근, 어깨올림근, 목빗근, 목갈비근 등 환부에 연부조직 기법을 적용하는 쪽으로 치우쳐 있었다. 정골의사 또한 그녀의 경추 C4/5와 C5/6의 후관절에 도수치료 기술을 사용했었다.

근 에너지 기법과 통증유발점 이완은 국소적 부분에 사용되었는데 당시는 경감되었지만 그녀가 4마일 이상을 달리려고 했을 때는 아무런 차이가 없었다. 그녀는 어떤 검사도 받지 않았다(예: 자기 공명 영상(MRI) 또는 방사선(X-ray)).

총체적 연구방법 채택

이제 4마일을 뛰어야 통증이 온다는 것을 기억하면서 국부적으로가 아니라 전 세계적으로 사례연구 환자를 평가해 본다.

내가 새로운 환자를 처음 볼 때 나타내는 통증이 무엇이건 나는 특히 신체의 이 부분이 이것과 연결하는 "기초"가 된다 생각하기 때문에 보통 골반의 위치와 움직임을 평가한다. 나는 내가 골반 기능장애를 고칠 때 내 의뢰인이 제시하는 증상들이 진정되는 경향이 있다는 것을 클리닉에서 종종 발견한다. 하지만, 내가 이 특정 환자를 평가했을 때, 나는 그녀의 골반이 바르고 정확하게 움직이고 있다는 것을 알았다.

그리고 나서 나는 정기적인 스포츠 활동에 참가하는 환자와 운동선수들에게 자주 하는 큰볼기근(Gmax)(앞서 설명)의 발화 패턴을 테스트하기 시작했다. 그러나 나는 골반이 정확한 위치에 있다고 느껴야만 발화 패턴순서만 검사한다; 이 타당성은 골반이 약간 어긋날 때 근육 오작동의 양성결과를 종종 얻는다는 것이다.

문제의 환자와 함께, 나는 큰볼기근(Gmax)의 양측 약점/오작동을 발견했지만 오른쪽의 작동은 그녀의 왼쪽보다 약간 느리게 보였다. 골반에서 어떤 기능장애도 발견되지 않았으므로 이 접근방식을 조금 더 추구했다.

계속하기 전에 몇 가지 질문을 하고 싶다:

- 어떻게 우측 큰볼기근(Gmax)의 약화가 왼쪽 등세모근(trapezius)의 통증을 유발하는가?
- 큰볼기근과 등세모근의 연관성이 있는가, 그렇다면 어떻게 이것이 가능한가?
- 그 문제를 바로잡기 위해 무엇을 할 수 있는가?
- 처음에 무슨 일이 일어난 것인가?

큰볼기근의 기능

앞에서부터 기억하라. 큰볼기근(Gmax)은 주로 엉덩이 신전과 측면 회선근으로 작동되지만, 또한 보행주기 동안 엉치엉덩관절(SIJ)이 강제로 닫히게 도와줌으로써 엉치엉덩관절(SIJ)을 안정화시키는 역할을 한다. 일부 큰볼기근(Gmax)의 근섬유들은 엉치뼈에서부터 나와 궁둥뼈결절까지 이어지는 엉치결절인대(sacrotuberous ligament)에 붙고, 이 인대는 엉치엉덩관절(SIJ)을 안정화시키는 핵심 인대라고 칭해졌다.

모두 연결하기

우리가 무얼 알고 있나? 우리는 환자의 오른쪽 큰볼기근(Gmax)이 이것의 동작패턴에 있어서 약간 더 느리다는 것과 엉치엉덩관절(SIJ)의 힘폐쇄 과정에서 역할을 한다는 것을 안다. 이는 우리에게 만약 큰볼기근이 엉치엉덩관절의 안정화하는 기능을 수행하지 못한다면 다른 무언가가 관절의 안정화를 도울 것이라 말한다. 왼쪽 넓은등근(latissimus dorsi)은 오른쪽 큰볼기근과 더욱 중요하게 엉치엉덩관절의 안정되게 돕는 협력근(synergist)이다. 환자가 달리기에 참여함에 따라 그녀의 오른쪽 다리가 지면에 닿아 걸음걸이 사이클을 거칠 때마다 왼쪽 넓은등근은 지나치게 수축하고 있다. 이는 왼쪽 견갑골이 내려앉게 하고 상부 등세모근(upper trapezius)과 어깨올림근(levator scapulae)이 아래로 당기는 것을 저항하게 한다. 이 후에 이 근육들은 피로하기 시작한다; 해당 환자의 경우, 이것은 약 4마일 정도에서 발생하는데, 이때 그녀는 왼쪽 상부 견갑골에 통증을 느낀다.

치료(Treatment)

당신은 큰볼기근(Gmax)의 약화를 치료하는 쉬운 방법은 단순히 강도에 근거한 운동을 처방하는 것이라고 생각할지도 모른다. 하지만, 실제로는 이것이 항상 올바른 해결책은 아니다. 때로는 더 팽팽한 길항근이 겉으로 보이는 약화에 책임이 있기 때문이다. 이 경우, 근육은 엉덩허리근(iliopsoas)이며, 이 단축은 큰볼기근의 약화와 억제를 초래할 수 있다. 이 퍼즐에 대한 나의 대답은 환자의 오른쪽 엉덩허리근(7장)을 늘려 큰볼기근의 작동 활성화를 촉진하는 동시에 큰볼기근을 위한 간단한 강화 운동을 도입하는 것이었다.

예후(Prognosis)

나는 환자에게 런닝을 자제하고 그녀의 파트너에게 하루에 2번 근 에너지 기법(챕터 7)을 이용해 모음근(adductors), 넙다리곧은근(rectus femoris), 그리고 엉덩허리근(iliopsoas)을 늘리는 것을 도와주라고 조언한다. 바깥쪽 코어근육을 위한 강화와 안정화 운동(챕터 3)도 또한 후속 치료까지 매일 한 번씩 권고했다. 나는 10일 후 다시 평가했고 엉덩이 신전 동작패턴 검사에서 큰볼기근(Gmax)의 발화 순서가 정상이고 관련된 모음근, 넙다리곧은근, 그리고 엉덩허리근의 긴장이 줄어든 것을 발견했다. 이러한 고무적인 결과들 때문에 나는 그녀에게 편안함을 느낄 수 있는 한 멀리 뛰라고 충고했다. 나는 내 치료가 이 문제를 해결할 수 있을지 확신할 수 없었지만, 그녀는 6마일(10 km)을 달리는 동안이나 이후에도 아무런 통증도 없었다고 알려줬다. 환자는 여전히 통증이 없으며 큰볼기근을 위한 강화 운동과 짧고/팽팽한 근육에 대한 연장 기법을 꾸준히 사용하고 있다.

결론(Conclusion)

이 사례연구는 상태나 문제의 근본적인 원인이 증상/고통이 나타나는 곳에 국부적이지 않을 수 있다는 것을 보여주는데, 이는 모든 방법을 충분히 고려할 필요가 있다는 것을 의미한다.

나는 이 사례연구에서 나온 정보가 계속 읽기에 충분히 흥미를 불러일으켰기를 바란다. 나는 당신이 다음에 당신의 환자 중 한 명을 평가하고 치료할 때, 당신이 평소와 약간 다른 방식으로 그들을 볼 것이라고 생각하고 싶다.

나는 이 책(그리고 내가 쓴 모든 책들)이 내가 직소퍼즐 여행(jigsaw puzzle journey)이라고 부르는 것에 너를 데리고 가는 것처럼—당신이 이것을 고수하면, 이 그림은 결국 훨씬 더 선명해질 것이다.

이 장과 위의 사례연구를 읽은 후, 만약 볼기근이 약하거나 오작동되면 등허리근막(thoracolumbar fascia)을 긴장시키는 기능(특히, 큰볼기근)이 감소되어 반대편 넓은등근(latissimus)과 동측 뭇갈래근(multifidus)의 자연적인 과활성을 유발하게 되는 상황을 더 잘 이해해야 한다. 큰볼기근과 중간볼기근의 약화 억제는 운동 체인의 전체에서 다른 보상 기전을 지나치게 자극할 것이며, 이 모든 기전은 어떤 식으로든 자연스럽게 골반의 기능성과 안정성에 영향을 미칠 것이다.

10

요추와 골반과의 관계

The Lumbar Spine and Its Relationship to the Pelvis

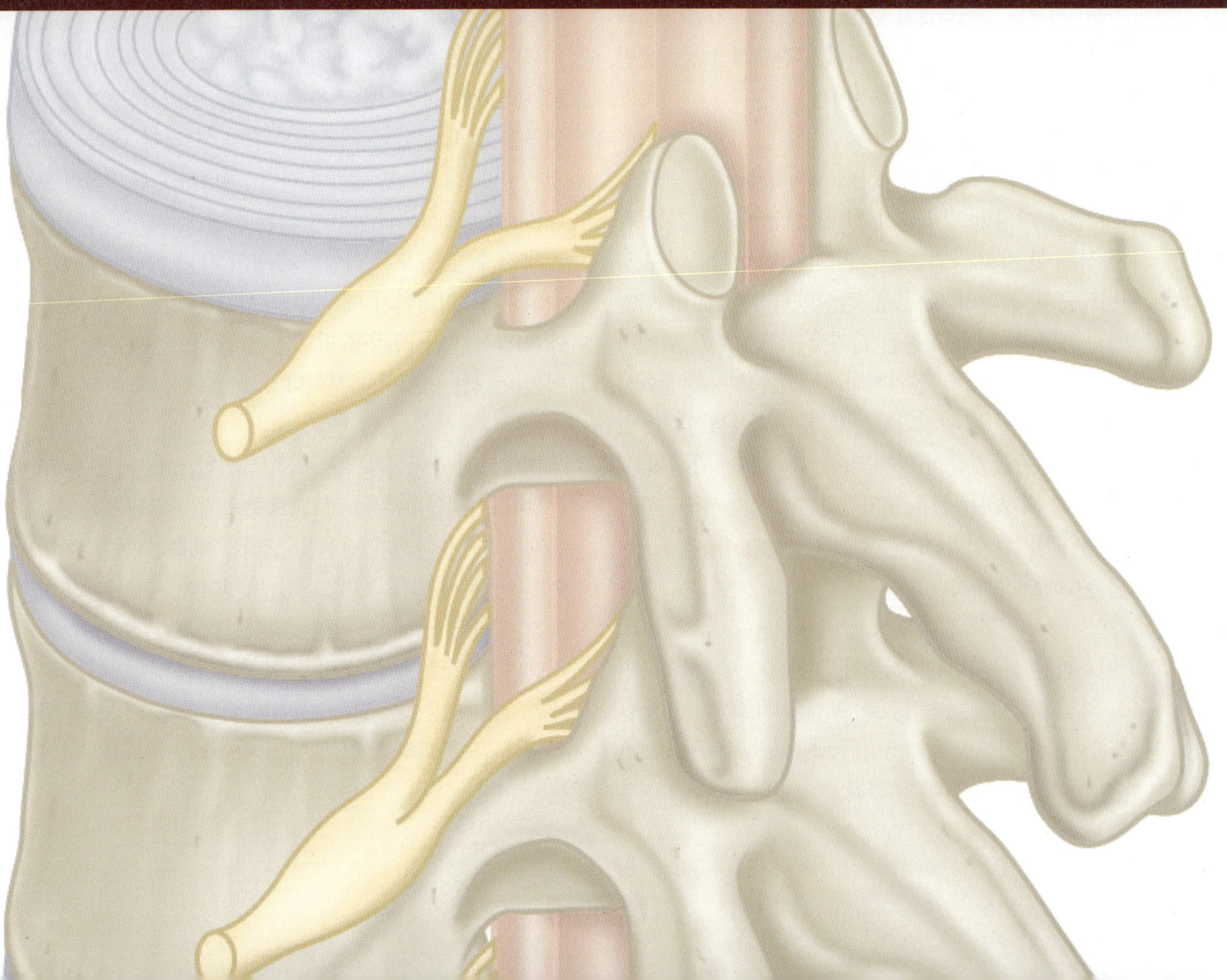

이 장의 목적은 독자들에게 요추에 나타날 수 있는 골격의 병변과 잠재적인 근본 원인에 대한 통찰력(식견)을 주는 것이다. 예를 들면, 환자가 척추 기립근에 국소적인 통증을 가지고 당신의 클리닉에 내원했다. 검사 결과, 우측 볼기뼈가 전방 회전되어(가장 흔함) 고정돼 있다. 이는 수정된 토마스 검사에 의해 7장에서 설명한 바와 같이 과도한 활성화 이후 우측 엉덩허리근과 넙다리곧은근 단축이 원인이 될 수 있다. 넙다리곧은근의 기시 부위는 엉덩뼈의 아래앞엉덩뼈가시(AIIS)이므로, 넙다리곧은근은 자연스럽게 볼기뼈를 앞쪽과 아래쪽으로 당길 수 있다. 이러한 전방회전되어 고정된 볼기뼈는 우측 큰볼기근 약화와 억제를 일으키는 원인이 되며, 9장에서 더 자세히 설명하였다.

큰볼기근이 전방 회전된 우측 볼기뼈 때문에 억제되었다면, 환자에게 고관절 신전이 요구될 때(예: 걷거나 뛸 때) 정확한 근 활성화 순서로 수축이 일어날 수 없을 것이다. 큰볼기근의 약화와 억제 대한 과잉 보상작용은 많은 영역에서 일어날 수 있으며 그 중 하나인 척추기립근에서 시작될 것이다(9장 참조). 장차 척추 기립근의 과잉보상 기전은 특히 환자가 허리에 잠재적인 통증뿐만 아니라 긴장감을 느끼게 할 것이다.

이처럼 특정한 골반 기능장애(Pelvis dysfunction)를 치료하기 위한 다양한 방법들이 있다. 개인적으로 가장 잘 사용하는 한 가지 방법은 근 에너지 기법을 활용하여 엉덩허리근과 넙다리곧은근을 정상화시키는 것이다(7장 참조). 게다가, 전방 회전된 볼기뼈를 교정하기 위해서 사용된다(13장 참조). 볼기뼈와 근육들 모두 정상화시킨 후, 큰볼기근이 활성화됐는지 다시 검사를 할 수 있다. 여전히 큰볼기근이 억제되어 있는 경우, 활성화 패턴 순서를 교정하는 것은 볼기근의 재활성화를 촉진하기 위해 시작할 수 있다(볼기근 활성화 및 교정에 대한 자세한 내용은 Gibbons(2014)을 참조).

일차적인 기능장애가 척추가 회전된 것을 제외하면 요추의 기능장애를 계속적으로, 평가 및 치료하기 전에 발견되는 골반 기능장애(iliosacral, sacroiliac, symphysis pubis)를 먼저 교정하는 것이 논리적일 것이다(11장과 12장을 참조). 이 책을 더 읽기 전에 내가 왜 이런 말을 하는지 당신은 생각해볼지 모른다.

바라건대, 당신이 구조에 의존하여 다른 영역에서 문제를 다루기 전에 근본적인 구조를 가진 어떤 문제라도 해결하는 것이 필수적이라는 결론에 도달하기를 바란다. 예를 들면, 나는 골반을 집을 짓기 전에 깔아 놓는 토대와 유사하게 여긴다. 우리는 기초가 평평하지 않다면 그 위에 쌓고 싶지 않을 것이다. 나는 요추 부위를 보고 평가할 때도 같은 비유를 쓰려고 한다. 골반에서 시작하기에 골반 높이가 같지 않다면, 요추 높이도 같을 수가 없다. 이런 척주 부위는 본래의 척추 만곡을 변화시켜 자동으로 어떤 방식으로도 보상되고 기능적/구조적 척추 측만증을 야기할 수 있다. 보상 기전으로서 요추의 비정상적인 위치 변화는 오직 한 가지만으로 이어질 수 있고, 여러분은 이것이 무엇인지 쉽게 추측할 수 있을 것이다. 물론 이것은 통증이다!

나는 이 장에서 논의된 척추 병리학의 대부분이 골반 이음구조(pelvic girdle)의 전체적인 위치와 안정성 통합의 직접적 또는 간접적인 결과라고 확신한다. 그러나 이것을 증명하는 것은 내 말을 뒷받침할 만한 최근의 임상 연구를 찾지 못했기 때문에 어렵다. 그러나 내가 말한 것은 어떤 식으로도 옳아야 한다. 왜냐하면 근본적인 토대(fundamental foundation)가 되는 골반(pelvis)은 몸 안에 존재할 수 있는 모든 다양한 유형의 기능장애에 대한 보상의 주요 영역이기 때문이다. 이것은 전체 운동 사슬에 직접적인 연쇄반응을 일으킬 것이고, 요추는 보상 기전이 일어나는 명백한 부분이다.

여기서 잠시 현실적으로 보자. 특정한(specific) 요통 또는 비특이적인(non-specific) 요통으로 진단될 수 있는 문제를 가진 환자가 당신을 보러올 때쯤 그들은 이미 어떤 척추 병변을 가지고 있을 것이다. 환자는 또한 자기 공명영상(MRI) 촬영, 방사선(X-ray) 또는 다른 진단 방법으로 척추 병변을 확인하였을 수 있다. 즉, 내가 위의 내용에서 말하고 있는 것은 환자가 당신의 클리닉 문을 통과하기 전에 이미 척추 병변이 존재한다는 것이다.

내가 스포츠 정골요법사와 스포츠 치료사로 일하면서 보아온 수천 명의 환자 중에서, 실제로 척추와 골반 병변의 발병을 예방하기 위해 초기의 정골요법적 평가와 치료를 위해 상담한 환자들을 손에 꼽을 정도이다. 다시 한번 말하자면, 나는 내 클리닉을 방문한 환자와 운동선수들 중 99.9%가 이미 그들의 몸 어딘가에 통증/장애의 증상을 나타냈고, 이미 어떤 근본적 형태의 척추나 골반의 기능장애/질환을 가지고 있을 가능성이 높다고 믿는다. 그리고 이것은 우리가 정식적으로 알기 이전부터이다.

요추 해부학
(Lumbar Spine Anatomy)

요추는 5개의 척추로 구성되며 각각의 척추는 다음과 같은 구조로 되어 있다(그림 10.1):

- 추체 (Vertebral body)
- 극돌기 (Spinous process)
- 횡돌기 (Transverse process, TP)
- 상부/하부 후관절 (Superior/inferior facet joint)
- 추간공 (Intervertebral foramen)
- 척추관 (Spinal canal)
- 척추판 (Lamina)
- 척추궁 (Pedicle)
- 추간판 (Intervertebral disc):
  수핵(nucleus pulposus)/섬유륜(annulus fibrosus)

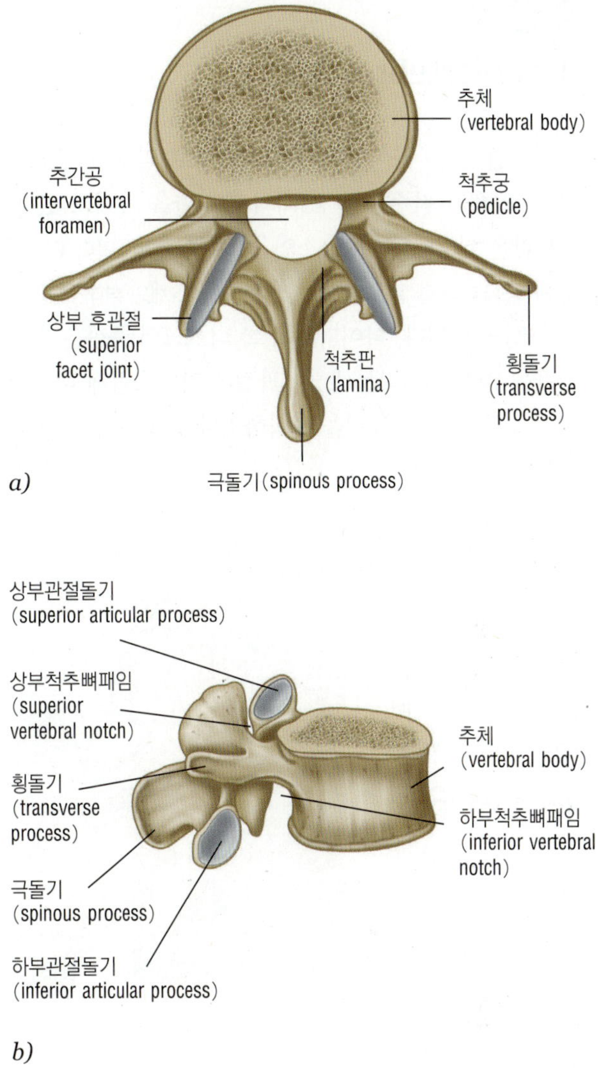

그림 10.1. 요추(L3)의 일반 해부학.
a) 위에서 본 면, b) 옆에서 본 면

추간판
(Intervertebral Discs)

인접한 요추 사이에는 추간판이라고 알려진 구조가 있다; 인체의 척주는 총 23개의 추간판을 가지고 있다. 추간판은 세 가지 구성 요소인 섬유륜(단단한 외피 껍질), 수핵(중심부의 젤 같은 물질), 척추종판(추체의 부착부위)으로 구성되어 있다. 나이가 들수록 디스크의 중심은 수분 함량을 잃기 시작하는데, 이 과정은 자연스럽게 디스크의 탄성을 줄이고 충격을 완화하거나 충격 흡수하는 효율을 떨어뜨린다.

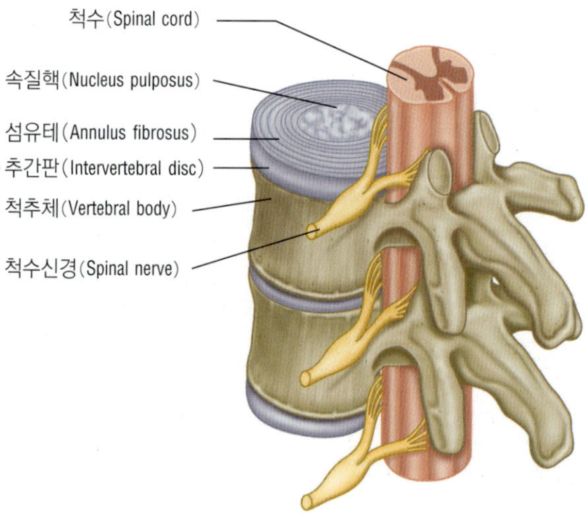

그림 10.2. 요추와 추간판의 해부

신경근은 척추와 디스크 사이의 작은 통로를 통해 척수관에서 나오며 이들 통로를 추간공이라고 한다. 손상된 디스크가 척수관이나 신경근으로 밀리면 통증 및 기타 증상이 발생할 수 있으며 일반적으로 이런 상태를 추간판 탈출이라 한다.

추간판 탈출 (Disc Herniation)

탈출된 디스크는 종종 디스크 팽륜(bulging disc), 디스크 탈출(prolapsed disc) 또는 심지어 미끄러진 디스크(slipped disc)로 언급된다. 이 용어들은 추간판의 중심에서 강제로 밀려나오는 내용물과 같은 젤의 작용 특성에서 유래되었다. 단지 명확히 하기 위해서 디스크 자체는 미끄러지는 것이 아니지만, 디스크 중앙에 위치한 수핵 조직은 **그림** 10.3과 같이 섬유륜을 탈출시키거나 심지어 파열시킬 수 있을 정도로 많은 압력 아래 놓일 수 있다. 디스크 탈출의 심각성은 팽륜된 조직이 하나 또는 그 이상의 척수 신경을 압박할 수 있으며 국소통 및 전이통, 무감각 또는 허리와 다리 심지어 발목과 발을 약화시킬 수 있다. 요추 디스크 탈출의 약 85~95%는 L4 - L5 또는 L5 - S1에서 발생할 것이다. 디스크 내용물과 접촉하여 발생하는 신경 압박은 **그림** 10.4와 같이 L4, L5 또는 S1 신경근 경로를 따라 감지된 통증을 야기할 수 있다.

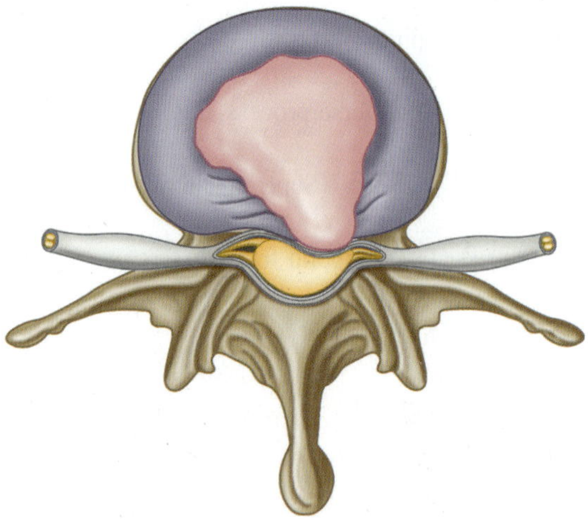

그림 10.3. 디스크 탈출.

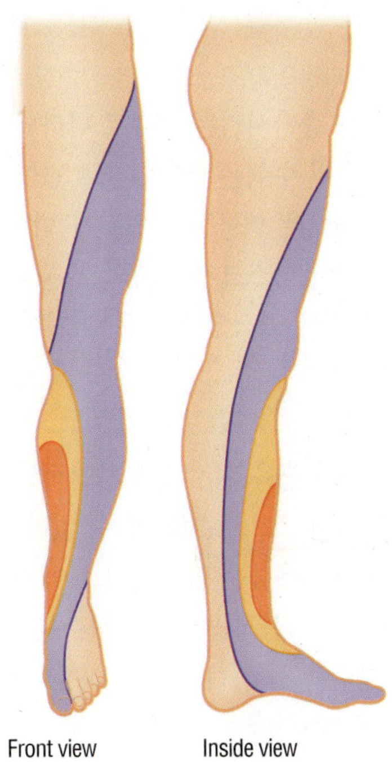

- 인구의 75%의 L4 통증부위
- 인구의 50%의 L4 통증부위
- 인구의 25%의 L4 통증부위

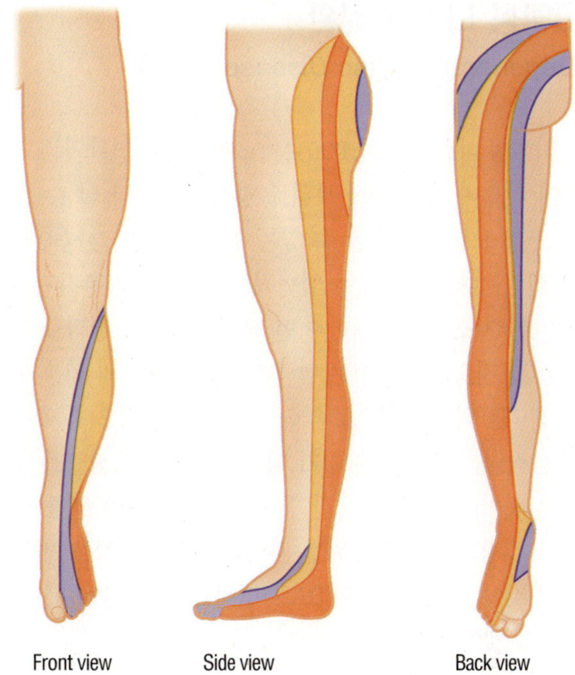

- 인구의 75%의 S1 통증부위
- 인구의 50%의 S1 통증부위
- 인구의 25%의 S1 통증부위

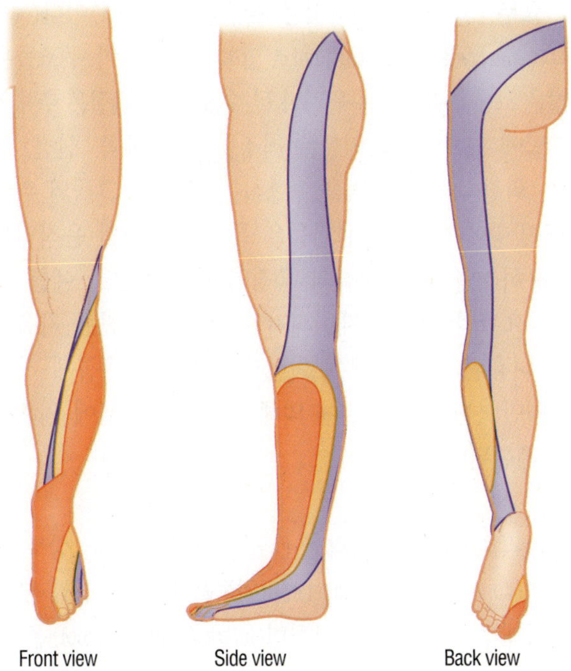

- 인구의 75%의 L5 통증부위
- 인구의 50%의 L5 통증부위
- 인구의 25%의 L5 통증부위

그림 10.4. L4, L5 및 S1 대한 통증의 피부분절 경로

퇴행성 디스크 질환
(Degenerative Disc Disease, DDD)

퇴행성 디스크 질환(DDD)은 노화 과정과 연관되는 경향이 있으며, 엉덩관절 부위로 방사통이 나타 날 수 있고 만성 요통을 유발할 수 있는 통증성 디스크, 증후군을 일컫는다. 이 상태는 일반적으로 요추 및 추간판과 같은 관련 구조물에 대한 어떤 형태의 손상의 결과로 발생한다. 지속적인 손상은 염증 과정과 디스크의 외부 물질(섬유륜)의 순차적으로 약화를 일으킬 수 있으며, 추체의 움직임을 조절할 수 없기 때문에 과도한 움직임을 일으킬 것이다. 이런 과도한 움직임은 자연적인 염증 반응과 결합되어 국소부위를 자극하는 화학물질을 만들어낼 것이며, 이는 일반적으로 만성적인 요통의 증상을 초래할 것이다.

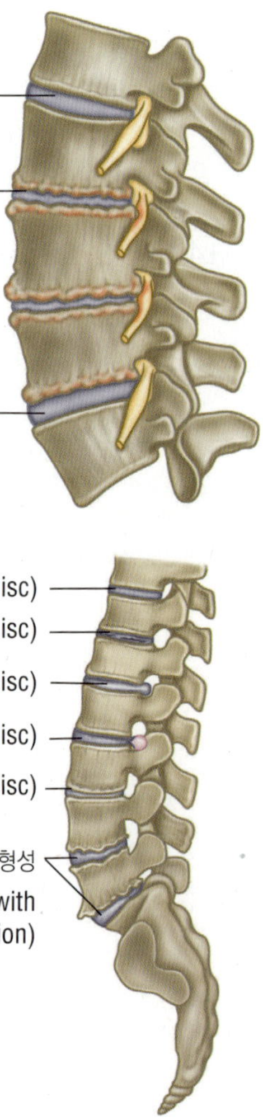

그림 10.5. 퇴행성 디스크 질환(DDD).

퇴행성 디스크 질환은 섬유륜(섬유연골로 구성) 내에 있는 연골세포(대부분 콜라겐으로 구성되고 연골 기질로 구성된 세포)의 무리의 수를 증가시키는 것으로 나타났다. 장기간에 걸쳐 내측 젤라틴 수핵은 섬유연골로 변할 수 있으며, 외륜(outer annulus)은 핵물질의 일부가 박리될 수 있는 부분에서 손상되어 디스크가 수축되고 결국 골증식체(osteophyte)라 불리는 골극의 형성을 야기할 수 있다는 것이 밝혀졌다.

요추의 추간판은 뒤쪽의 근육과는 달리 자연적인 혈액 공급이 이루어지지 않아 스스로 치유될 수 없다. 따라서 퇴행성 디스크 질환의 통증은 만성적이 되어 결국 디스크 탈출, 후관절 통증, 신경근 압박, 척추분리증(관절간부의 결함) 및 척추관 협착(척추관이 좁아짐) 등의 추가적인 문제를 초래할 수 있다.

후관절
(Facet Joints)

요추 내에 위치하는 것은 후관절(facet joint)이다(해부학적으로 zygaapophyseal joint로 알려져 있다). 이 구조들은 많은 고통을 유발하는 원인이 될 수 있다. 후관절은 추체의 후방에 있으며, 그 역할은 척추를 도와 굴곡, 신전, 측굴, 회전 등의 움직임을 수행하는 것이다. 그들의 위치와 방향에 따라 이 관절들은 특정한 형태의 움직임을 허용하지만 다른 종류의 움직임을 제한한다. 예를 들면, 요추의 회전은 제한되지만 굴곡과 신전은 자유롭게 허용된다. 흉추에서 회전과 굴곡은 자유롭게 허용되지만 신전은 후관절에 의해 제한되고 늑골에 의해서도 제한된다.

각각의 척추는 2개의 후관절을 가지고 있다. 상부 관절면(superior articular facet)은 위쪽을 향하고 경첩과 유사하게 작용하고 하부 관절면(inferior articular facet)은 그 아래 위치한다. 예를 들면, L4의 하부 관절은 L5의 상부 관절과 관절을 이룬다.

인체의 다른 모든 활액관절과 마찬가지로 각 후관절도 결합조직의 관절낭에 둘러싸여 있으며, 관절액을 생성하여 관절에 영양을 공급하고 윤활작용을 한다. 관절의 표면은 연골이 덮여 있으며, 각 관절이 부드럽게 움직이도록 돕는다. 후관절은 통증 수용체가 많이 분포되어 있어 요통을 일으키기 쉽다.

후관절증후군/질환
(Facet Joint Syndrome/Disease)

후관절은 서로 미끄러지는 경향이 있기 때문에 자연스럽게 척추를 따라 일정한 운동을 하게 된다. 모든 종류 체중부하 관절처럼, 시간이 지남에 따라 닳고 퇴화되기 시작할 수 있다. 후관절이 자극되었을 때(연골이 찢어질 수도 있음), 이렇게 되면 후관절 밑에 있는 관절의 뼈가 골증식체를 생성하기 시작하여, 후관절증후군/질병(facet joint syndrome/desease)의 전조(그림 10.6)인 면관절비대증이 나타나게 되고 결국 척추증(spondylosis)이라는 질환으로 이어진다. 이러한 유형의 증후군이나 질병 과정은 만성 요통이 진행 중인 많은 환자에게 매우 흔하다.

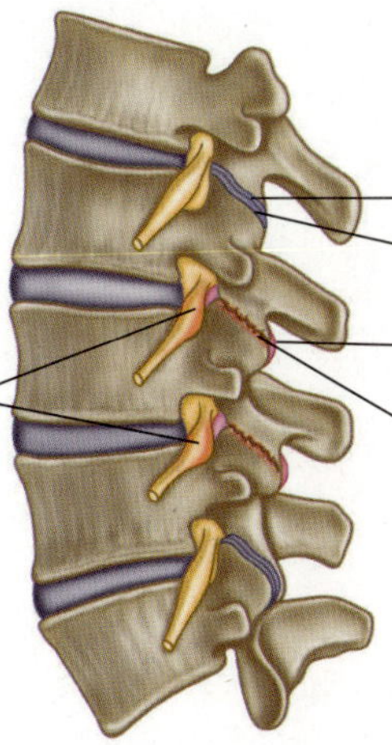

그림 10.6. 후관절증후군 및 척추증.

골반 기능장애의 원인으로서의 요추
(Lumbar Spine as a Cause of Pelvis Dysfunctions)

나는 요추와 골반이음구조 부위의 통증 발현을 야기시키는 주요 부위가 골반과 엉덩관절의 개념에 대해 여러 번 언급했다. 그러나 이것은 일정 시간이 필요하며 문제를 해결하기 위해 몇몇 다른 구조물(이미 언급된 구조물과는 별도로)이 더 큰 그림으로 포함될 수도 있다. 내가 말하려고 하는 구조물들이 실제로 훨씬 더 큰 역할을 할 수도 있다. 일단 다음 개념을 이해하게 되면, 지그재그 퍼즐 조각을 올바른 순서로 배치하도록 도움이 되길 바라며 선명한 그림이 나타나기 시작할 것이다.

근본적인 문제는 숨겨져 있고 휴면 상태일 수 있고 기능장애로 보이지 않는 것일 수 있다: 근골격계 문제는 조용히 잔디밭에 누워 자신의 일에 신경을 쓰고 있다. 문제가 실제로 요추에 있다는 가능성을 잠시 생각해 보자. 이 구조는 골반 기능장애를 유지하는 주요 원인이 될 수 있을 뿐만 아니라 미스터리를 푸는 열쇠가 될 수 있다.

예를 들면, 환자는 당신이 몇 번이고 치료해도 소용없는 계속해서 재발되는 골반 기능장애를 가지고 있다. 당신은 당신의 치료가 문제를 해결하는 열쇠가 아닌 것처럼 보이기 때문에 벽에 머리를 부딪히는 것 같이 끊임없이 느끼지만, 과거에 치료했던 다른 환자들일 수도 있다. 문제는 요추 내에 잠재적으로 있으며, 이 골격 구조가 계속 진행 중인 골반 기능장애 패턴을 유지하고 조절하는 근본적인 원인 요소이다. 허리엉치 접합부(L5/S1)에 회전 구성 요소가 있는 경우에 재발되는 골반 부정렬의 원인 중 하나로 인정되었다.

요추의 근본 원인이 되는 예를 들어 보자. 5번째 요추(L5)의 시계방향 회전(즉, 오른쪽으로)이 있을 경우, 우측 횡돌기(TP)는 뒤쪽(후방)으로 회전될 것이다. L4와 L5의 횡돌기에는 장요인대에 부착지가 되며 엉덩뼈능선까지 직접적으로 부착된다. 유발된 회전은 장요인대의 긴장을 증가시키고 또한 L5의 우측 회전은 우측 볼기뼈를 후방회전되게 할 것이다. L5의 좌측 TP는 전방으로 회전되고 좌측 볼기뼈를 전방회전되게 한다(그림 10.7). Farfan(1973년)은 횡돌기가 짧을수록 장요인대는 길어지고 비틀림의 힘은 더 커진다고 판단했다.

L5 우측 하부 관절면은 천추 1번(S1)의 상부 관절면에 상대적으로 개방된 위치에 있지만, 좌측 하부 관절면은 S1의 상부 관절면에 대해 닫힌 위치에 있게 된다. 만약 좌측 관절면이 압박되고 그 위치가 유지되고 계속되면 중심점(지렛대)이 될 수 있다. L5/S1 좌측 후관절 고정은 엉치뼈가 오른쪽 축(R-on-R)으로 회전하도록 유도하기 시작하며, 이는 결국 그림 10.7과 같이 골반 전체를 우측으로 회전되게 만든다.

그렇다면 요추의 기능장애를 어떻게 교정할 것인가? 12장의 골반 평가는 요추 기능장애가 있는지 확인하는데 도움이 될 귀중한 작은 정보들을 포함하고 있다. 당신이 읽고 환자의 요추 기능장애를 알아내는 방법을 이해했을 때, 그 다음 13장의 적절한 글을 읽어야 할 것이다. 13장은 요추 복합체 내에서 발견될 수 있는 모든 가능한 기능장애들을 교정하는 방법을 자세히 설명한다.

참고: **요추 복합체 내에서 발견되는 특정한 기능장애를 재정렬하기 전에 먼저 골반 기능장애를 치료해 볼 것을 권하고 싶다.**

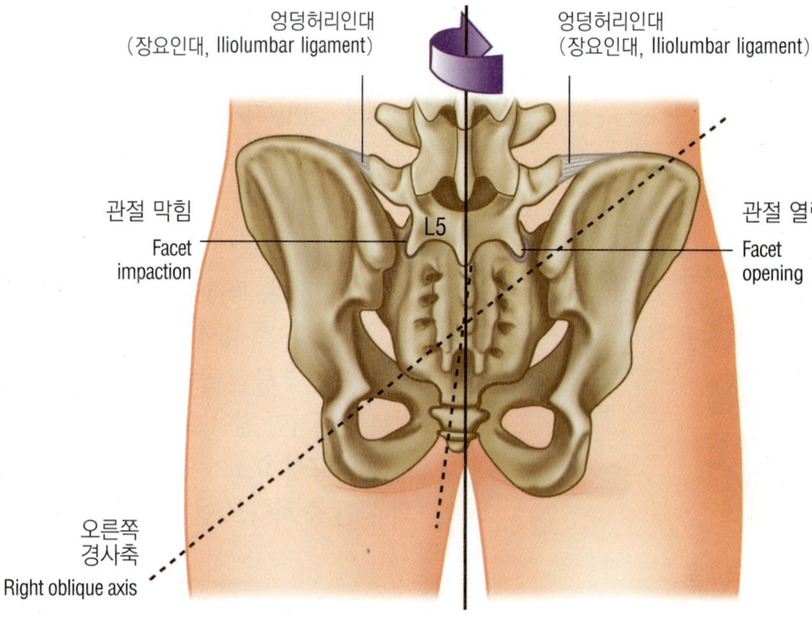

그림 10.7. L5가 엉치뼈와 볼기뼈(엉덩허리인대 부착을 통해)에 미치는 회전 효과

11 엉치엉덩관절 검사

Sacroiliac Joint Screening

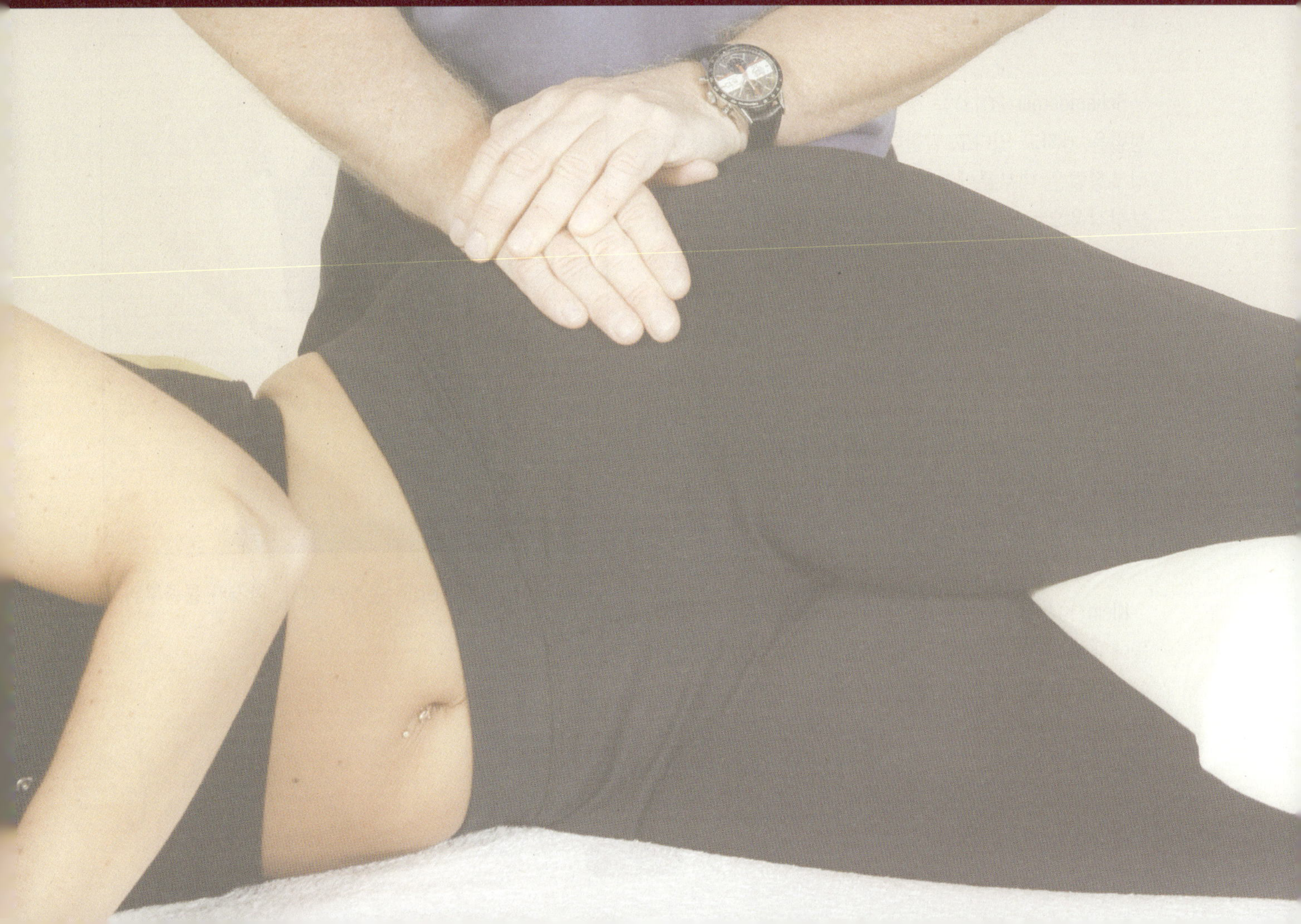

전체적인 골반검사 과정을 설명하기에 앞서, 우리는 기존의 기본 검사에 대해서 먼저 살펴 볼 필요가 있다. 이런 과정을 통해 우리는 환자에게서 오는 증상이 정말 엉치엉덩관절에서 오는 것인지 또는 엉치엉덩관절에 부분적 영향 때문인지 결정할 수 있게 될 뿐 아니라 다른 한편으로 엉치엉덩관절의 문제가 없음 또한 알 수 있을 것이다.

왜 엉치엉덩관절(SIJ)을 먼저 검사해야 대한 하나의 예를 들면, 환자가 클리닉에 들어와 요통 또는 골반 통증을 호소한다면, 이것이 어떠한 질병으로 인했든 필자는 항상 자동적으로 엉덩관절을 검사한다(7장에 언급했듯이), 왜냐하면 증상이 골반이나 허리에서 시작했더라도 결국엔 엉덩관절로 갈 수 있는 잠재력이 있기 때문이다. 이 경우에는 엉덩관절에 생긴 질병이나 기능저하를 보기 위해 조금 더 깊이 있는 검사를 시행한다. 이런 임상적 결과는 필자로 하여금 치료계획을 요추나 골반보다는 엉덩관절에 집중할 수 있도록 재수정 하게 한다. 특별히 환자의 요통과 골반 통증 감소에 대한 장기적인 효과를 위해서 말이다.

Schamberger(2013)는 성인의 80~90%는 골반의 부정렬을 가지고 있다고 말한다. 우측 엉덩뼈의 전방회전성부정렬은 대부분에게서 흔하게 발견되고 이에 대한 보상작용으로 좌측후방회전은 더 흔하게 보여진다(약 80%의 환자에게서). 이런 종류의 회전성 부정렬은 골반 자체의 문제와 더불어 다른 문제들도 야기한다(위로 밀리거나/바깥쪽, 안쪽으로 돌아가는, "골반이음구조 기능장애(pelvic girdle dysfunction)"를 12장을 참조). 위로만 밀리는 종류는 약 10%의 환자에게서, 다른 부정렬(회전성/안쪽, 바깥으로 돌아가는)과 함께 보이는 경우는 5~10%의 환자에게 보인다. 안쪽이나 바깥쪽으로 돌아가는 경우는 40~45% 였다.

Klein(1973)의 연구를 보면, 고등학교를 졸업한 학생들에게서 골반 부정렬은 80~90%임을 증명하였다. 이 경우, 1/3은 증상을 동반하지 않았고 2/3는 부정렬이 있는 곳의 사타구니 통증과 같은 증상을 동반하였다.

Klein은 90~95%의 부정렬증후군을 가진 사람들에게서 나타나는 3가지 흔한 종류를 다음과 같이 정리한다.

1. 회전성 부정렬–전방 또는 후방 회전 또는 두 가지의 복합(약 80~85%)
2. 바깥쪽/안쪽으로의 돌아감(40~50%)
3. 위로밀림(15~20%)

기억해야 할 것은 문진을 통해 얻는 환자의 정보가 그들의 상황에 대해 치료의 방향을 정하는 데 가장 중요하다는 사실이다. 환자에게 정확히 통증부위를 짚어 보게 하는 것이 일반적이다. 어떤 특정한 골반검사의 상황에서 환자가 아래안쪽의 위뒤엉덩뼈가시(PSIS)을 짚는다면(그림 11.1(a)), 그리고 지속적으로 일관되게 반경 1 cm 내에서 두 번 이상 짚을 수 있다고 가정하자; Fortin과 Falco(1997)에 따르면, 이것은 엉치엉덩관절 증후군 양성이다.

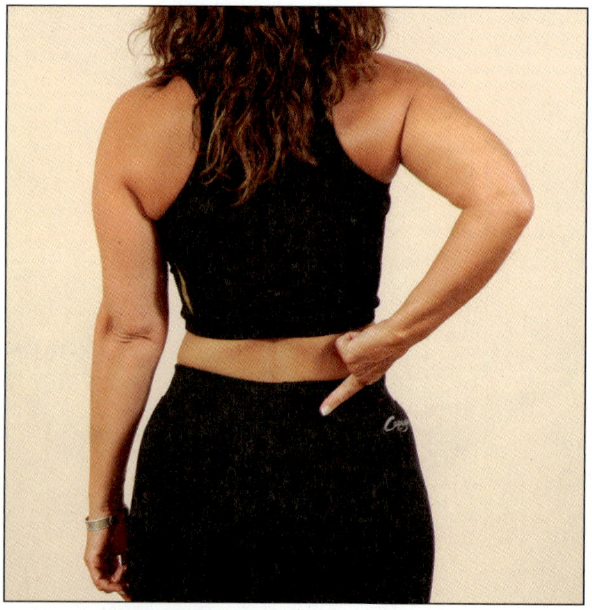

그림 11.1 (a) Fortin 손가락 검사, 환자가 통증부위를 손으로 짚는다.

위의 그림은 Fortin 손가락 검사(finger test)라 불리는 한 예시이다; 필자는 이 검사를 신뢰하는데, 오직 아래에 설명된 유발 검사(provocation test)와 함께 사용했을 때에 그렇고, 특히 FABER(Patrick's) 검사가 그렇다.

Schamberger(2013)는 국소적인 통증은 편측 또는 양측 엉치엉덩관절증후군에서 비롯될 수 있다 말한다: 그 중에서 정상적인 움직임을 가진 사람들에 비해 움직임의 감소 또는 잠김으로 인한 통증은 드물지 않게 볼 수 있다. 한 가지 예로 이런 통증은 정상적인 더 나아가 주변의 캡슐과 인대가 엉치엉덩관절 움직임의 감소에 대한 보상으로 인한 스트레스 증가를 보인다.

1977년 논문에 따르면, Fortin 손가락 검사는 환자의 허리통증과 엉치엉덩관절증후군을 알아내는 방법으로 사용되었다. 증상을 도출하는 엉치엉덩관절 주사법도 엉치엉덩관절증후군의 증상이 있는 환자들에게 이것을 확정하거나 배제하기 위해 사용되었다. 총 54명 중 16명의 환자들이 Fortin 손가락 검사를 통해 선택되었다. 그 후에 이어서 총 16명은 증상을 도출하는 엉치엉덩관절 주사법을 사용하였다. 결과적으로, 간단한 Fortin 손가락 검사로도 엉치엉덩관절의 기능장애를 성공적으로 알아낼 수 있었다.

Fortin외 연구진들(1994)은 엉치엉덩관절의 통증 패턴에 대한 연구를 성공적으로 끝마쳤고 반대의 물질인 자일로카인(리도카인, Xylocaine)을 10명의 지원자의 엉치엉덩관절에 직접 주사했다. 연구자들은 그림 11.1(b)에서와 같이 주사 후 그림과 같이 위뒤엉덩뼈가시(PSIS)에서 약 4 cm 아래쪽, 3 cm 바깥쪽으로 그들의 엉덩이 주변에서 피부감각 이상을 볼 수 있었다. 이런 피부감각이상은 그들의 통증과 일치하는 양상을 보였다.

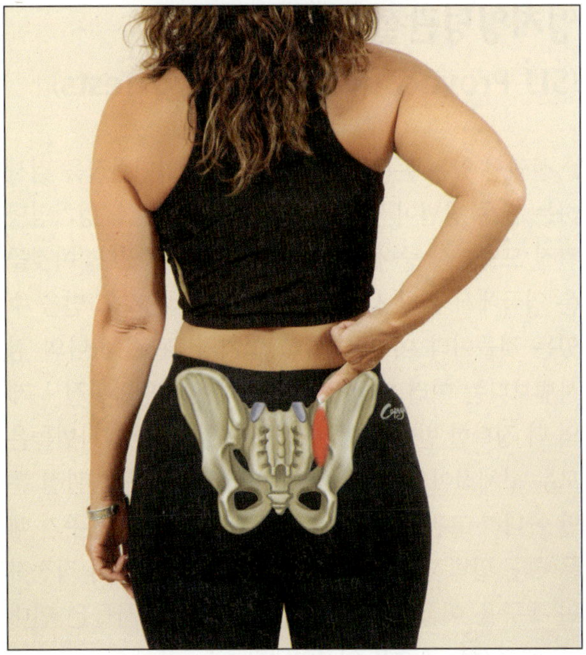

그림 11.1 (b) Fortin 등 1994년 연구의 엉치엉덩관절의 방사통 패턴

그러나 그동안 Fortin이 말하는 방사통, 엉치엉덩관절의 방사패턴; 위뒤엉덩뼈가시(PSIS) 아래쪽으로 4 cm, 바깥쪽으로 3 cm에 대해 많은 이견이 있었다. 반면에, Slipman이 2000년에 발표한 "엉치엉덩관절의 방사통 패턴"이라는 논문을 보면 Fortin이 말하는 방사통 패턴과는 상이한 결과를 볼 수 있다. 형광투시법 엉치엉덩관절 주사에 양성 반응하는 임상적 요인을 충족하는 50명의 환자를 연속적으로 살펴본 결과, Slipman의 논문결과는 이렇다. 47명의 환자(94%)는 엉덩이 통증을 호소했고, 36명(72%)는 허리통증을 호소했다. 25명(50%)은 하체의 통증을, 14명(28%)은 무릎아래의 다리통증과 사타구니 통증은 7명(14%) 그리고 6명(12%)은 발통증을 호소했다. 18가지의 다른 방사통이 관찰되었다. 통계적으로 통증 부위와 연령의 밀접한 관계가 있었고 젊은 환자들에게서 무릎아래의 다리통증이 발견되었다. 결과적으로, 엉치엉덩관절에서 시작한 통증은 허리나 엉덩이 쪽의 방사통에만 국한되지 않았다.

엉치엉덩관절 도출/검사 (SIJ Provocative/Screening Tests)

신뢰성 있는 논문결과를 보면, 엉치엉덩관절을 검사하는 많은 방법이 있다. 하지만 필자는 현재 엉치엉덩관절 도출검사 중에서 5가지를 사용하고 있다. 이것들은 영국에서 흔히 사용되어지고 개인적으로도 믿을 수 있는 것들이라 여긴다. 특히 엉치엉덩관절 하나의 검사법보다는 여러 개의 검사를 통해 엉치엉덩관절 문제의 더 정확한 반응을 이끌어 낼 수 있다. 이 검사법들은 모두 구체적이지는 않는데, 왜냐하면 엉치엉덩관절 뿐만 아니라 고관절과 요추 부위에도 스트레스를 주기 때문이다. 압박하는 종류의 검사들은 관절로부터 직접적인 통증을 이끌어내고, 탈압박 종류의 검사들은 인대나, 관절캡슐 통증을 이끌어낸다.

다음 5개의 검사 중 3개의 검사에 양성반응이 있을 때 엉치엉덩관절 증후군은 의심되어진다.

1. FABER 검사
2. 압박 검사 (Compression)
3. 넙다리 추력 검사 (Thigh thrust)
4. 신전 검사 (Distraction)
5. Gaenslen 검사

1. FABER 검사

FABER 검사(굴곡[Flexion], 외전[Abduction], 외회전[External Rotation])는 고관절의 문제가 있을 때도 사용되기 때문에 7장에서 다루었지만, 이번 장에서는 엉치엉덩관절 증후군을 알아내는 데에도 굉장히 효과적인 검사로 다룰 것이다. 왜 이 검사가 치료사로 하여금 엉치엉덩관절 증후군을 알아내게 하는 중요한 이유는 이 검사가 천추를 기준으로 엉덩뼈를 뒤로 그리고 외전을 만들어내기 때문이다. 이런 움직임은 천추를 둘러싼 인대들(엉치뼈결절인대[sacrotuberous], 엉치뼈가시인대[sacrospinous], 뼈사이인대[interosseous])에 스트레스를 준다. 뒤로 회전시켜 볼기뼈는 또한 지렛대의 역할도 되어 엉치엉덩관절의 뒤쪽이 압박되고 앞쪽이 열리기 때문에 전방 캡슐을 신장시켜 문제를 알아낼 수도 있다.

치료사는 환자의 고관절을 굴곡, 외전, 외회전시킨다. 그림 11.2와 같이 반대쪽 골반(ASIS)을 잡아 고정시키고 부드럽고 조심스럽게 압박을 무릎에 가해 더 많은 굴곡, 외전, 그리고 외회전을 가해준다. 만약 환자가 가동제한이나 통증을 뒤쪽에 호소한다면, 엉치엉덩관절의 병리학적 변형/기능장애가 나타날 수 있다.

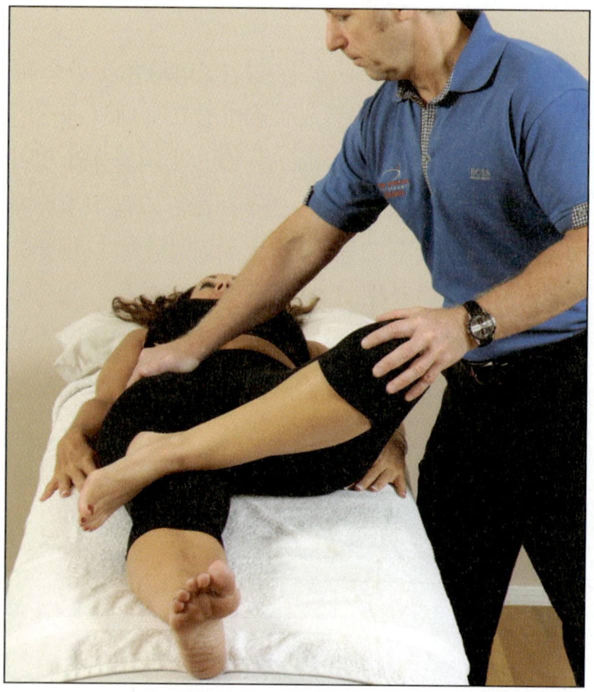

그림 11.2 엉치엉덩관절을 위한 FABER 검사

2. 압박 검사 (Compression)

환자는 치료사의 반대쪽으로 얼굴이 향하도록 옆으로 눕고, 베개를 무릎 사이에 끼워 고관절을 편한 상태로 유지시킨다. 치료사는 그림 11.3(a–b)과 같이 대전자와 엉덩뼈능선 사이 엉덩뼈 앞쪽을 잡고 점진적으로 아래쪽으로 압박을 시작해 엉치엉덩관절의 문제와 통증 사이에 직접적인 연관성이 있는지를 검사한다.

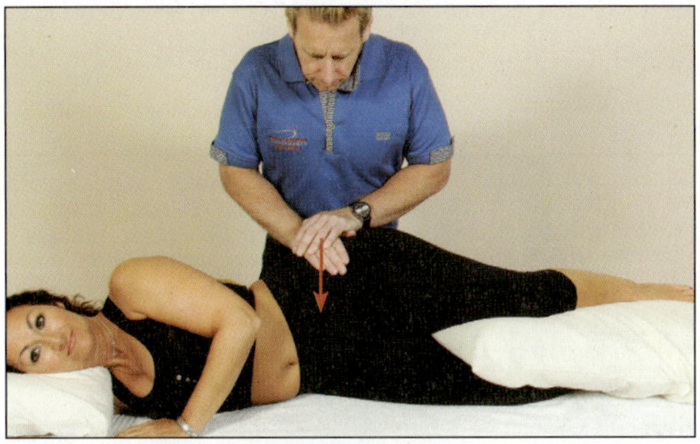

그림 11.3 (a) 엉치엉덩관절증후군을 위한 압박 검사

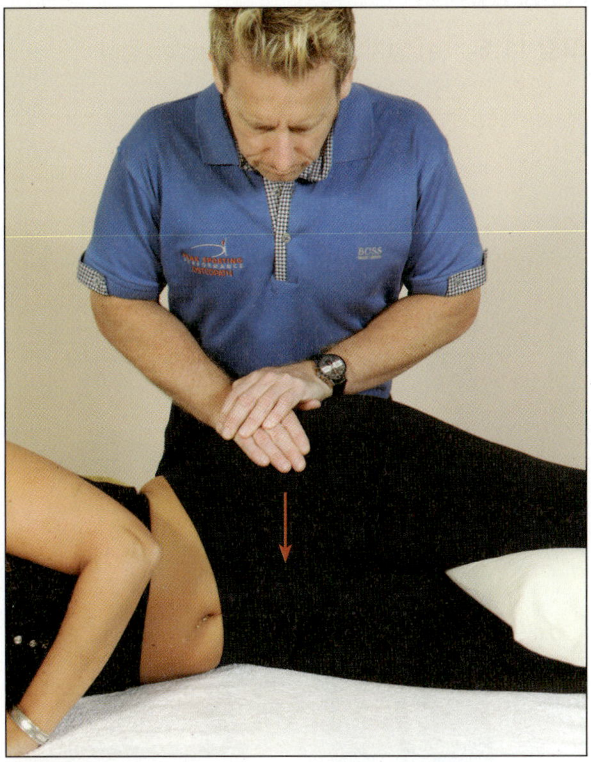

그림 11.3 (b) 가까이서 본 압박 검사

3. 넙다리 추력 검사 (Thigh Trust)

환자는 바로 누워 한쪽 고관절을 90°로 굽힌다. 시술자는 굽혀진 고관절과 같은 쪽에 서서 반대쪽 위앞엉덩뼈가시(ASIS)를 잡고 골반이 움직이지 않도록 한다. 그림 11.4(a–b)와 같이 천천히 압박의 강도를 늘려가면서 엉치엉덩관절의 통증이 있는지 수직으로 바닥을 향하여 대퇴골을 눌러준다.

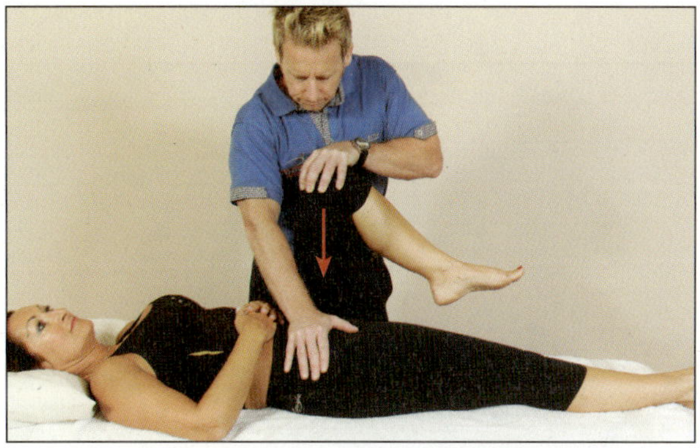

그림 11.4 (a) 엉치엉덩관절의 넙다리 추력 검사

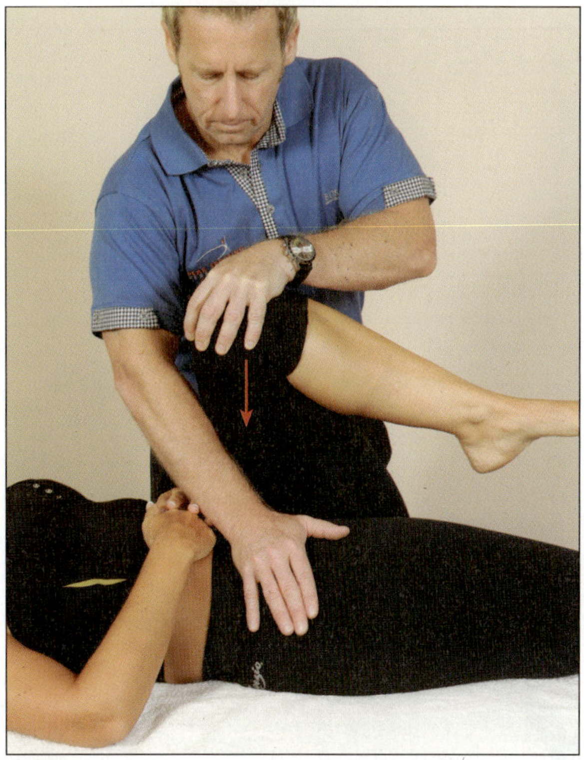

그림 11.4 (b) 가까이에서 본 엉치엉덩관절의 넙다리 추력 검사

4. 신전 검사 (Distraction)

환자는 하늘을 보고 누운 뒤 베개를 무릎 뒤에 놓아 약간의 무릎굴곡을 유지한다. 환자는 양손깍지를 끼운 뒤 명치 아래쪽에 위치한다. 치료사는 자신의 양 손을 각각 환자의 양쪽 위앞엉덩뼈가시(ASIS)에 위치한다. 그림 11.5(a–b)와 같이 점진적 압박을 바깥쪽 방향으로 주어 엉치엉덩관절이 벌어질 수 있도록 한다. 환자가 통증을 호소한다면 체크한다.

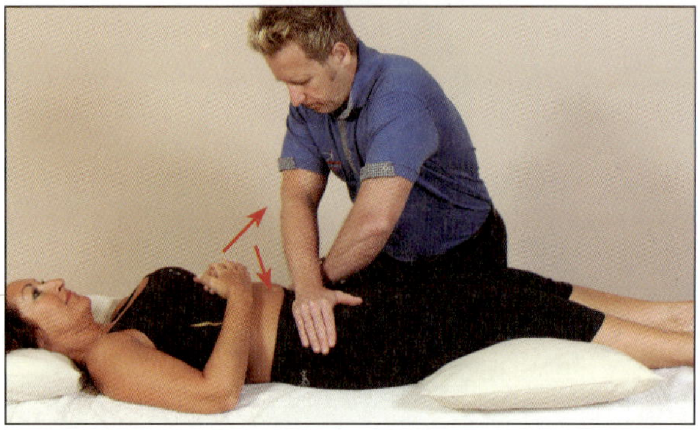

그림 11.5 (a) 엉치엉덩관절의 신전 검사

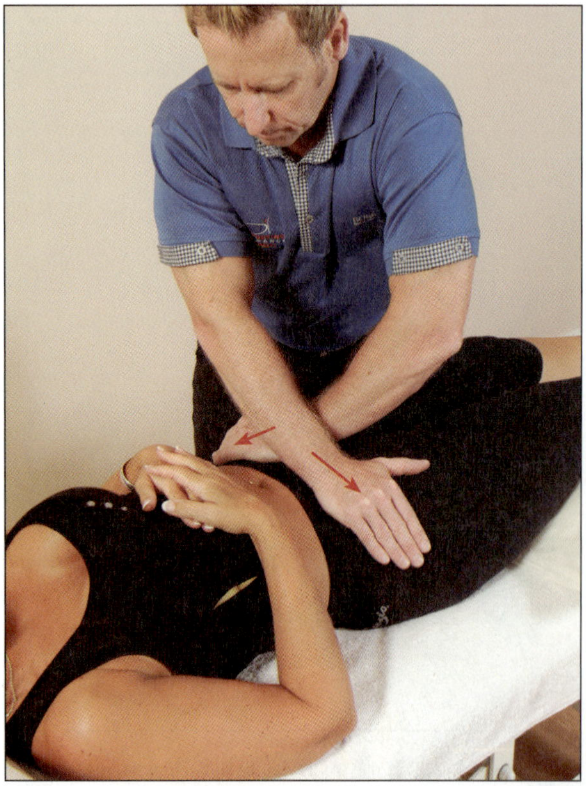

그림 11.5 (b) 가까이에서 본 엉치엉덩관절의 신전 검사

5. Gaenslen 검사

환자는 하늘을 보고 최대한 좌측으로 붙어 테이블에 눕는다. 환자에게 우측 무릎을 잡고 가슴쪽으로 최대한 당겨줄 것을 요구한다. 우측 엉덩뼈는 후방회전하게 되고 반대쪽 좌측 엉덩뼈는 전방회전하게 된다. 이 움직임은 양쪽 엉치엉덩관절의 움직임을 잠그게 하는 효과가 있다. 그림 11.6(a–b)과 같이 치료사는 환자의 좌측 다리를 테이블 바깥으로 두어 천천히 아래쪽으로 밀어준다. 반면에 환자는 우측 무릎을 가슴 쪽으로 당기고 있는다.

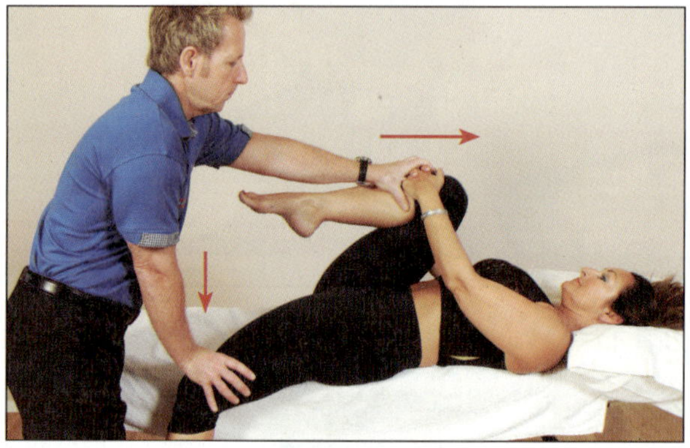

그림 11.6 (a) 엉치엉덩관절의 Gaenslen 검사

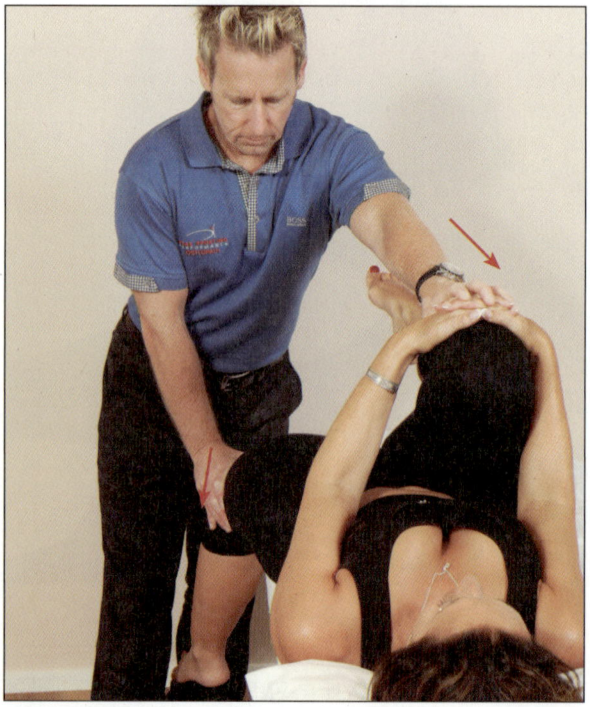

그림 11.6 (b) 가까이에서 본 엉치엉덩관절의 Gaenslen 검사

12 골반의 평가

Assessment of the Pelvis

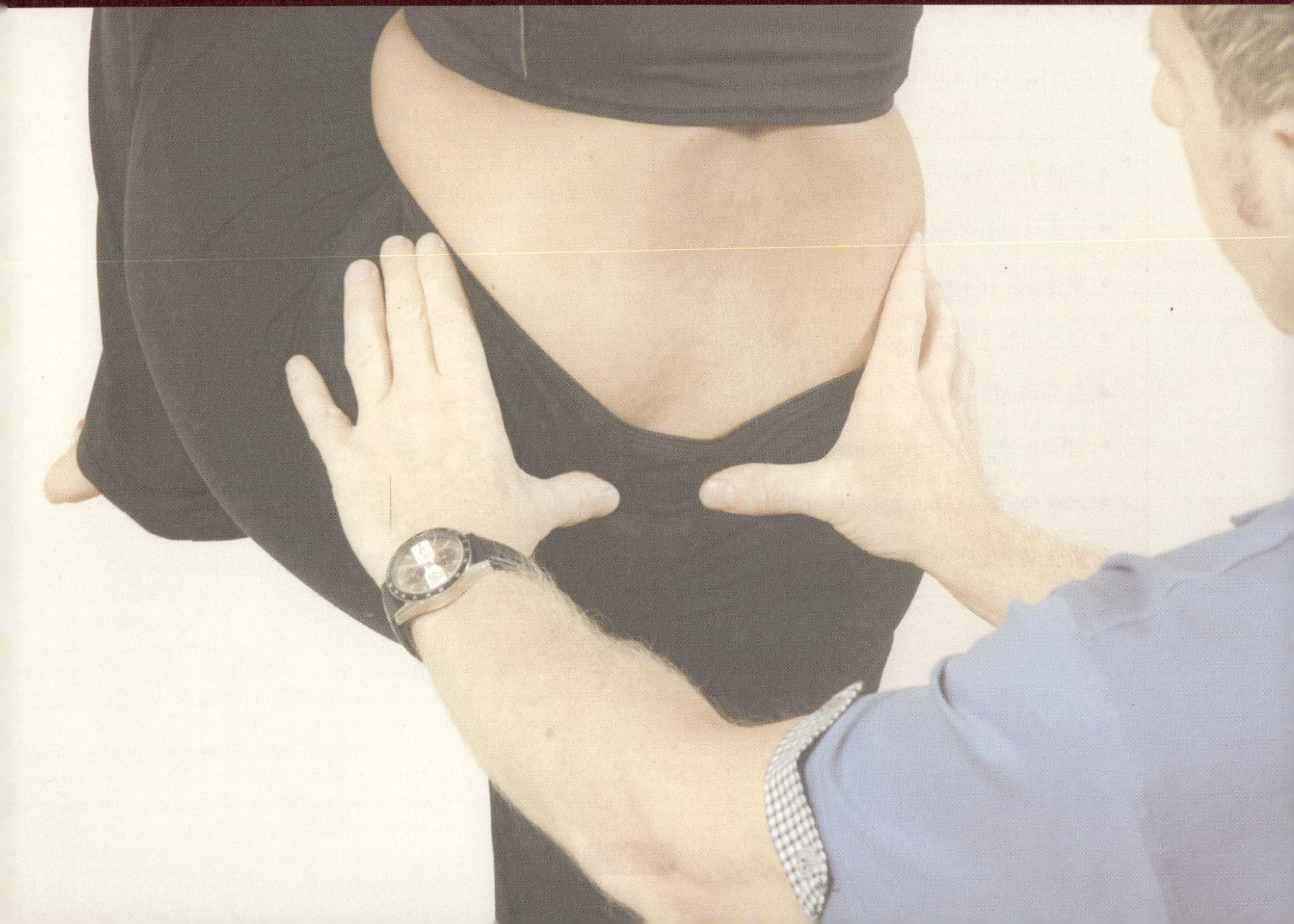

11장에 추천한 대로 엉치엉덩관절의 5가지 자극 유발 검사를 실시한다면, 엉치엉덩관절에 직접적인 기능부전으로 인한 문제들과 그렇지 않은 문제들로 나눌 수 있을 것이다. 다음 단계로 골반에 대한 평가를 수행할 것이다.

이 장에서 제시할 평가 절차는 옥스포드 내 클리닉에서 개인적으로 환자에게 따르는 검사 프로토콜과 매우 유사하다. 하지만 처음 방문한 환자에게 모든 평가를 따라 올 것이라는 큰 기대는 할 수 없다. 환자에게 정보를 얻기 위해 많은 시간이 필요할 것이다; 더 나아가 모든 정보를 얻은 뒤에도 이것의 기반으로 계획을 잘 수립하기 위한 정보들의 조합이 필요할 것이다.

필자는 오직 한 번의 치료로도 환자를 도울 수 있는 많은 치료사가 있다고 믿는다.

필자도 그 중 하나일 거라 또한 확신한다. 그렇기는 하지만 환자의 개별적인 근골격계 생체역학을 제대로 이해하기 위해서는 몇 차례의 물리치료 세션이 필요하다고 생각한다. 따라서 첫 번째 치료에서 이 장에서 설명되는 모든 테스트를 포함하지 않은 이유이기도 하다. 어떤 특정 테스트들은 두 번째 또는 세, 네 번째 치료 때에 하는 것이 테스트의 목적과 더 관련이 깊을 수 있다.

여러분들이 허리 통증이나 골반 통증을 가진 환자를 첫 치료해야 할 때, 이번 장에 있는 정보를 사용하기 바란다. 필자는 이 책이 여러분으로 하여금 골반의 불균형을 바로잡고 이런 영역의 문제를 이해시키는 것에 큰 도움이 되리라 생각하고 싶다.

평가 과정: 파트 1

다음의 평가 검사가 이번 단계에서 이루어진다:

- 골반 균형 (Pelvic balance)
- 능동적 하지직거상
- 후방굽힘 (Backward bending)
- 앉은 자세 전방굽힘 (Seated forward flexion)
- 한 다리 서기 (Stork, One-Legged)
- 엉덩이 신전 (Hip extension)
- 요추 측면굴절 (Lumbar side bending)
- 골반 회전 (Pelvic rotation)

부록 1의 표 A1.3은 환자가 서 있는 자세에서 관련 위치표식이 없는 곳에 유용하다. 유사하게, 표 1.4는 존재하는 골반 기능장애 유형에 대한 임상적 발견을 기록하는 데 사용될 수 있다.

골반 균형 검사 (Pelvic balance test)

환자가 서 있는 상태에서 다음 보기들의 높이를 비교한다:

- 엉덩뼈능선(후면)
- 위뒤엉덩뼈가시 (PSIS)
- 대전자 (greater trochanter)
- 요추 (Lumbar spine)
- 엉덩이 주름 (Gluteal fold)
- 오금 주름 (Popliteal folds)
- 다리, 발, 발목의 자세 (전/후면)
- 엉덩뼈능선 (전면)
- 위앞엉덩뼈가시(ASIS)
- 두덩뼈결절 (Pubic tubercle)

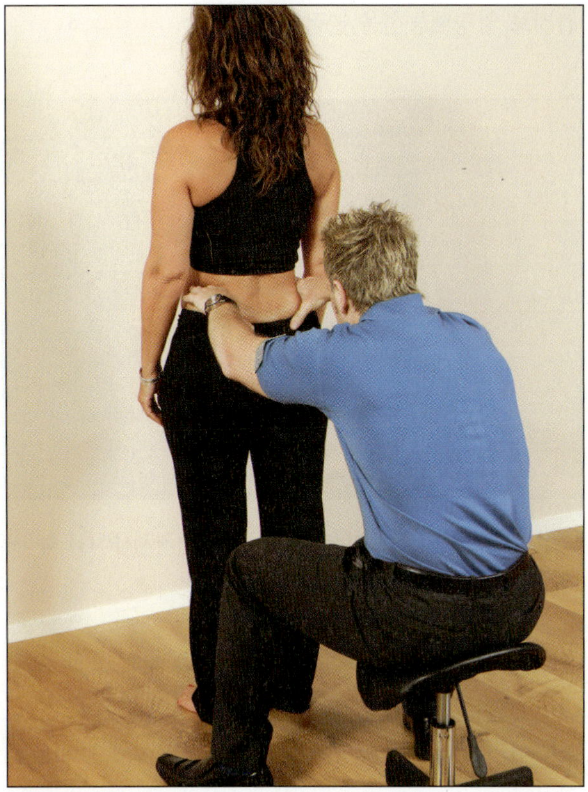

그림 12.1 골반 균형 검사: (a) 뒤에서 본 엉덩뼈능선-높이를 확인하기 위한 손의 위치

뒤쪽에서 볼 때 (Posterior View)

환자는 두 다리에 체중이 고르게 분포되도록 선다. 치료사는 환자 뒤쪽에 무릎을 낮춰 앉고 그림 12.1(a-b)에서처럼 손을 엉덩뼈능선 위에 놓는다.

만약 우측 엉덩뼈의 전방 회전(가장 흔하다) 또는 엉치엉덩의 상방이동이 있을 때 우측 엉덩뼈가 좌측에 비해 살짝 높은걸 흔히 볼 수 있다. 하지만 여기서 주의해야 할 것이 우측 엉덩뼈가 낮게 보일 수도 있는데 이것은 해부학적으로 좌측 뼈 길이가 길기 때문이다(다리 길이 다름). 다른 한편으로 앉거나 누운 자세에서 우측 엉덩뼈능선이 높을 수 있다. 왜냐하면 우측 전방 회전이 고정되어 있다 해도 다리길이 불균형이 상황에서 제외되었기 때문이다.

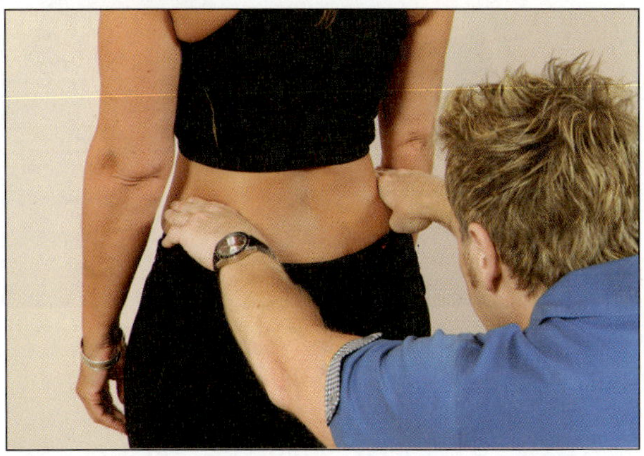

그림 12.1 (b) 가까이에서 본 손의 위치

그림 12.1(C)와 같이 치료사의 엄지를 환자의 위뒤엉덩뼈가시(PSIS)의 아래에 대고 높이를 잴 수 있도록 검지로 엉덩뼈능선을 눌러본다.

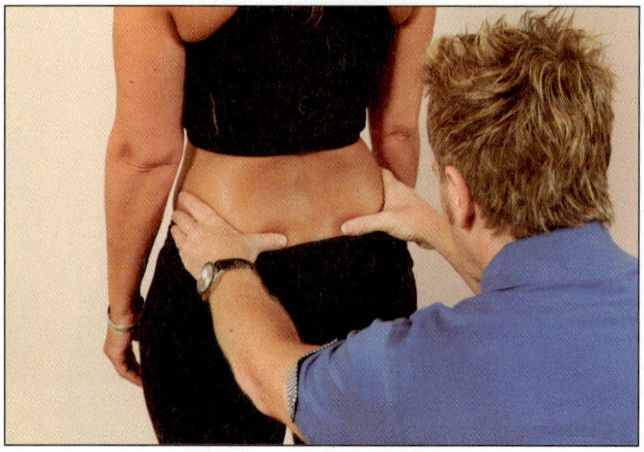

그림 12.1. (C) 좌 · 우측의 위뒤엉덩뼈가시(PSIS) 높이를 비교할 수 있는 손의 위치

치료사는 손의 끝부분을 대전자 위쪽에 대고 다시 한번 그림 12.1(d)와 같이 높이를 검사한다. 다음으로 엉덩이주름과 궁둥뼈결절을 그림 12.1(e)와 같이 촉진한다.

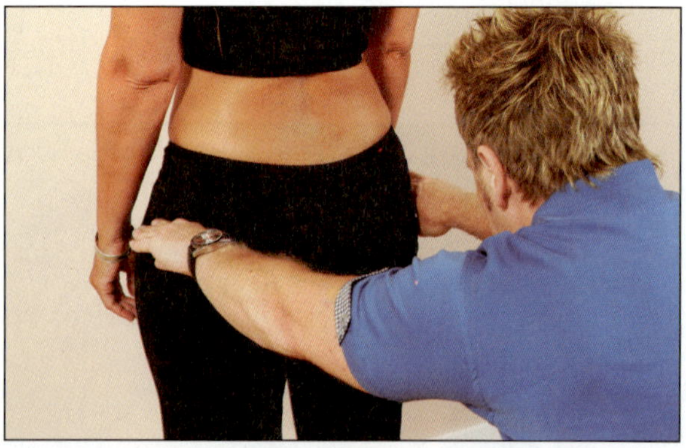

그림 12.1 (d) 대전자 높이를 확인할 때 손의 위치

치료사는 요추의 위치, 엉덩이주름 그리고 좌 · 우측 무릎 뒤 오금(슬와) 주름을 확인하고, 이어서 다리, 발, 발목의 상대적 위치를 그림 12.1(f)와 같이 확인한다. 특별히 다리의 외회전과 과회내(평발)(over-pronation, pes planus), 회외(요족)(supination, pes cavus), 또는 중립자세(직립족)(neutral position, pes rectus)에 있는지도 확인한다(5장에서 말한 다리 길이 불일치를 떠올려보자).

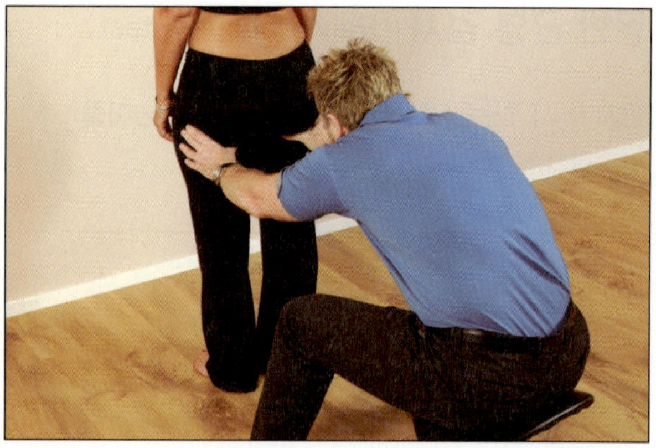

그림 12.1 (e) 엉덩이 주름(gluteal fold)과 두덩뼈결절 높이를 확인할 때 손의 위치

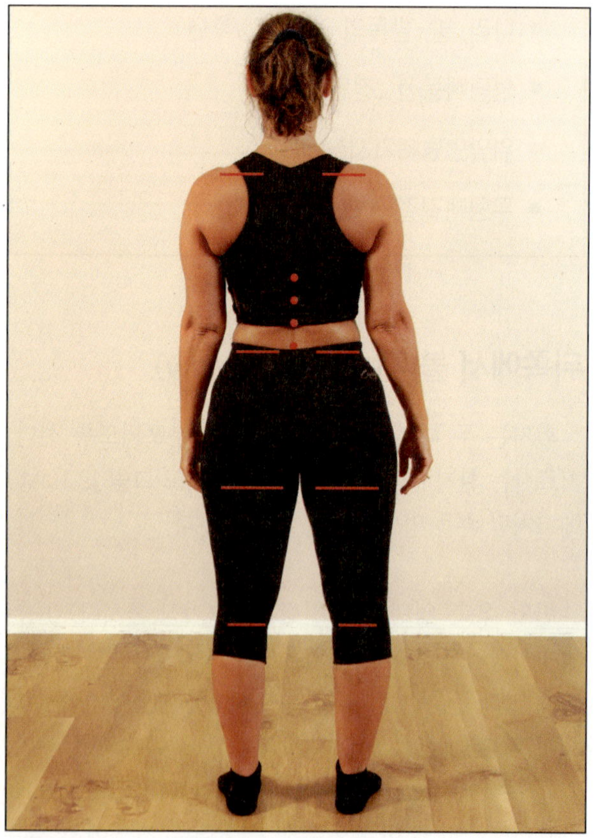

그림 12.1 (f) 요추, 엉덩이주름, 무릎 뒤 주름이 다리, 무릎, 발에 대해 어떠한 위치에 있는지 확인한다.

앞에서 보는 검사(Anterior View)

환자는 두 다리에 체중이 고르게 분포되도록 선다. 그림 12.1(g)와 같이 치료사는 환자 앞쪽에 무릎을 낮춰 앉고 손을 엉덩뼈능선(iliac crest) 위에 놓는다.

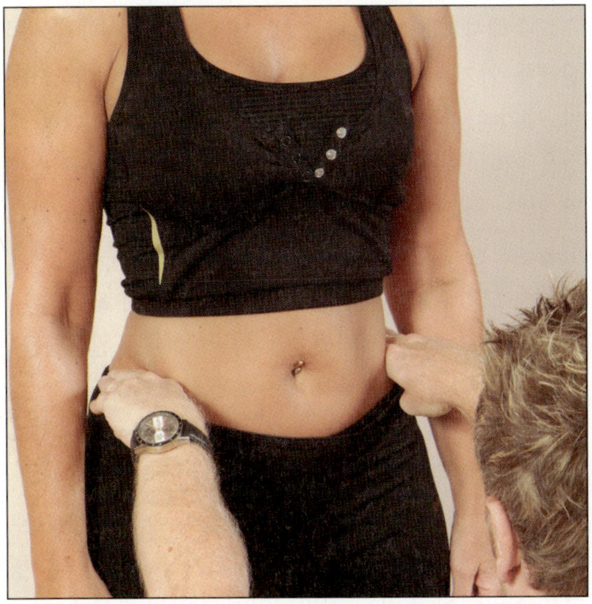

그림 12.1 (g) 앞에서 본 엉덩뼈능선-높이를 확인하기 위한 손의 위치

그림 12.1(h)와 같이 치료사의 엄지를 환자의 위앞엉덩뼈가시(ASIS)의 아래에 대고 높이를 잴 수 있도록 검지로 엉덩뼈능선을 눌러본다.

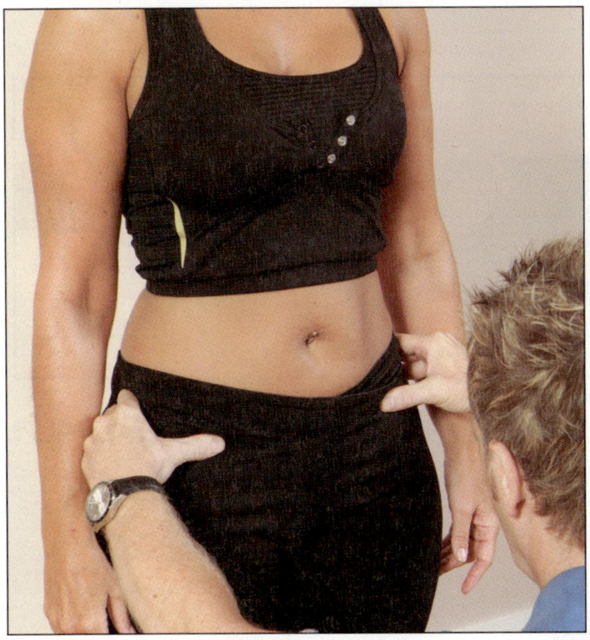

그림 12.1(i)와 같이 치료사는 또한 두덩뼈결절(pubic tubercles)의 높이를 확인하기 위한 촉진을 한다.

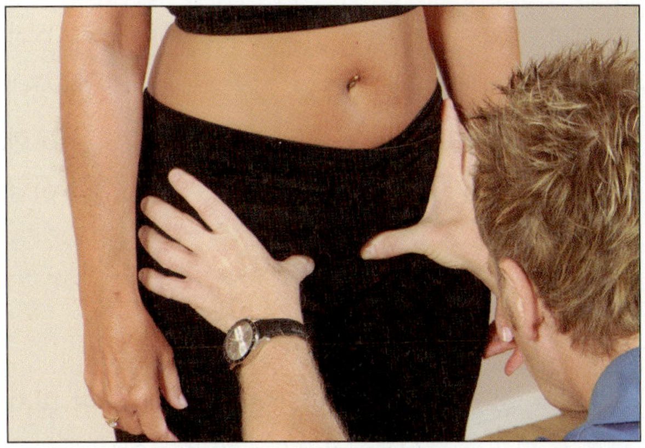

그림 12.1 (i) 두덩뼈결절의 높이를 확인하기 위한 손의 위치

참고: 첫 번째 검사에서 가장 흔하게 발견되는 것은 우측 다리가 살짝 외회전되어 있고, 우측 발이 좌측 발에 비해 회내(pronation)되어 있다. 이 경우, 엉덩뼈의 전방 회전성 아탈구와 좌측 후방 아탈구일 가능성이 있다. 좌측 다리에 이런 외회전이 보이면, 좌측 전방 회전성 아탈구와 우측 회전성 후방 아탈구가 보일 것이다 (**이 경우는 덜 빈번하다**).

만약 엉덩뼈능선과 대전자의 높이가 다른 쪽에 비해 낮다면, 이것은 해부학적으로 다리가 짧음을 의미하고 만약 대전자의 높이는 같지만, 엉덩뼈능선 높이가 다르다면 이것은 골반의 기능부전으로 인한 것이라 할 수 있다.

그림 12.1 (h) 좌·우측의 위앞엉덩뼈가시(ASIS) 높이를 비교할 수 있는 손의 위치

MENS 능동적 하지직거상 검사 (MENS Active Straight Leg Raise Test)

Mens 등(1999, 2001, 2002)은 엉치엉덩관절(SIJ)의 기능부전을 진단하는 검사법을 발전시켰다. 그들은 능동적 하지직거상과 골반관절의 가동성 사이의 관계성을 골반 지지벨트를 했던 그룹과 하지 않은 그룹으로 나눠 실험하였다. 골반통증을 호소하는 환자들을 상대로 한 검사의 민감도와 특이도는 높았다. 그들은 또한 검사가 골반통이 있는 환자와 그렇지 않은 건강한 사람을 구분하는데 적절하다는 것을 발견하였다.

검사 과정

환자는 천장을 보고 눕는다; 환자가 준비되면 환자에게 한 다리를 테이블에서 2.5cm 가량 들어 올리도록 한다. 그림 12.2와 같이, 반대쪽 다리도 같은 방법으로 시행하고 이것을 3~4회 가량 반복한다. 그리고 환자가 어떤 다리를 들어 올릴 때 엉치엉덩관절증후군 증상이 있는지 치료사에게 알리도록 한다. 또한 어떤 다리가 들어 올릴 때 더 무겁게 느껴지는지 알리도록 한다.

다리를 들어 올릴 때 엉덩근과 넙다리곧은근이 수축하기 시작하고 이것은 엉덩뼈의 전방 회전을 일으키고 이 동작은 엉치결절인대의 긴장도를 감소시키고 폐쇄장력을 줄이게 된다. 엉덩뼈의 전방 회전은 곧 엉치엉덩관절의 역학적인 안정성 활성도가 감소되었음을 시사한다.

Mens 등(1997)은 누워서 시행하는 하지직거상 동작 수행능력 감소가 어떻게 골반의 비정상적인 움직임을 증가시키는지에 대해 설명하였다.

계속해서 검사를 진행할 때, 폐쇄장력과 형태폐쇄의 상태를 알기 위해 6가지 요인을 추가할 것이다. 하지만, 내가 이것들을 증명하기 전에, 나는 당신이 다음 과정을 이해하는 것을 돕기 위해 예를 하나 들어볼 필요가 있다. 처음에 환자가 다리를 들어 올리는 것을 관찰했을 때 왼쪽 다리가 더 무거운 다리로 간주되었다고 상상해 보아라. 이는 단순히 반대쪽이 이제 오른쪽 다리(더 가벼운 다리)가 되고, 이 특별한 경우 왼쪽 다리(더 무거운 다리)가 될 것이라는 것을 의미한다.

Snijders 등(1993a)은 다음과 같은 관찰을 했다. 국부 및 전반적인 몸(내부 및 외부 코어)이 정상적으로 기능하는 경우, 우측 능동적 하지직거상(ASLR)을 수행하는 전반적인 효과는 허리엉치뼈 접합부와 우측 엉치엉덩관절 모두의 안정화로서, 결과적으로 척추에서 그 쪽의 다리로 보다 효과적인 부하 전달을 가능하게 한다.

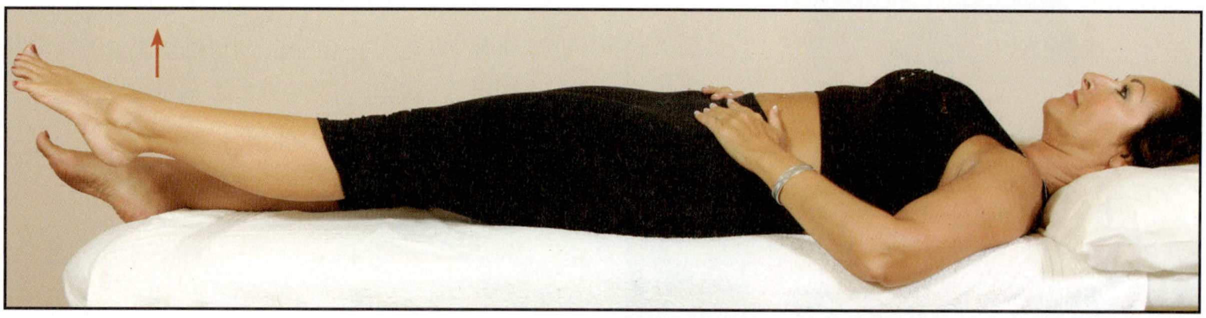

그림 12.2 능동적 하지직거상 검사(MENS ASLR): 환자는 양쪽다리를 번갈아 들어올리고 무거운 쪽 다리를 치료사에게 알려준다.

추가적인 6가지 요인들:

1. 그림 12.3에서 보는 것처럼 뒷 사선 연결띠의 반대쪽 우측 넓은등근의 수축은 장력폐쇄를 증가시킨다. 환자의 우측 넓은등근의 수축은 좌측 발을 들 때 가벼움을 느끼게 해준다.

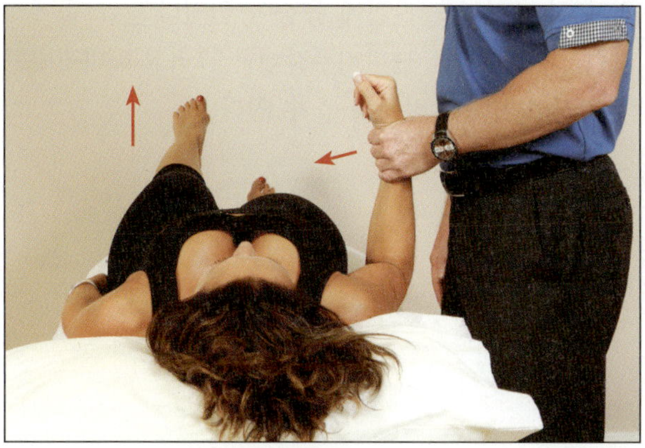

그림 12.3. 좌측 다리를 들 때 뒷 사선 연결띠의 활성화

2. 그림 12.4에서 보는 것처럼 앞 사선 연결띠의 반대쪽 근육의 수축이 장력폐쇄를 증가시킨다. 우측 복사근의 수축은 좌측 발을 들 때 가벼움을 느끼게 해준다.

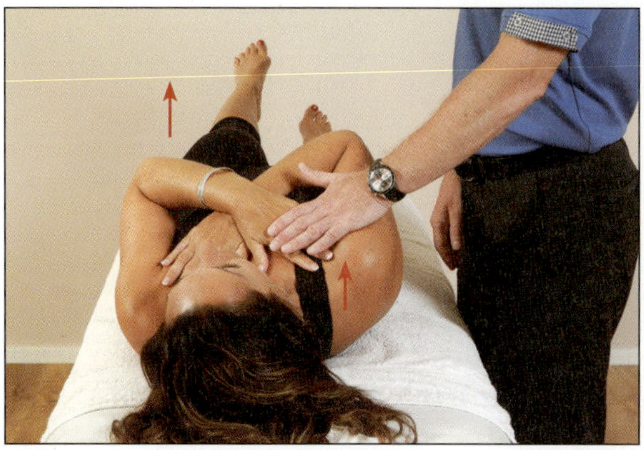

그림 12.4. 좌측 발을 들면서 앞 사선 연결띠의 활성화

3. 그림 12.5에서 보는 것처럼 안쪽심부근육, 배가로근의 활성화는 힘의 폐쇄를 증가시킨다. 배가로근의 수축은 좌측 다리를 들 때 가벼움을 느끼게 해준다.

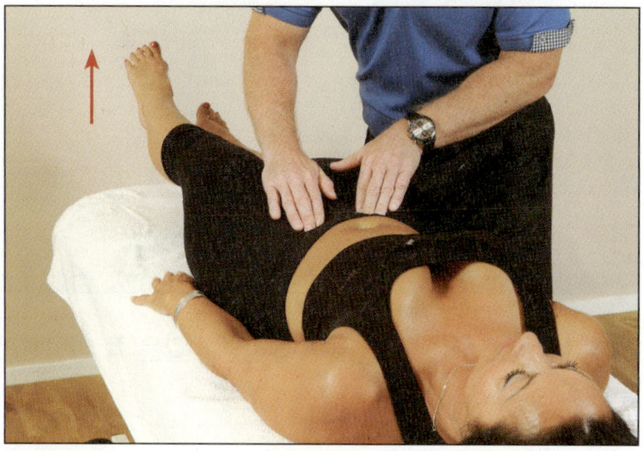

그림 12.5. 좌측 발을 들면서 안쪽 심부근육활성화

4. 그림 12.6.에서 보는 것처럼 반대쪽 우측 엉덩뼈의 후방 회전이 힘의 폐쇄를 감소시킨다. 좌측 발을 들 때에 무거움을 느낀다.

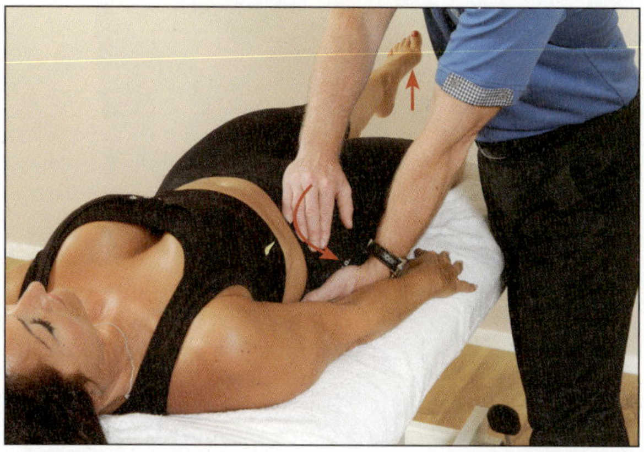

그림 12.6. 좌측 다리를 들어올리면서 우측 엉덩뼈의 후방 회전

5. 그림 12.7에서 보는 것처럼 같은 쪽 좌측 엉덩뼈의 후방 회전이 장력폐쇄를 증가시킨다. 좌측 다리를 들 때 가벼움을 느낀다.

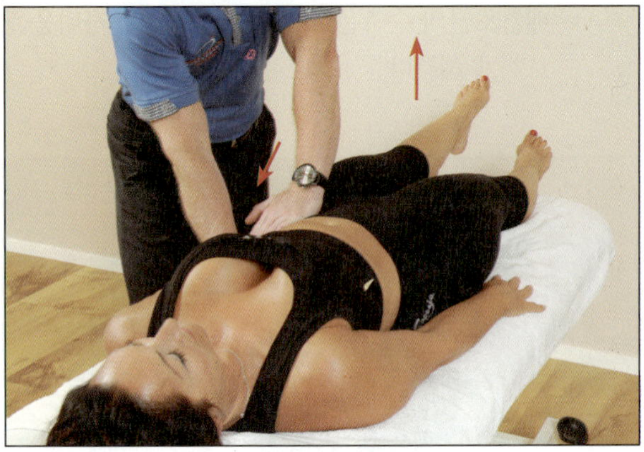

그림 12.7. 좌측 다리를 들어 올리면서 같은 쪽 엉덩뼈의 후방 회전

6. 그림 12.8에서 보는 것처럼 양측 엉덩뼈를 압박했을 때는 힘의 폐쇄가 증가한다. 다리를 들어 올릴 때 좌측 다리가 가볍게 느껴진다.

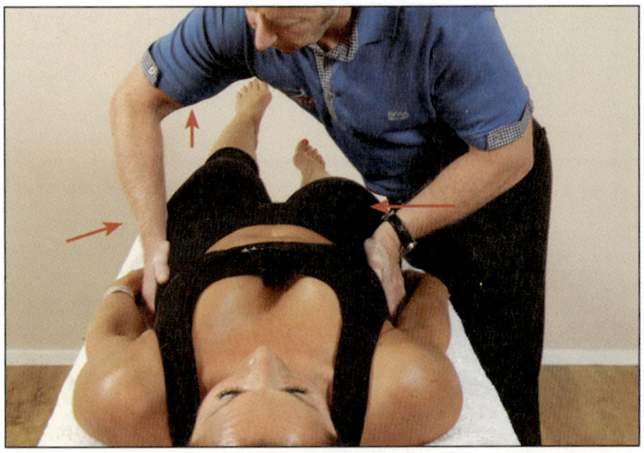

그림 12.8. 좌측 다리를 들어 올리면서 양측엉덩뼈의 압박

심부 복근의 적절한 지지없이, 엉덩이 굴곡근육(엉덩근과 같이)은 엉덩뼈를 앞으로 당길 수 있고, 이것이 엉치엉덩관절의 후굴변형을 일으킨다. 후굴은 Mens 등(1999)에 따르면, 누워있을 때와 같이 무게를 지지하지 않은 상황에서도 일반적이다.

Shadmehr(2012)은 환자들 중에 능동적 하지직거상 검사 시, 엉치엉덩관절에 통증이 있었다면, 그들에게 기립근, 큰볼기근, 넙다리두갈래근 그리고 배바깥빗근의 긴장이 떨어져 있음을 볼 수 있다.

선자세 전방굽힘 검사(엉치엉덩 기능부전)
(Standing Forward Flexion Test) (Iliosacral Dysfunction)

환자가 상체를 구부리는 동안 좌 · 우측 엉덩뼈와 골반은 앞쪽 대퇴골 쪽으로 전방 회전하게 된다. 2장에서 설명했듯이 초기 엉덩뼈는 약 60° 정도 전방 회전하게 되고 엉치뼈도 전굴하게 된다. 이런 움직임은 정상이며 뒤쪽 구조물(뒤빗근[posterior oblique muscles], 엉치뼈결절인대[sacrotuberous ligament], 등허리근막[thoracolumbar fascia], 그리고 뒤넙다리근들[hamstring])이 팽팽해지고 자연스럽게 과전굴을 제한하게 된다.

이제부터 엉치뼈의 불안정을 야기하는 상대적 후굴(relative counter nutation)에 대해 이야기해보자. 이런 과도한 후굴이 생기는 현상은 엉치엉덩관절의 불안정함에서 오는 결과이다. 그리고 이것이 일반적으로는 뒤넙다리근의 단축과 긴장감을 일으킨다.

검사 과정

그림 12.9처럼 환자는 두 다리에 체중이 고르게 분포되도록 선다. 치료사는 환자 뒤쪽에 무릎을 낮춰 앉고 손을 엉덩뼈 위에 얹고 엄지패드를 가볍게 위뒤엉덩뼈가시(PSIS) 바로 아래에 위치시킨다.

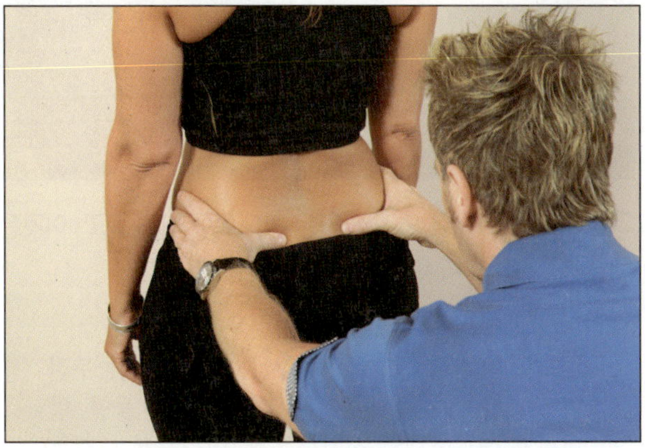

그림 12.9. 선자세 전방굽힘 검사

그림 12.10처럼 치료사는 손을 환자의 엉덩뼈과 위뒤엉덩뼈가시(PSIS)에 위치하고 환자는 천천히 앞쪽으로 최대한 구부릴 수 있을 만큼 상체를 숙여 구부린다. 이때 무릎은 굽혀지지 않도록 한다. 치료사는 엉덩뼈의 움직임을 평가하는데 특히, 위뒤엉덩뼈가시의 움직임에 더 집중한다.

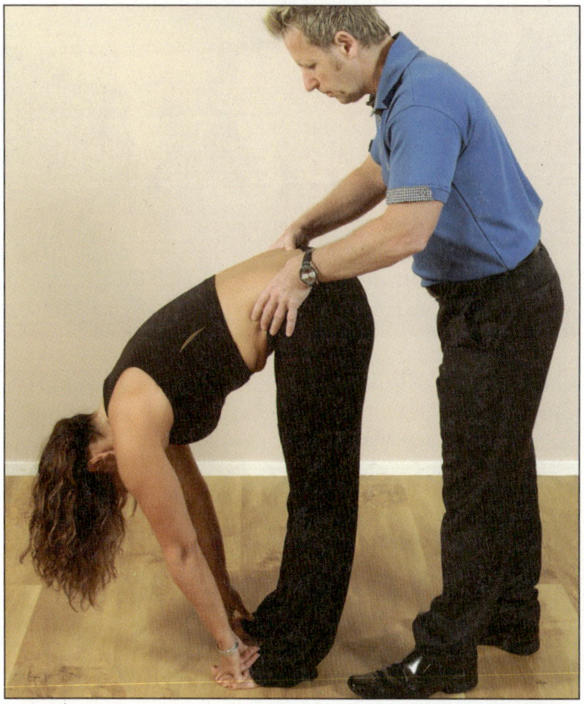

그림 12.10. 환자가 상체를 숙이는 동안 치료사는 자신의 엄지를 관찰한다.

그림 12.11처럼 척추의 굴곡은 엉치뼈의 기저부를 앞으로 끌어오고, 그 후에 엉치엉덩관절의 움직임이 생긴다. 척추의 굴곡 시 엉덩뼈는 전방 회전하는데 전방 회전을 시작하기 전에 잠깐의 멈춤이 엉치뼈에서 일어난다. 이것이 좌 · 우측 위뒤엉덩뼈가시가 똑같이 위쪽으로 움직이는 것을 치료사가 느껴야 하는 이유이다.

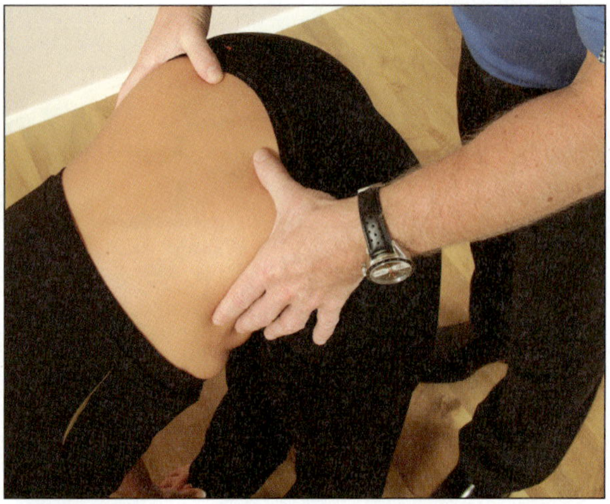

그림 12.11. 가까이에서 본 환자 전방굴곡 시 치료사의 엄지위치.

만약 환자가 전방굴곡하는 동안 어느 한쪽 엄지가 위쪽으로 움직인다면, 이것은 해당하는 쪽 엉덩뼈가 엉치뼈에 고착했음을 의미한다. 그림 12.12는 엉치엉덩 기능부전(iliosacral dysfunction)이라 한다. 즉, 엉치엉덩관절이 정상보다 일찍 잠겨 정상적인 반대편에 비해 위뒤엉덩뼈가시가 일찍 딸려 올라간다는 것이다.

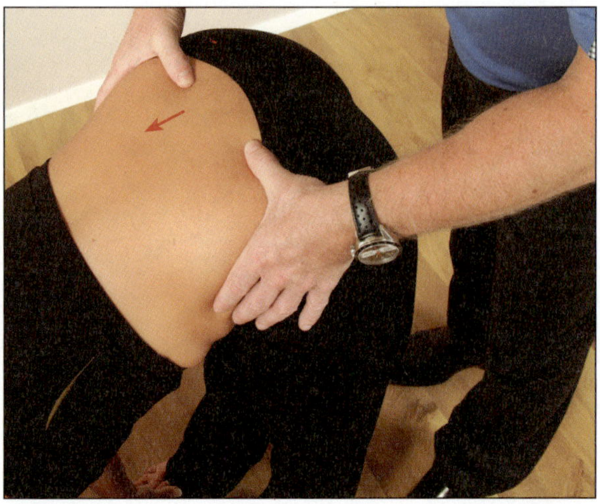

그림 12.12. 우측 엄지가 다른 쪽에 비해 위쪽으로 올라감, 우측 엉치엉덩 기능부전이 있음을 얘기한다.

거짓양성결과(False-Positive Result)

반대쪽 뒤넙다리근의 수축으로 조직이 팽팽해지면 그쪽 엉덩뼈의 움직임을 제한하고 거짓양성결과가 생길 수 있다. 예를 들면, 환자가 선자세 전방굽힘 검사하는 동안 우측 위뒤엉덩뼈가시(PSIS)가 좌측에 비해 더 위로 움직였을 때 좌측 뒤넙다리근이 팽팽해져서 좌측 엉덩뼈를 잡고 있다고 할 수 있다.

그림 12.13에서 보는 것처럼 더 나아가 같은 쪽 허리네모근이 짧고 팽팽해져서 거짓양성결과를 같은 쪽에 가져올 수 있다. 예를 들면, 환자가 선자세 전방굽힘 검사 동안 우측 위뒤엉덩뼈가시(PSIS)가 좌측에 비해 더 위로 움직였을 때 우측 허리네모근이 팽팽해져서 좌측 엉덩뼈를 잡고 앞으로 일찍 끌어올릴 수 있다.

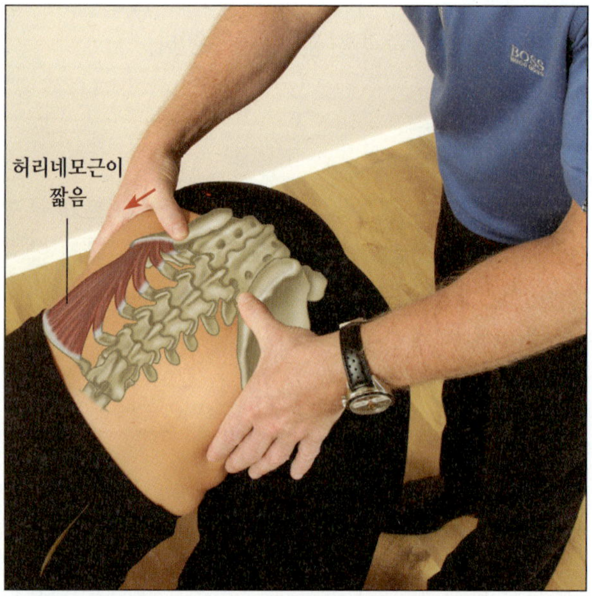

그림 12.13. 우측 엄지 위치는 반대쪽에 비해 높고, 이것은 우측 허리네모근이 팽팽함을 의미한다.

참고: 선자세 전방굽힘 검사는 사실상 기능부전의 상태를 이야기 해주지는 않는다. 예를 들면, 엉덩뼈가 어느쪽으로 회전했는지, 바깥으로 나갔는지, 미끄러졌는지 이 검사는 단지 어느쪽 엉덩뼈가 엉치뼈를 기준으로 고정되어 있는지만을 알려준다. 뒤에서 더 많은 검사와 촉진을 통해 공부할 수 있을 것이다. 13장에서는 이런 문제를 어떻게 치료할 것인가에 대한 주제를 다룰 것이다. 간단히 우리가 늘 사용할 수 있는 선자세 전방굽힘 검사에 조금 더 익숙해져 보자.

후방 굽힘 검사 (Backward bending Test)

그림 12.14(a-b)에서 보는 것처럼 환자는 두 다리에 체중이 고르게 분포되도록 선다. 치료사는 환자 뒤쪽에 무릎을 낮춰 앉고 손을 엉덩뼈 위에 얻고 엄지패드를 가볍게 위뒤엉덩뼈가시(PSIS) 바로 아래에 위치시킨다. 치료사는 잡고 있는 양손을 유지한 채 환자에게 머리부터 요추까지 뒤로 신전할 것을 요구한다. 치료사는 엉덩뼈에 움직임을 보는데 특히 위뒤엉덩뼈가시가 아래쪽으로 살짝 움직이는지를 본다.

환자가 상체를 뒤로 젖히는 동안, 엉덩뼈와 엉치뼈는 같은 위치에 있게 된다. 그래서 치료사는 엄지에 아무 움직임도 느끼지 못해야 하는데, 그럼에도 엉치뼈는 안정성을 유지하기 위해 살짝 전굴의 움직임을 보인다.

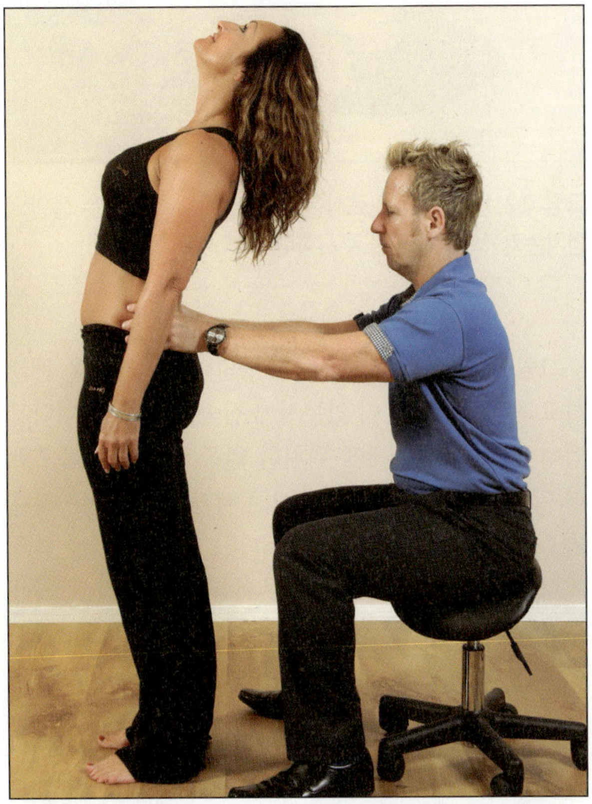

그림 12.14. 후방 굽힘 검사: (a) 치료사는 엄지를 위뒤엉덩뼈가시(PSIS)의 바로 아래쪽에 위치시킨 채, 환자에게 허리를 뒤로 젖힐 것을 요구한다.

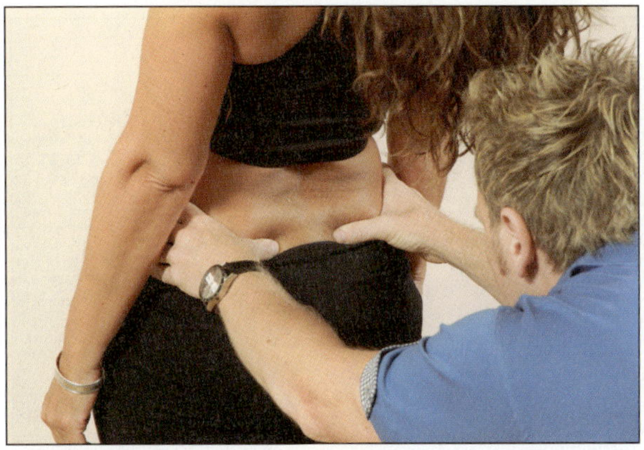

그림 12.14. (b) 환자가 후방 굽힘하는 동안 가까이에서 본 치료사의 엄지

앉은 자세 전방굽힘 검사(엉치엉덩 기능부전) (Seated Forward Flexion Test)

그림 12.15(a)처럼 이 검사를 시작하기 전에 엉덩뼈능선의 위치를 확실히 하는 게 중요하다. Schamberger (2013)는 앉는 것으로 문제가 있음을 파악할 수 있다고 이야기한다. 두덩뼈결절 높이는 달라지고 전방 회전이 있는 쪽은 미끄러져 올라가게 되고 후방 회전이 있는 쪽은 미끄러져 내려가게 된다. 지금까지 얘기했듯이, 우측 전방 회전이나 상방으로 미끄러진 엉덩뼈의 두덩뼈결절은 1 cm까지 지면에서 떠 있을 수 있고, 그렇게 되면 모든 몸무게는 좌측 두덩뼈결절에 의해 지지되게 된다.

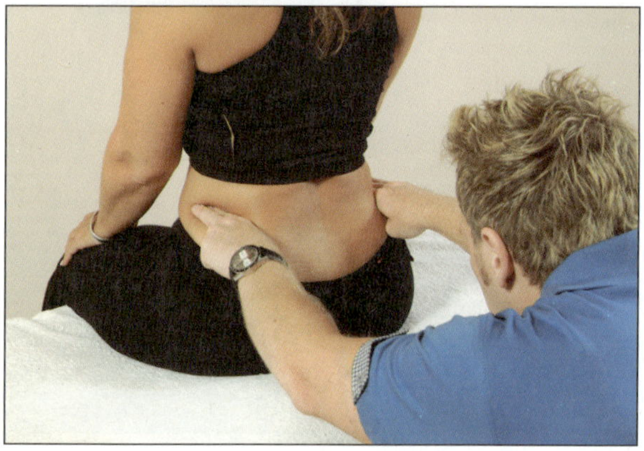

그림 12.15. 앉은 자세 전방굽힘 검사: (a) 치료사는 손가락을 엉덩뼈능선에 올려 그 높이를 확인한다.

자세 1

그림 12.15(b)처럼 환자는 의자 끝에 엉덩이를 걸치고 두 발은 지면에 평평하게 닿게 하여 앉아 있는다. 치료사는 양손을 각각의 엉덩뼈에 위치시키고 엄지를 각각의 위뒤엉덩뼈가시(PSIS) 바로 아래에 위치시킨다.

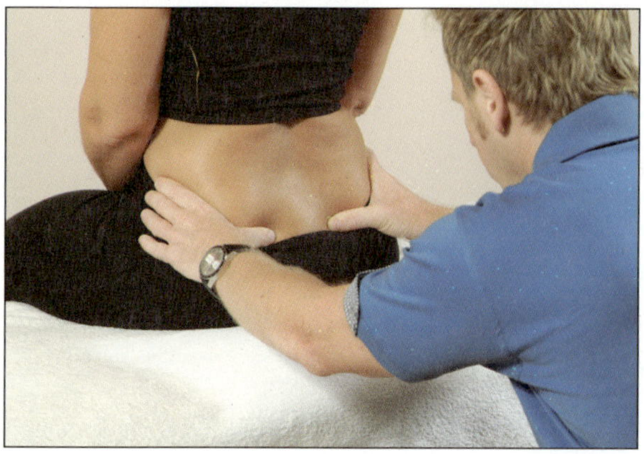

그림 12.15. (b) 치료사는 양손 엄지를 위뒤엉덩뼈가시(PSIS) 바로 아래에 위치시킨다.

그림 12.15(c)에서 보는 것처럼 환자는 최대로 상체를 숙이는데 턱을 가슴으로 말아 넣듯이 하고 양손을 무릎에 두어 앞으로 넘어지지 않게 지지한다.

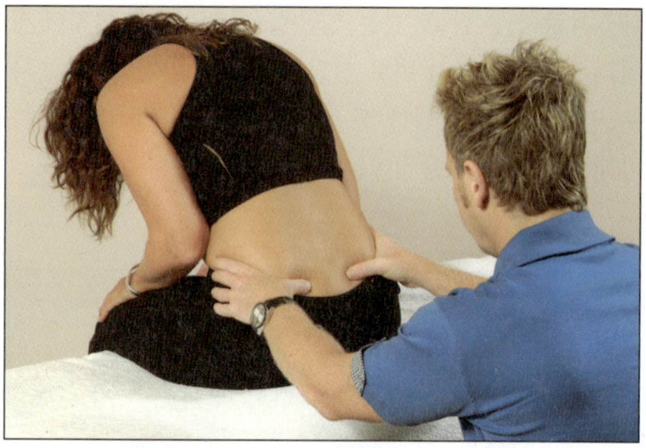

그림 12.15. (c) 치료사는 환자가 상체를 숙이는 동안 엄지손가락의 움직임을 주시한다.

그림 12.15(d)처럼 치료사는 엉덩뼈의 움직임을 관찰하고 특정한 움직임이 있는지에 집중한다. 만약 위뒤엉덩뼈가시(PSIS) 아래에 위치한 한쪽 엄지가 위쪽으로 더 많이 움직인다면, 이것은 엉치뼈가 같은쪽 엉덩뼈를 기준으로 고정되었다는 의미이다. 그리고 이것을 한쪽 엉치엉덩관절증후군(unilateral sacroiliac dysfunction)이라 불린다.

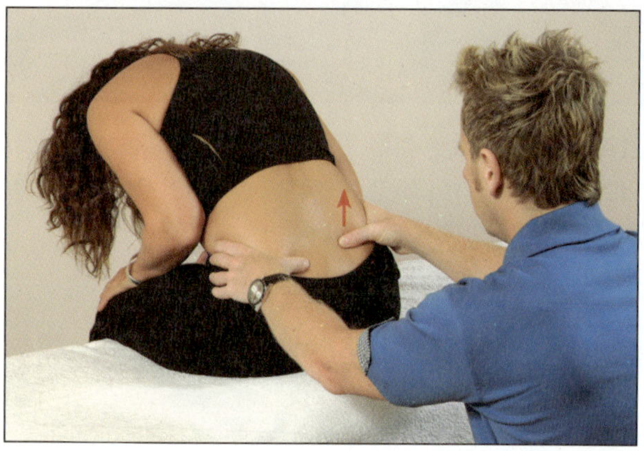

그림 12.15. (d) 치료사는 우측 엄지가 위로 올라가는 것을 관찰하고, 이것은 엉치엉덩관절증후군이 우측에 있음을 의미한다.

자세 2

그림 12.16(a)처럼 환자는 중립자세를 하고, 치료사는 양손의 엄지를 위뒤엉덩뼈가시(PSIS)의 아래쪽 엉치뼈 끝, 하방측면각(Inferior Lateral Thangle, ILA)에 양쪽 높이와 위치를 확인하기 위해 위치시킨다.

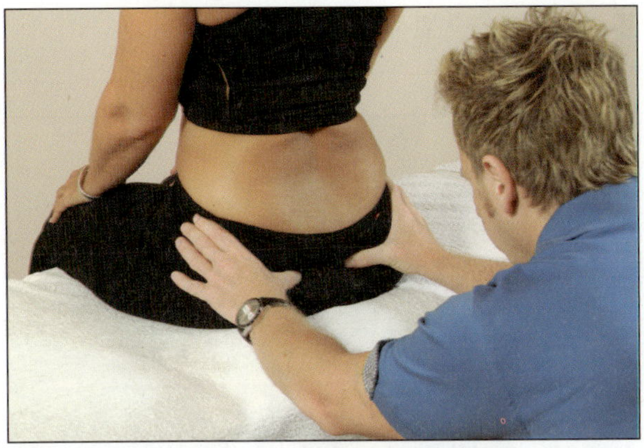

그림 12.16. (a) 치료사는 엄지를 엉치뼈의 끝에 위치시키고 하방측면각(ILA)의 위치를 확인한다.

그림 12.16(b)처럼 만약 한쪽 하방측면각의 위치가 다를 경우를 확인한다. 이 정보는 엉치엉덩관절 기능부전 검사과정에 일부로 사용된다. 그리고 환자는 상체를 앞으로 숙이고 치료사는 하방측면각의 높이와 위치를 관찰한다.

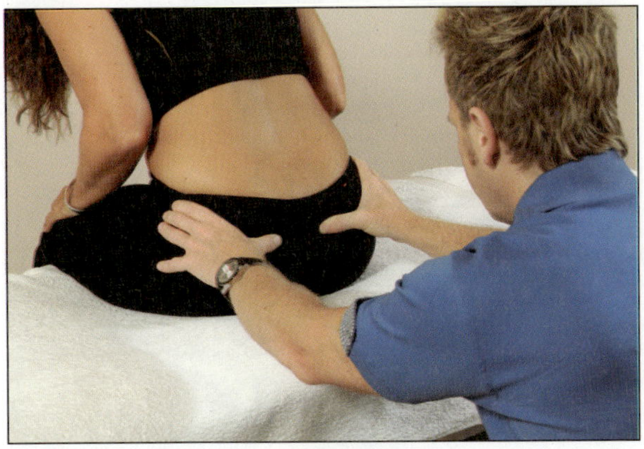

그림 12.16. (b) 환자는 상체를 앞으로 숙여 굴곡하고 치료사는 양측 하방측면각의 위치를 비교 확인한다.

참고: 앉은 자세 전방굽힘 검사는 사실상 엉치엉덩관절 기능부전의 종류를 이야기해 주지는 않는다. 이 테스트는 단지 어느 쪽 엉치뼈가 엉덩뼈를 기준으로 고정되어 있는지 만을 이야기해준다. 이 검사는 환자의 다리와 엉치뼈를 기준으로 하는 엉덩뼈의 움직임을 제거함으로서 치료사가 확실히 엉치엉덩관절에 고착이 있는지를 확인시켜준다. (앉아있기 때문에)(허리네모근이 짧아져 있을 시에 같은 쪽에 거짓양성결과[false positive result] 가 있을 수 있음을 기억해야 한다.)

엉덩엉치 또는 엉치엉덩 (Iliosacral or Sacraoiliac)

당신의 우측 엄지가 위뒤엉덩뼈가시(PSIS)의 아래쪽에 위치해 있고 환자가 선자세 전방굽힘 검사와 앉은 자세 굽힘 검사(seated flexion test) 시 우측 엄지가 좌측 엄지에 비해 더 위로 올라갔다고 가정 했을 때, 즉, 좌측 엄지는 아래쪽에 남아있고 우측 엄지는 위쪽으로 올라갈 때, 이것은 엉덩엉치 기능부전(iliosacral dysfunction) 또는 엉치엉덩 기능부전(sacroilic dysfunction)이 우측 골반에 동시에 있음을 의미한다. 하지만 만약 우측 엄지가 선자세 검사 시 반응한다면, 이것은 엉덩엉치 기능부전(iliosacral dysfunction)이 우측에 있음을 얘기하고, 다른 한편으로 우측 엄지가 앉은 자세 검사 시 반응한다면 엉치엉덩 기능부전이 있음을 말한다.

Stork 검사(한 다리 서기) (Stork Test)(one-Legged)

Stork 검사(Geillet 검사라고도 알려져 있다)는 위쪽 배열과 아래쪽 배열 두 가지 요소로 구성되어 있다.

검사 1: 위쪽 배열(Upper Pole)

그림 12.17에서 보는 것처럼 치료사는 환자를 바르게 세우고 앉거나 무릎 앉은 자세로 환자 뒤에 위치한다. 치료사는 왼손을 환자의 왼쪽 엉덩뼈에 얹고, 왼쪽 엄지를 위뒤엉덩뼈가시(PSIS) 아래쪽에 위치한다. 치료사의 오른손은 환자의 우측 엉덩뼈에 올려놓고 우측 엄지를 S2에 위치시킨다(좌측 엄지와 같은 높이로 위뒤엉덩뼈가시에 위치시킨다).

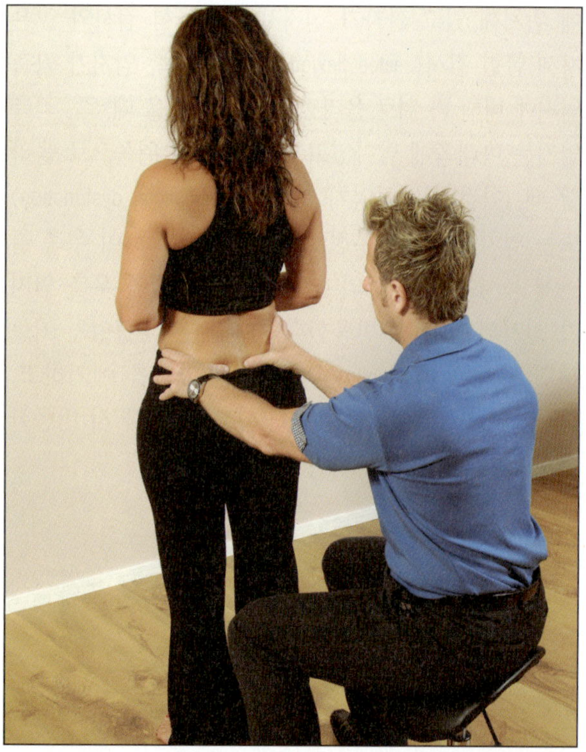

그림 12.17 Stork 검사-위쪽 배열: 치료사는 좌측 엄지를 위뒤엉덩뼈가시(PSIS) 바로 아래에 위치시키고, 우측 엄지는 S2에 위치시킨다.

그림 12.18(a-b)에서 보는 것처럼 치료사는 환자에게 왼쪽 무릎을 적어도 고관절 높이만큼 최대한 올려 고관절 굴곡시킨다. 치료사의 좌측 손은 좌측 엉덩뼈에 있도록 유지하고 움직임을 관찰한다; 위뒤엉덩뼈가시(PSIS)의 좌측 엄지가 후방, 내방, 하방 회전하는 것을 볼 수 있고, 우측 엄지는 S2 위에 유지된다.

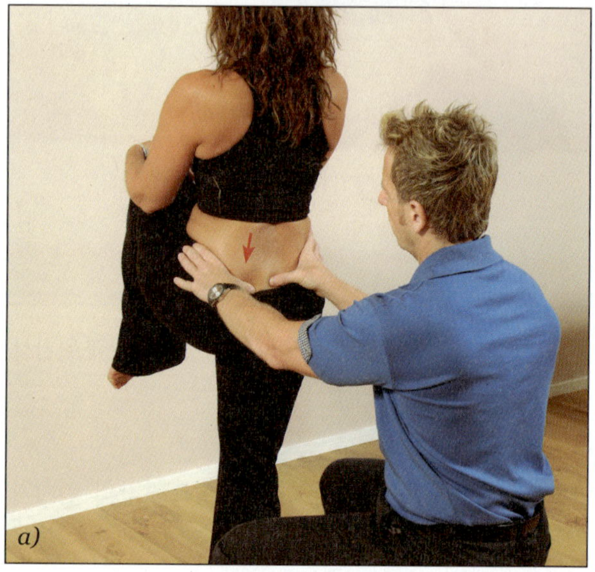

그림 12.18. (a) 치료사는 환자가 고관절 굴곡 시 엉덩뼈가 정상적으로 아래쪽으로 움직이는 것을 관찰한다.

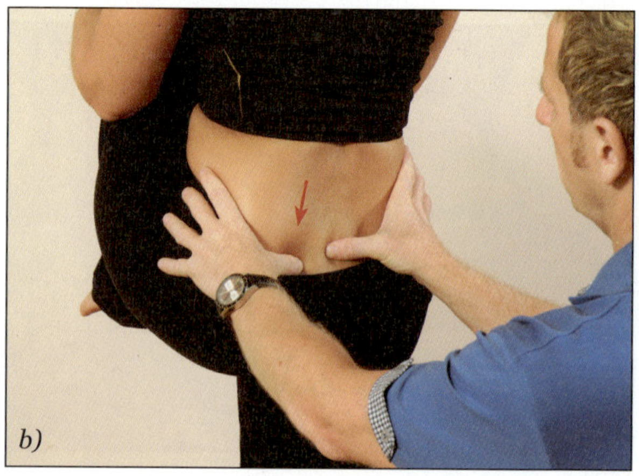

그림 12.18. (b) 치료사의 손이 위뒤엉덩뼈가시와 S2에 닿아 있는 것을 가까이서 본 모습

참고: 비록 연구자들이 이 가설들을 확실히 검증하지는 않았지만 stork 검사는 구체적으로 엉치뼈를 기준으로 엉덩뼈의 후방가동능력을 검사한다. 이전에 이야기해 본 여러 치료사들은 이 검사를 단지 엉덩뼈 움직임(엄지 아래쪽 움직임)을 보기 위해 사용했다 말하고, 만약 움직임 제한이 어느 쪽이든 일어나면 이것은 엉치엉덩관절 기능부전이 있음을 이야기한다. 즉, 이 검사는 엉치엉덩관절 기능부전의 종류를 얘기해 주는 것이 아니라 stork 검사의 양성이 있는 쪽에 기능부전이 있음을 의미한다.

같은 쪽에서 선자세 전방굽힘 검사와 stork 검사가 양성이 있다면 그곳에 엉덩엉치관절 기능부전이 있고, 이번 장에서 다룰 검사법들로 기능부전의 종류를 구분할 수 있다. 반대쪽도 비교를 위해 검사한다.

그림 12.19(a–b)에서 보는 것처럼 위뒤엉덩뼈가시(PSIS)가 내측 하방으로 움직이지 않는다거나 위쪽 방향으로 움직인다면 검사는 양성이다.

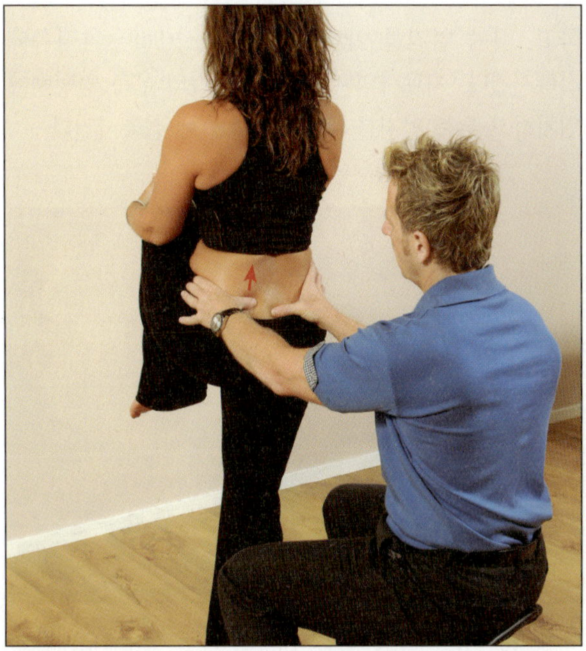

그림 12.19. (a)기능부전이 있을 때 엉덩뼈의 잘못된 움직임

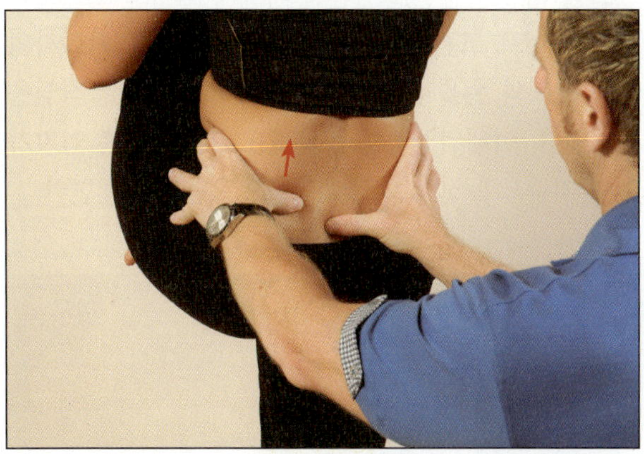

그림 12.19. (b) 가까이에서 본 엉덩뼈의 잘못된 움직임

검사 2: 아래쪽 배열(Lower Pole)

그림 12.20에서 보는 것처럼 치료사는 환자를 바르게 세우고 앉거나 무릎 앉은 자세로 환자 뒤에 위치한다. 치료사는 좌측 손을 환자의 좌측 엉덩뼈 위에 위치하고, 좌측 엄지를 아래뒤엉덩뼈가시(PIIS) 아래쪽에 접촉시킨다. 치료사의 우측 손은 환자의 우측 엉덩뼈에 위치하고 우측 엄지를 S4(엉치뼈틈새)에 접촉시킨다.

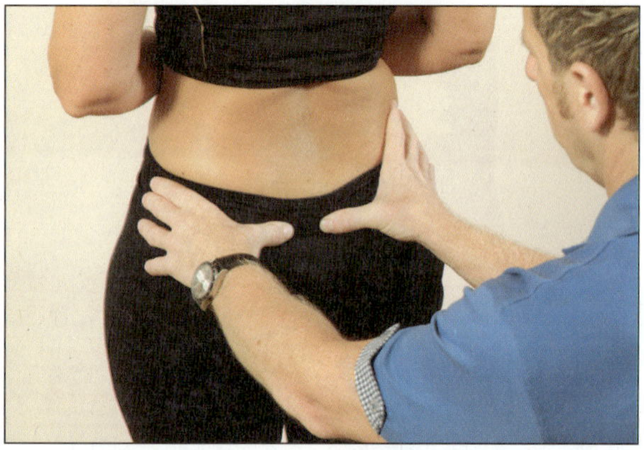

그림 12.20. Stork 검사–아래쪽 배열: 치료사는 좌측 엄지를 아래뒤엉덩뼈가시의 아래쪽에 위치하고, 우측 엄지를 S4에 위치시킨다.

그림 12.21처럼 치료사는 환자에게 적어도 고관절과 같은 높이로 고관절 최대 굴곡을 요구한다. 치료사의 좌측 엄지와 손을 유지하면서 환자 엉덩뼈의 움직임을 관찰한다. 아래뒤엉덩뼈가시(PIIS) 위에서 우측 엄지가 S4를 기준으로 전방 회전과 외측으로 움직여야 한다.

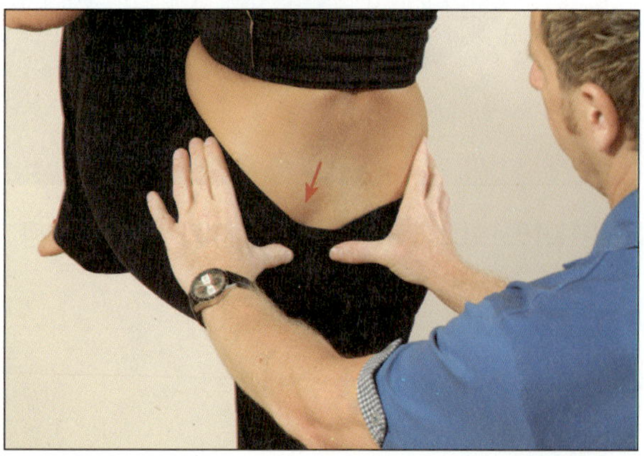

그림 12.21. 치료사는 환자가 고관절의 굴곡을 시행하는 동안 엉덩뼈의 정상 움직임인 전방 회전과 외측 움직임을 관찰한다.

그림 12.22에서 보는 것처럼 치료사의 엄지에 위치한 아래뒤엉덩뼈가시(PIIS)가 움직이지 않거나 상방으로 올라갈 때 검사결과는 양성이다.

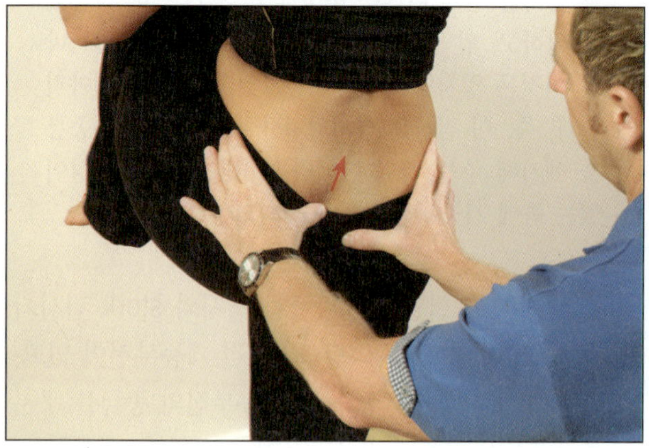

그림 12.22. 기능부전으로 인한 엉덩뼈의 비정상적인 움직임

참고: 이 검사법은 엉치엉덩관절과 엉덩엉치관절(이전에 얘기했듯이) 움직임에 굉장히 민감하게 반응한다. 혹자는 위쪽 배열이 양성이면 후방(backward) 회전이 일어났고, 아래쪽 배열이 양성이면 전방(forward) 회전으로 기능부전이 있다고 했다. 하지만 이 검사법으로 엉치엉덩관절 기능부전이 실제로 있는지 증명하기에는 어렵다. 그래서 이 검사법은 치료사에게 촉진을 통해서 진단을 하고 치료계획을 세우는데 도움을 주는 피드백을 줄 수 있다.

고관절 신전 검사 (Hip Extension Test)

그림 12.17에서 보는 것처럼 치료사는 환자를 바르게 세우고 앉거나 무릎 앉은 자세로 환자 뒤에 위치한다. 치료사는 우측 손을 환자의 오른쪽 엉덩뼈에 위치하고, 우측 엄지를 위뒤엉덩뼈가시(PSIS) 아래쪽에 접촉시킨다. 치료사의 좌측 손은 환자의 좌측 엉덩뼈에 위치하고 좌측 엄지를 S2에 접촉시킨다(좌측 엄지와 같은 높이로 후상엉덩뼈가시[PSIS]에 위치시킨다).

그림 12.23처럼 환자는 우측 고관절을 할 수 있는 한 최대 신전시킨다. 치료사의 손은 우측 엉덩뼈에 위치시킨 채 움직임을 관찰한다. 위뒤엉덩뼈가시(PSIS)에 위치한 우측 엄지는 S2에 위치한 좌측 엄지를 기준으로 상방 외측으로 회전해야 한다. 이런 움직임은 엉치뼈를 기준으로 하는 엉덩뼈의 전방 회전능력을 나타낸다. 반대쪽도 비교를 위해 검사한다.

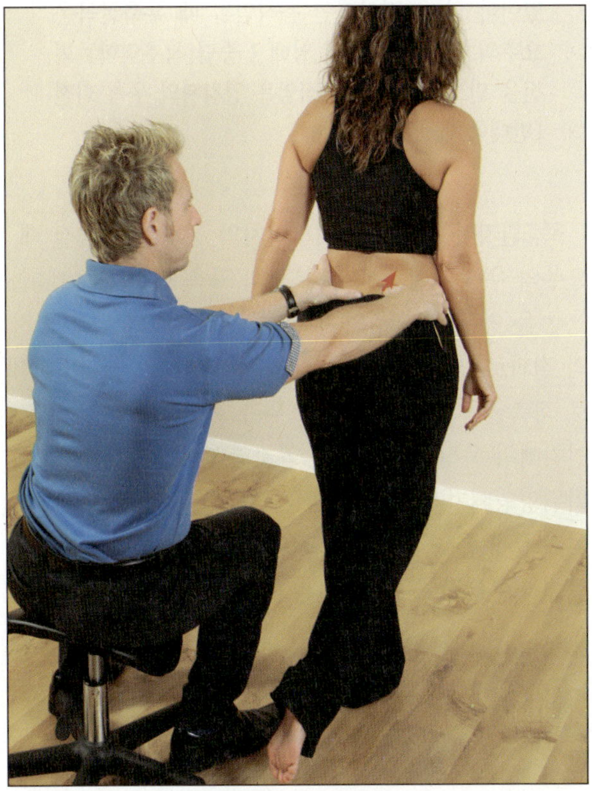

그림 12.23. 고관절 신전 검사: 환자가 고관절의 신전을 만드는 동안 위뒤엉덩뼈가시(PSIS)에 위치한 우측 엄지는 정상일 때 상방 외측으로 움직인다.

그림 12.24에서 보는 것처럼 위뒤엉덩뼈가시(PSIS)에 위치한 엄지가 상방 외측으로 움직이지 않을 때 또는 아래쪽으로 움직일 때 검사는 양성이다.

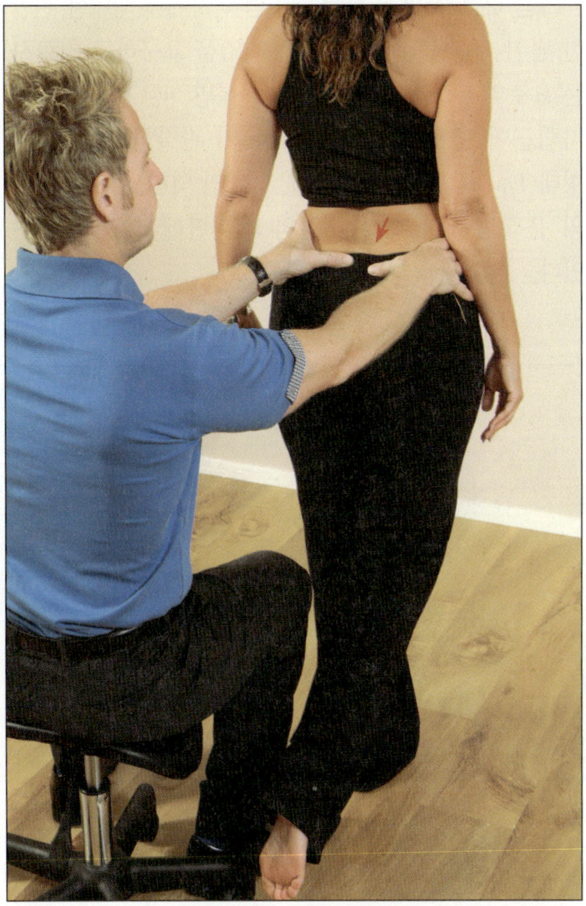

그림 12.24. 기능부전이 있을 때 엉덩뼈의 잘못된 움직임

요추 측면 굴곡 검사 (Lumbar Side Bending Test)

환자는 어깨너비로 다리를 벌리고, 치료사는 환자 뒤에 앉거나 무릎앉아 손을 엉덩뼈능선에 위치시키고 엄지를 위뒤엉덩뼈가시(PSIS) 뒷부분에 위치시킨다.

그림 12.25(a)에서 보는 것처럼 환자에게 최대한 편안한 범위 내 좌측굴곡(전방굴곡 없이)을 요구하고 치료사는 요추의 부드러운 "C" 곡선과 볼록면(이런 경우 우측)의 기립근이 팽팽하게 튀어나오는지 관찰한다. 척추의 형태(Type) 1, 또는 중립상태, 척추의 역학상 이런 근육의 움직임을 척추 굴곡면의 반대편에서 관찰할 수 있다.

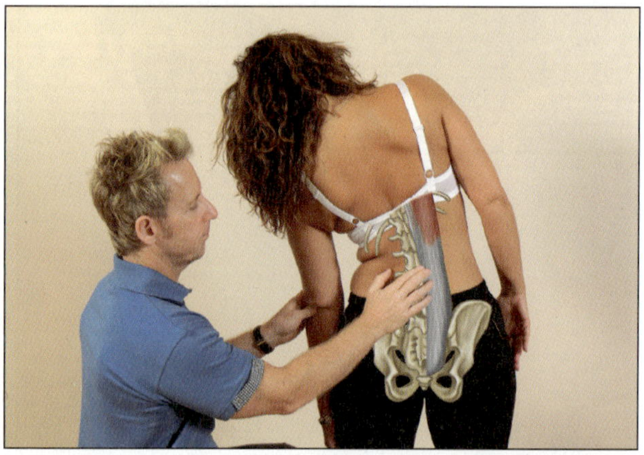

그림 12.25. 요추 측면 굴곡 검사: (a) 정상적인 척추의 움직임이 있을 때 환자가 좌측 굴곡 시 우측편 기립근이 팽팽해지는 것을 볼 수 있다.

그림 12.25(b)에서 보는 것처럼 근육의 팽팽함이 오목면(측면굴곡과 같은 쪽)에서 발견되거나 요추굴곡의 변화가 있을 때 양성이다. 이런 양성반응은 척추의 중립이 깨어졌을 때 발견된다(형태 2).

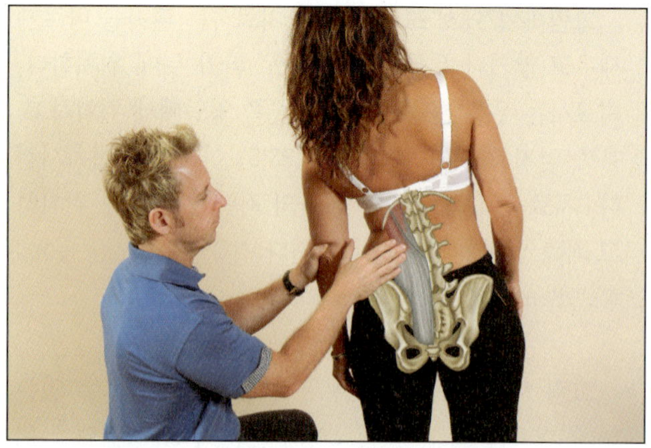

그림 12.25. (b) 환자가 좌측굴곡을 할 때 잘못된 척추 움직임에 의해 척추기립근의 팽팽함이 좌측(같은 쪽)에서 발견된다.

참고: 요추굴곡을 볼 때, 치료사는 위뒤엉덩뼈가시(PSIS)의 촉진을 통해 움직임을 인식하고 있어야 한다. 정상적인 움직임일 때 우측굴곡은 요추의 좌측(정상적인 형태 1 중립 척추역학) 회전을 만드는데 이런 움직임은 엉치뼈의 우측 회전(반대쪽)을 만든다.

즉, 환자가 정상적인 허리엉치의 움직임을 가질 때, 요추의 우측 부분은 요추 분절의 좌측 회전(형태 1 중립 역학)을 만든다. 요추의 우측과 요추 분절의 좌측 회전의 결과로 엉치뼈 역시 반대의 움직임을 만든다. 예시로 좌측굴곡은 요추 분절의 우측 회전을 만든다. 이런 엉치뼈의 움직임은 치료사 엄지의 가벼운 촉진을 통해 위뒤엉덩뼈가시(PSIS)에 위치시킴으로 느낄 수 있다. 이 모든 것은 요추 분절이 좌측으로 회전한다는 사실을 통해 이루어진다(반대쪽 측면 굴곡 형태 1 역학 때문에).

골반 회전 검사 (Pelvic Rotation Test)

그림 12.26(a)에서 환자가 바로 선 상태에서 평가 시, 환자의 골반 비대칭은 흔히 볼 수 있다. 환자가 일반적인 회전성 부정렬을 가지고 있다면, 골반은 시계 반대 방향(왼쪽)으로 있을 것이다. 특히 환자가 가장 흔한 검사결과인 엉덩뼈의 우측 전방 회전과 좌측 후방 회전을 가지고 있다면; 그림 12.26(b)처럼 이런 회전을 5°~10°까지 증가시킬 수 있음은 사실이다. 그림 12.26(c)에서 보는 것처럼 이런 상황에서 치료사는 환자에게 우측으로 상체를 회전하라고 하면, 환자의 우측 회전(약 45°)이 좌측 회전(35°)에 비해 큰 것을 볼 수 있다.

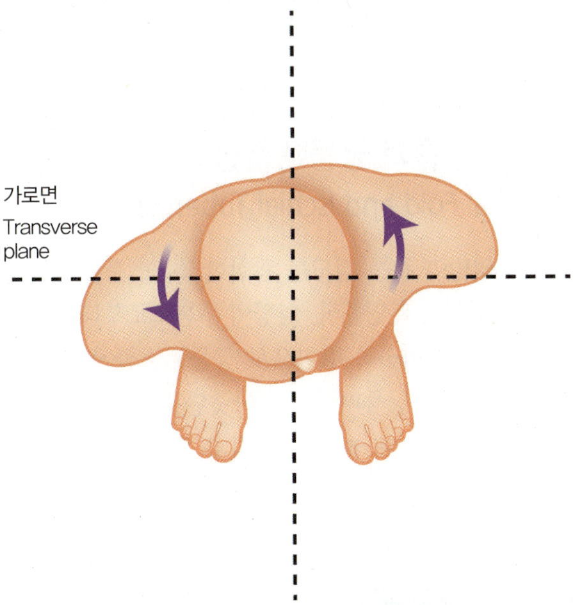

그림 12.26. 골반 회전 검사. (a) 가장 흔한 부정렬증후군-좌측 후방 회전과 우측 엉덩뼈의 전방 회전

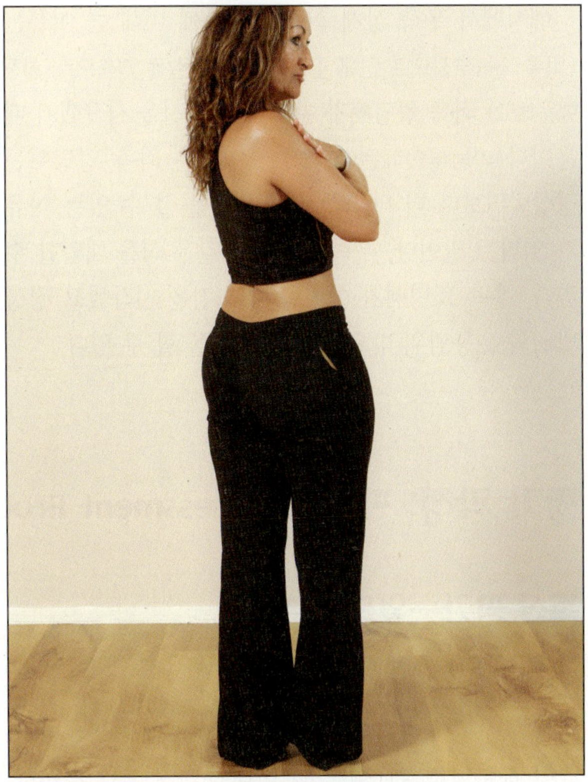

그림 12.26. (b) 환자가 우측 상체 회전(시계방향)을 만들면 각도는 45° 정도 된다.

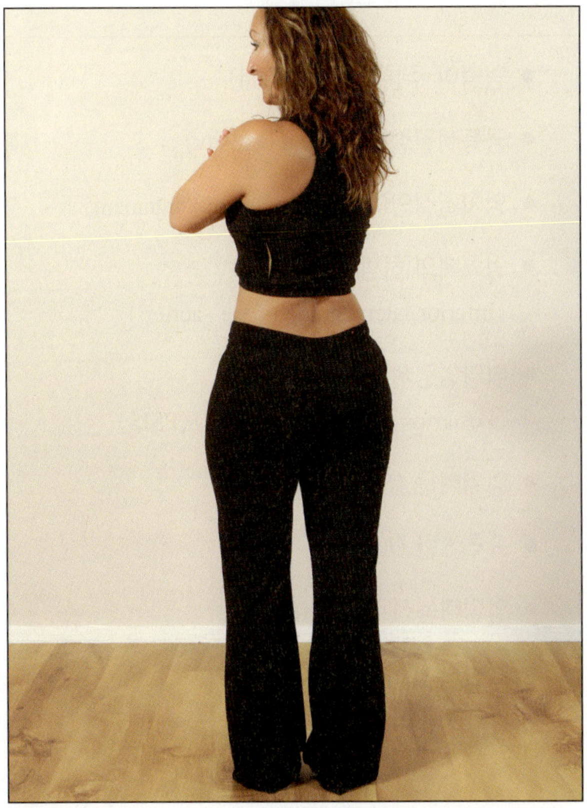

그림 12.26. (c) 환자가 좌측 상체 회전을 만들면 각도는 35° 정도 된다.

예시에서 우측 상체 회전이 좌측에 비해 큰 이유는 (비록 기능부전으로 인해 골반의 회전은 살짝 좌측으로 회전했음에도) 좌측 엉덩뼈가 이미 후방 회전을 시작했기 때문이다(기능부전패턴에 의해). 이것은 좌측 엉덩뼈는 정상범위보다 더 나아간 전방 회전을 할 수 있는 여유가 있다는 말이다. 우측 엉덩뼈도 같은 식을 대입할 수 있다. 우측 엉덩뼈가 이미 전방 회전을 시작했고 정상범위의 운동범위 밖으로 후방 회전을 할 수 있다.

Schamberger(2013)는 또한 천추의 기울기로 인해 좌측 엉덩뼈는 내측으로 들어오고 우측 엉덩뼈는 외측으로 나간다. 따라서 이런 변화는 더 큰 시계방향으로의 회전을 만든다.

참고: 골반의 분명한 비대칭과 회전이 없는 중립에서(위에 언급했듯이), 한 가지 볼 수 있는 것은 골반 좌측 회전(반시계방향) 가동성 범위는 상체의 우측 회전(시계방향)과 같을 것이다.

평가 과정: 파트 2 (Assessment Procedure: Part 2)

촉진 평가—엎드린 환자 (Palpatory Assessment–Patient Prone)

평가 기준의 이 부분에서 우리는 아래에 설명된 바와 같이 해부학적 랜드마크의 비대칭성을 찾을 것이다. 환자를 엎드리게 한다. 치료사는 환자 옆에 서서 우세안(dominant eye)을 사용하여 다음 영역들을 관찰한다.

- 엉덩이 주름 (Gluteal fold)
- 궁둥뼈결절 (Ischial tuberosity)
- 엉치결절인대 (Sacrotuberous) ligament)
- 엉치뼈의 하방측면각 (Inferior lateral angle of the sacrum)
- 위뒤엉덩뼈가시 (Posterior superior iliac spine) (PSIS)
- 엉치뼈구 (Sacral sulcus)
- 요추 5번 (L5)
- 엉덩뼈능선 (Iliac crest)
- 대전자 (Greater trochanter)

부록 1의 표 1.5는 치료사에게 엎드린 촉진평가 동안 발견되는 비대칭성을 적어두는 것이 유용할 수 있다.

엉덩이 주름과 궁둥뼈결절 (Gluteal Fold and Ischial Tuberosity)

먼저 엉덩이 주름 정도를 관찰한 후 이 부위를 가볍게 눌러 위치를 확인해라. 엉덩이 주름으로부터 당신의 엄지손가락을 머리쪽 방향으로 궁둥뼈결절에 닿을 때까지 움직여라. 궁둥뼈결절의 아랫면을 기준으로 당신의 엄지를 수평면에 놓아라. 그림 12.27과 같이 그 높이를 적어라.

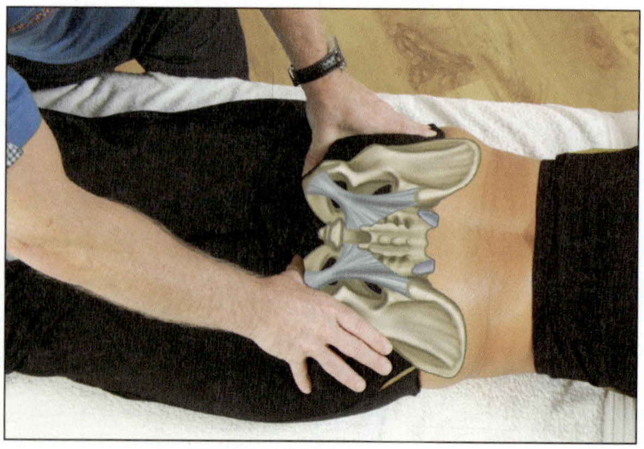

그림 12.27. 대칭을 위한 엉덩이 주름과 궁둥뼈결절 촉진

엉치결절인대(Sacrotuberous ligament)

궁둥뼈결절을 촉진한 후, 엄지를 그림 12.28과 같이 엉치결절인대를 찾을 때까지 곧바로 안쪽과 머리쪽으로 향한다. 인대를 부드럽게 촉진하고, 긴장 또는 느슨함(laxity)의 증가뿐만 아니라 압통의 증가 또한 느껴라, 이것들이 엉치엉덩(sacroiliac) 또는 엉덩엉치(iliosacral) 기능장애와 관련될 수 있기 때문이다.

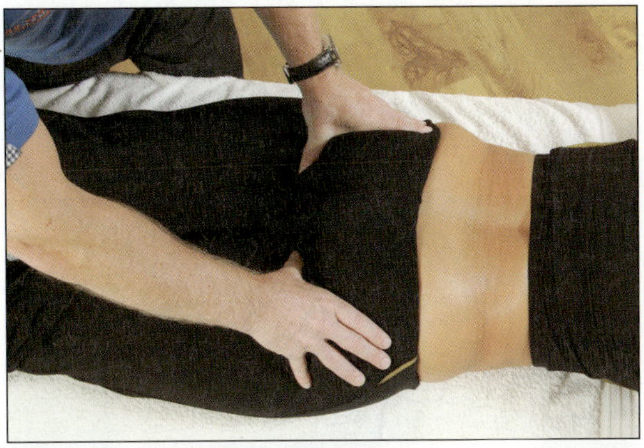

그림 12.28. 엉치결절인대의 촉진

엉치뼈의 하방측면각(ILA of the Sacrum)

다음으로, 궁둥뼈결절을 가볍게 촉진하고 엉치결절인대의 근위부 요소 쪽으로 따른다면, 이것은 자연스레 너를 하방측면각(ILA)으로 데려갈 것이다. 또 다른 방법으로 이 부위의 측면으로 약 0.8" (2 cm)의 엉치뼈열공(sacral hiatus)의 위치를 찾아 촉진하는 것이다-이것은 하방측면각(ILA)의 랜드마크 일 것이다. 당신의 엄지손가락 그림 12.29에서 보듯이 비대칭을 검사하기 위해 하방측면각(ILA)의 뒤쪽 부분 위에 놓아라.

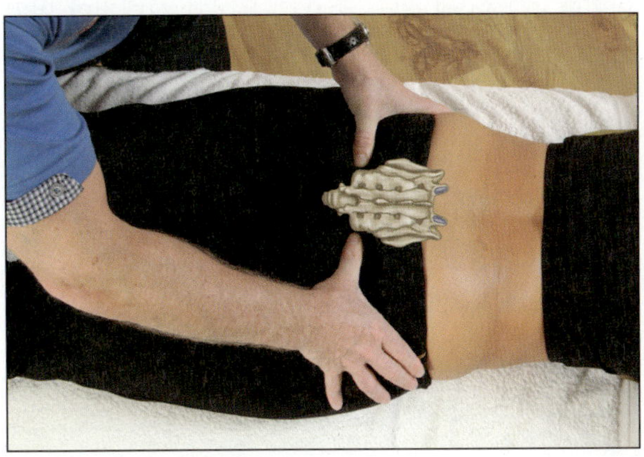

그림 12.29 균형을 위한 하방측면각(ILA)의 촉진

위뒤엉덩뼈가시(PSIS)

하방측면각(ILA)의 랜드마크로부터 이제 당신의 엄지를 머리쪽 방향으로 양쪽의 뼈같은 랜드마크에 닿을 때까지 움직여라-예를 들면, 그림 12.30(a)과 같은 위뒤엉덩뼈가시. 이 자세로부터 위뒤엉덩뼈가시에 닿아 있는 각 엄지를 보고 발견된 비대칭을 기록해라.

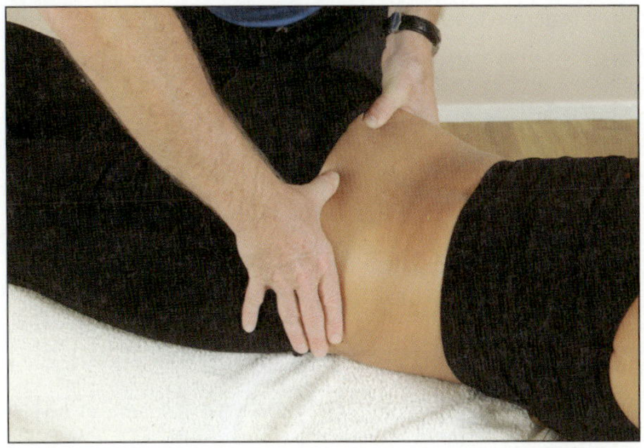

그림 12.30. (a) 균형을 위한 PSIS의 촉진

엉덩뼈능선(Iliac crest)

위뒤엉덩뼈가시(PSIS)로부터 그림 12.30(b)에서 보듯이 엉덩뼈능선의 위치를 확인하여 손가락을 능선 꼭대기에 가볍게 올려 높이를 확인하는 것이 바람직하다.

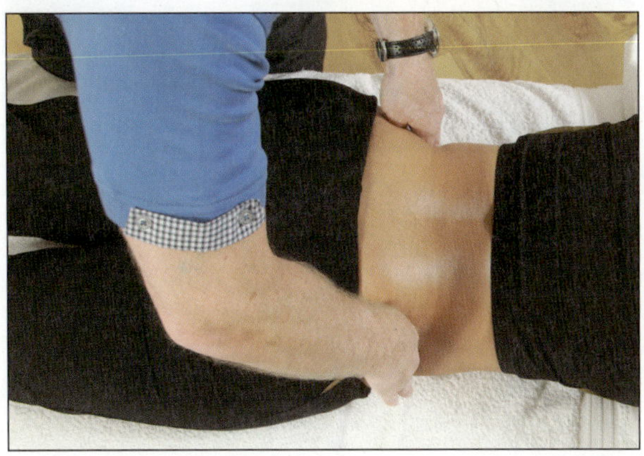

그림 12.30. (b) 균형을 위한 엉덩뼈능선(Iliac crest)의 촉진

엉치뼈구(Sacral sulcus)

엉치뼈구는 자연스럽게 양쪽의 엉덩뼈와 엉치뼈 기저부(Sacral Base)의 교차점으로 형성된 부분이다. 엉치뼈구(Sacral sulcus)에 해당하는 보조개가 눈에 띈다: 이 좌우의 보조개들은 비너스의 보조개로 알려져 있다. 위뒤엉덩뼈가시의 위치로부터 엄지손가락이 L5/S1의 안쪽 접합부 쪽으로 45° 각도로(부드럽게) 엉치뼈 기저부(sacral base)가 촉진될 때까지 향하게 된다. 적절한 위치를 결정하기 전에 조직이 안정될 때까지 잠시 기다리는 것이 가장 좋다. 당신은 엉치뼈구(엉치뼈 기저부와 위뒤엉덩뼈가시 사이에 위치)의 깊이를 무엇이라고 부르는지 결정하려고 노력하고 있다; 정상 깊이는 대략 04–0.6" (1.0–1.5 cm)이다. 그러나 보통은 덜하다. 왜냐하면 엉치뼈구 위에 있는 연부조직 때문이다. 정상적인 발견은 그림 12.31과 같이 엄지손가락이 엉치뼈구/기저부 내에서 동일하게 또는 수평으로 갈라지는 것이다.

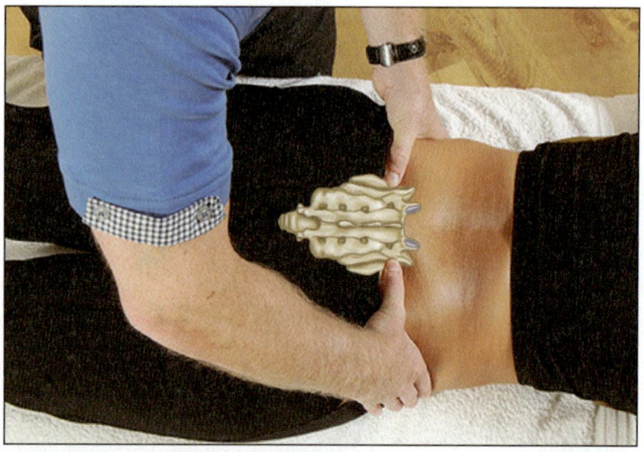

그림 12.31. 균형/깊이를 위한 엉치뼈구의 촉진

엉치뼈 회전(*Sacral Rotation*)

당신이 엉치뼈구(sacral sulcus)를 촉진할 때 엄지손가락이 비대칭적으로 보인다는 것을 스스로 확신하는 것을 잠시 상상해보자: 예를 들면, 오른쪽 엄지손가락이 아래로 더 깊이 가라앉고(촉진) 왼쪽 엄지가 엉치뼈 기저부(sacral base)를 얕게 촉진한다. 이 결과는 더 깊은 앞쪽 (또는 전방) 오른쪽 엉치뼈 기저부(전굴[nutated]) 또는 더 얕은 뒤쪽 (또는 후방) 왼쪽 엉치뼈기저부(후굴[counter-nutated])를 나타낼 수 있다. 어느 쪽이든 이 경우, 엉치뼈는 그림 12.32와 같이 여전히 왼쪽으로 "회전" 할 것이다.

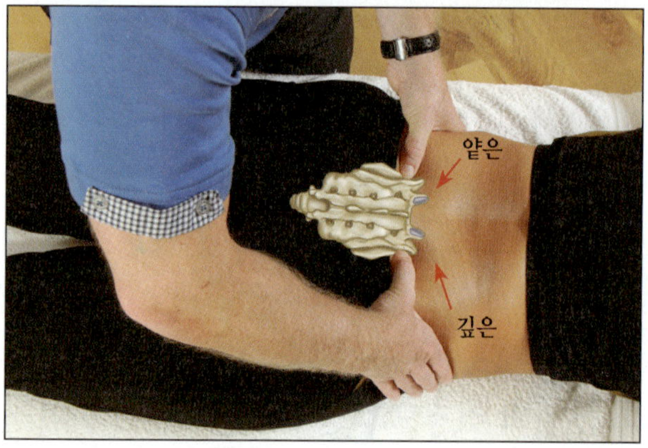

그림 12.32. 균형을 위한 엉치뼈구(Sacral sulcus)의 촉진–오른쪽 엄지손가락이(이 경우) 더 깊고, 왼쪽 엄지손가락이 더 얕게 나타난다.

Jordan(2006)의 저서 "Sacroiliac joint mechanic revisited"에서 특히 엉치뼈구의 깊이 감별을 위한 촉진 부분을 나는 매우 흥미롭게 읽었다. 임상의사는 한 사람이 엉치뼈고랑(Sacral sulci) 속으로 들어가 상대적인 엉치뼈구 깊이를 확인할 때, 상대적인 깊이는 엉치뼈 위치가 아니라, 환자들 속에서도 뭇갈래근(multifidus)의 두께를 반영한다고 언급했다. 또한 뭇갈래근 위에 있는 것은 허리엉치근막(lumbosacral fascia)인데, 콜라겐 결합조직이 매우 두껍게 층을 이루고 있어 상당히 단단하게 느껴지고 뼈로 오인될 수 있다. 뭇갈래근의 한쪽이 다른 쪽보다 수축되면 더 큰 횡단면이 생성되고, 결과적으로 엉치뼈구가 자연스럽게 얕아진다.

이것이 사실일지라도, 엉치뼈구(Sacral sulcus)의 촉진은 평가 과정의 한 가지 요소일 뿐이라는 것을 기억해라. 평가 과정을 조각 퍼즐로 생각할 수 있고, 이 구(sulcus)의 촉진은 퍼즐의 한 조각일 뿐이다. 전에도 말했듯이, 퍼즐에는 다른 조각들이 많이 있으므로, 한 조각에만 의존하지 않도록 하자.

내가 엉치뼈고랑(Sacral sulci)의 상대적 깊이를 주제로 하고 있는 동안, 볼기뼈(Innominated bone)의 위치도 고려해야 한다. 예를 들면, 오른쪽 엉치뼈구(Sacral sulcus)가 얕은 것으로 촉진된 경우, 이것은 앞쪽으로 회전된 오른쪽 볼기뼈(엉치엉덩관절 기능장애, 그리고 일반적인 발견)를 나타낼 수 있다. 다른 유형의 회전성 불균형은 반대되는 발견과도 관련될 수 있다: 즉, 엉치뼈구(Sacral sulcus)가 오른쪽에서 더 깊게 촉진된다면, 이것은 오른쪽에서 후방으로 회전하는 볼기뼈(Innominated bone)에 해당될 수 있다(덜 흔한 발견).

앞에서부터 발견된 가장 일반적인 불균형 조건은 회전이며, 일반적으로 이것은 보상적인 왼쪽 후방 볼기뼈 회전과 함께 우측 전방 회전이 될 것이라는 것을 기억하라. 이 일반적인 발견과 함께 엉치뼈고랑(Sacral sulci)의 깊이에 대한 촉진의 관점에서 볼 때, 엉치뼈는 비교적 중립적인 위치에 있음에도 불구하고 오른쪽 엄지손가락은 얕게, 왼쪽 엄지손가락은 깊게 촉진될 것이다. 이 경우 기능부전(엉덩엉치) 구조인 것은 볼기뼈이지만, 오른쪽 회전성 엉치뼈의 인상을 (우측 회전은 아님에도 불구하고) 주는데, 주로 엉치뼈구(Sacral sulcus)의 왼쪽이 후방으로 회전된 볼기뼈만큼 깊게 촉진되기 때문이다.

이미 2장과 4장에서 엉치뼈가 회전 운동과의 결합으로 옆으로 구부러질 수 있다는 것을 논의했다. 왜냐하면 이것이 여러분이 한 다리에서 다른 다리로 체중을 이동시킬 때 여러분의 엉치뼈가 걷는 주기 동안 겪게 되는 것이기 때문이다. 엉치뼈 움직임은 제1형 운동을 따르고, 측면 굽힘과 회전이 반대쪽으로 결합된다: 이런 유형의 운동 비틀림이라고 부른다. 예를 들면, 왼쪽 엉치뼈기저부(Sacral base)가 후방일 경우 엉치뼈는 좌측으로 회전하거나, 좌측으로 비틀리며, 측면은 우측으로 구부러지게 된다. 만약, 엉치뼈기저부(Sacral base) 뿐만 아니라 중립위치의 (환자 엎드린 자세) 하방 측면각의 위치를 촉진할 때, 우리는 기능장애가 발생하여 엉치엉덩관절(SIJ) 제한이 있다는 것을 안전하게 받아들일 수 있다.

내가 당신에게 묻는 질문은 이것이다: 당신은 어떤 것이 고정된 면인지 어떻게 결정할 것인가? 글쎄, 당신은 이미 이 질문을 실제로 깨닫지 못한 채 부분적으로 대답해왔다. 왜냐면? 앉은 전방굴곡 검사를 이미 수행했으므로, 이 특정 엉치엉덩관절(SIJ) 검사는 장애가 있는 신체의 위치를 나타낼 것이다. 예를 들면, 앉은 자세 전방굴곡 검사 도중에 왼쪽이 검사 양성(왼쪽 엄지손가락이 오른쪽에 비해 머리쪽으로)이라 가정하고, 또한 왼쪽 엉치뼈구(Sacral sulcus)를 촉진할 때 왼쪽 엄지손가락이 오른쪽 엄지보다 더 구(sulcus) 속으로 가라앉는다(즉, 왼쪽에서 더 깊게 촉진된다). 그러면 엉치뼈는 우리가 우측에서 우측으로(R–on–R) 엉치뼈 비틀림이라고 부르는 것과 같이 오른쪽으로 회전했고, 왼쪽 측면으로 구부러졌기 때문에 왼쪽에서 앞쪽/전방으로 전굴 위치에 있어야 한다는 것을 알 수 있다(그림 12.33 참조).

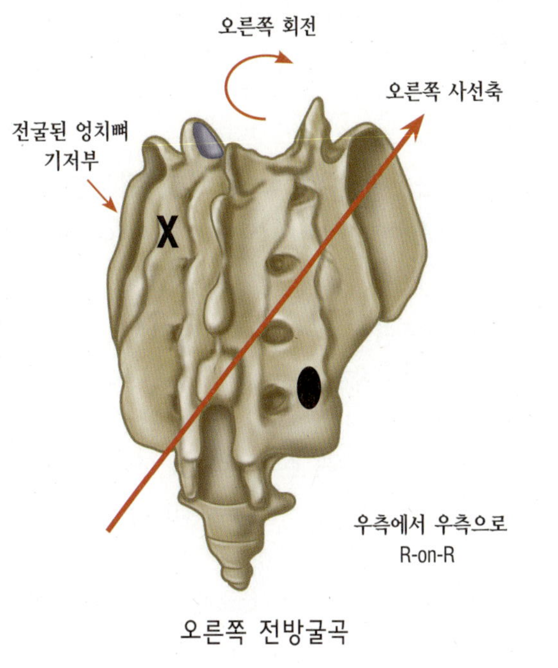

그림 12.33. 전방/앞쪽 (전굴) 엉치뼈 비틀림 우측에서 우측으로(R–on–R). X = 전방 또는 깊게. ● = 후방 또는 얕게

다른 시나리오를 살펴보자: 앉은 전방굴곡 검사는 여전히 왼쪽에 양성반응을 나타내고 있으나 이번에는 왼쪽 엉치뼈구(Sacral sulcus)를 지금 깊은 것 대신 얕게 촉진한다. 바라건대 이제 왼편의 엉치뼈가 후굴(counter-nutation)위치라는 것을 알았으면 한다: 엉치뼈는 뒷면의 그림 12.34에서 보여지듯 우측에서 좌측으로(L-on-R) 엉치뼈 비틀림에서처럼 왼쪽으로 회전했고 오른쪽으로 측면굴곡했다.

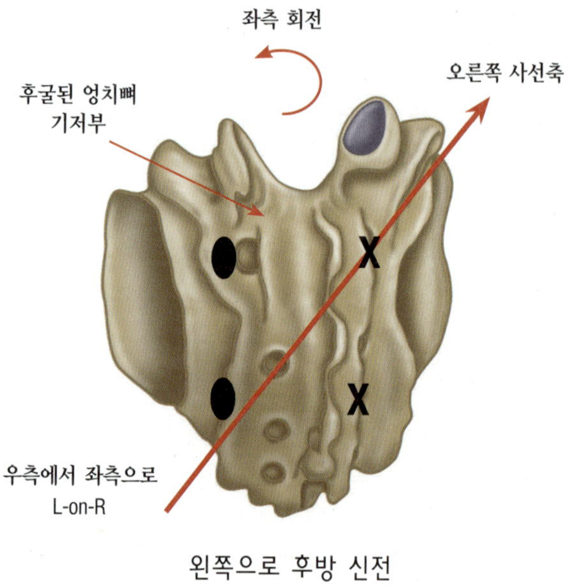

그림 12.34. 후방/뒤쪽 (후굴) 엉치뼈 비틀림 우측에서 좌측으로(L-on-R). X = 전방 또는 깊게. ● = 후방 또는 얕게

후방/뒤쪽 (후굴) 고정 엉치뼈 뒤틀림 (*Posterior/Backward [Counter-Nutated] Fixed Sacral Torsion*)

엉치뼈 비틀림의 계속되는 주제의 다음 평가로 넘어가보자. 우리는 이제 환자에게 단순히 몸통을 앞뒤로 구부리고, 엉치뼈고랑(Sacral sulci)의 깊이에 무슨 일이 일어나는지 확인하도록 요구함으로써 엉치뼈 기능장애/관절의 실제 존재를 확인하는 것을 검토하게 될 것이다.

왼쪽 엉치뼈기저부(Sacral base)는 중립에서 후방으로 되어 있는 위 예시의 개념을 계속해 보자. 이 자세에서 당신은 이제 환자에게 그들의 몸통을 앞으로 구부려 달라고 요청하고, 엉치뼈 기능장애는 없어지는 것처럼 보인다(당신의 엄지손가락이 수평이 된다). 환자에게 후방굽힘 동작(스핑크스 검사 후 설명)을 수행하도록 요구할 때 회전은 증가하는 것처럼 보인다: 더 나빠지기 때문에 엉치뼈 기저부의 위치－즉, 왼쪽 엄지손가락이 왼쪽의 얕은 곳(또는 오른쪽의 깊은 곳에 있는 엉치뼈구)을 나타내기 때문이다. 이것은 왼쪽 엉치뼈기저부(Sacral base)가 후방으로 고정되어 있다는 것을 확인시켜 줄 것이며, 이것이 우리가 우측에서 좌측으로(L-on-R) 엉치뼈 비틀림이라고 부르는 것이다. 왜인지? 잠시 생각해보자. 당신이 환자에게 그들의 요추를 신전하라고 요구할 때, 엉치뼈는 양쪽모두 전방으로 전굴해야 한다("요추의 이것과는 반대되는 움직임"을 생각해라). 왼쪽이 뒤/후방으로 고정된 경우, 이것은 왼쪽이 앞쪽으로 전굴할 수 없게 됨을 의미하므로 (앞쪽으로 나아가려면) 후굴 위치(뒤 또는 후방 엉치뼈 비틀림)로 고정되어야 한다. 이것을 보는 또 다른 방법은, 왼쪽 엉치뼈기저부(Sacral base)는 후방 고정된 위치에서 유지된다; 그러나, 오른쪽 엉치뼈기저부(Sacral base)는 환자가 뒤로 구부러질 때 더 앞쪽으로 이동하기 때문에 회전이 악화(증가)되는 것으로 보인다.

환자에게 앞으로 구부리는 동작을 요청했을 때, 왼쪽 엉치뼈기저부(Sacral base)는 엉치뼈의 오른쪽이 자체의 움직임을 계속 할 수 있고 후방으로 회전(오른쪽 후굴)할 수 있기 때문에 후방으로(왼쪽 후굴) 고정된 채로 있을 것이다; 엉치뼈구(Sacral sulcus)는 이제 수평이 되어 회전이 사라지는 것처럼 보일 것이다.

스핑크스(*Sphinx*) 검사/ 몸통 신전

특히 환자에게 수행하라고 부탁하고 싶은 방법은 엉치뼈의 후방 비틀림의 존재를 확인할 스핑크스 검사이다. 환자는 소파에 엎드리도록 한다. 환자의 옆에서 당신의 엄지나 검지손가락의 패드를 좌우 엉치뼈 기저부(Scarl base)에 놓고 우세안을 골반을 향하게 한다.

검사는 다소 간단하다: 환자에게 책을 읽을 때처럼 스스로 양 팔꿈치로 몸을 들어올리게 한다(스핑크스 자세로). 만약 후방 엉치뼈 뒤틀림이 존재한다면 엉치뼈구

(Sacral sulcus)는 비대칭일 것이다(얕은쪽 후방 엉치뼈). **그림 12.35**와 같이 엉치뼈구(Sacral sulcus)의 왼쪽이 얕다면, 엉치뼈 비틀림은 우측에서 좌측으로(L-on-R)일 것이다(또는 오른쪽 엉치뼈구(Sacral sulcus)가 더 깊다); 마찬가지로 엉치뼈구(Sacral sulcus)의 오른쪽이 얕다면 엉치뼈 비틀림은 좌측에서 우측으로(R-on-L)일 것이다(또는 왼쪽 엉치뼈구(Sacral sulcus)가 더 깊다).

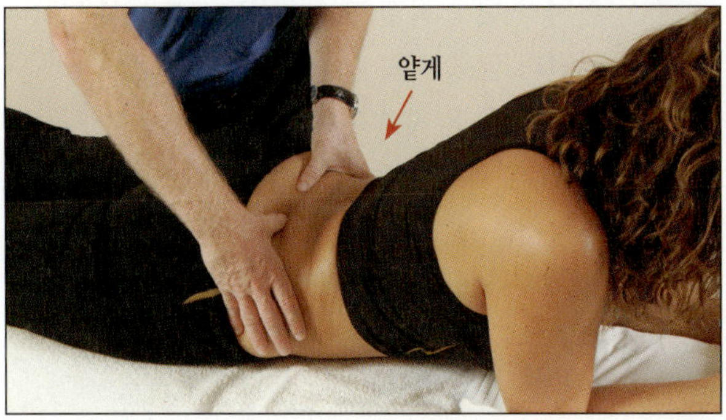

그림 12.35. 스핑크스 검사: 우측에서 좌측으로(L-on-R)(후방/뒤쪽) 엉치뼈 비틀림이 나타난다(이 경우 왼쪽 엄지손가락이 더 얕아진다).

참고: 엉치뼈구(Sacral sulcus)가 스핑크스 검사 동안 줄어들거나 정상화될 경우(수평이 되다), 전방 엉치뼈 비틀림이 나타난다. 이 전방 비틀림은 우측에서 우측으로(R-on-R) 또는 좌측에서 좌측으로(L-on-L) 될 것이다(이것은 "전방/앞쪽[전굴] 고정 엉치뼈 기능장애 부분에서 설명된다).

요추 굴곡 검사 (*Lumbar Flexion Test*)

우측에서 좌측으로(L-on-R) 엉치뼈 비틀림 경우에 대해 계속하자(엉치뼈구의 왼쪽이 후굴로 고정되었다). 환자가 스핑크스 자세를 하고 엉치뼈구의 수평이 확인되었을 때 당신은 환자에게 앞쪽으로 몸통을 구부릴 것을 요청한다(요추 굴곡). 이 예에서 왼쪽 엉치뼈기저부(Sacral base)가 후방으로 고정되었기 때문에 엉치뼈의 오른쪽이 후방 방향에서 정상적으로 뒤로 회전하는 것이 가능하다(후굴); 이는 **그림 12.36(a)**과 같이 엉치뼈 고랑(Sacral sulci)을 수평으로 보이게 하여 회전이 사라지는 것처럼 보이게 한다.

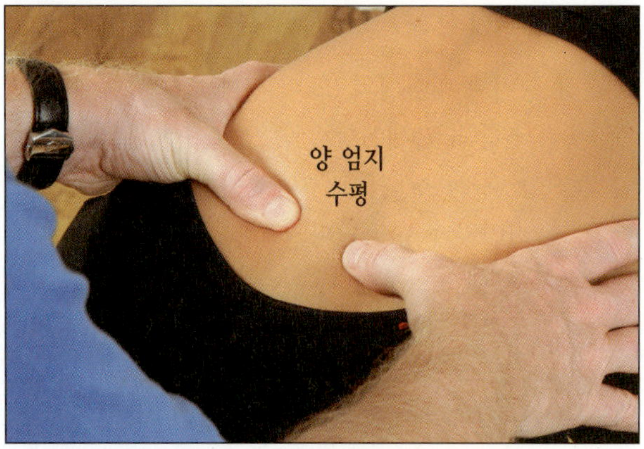

그림 12.36. (a) 요추의 전방굴곡 검사: 우측에서 좌측으로(L-on-R)(후방/뒤쪽) 엉치뼈 비틀림이 나타난다(양 엄지손가락은 이제 평행하다).

앉은 자세보다는 엎드린 자세에서 요추를 구부리는 것을 선호하는 경우, **그림 12.36(b)**과 같이 팔을 앞으로 뻗은 채 발뒤꿈치에 걸터 앉으라고 요구할 수 있다.

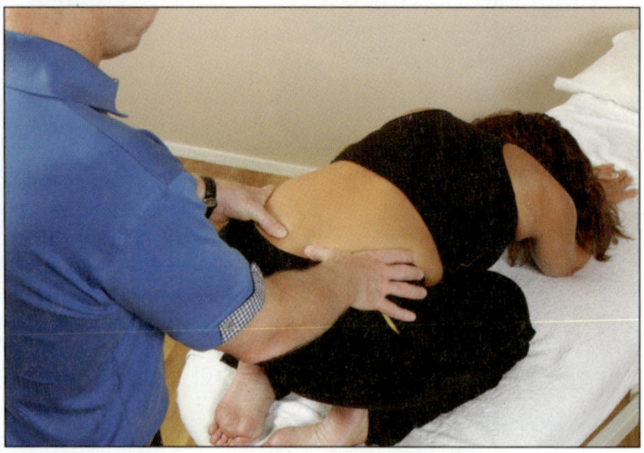

그림 12.36. (b) 대체 요추 굴곡 검사: 우측에서 좌측으로(L-on-R) (후방/뒤쪽) 엉치뼈 비틀림이 나타난다(양 엄지손가락은 이제 평행하다).

전방/앞쪽 (전굴) 고정 엉치뼈 기능장애

전방 엉치뼈 비틀림의 또 다른 예를 살펴보자. 이번엔, 우리가 중립 자세에서 왼쪽 엉치뼈구(Sacral sulcus)를 촉진할 때(환자는 엎드린 자세), 엄지는 그 부분에서 더 깊게 가라앉게 나타난다; 또한, 왼쪽의 앉은 자세 전방굴곡 검사가 양성이다. 이 두 결과를 이유로 거의 우측에서 우측으로(R–on–R) 전방 엉치뼈 비틀림이 나타난다고 결론지을 수 있다. 우리는 이제 환자에게 앞쪽으로 구부리라 요청하고 엄지손가락으로 환자의 엉치뼈고랑(Sacral sulci)을 가볍게 접촉한 가운데 이것을 확인할 것이다. 왼쪽 엉치뼈기저부(Sacral base)는 그림 12.37과 같이 이 자세에서 더 안좋게(더 깊이) 나타나고, 그림 12.38과 같이 후방 굽힘(스핑크스) 자세에서 평행하게 된다.

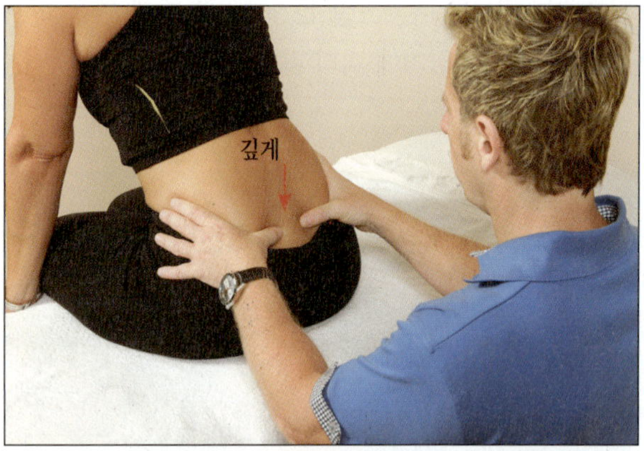

그림 12.37. 전방굴곡 검사, 우측에서 우측으로(R–on–R)(앞쪽/전방) 엉치뼈 비틀림(왼쪽 엄지손가락이 더 깊어진다.)

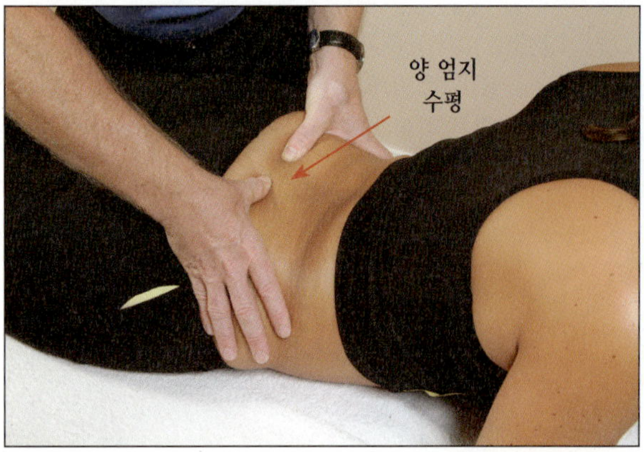

그림 12.38. 스핑크스 검사, 우측에서 우측으로(R–on–R)(앞쪽/전방) 엉치뼈 비틀림(양 엄지손가락이 수평이 된다.)

이것은 처음에 내가 말한 것과 반대가 나타났음을 의미한다: 우리는 왼쪽에서 앞쪽으로 전굴 고정을 가진다[우측에서 우측으로(R–on–R)]. 왜냐면? 환자가 앞으로 구부릴 때 왼쪽 엉치뼈기저부(Sacral base)는 앞쪽으로 기운자세에서 고정된 채로 있지만, 오른쪽 엉치뼈 기저부(Sacral base)는 후방 전굴(후굴, counternutation)로 더 멀리 이동하고 이리하여 회전이 더 심한 것처럼 보일 것이다(왼쪽 엄지손가락은 심지어 더 깊게 가라앉는 것처럼 보인다). 환자가 뒤로 굽힐 때 왼쪽 엉치뼈기저부(Sacral base)는 여전히 앞쪽으로 기울어진 채로 고정되어 있다; 그러나 오른쪽 엉치뼈기저부(Sacral base)는 이것의 정상 앞쪽 기울임 자세로 움직임이 가능하다. 이것은 이제 엉치뼈의 기능장애적 회전이 사라진 것처럼 보이며 양쪽 엉치뼈구(Sacral sulcus)의 촉진에서 이제 수평하다고 나타난다.

요추(Lumbar spine, L5)

스프링 검사(*Spring Test*)

환자는 소파 위에 엎드리고 치료사는 환자를 마주보고 선다. 치료사는 다음과 같은 자세로 요추를 관찰한다: 평평한 등(굽힘), 증가된 전만(신전), 또는 중립. 만약 환자의 등이 비교적 평평하다면, 이는 요추가 굽힘의 자세에 있음을 나타내며 엉치뼈는 상대적으로 후굴의 위치에 있음을 나타낼 수 있다. 만약 환자가 전만자세를 취하고 있다면 이는 현재 요추가 신전의 자세를 취하고 있음을 나타내며 엉치뼈는 상대적으로 전굴되었음을 나타낼 수 있다. 요추와 엉치뼈의 위치 관찰 후에 치료사는 우세손(자주 쓰는 손)의 손날을 L5의 가시돌기 위에 올려놓고 그림 12.39와 같이 소파 쪽으로 점진적인지만 견고한 압력을 가한다.

양성검사는 아래에 있는 조직에 확실한 움직임이 없는 L5에 적용된 압력에 견고한 저항이다; 견고한 저항은 굽힘된 자세에서 L5 후관절의 잠김을 나타낸다. 이는 엉치뼈가 양쪽으로 후굴되어 있거나 한쪽 후방/뒤쪽 엉치뼈 비틀림(우측에서 좌측으로(L–on–R) 또는 좌측에서 우측으로(R–on–L))이 나타남을 입증한다.

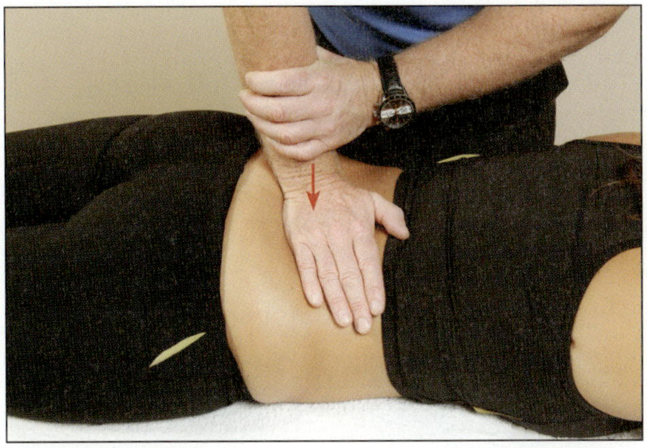

그림 12.39. 요추(L5) 스프링 검사: 후방 또는 전방 엉치뼈 비틀림이 나타난다.

스프링 검사가 음성이고(몇몇 가능한 움직임, 예: 스프링) 요추가 증가된 전만을 나타낸다면, 엉치뼈는 양쪽 다 전굴되어 있거나 한쪽이 앞쪽/전방 엉치뼈 비틀림(좌측에서 좌측으로 [L-on-L] 또는 우측에서 우측으로 [R-on-R])이 나타난다.

> **참고**: 이 경우, 환자가 중립자세에서는 요추의 자연스러운 전만이 있기 때문에 스프링 검사 또한 음성일 것이다.

L5 위치-중립(*L5 Position-Neutral*)

내제된 엉치뼈 비틀림을 확인하기 위한 엉치뼈기저부(sacral base)의 관련 위치를 결정한 후에는 엄지손가락을 요추 5번 가시돌기가 쪽으로 향하도록 해라. 요추 5번의 가시돌기로부터 엄지손가락의 패드를 향하게 하고 외측에서 (약 1~1.4", 또는 2.5~3 cm) 요추 5번 가시돌기로 동일하게 위치시켜라; 이 배치는 왼쪽과 오른쪽 가로돌기에 해당하는 라인에 있어야 하며 요추 5번의 관련위치를 식별해야 한다. 얕은 쪽이 촉진되면 아마도 오른쪽일 것이고, 그림 12.40(a-b)와 같이 특별한 경우를 우리는 요추 5번이 그 방향(오른쪽)으로 회전되었다고 알고 있다.

그러나, 6장으로 돌아가 생각해보자: 단지 요추 5번이 오른쪽으로 회전되었기 때문에 우리는 요추 5번/엉치뼈 1번 후관절이 닫힌 위치에서 고정되었는지 또는 왼쪽 요추 5번/엉치뼈 1번 후관절이 열린 위치에서 고정

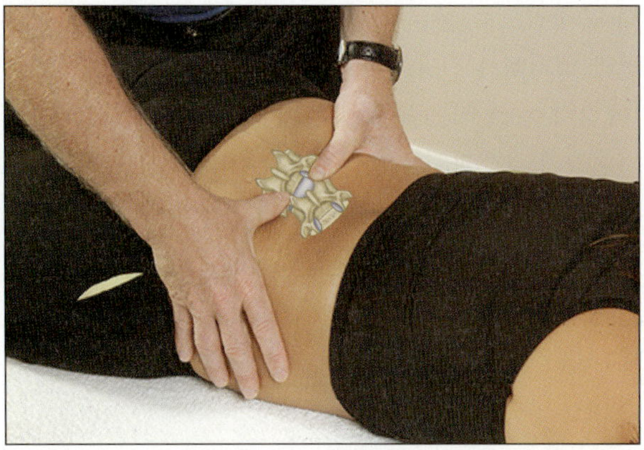

그림 12.40. (a) 요추 5번의 위치 촉진: 오른쪽에서 얕게 보인다. 요추 5번의 우측 회전 나타냄

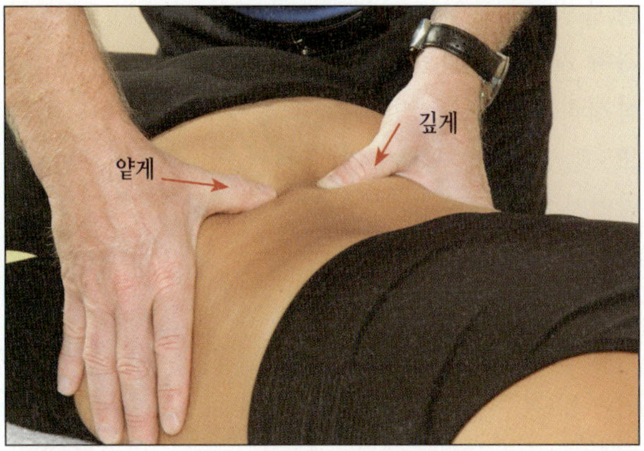

그림 12.40. (b) 오른쪽이 얕은 요추 5번의 위치 확대 장면

되었는지 알 수 없다. 내가 이미 6장에서 설명했듯이 우리는 특정한 동작을 사용하여 요추 5번/엉치뼈 1번 후관절의 위치를 확인할 필요가 있을 것이고 따라서 환자는 몸통의 신전 및 굴곡 동작을 수행하도록 요청받는다.

> **참고**: 솔직히, 요추 5번의 위치는 특히 엉치뼈기저부(sacral base)의 위치에 따라 달라진다. 요추 5번은 앞 장에서 논의된 4개의 엉치뼈 비틀림 자세 각각에 대해 다른 위치에 있을 것이다.

앞선 좌측에서 좌측으로(L-on-L)와 우측에서 우측으로(R-on-R) 엉치뼈 움직임은 보행주기 동안 요추의 전형적인 유형 1 척추역학을 이끌어낼 엉치뼈의 정상 생리학

적 움직임으로 분류됨을 기억해라. 그러나 내 생각엔 만약 엉치뼈가 전방/전굴(예: 1–2 아래) 또는 후방/후굴(예: 3–4 아래) 비틀림 위치로 꽤 긴 시간 고정되었다면, 자연적인 보상과정을 통해 요추는 어떤 식으로든 자체 위치를 변경하고 유형 2 척추역학을 따랐을 것이다; 이 경우, 측면 굽힘과 회전은 다음 예들로 설명한 바와 같이 현재 같은 쪽으로 결합되었을 것이다(신전이나 굴곡에서).

예시 1

좌측에서 좌측으로(L–on–L) 엉치뼈 비틀림은 전형적으로 요추 5번이 왼쪽 측면굽힘과 오른쪽 회전의 중립형 유형 1 척추역학을 채택하게 한다. 그러나 만약 엉치뼈 기능장애가 만성이라면 엉치뼈의 변형된 위치는 잠재적으로 요추 5번의 위치를 바꿀 수 있다: 이는 ERS(R)–오른쪽 요추 5번/엉치뼈 1번 후관절 폐쇄로 알려져 있다.

왜냐면? 요추 5번의 움직임은 엉치뼈(왼쪽)의 기울어진 움직임과 반대(오른쪽)로 움직일 것이기 때문이며 이는 L5척추가 오른쪽 신전, 측면 굽힘, 그리고 회전 위치 즉, ERS(R)가 된다는 것을 의미한다. 엉치뼈는 왼쪽 전방(전굴)으로 회전 중이고 그래서 L5는 오른쪽 후방으로 회전할 것이다. 이 요추의 우측 회전은 엉치뼈의 유도된 좌측 회전 때문에 정상 유형 1 역학으로 분류된다: 그러나 만약 요추가 전방(전굴) 엉치뼈 비틀림의 결과로 자체의 전만 곡선을 증가시킨다면 요추 5번은 유형 2 역학으로 들어설 것이고 그 뒤에 ERS(R)가 발생할 것이다.

예시 2

우측에서 우측으로(R–on–R) 엉치뼈 비틀림은 잠재적으로 요추 5번이 ERS(L)로 알려진 위치를 채택하게 한다. 요추 5번/엉치뼈 1번 후관절은 왼쪽에서 닫힌다.

요추 5번의 움직임은 엉치뼈의 이것과 반대일 것이며 그리하여 척추는 ERS(L)위치에 있게 될 것이다. 왜냐면? 즉, 엉치뼈는 오른쪽으로 전방 회전 중이고 이는 요추 5번이 왼쪽으로 후방 회전한다는 것을 의미한다.

예시 3

우측에서 좌측으로(L–on–R) 엉치뼈 비틀림은 잠재적으로 요추 5번이 FRS(R)로 알려진 위치를 택하게 한다. 요추 5번/엉치뼈 1번 후관절은 왼쪽에서 열린다(기억해라. 이것은 회전과 반대쪽이다).

L5 척추의 움직임은 엉치뼈의 이것과 반대일 것이고 그리하여 척추는 FRS(R) 위치에 있게 될 것이다. 왜냐면? 즉, 엉치뼈는 왼쪽으로 후방(후굴)회전 중이고 이는 L5척추가 오른쪽으로 전방 회전 할 것이라는 것을 의미한다.

예시 4

좌측에서 우측으로(R–on–L) 엉치뼈 비틀림은 잠재적으로 요추 5번이 FRS(L)로 알려진 위치를 택하게 한다. 요추 5번/엉치뼈 1번 후관절은 오른쪽에서 열린다(기억해라. 이것은 회전과 반대쪽이다).

요추 5번의 움직임은 엉치뼈의 이것과 반대일 것이고 그리하여 척추는 FRS(L)위치에 있게 될 것이다. 왜냐면? 즉, 엉치뼈는 오른쪽으로 후방(후굴)회전 중이고 이는 요추 5번이 왼쪽으로 전방 회전할 것이라는 것을 의미한다.

위의 규칙에서 예외

제 6장의 척추 역학에 대한 논의로부터 예외적인 상황에서 요추 5번의 움직임도 엉치뼈 비틀림과 같은 면이 될 수 있다는 것을 명심해라. 예를 들면, 매우 만성 요추/골반 기능장애에서 우측으로 회전하는 엉치뼈와 동일한 측면으로 회전하는 요추 5번을 발견하는 것이 일반적이다; 마찬가지로 엉치뼈의 좌측 회전이 요추 5번을 같은 방향으로 회전시키는 원인이 될 수 있다. 위의 예(10장에서 설명)는 엉치뼈가 척추 회전과 같은 쪽으로 회전하게 하는 1차 요추 기능장애를 가지고 있는 경우로서, 이 경우 요추 기능장애를 먼저 치료해야 할 것이다.

엉덩뼈능선(Iliac Crest)—후방 시점

손을 각각의 엉덩뼈능선 맨 위에 놓고 관련 위치를 기록하라. 더 높은 쪽이 아마도 그림 12.41과 같이 허리네모근의 단축, 골반 회전, 또는 심지어 엉덩엉치뼈 상방밀림(upslip)을 나타낼 것이다.

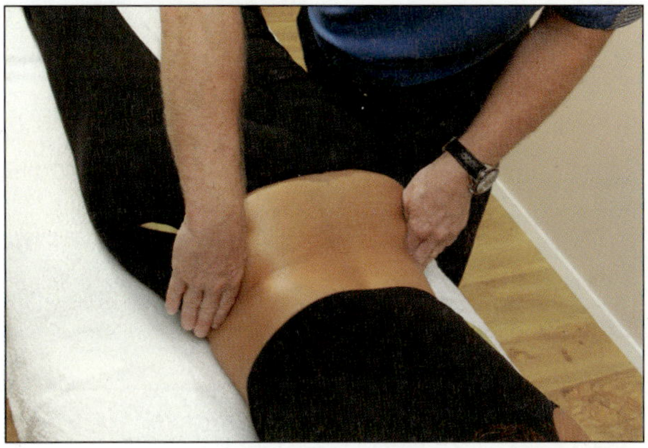

그림 12.41. 엉덩뼈능선 촉진: 오른쪽이 높게 나타난다.

대전자 (Greater Trochanter)

엉덩뼈능선을 촉진하는 것에서부터 다음으로 손을 대전자로 향하게 하여 그림 12.42와 같이 관련 높이를 점검한다.

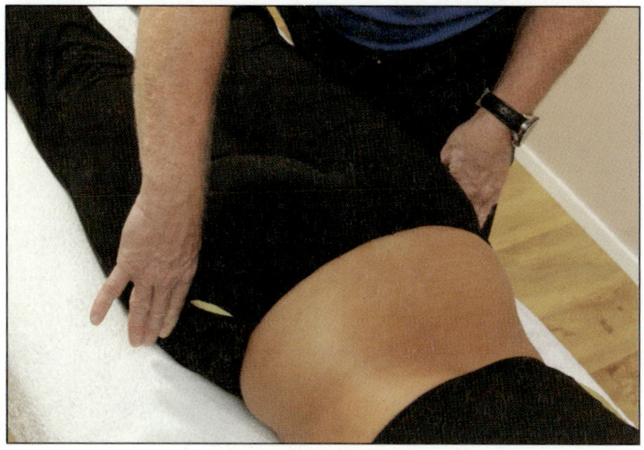

그림 12.42. 대전자의 위치 촉진

촉진 평가 — 환자 바로 누운 자세(Palpatory Assessment–Patient Supine)

환자는 침상에 똑바로 눕고 치료사는 환자 옆에 서서 우세안을 이용해 다음 부분들을 관찰한다:

- 위앞엉덩뼈가시 (ASIS)
- 엉덩뼈능선 (iliac Crest)
- 두덩뼈결절 (Pubic Tubercle)
- 서혜인대 (Inguinal Ligament)
- 내측 복사뼈 (Medial Malleolus)

부록 1의 표 A 1.6은 바로 누운 자세 촉진 평가 중에 발견된 비대칭을 기록하는 데 사용할 수 있다.

위앞엉덩뼈가시(ASIS)

위앞엉덩뼈가시(ASIS)의 수평을 처음 관찰한 후, 그림 12.43과 같이 위앞엉덩뼈가시의 아래 측면을 찾아 위치를 확인한다.

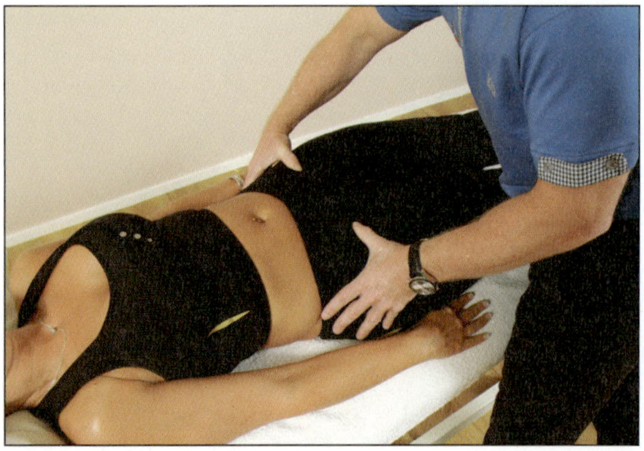

그림 12.43. 위앞엉덩뼈가시의 위치 촉진

엉덩뼈능선(Ilica Crest)—전면 시점

위앞엉덩뼈가시에서 그림 12.44와 같이 엉덩뼈마루 위에 손을 올려 위치를 확인해라.

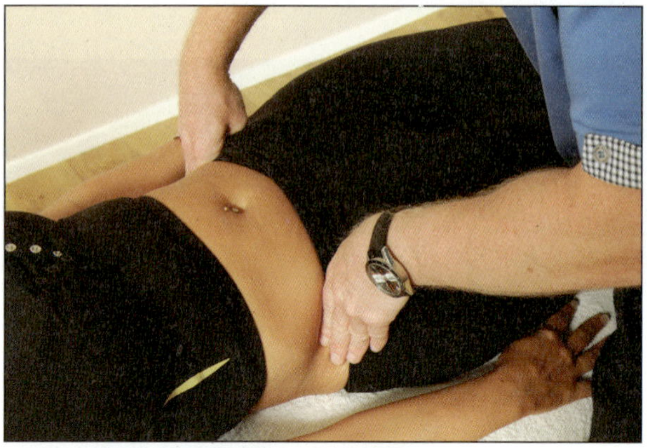

그림 12.44. 엉덩뼈능선의 위치 촉진

환자에게 긴장을 풀 것을 요청하고 이 과정에서 곧 일어날 일에 대해 알려준다(동의 요청). 손 뒤꿈치(heel)를 사용하고, 복부 부위에서 가벼운 접촉으로 시작하여 손 아래에 두덩뼈 결합이 느껴질 때까지 점진적으로 아래로 움직인다. 엄지나 검지손가락 면을 각 두덩뼈 결절(두덩뼈결합 관절) 위에 놓고 그림 12.45(a)와 같이 위치를 확인한다. 양성 결과는 각각을 비교할 때 한 두덩뼈결절이 높거나 낮은 위치에 나타나는 것이다.

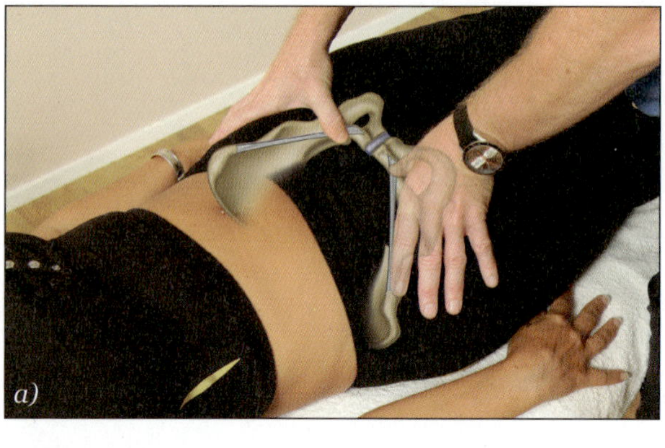

그림 12.45. (a) 두덩뼈결절의 위치 촉진

왼쪽 및 오른쪽 두덩뼈결합에 촉진하면 엄지가 측면 및 위쪽 방향으로 흐르게 하여 두덩뼈결절에서 위앞엉덩뼈가시에 부착된 서혜인대와 접촉하도록 한다. 기능장애에 대한 또 다른 양성반응은 그림 12.45(b) overleaf에 표시된 것처럼 서혜인대의 연부조직 구조가 촉진에서 부드러운지 여부이다.

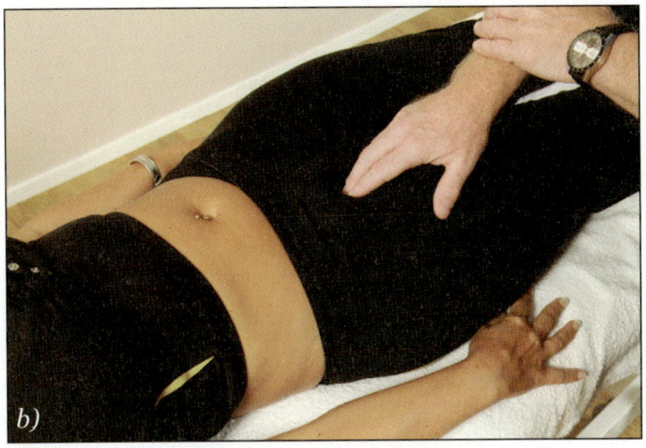

그림 12.45. (b) 서혜인대의 위치 촉진

내측 복사뼈(다리 길이)

내측 복사뼈(다리 길이)의 위치가 확인되기 전에 발목 위로 환자의 다리를 잡고 양 무릎을 90°로 구부려 달라고 한다. 다음으로 그림 12.46(a)과 같이 침상에서 뜨게 두세 번 들어 올려 달라고 요청하고 다리를 곧게 펴게 한다(이는 골반이 수평이 되게 하는 효과가 있다). 이것을 한 후, 그림 12.46(b)과 같이 다리가 더 길게, 더 짧게, 또는 수평인지 구별하기 위해 엄지손가락을 환자의 내측 복사뼈 아래에 놓고 발목을 쥐고 고정한다.

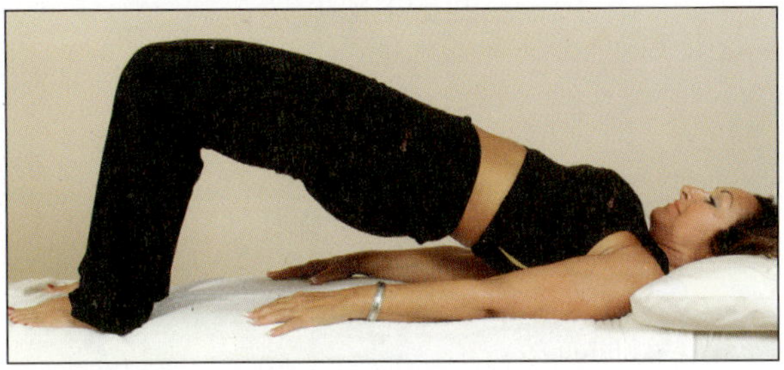

그림 12.46. (a) 환자는 골반의 수평을 맞추기 위해 침상 위로 골반을 두세 번 들어올린다.

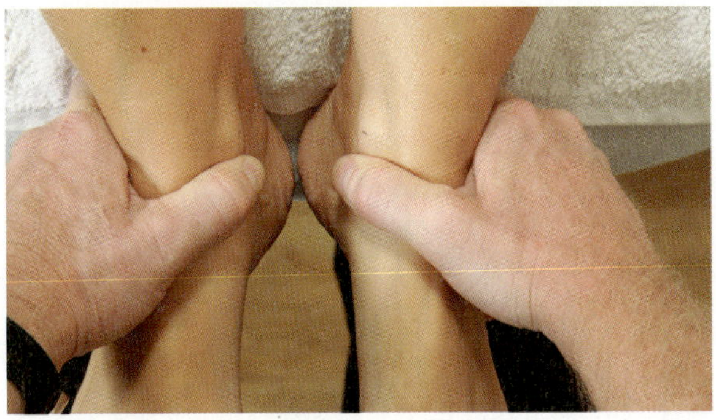

그림 12.46. (b) 내측 복사뼈 (다리길이)의 위치 촉진

바로 누웠다 다리펴고 앉기 검사 (다시 바로 눕는다)

이 검사의 목적은 엉치엉덩관절(SIJ)과 외형적 또는 실제 다리길이 불일치(LLD)의 관련성을 결정하는 것이다. 환자는 똑바로 눕고 치료사는 어떤 차이점이 있나 보기 위해 두 내측 복사뼈를 비교한다. 예를 들면 환자가 반듯이 누운 자세로 있을 때 그림 12.46(c)에서와 같이 왼쪽 내측 복사뼈가 더 짧아 보이고 오른쪽 내측 복사뼈가 더 길어 보인다는 것을 알아차린다고 하자.

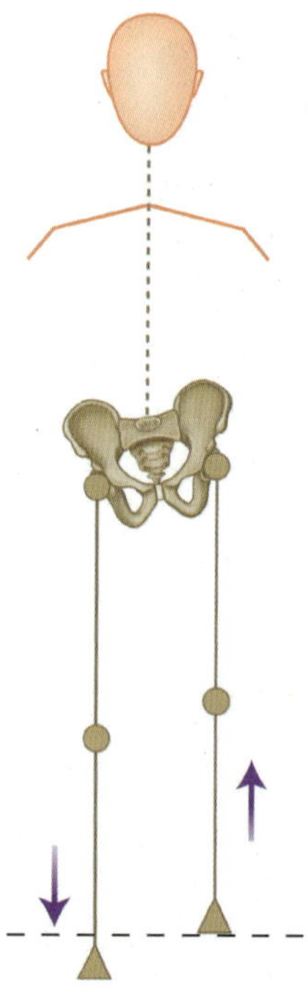

그림 12.46. (c) 환자가 반듯이 누운 자세에서 왼쪽 내측 복사뼈가 더 짧아 보이고, 오른쪽 내측 복사뼈가 더 길어 보인다.

환자에게 다리를 신전한 채로 앉을 것을 요구한다. 그림 12.46(d)와 같이 변화가 있는지 보기 위해 다시 내측복사뼈를 비교한다. 만약 왼쪽에 후방 볼기뼈(innominate)가 있다면, 더 짧게 보였던 다리는 이제 환자가 일어나 앉으면서 길어지게 될 것이다. 만약 오른쪽에 전방 볼기뼈가 있다면, 더 길게 보였던 다리는 이제 바로 앉은 동안 더 짧아질 것이다.

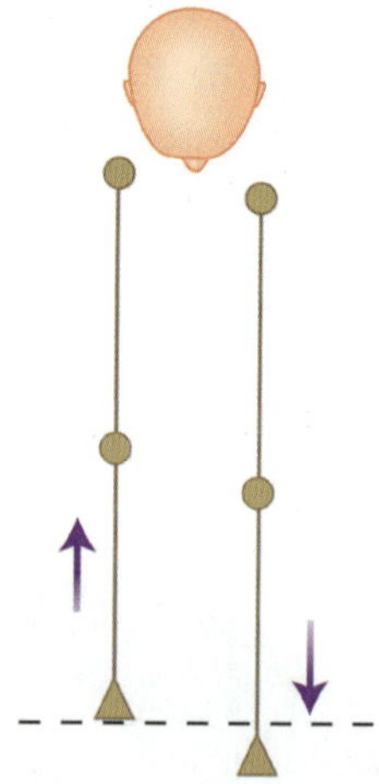

그림 12.46. (d) 바로 누웠다 다리펴고 앉기 검사 후 내측 복사뼈(다리길이)의 위치 관찰. 오른쪽 다리가 더 짧게 왼쪽 다리가 더 길게 나타나 오른쪽 전방과 왼쪽 후방 볼기뼈(innominate) 회전을 확인한다.

다리펴고 앉아 있는 자세부터 환자에게 다시 누우라고 하여 반듯이 누운 시작자세를 취하도록 하고, 이 동작 중에 내측 복사뼈가 어떻게 되는지를 관찰하는 것이 일리가 있을 것이다. 만약 오른쪽 다리가 오래 앉은 자세에서 왼쪽 다리보다 더 짧게 보이고 반듯이 누운 자세에서 더 길게 보인다면, 아마도 오른쪽 전방 볼기뼈(innominate) 회전을 왼쪽 후방 볼기뼈 회전과 함께 확인했을 것이다.

Schamberger(2013)는 이 과정을 기억하기 위해 규칙을 만들었다–앞쪽으로 회전된 볼기뼈(innominate)와 관련된 다섯 개의 L 규칙:

> "다리 길어지게 놓이고, 랜드마크는 낮아짐"
> (**L**eg **L**engthens **L**ying, **L**andmarks **L**ower)

이 사고 과정을 다시 한번 살펴보자. Schamberger(2013)는 이 검사를 바로 누웠다 오래 앉기 검사라고 부르는 것보다는 앉기–눕기 검사(sitting–lying test)라고 부른다. Schamberger가 말하는 것은 기본적으로 같지만 그 반대다. 그는 오래 앉은 자세에서 내측 복사뼈를 살펴보기 시작해 그 위치에 주목하고 만약 환자가 반듯이 누운 자세를 취하기 위해 다시 누울 때 한 복사뼈가 더 "길게" 보이는지 관찰한다. 예를 들면, **그림 12.46**(e)와 같이 오른쪽 복사뼈가 더 길게 나타난다면 (왼쪽에 비하여), 오른쪽은 보상적으로 후방 회전된 볼기뼈와 함께, 전방 회전된 자세에서 잠길 가능성이 높다(5가지의 L 법칙을 참조).

실제 다리 길이 불일치(*True LLD*)

실제 다리길이 불일치가 존재한다면, **그림** 12.46(f)와 같이 오른쪽 다리는 반듯이 누운 자세와 오랜 앉은 자세 모두에서 더 길게 나타날 것이다. 모든 골반의 랜드마크들은 오로지 선 자세에서만 더 긴 다리 쪽에서 더 높다는 것을 기억해라; 그림에서처럼 뼈의 골반 랜드마크들은 앉거나 누울 때 수평일 것이다.

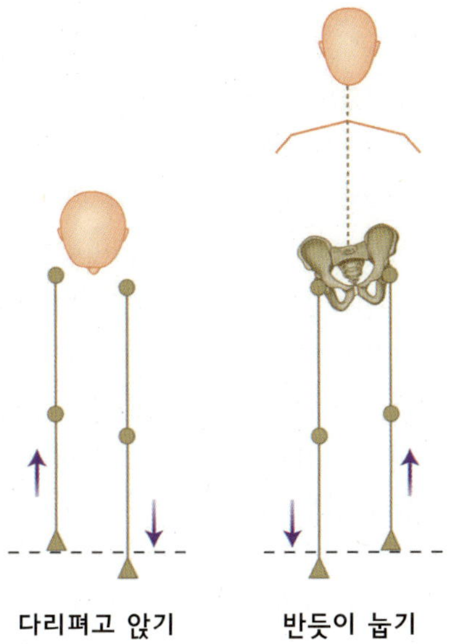

그림 12.46. (e) 내측 복사뼈의 위치 관찰. 오른쪽 다리 펴고 앉은 자세에서 더 짧게 반듯이 누운 자세에서 더 길게 나타나면 오른쪽 전방 회전을 나타낸다.

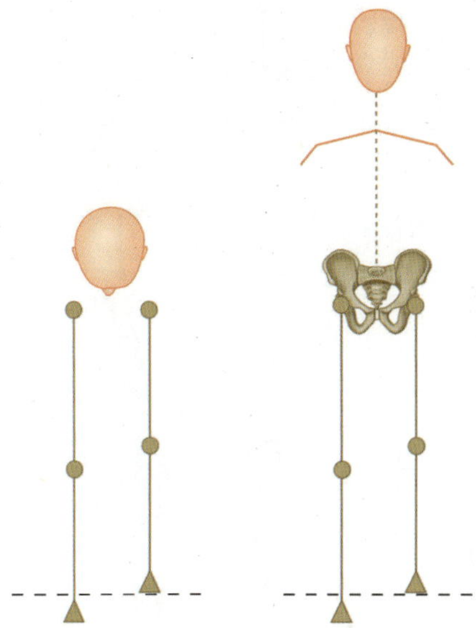

그림 12.46. (f) 내측 복사뼈의 위치 관찰. 오른쪽 다리는 다리 펴고, 앉기와 반듯이 누울 때 더 길게 나타난다.

상방 밀림(*Upslip*)

그림 12.46(g)와 같이 예를 들면 오른쪽 상방 밀림은 오른쪽 다리가 반듯이 누운 자세에서 더 짧게 나타나고 그 뒤에 오래 앉은 자세에서도 짧은 것을 의미한다. 모든 오른쪽 골반 랜드마크가 왼쪽과 비교했을 때 머리를 향한다는 것을 알게 될 것이며, 이것은 오른쪽 엉치엉덩관절 상방 밀림 가능성을 나타낸다.

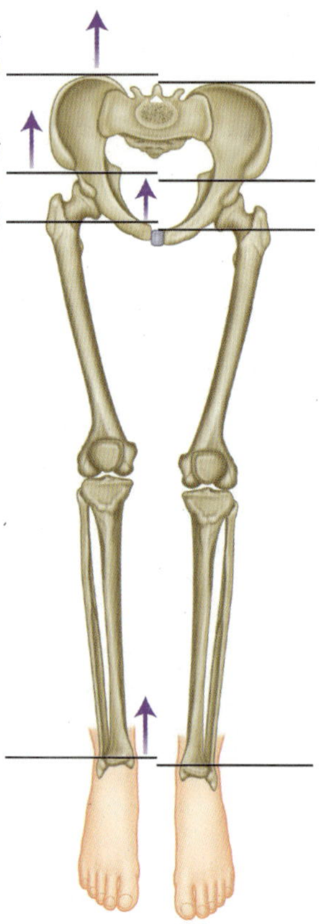

그림 12.46. (g) 오른쪽 상방 밀림에 대한 내측 복사뼈의 위치 관찰. 오른쪽 다리가 반듯이 누운 자세와 다리 펴고 앉은 자세에서 더 짧게 나타난다.

바깥쪽 펼침 (*Out-Flare*)/안쪽 펼침(*In-Flare*)

환자가 엉치엉덩관절 기능장애의 바깥쪽 펼침이나 안쪽 펼침을 나타낼 때 반듯이 누운 자세나 오래 앉은 자세에서 내측 복사뼈 사이에 차이점은 없을 것이다.

위에서 입증된 검사는 실제 다리길이 차이(LDD)와 엉치엉덩/엉덩엉치 기능장애 사이의 구별에 도움을 줄 수 있다. 왜냐하면 반듯이 누웠다 오래 앉기와 반듯이 눕기로 돌아가기 검사의 가치 이유는 반듯이 누운 자세에서 관골구(Acetabulum)가 궁둥뼈결절(Ischial tuberosity)과 비례하여 전방으로 놓이고 반듯이 누운 자세에서 오래 앉은 자세로 이동하면 골반이 앞으로 기울어져 결국 궁둥뼈결절 위로 회전하기 때문이다. 이 움직임의 결과, 기능장애가 없다면 다리는 똑같이 길어지는 것처럼 보인다. 그러나 회전의 장애가 나타나면 골반은 하나가 아닌 각 측면에서 독립적으로 움직이고 이런 이유로 다리 길이는 짧아지거나 길어지는 것으로 보인다.

Schamberger(2013)는 오래 앉기에서 반듯이 눕기 검사에서 입증된 다리길이의 변화는 "회전의 불균형"의 존재의 유력한 지표로서 도움이 되며 해부학적(진짜)다리길이 불일치(LLD)와 상방 밀림을 구별하는데 유용하다고 언급했다; 그럼에도 불구하고 공존하는 해부학적 다리길이 차이(LLD), 상방 밀림 또는 둘 다 배제할 수 없다. 또한 이 시험은 평가를 수행하는 사람에게 어느 쪽이 전방 또는 후방으로 회전했는지를 쉽게 판단할 수 있는 방법을 제공한다.

실제로는 절대로 보이는 것처럼 간단치 않기 때문에 그림을 조금 혼동시켰다(그리고 이것에 대해 사과한다), Schamberger(2013)는 또한 말했다: "서 있을 때 어느 엉덩뼈능선이 더 높은지에 대한 지식은 오래 앉기 또는 반듯이 눕기에서 어느 다리가 더 길어질 것인지의 예측에 도움이 되지 않는다. 또한 '전방 회전'이나 '상방 밀림'의 측면을 결정하는데도 도움이 되지 않는다."

이 문제의 사실은 오래 앉은 자세에서 반듯이 누운 자세로 변할 때 0.8~1.6" (2~4 cm) 정도의 차이가 관찰될 수 있다는 것이다. 그러나 재조정과 함께, 영향을 받는 대부분의 사람들은 길이가 같은 다리를 갖게 될 것이다!

Schamberger(2002)와 Scott(1981)과 Armour에 의해 입증되었듯이 실제로 우리 중 오직 6~12%만이 0.2" (5 mm)나 그 이상의 해부학적 (실제) 다리길이 차이(LDD)의 근거를 가진다는 것을 기억하라.

골반이음구조 기능장애 (Pelvic Girdle Dysfunctions)

일부 저자(나를 포함하여)에 따르면, 골반이음구조 복합체 내에서 최소 14개의 잠재적 다른 장애가 발생할 수 있다. 또한 근골격계 기능장애가 이 3개 영역-엉덩엉치관절, 엉치엉덩관절, 두덩결합관절-모두에서 공존하고 있는 것을 발견하는 것이 일반적이며, 이 모든 것이 동시에 발생할 수 있다.

엉덩엉치관절 기능장애 (고정)(Iliosacral Dysfunction) (Fixation)

다음 6가지 엉덩엉치 기능장애 또는 고정이 가능하다:

- 전방 회전된 볼기뼈 (Anteriorly rotated innominate)
- 후방 회전된 볼기뼈 (Posteriorly rotated innominate)
- 상방 전단 (Superior shear) – 상방 밀림(upslip)
- 하방 전단 (Inferior shear) – 하방 밀림(downslip)
- 볼기뼈 바깥쪽 펼침 (Innominate out-flare)
- 볼기뼈 안쪽 펼침 (Innominate in-flare)

다음의 표 12.1과 표 12.2는 6가지 유형의 엉덩엉치 기능장애 각각에 대한 모든 특정 검사 및 촉진 결과를 요약한다.

기능장애	왼쪽면	선자세 굽힘 검사	내측 복사뼈	위앞엉덩뼈 가시	위뒤엉덩뼈 가시	엉치뼈 고랑	궁둥뼈 결절	엉치결절 인대
전방 회전	왼쪽	왼쪽	왼쪽 긺	하방	상방	왼쪽 얕음	상방	왼쪽 이완
후방 회전	왼쪽	왼쪽	왼쪽 짧음	상방	하방	왼쪽 깊음	하방	왼쪽 긴장
바깥쪽 펼침	왼쪽	왼쪽	변화 없음	왼쪽 바깥쪽	왼쪽 안쪽	왼쪽 좁음	변화 없음	변화 없음
안쪽 펼침	왼쪽	왼쪽	변화 없음	왼쪽 안쪽	왼쪽 바깥쪽	왼쪽 넓음	변화 없음	변화 없음
상방 밀림	왼쪽	왼쪽	왼쪽 짧음	왼쪽 상방	왼쪽 상방	변화 없음	상방	왼쪽 이완
하방 밀림	왼쪽	왼쪽	왼쪽 긺	왼쪽 하방	왼쪽 하방	변화 없음	하방	왼쪽 긴장

표 12.1. 엉덩엉치 기능장애 — 왼쪽 면

기능장애	왼쪽면	선자세 굽힘 검사	내측 복사뼈	위앞엉덩뼈 가시	위뒤엉덩뼈 가시	엉치뼈 고랑	궁둥뼈 결절	엉치결절 인대
전방 회전	오른쪽	오른쪽	오른쪽 길	하방	상방	오른쪽 얕음	상방	오른쪽 이완
후방 회전	오른쪽	오른쪽	오른쪽 짧음	상방	하방	오른쪽 깊음	하방	오른쪽 긴장
바깥쪽 펼침	오른쪽	오른쪽	변화 없음	오른쪽 바깥쪽	오른쪽 안쪽	오른쪽 좁음	변화 없음	변화 없음
안쪽 펼침	오른쪽	오른쪽	변화 없음	오른쪽 안쪽	오른쪽 바깥쪽	오른쪽 넓음	변화 없음	변화 없음
상방 밀림	오른쪽	오른쪽	오른쪽 짧음	오른쪽 상방	오른쪽 상방	변화 없음	상방	오른쪽 이완
하방 밀림	오른쪽	오른쪽	오른쪽 길	오른쪽 하방	오른쪽 하방	변화 없음	하방	오른쪽 긴장

표 12.2. 엉덩엉치 기능장애 — 오른쪽 면

전방/후방 회전된 볼기뼈

(Anteriorly / Posteriorly Rotated Innominate)

내가 전 세계로 나의 과정을 위한 강의를 할 때마다, 골반의 전방 회전과 후방 회전 성분들의 용어는 항상 커진다; 그러므로 우리는 이러한 회전들이 볼기뼈의 일반적인 기능장애 양식 시나리오라는 것을 거의 당연하게 여길 수 있다. 바라건대, 지금쯤이면 엉치뼈와 관련하여 회전한 볼기뼈이기 때문에 회전이 엉덩뼈(엉치엉덩은 아닌) 기능장애로 분류된다는 것을 알게 될 것이다.

표 12.1과 12.2를 보면 표시된 전방 및 후방 회전은 위앞엉덩뼈가시(ASIS), 위뒤엉덩뼈가시(PSIS) 및 중간 복사뼈(다리 길이)의 위치를 바꾼다는 것을 알 수 있다. 이러한 유형의 엉덩엉치 기능장애는 선자세 전방굴곡 검사라고 알려진 핵심 검사(또한 관찰 및 기타 검사 절차에서도)에 의해 초기에 발견된다. 예를 들면, 왼쪽이 선자세 굴곡검사 양성이고, 반대쪽과의 비교 시에 촉진에서 왼쪽 위앞엉덩뼈가시(ASIS)가 위, 위뒤엉덩뼈가시(PSIS)가 아래, 그리고 내측 복사뼈(다리 길이)가 더 짧을 때 당신은 왼쪽 볼기뼈의 후방 회전을 발견하게 된다. 이 기능장애는 그림 12.47과 같이 왼쪽 엉덩엉치 후방회전으로 분류된다. 다른 한편으로, 이번엔 선자세 굴곡 검사가 오른쪽에서 양성이지만 오른쪽 위앞엉덩뼈가시가 아래, 위뒤엉덩뼈가시가 위, 그리고 내측 복사뼈(다리 길이)가 더 길게 나타난다면 그림 12.48과 같이 오른쪽 엉덩뼈 전방 회전(가장 일반적인)이 존재한다고 가정할 수 있다.

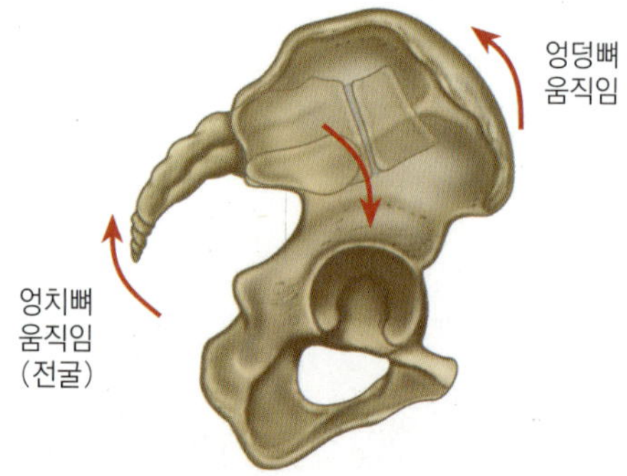

그림 12.47. 볼기뼈의 후방 회전

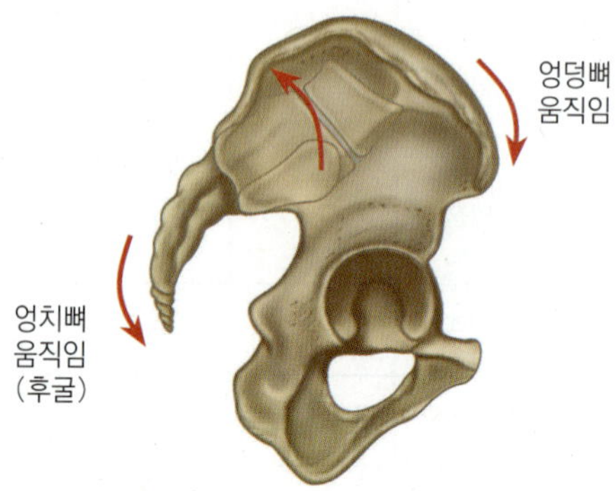

그림 12.48. 볼기뼈의 전방 회전

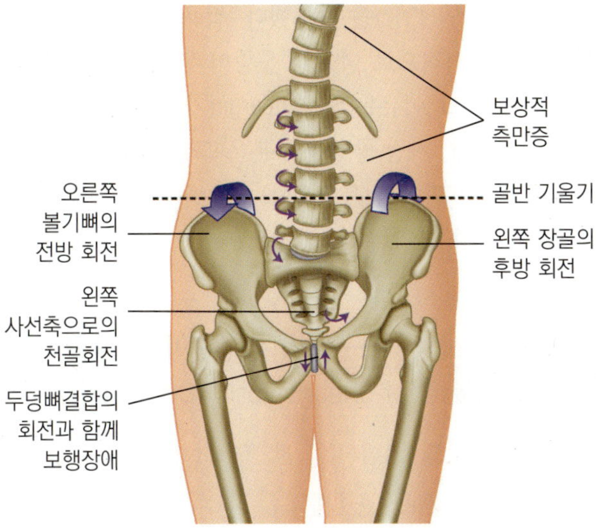

그림 12.49. (a) 가장 일반적인 회전성 불균형증후군의 표현 — 오른쪽 전방과 왼쪽 후방 회전. 보상은 왼쪽 사선 축(좌측에서 좌측으로[L-on-L])에서 좌회전한 두덩뼈결합 관절과 엉치뼈 둘 다와 요추 또한 좌회전하여 척추의 볼록한 쪽으로 회전하면서 나타난다.

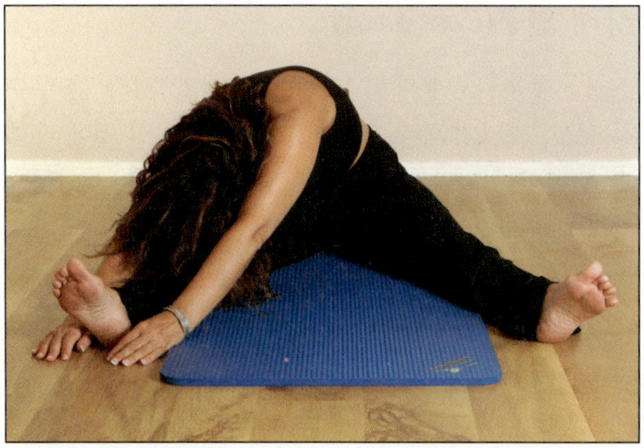

그림 12.49. (b) 환자의 오른쪽으로 도달거리는 정상이다.

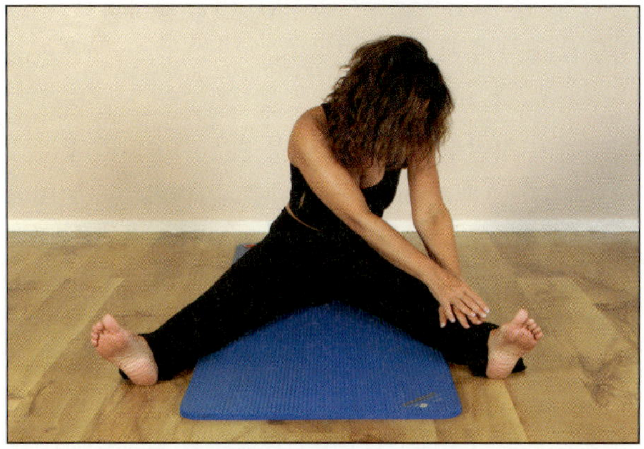

그림12.49. (c) 환자의 왼쪽으로 도달거리는 손상되었다.

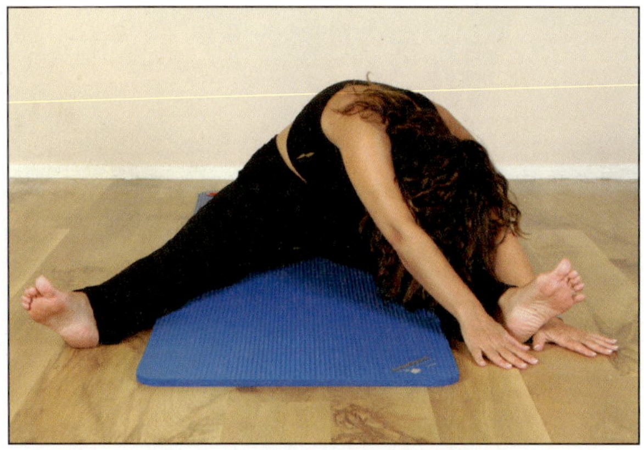

그림 12.49. (d) 오른쪽 볼기뼈 회전의 재조정 치료 후 환자는 왼쪽에 도달할 수 있다.

잠시 생각 과정을 거치고 환자가 가장 흔한 증상을 가진다고 가정하자: 오른쪽 전방 볼기뼈 회전과 왼쪽 보상성 후방 볼기뼈 회전, 그래서 그림 12.49(a)와 같이 오른쪽 엉치엉덩관절(SIJ)이 잠긴 것으로 고려된다. 이 그림에서 3가지를 볼 수 있다: (1) 오른쪽 두덩뼈는 오른쪽과 비교해 하방(꼬리쪽)으로 변위되었다; (2) 엉치뼈는 왼쪽 사선축에서 좌회전하여 회전의 불균형을 보상했다(좌측에서 좌측으로[L-on-L]); 그리고 (3) 요추 또한 왼쪽으로 볼록하게 회전하여 보상한다.

오른쪽 전방 볼기뼈 회전의 가장 일반적인 증상과 보상성 왼쪽 후방 회전과 함께 그림 12.49(b)에서 환자가 오른쪽 발가락에 도달하는 동작을 보이는 환자가 아무 제약 없이 이를 수행하는 것을 볼 것이다; 그러나 그림 12.49(c)에서 보여지 듯, 왼쪽에서 환자는 분명하게 발가락에 닿는 것이 막힌다.

그림 12.49(d)는 재조정 기술 후에 개선된 모습을 보여준다(13장). 환자가 좌측으로 제약을 가한 이유는 좌측 볼기뼈가 후방으로 회전하면서 잠겨 있고, 도달하는 전방 형태의 운동(그림에서 보듯이)이 볼기뼈의 전방 운동을 요구하기 때문이다. 치료기법(13장에서 논의한 바와 같이)은 좌측 후방 볼기뼈 회전이 아닌 우측 전방 볼기뼈 회전을 교정하는 것이다; 이렇게 하면 좌측(후측 회전)의 보상이 다시 중립 위치로 돌아오도록 조장할 것이다.

사례 연구(*Case Study*)

불균형증후군에 대한 Schamberger(2013)가 쓴 우수한 보고, 저자가 매우 건강한 마라톤 선수인 것에 흥미를 느꼈지만 그는 그 스스로 몇 년 동안 지속되어온 오른쪽 발뒤꿈치 통증에 시달려왔다. 그의 발목과 발은 특히 오른발이 과회내(over-pronation)되어 있었다; 그는 정형술을 시도했지만 위치를 바로잡는 데 실패했다. 그는 뛸 때마다 발뒤꿈치 닿기와 떼기(push-off)에서 장애가 생겼고, 오른쪽 다리 근육 전체가 허비되는 것을 알아차리기 시작했다; 게다가 그의 오른쪽 허벅지 근육-특히 넙다리네갈래근-이 아프다. 그는 발꿈치 통증 부위에 국소마취제를 주사했지만, 이는 단기적인 안도감 조차 주지 못했다.

시간이 지날수록 발뒤꿈치 통증은 지속되었다. 어느 순간 그는 의학 회의에 갔고, 강연자 중 한 명이 그림 12.49(e)에서와 같이 다리, 특히 발꿈치에 통증을 언급하는 엉치결절인대와 엉치뼈가시인대에 대해 이야기했다. 그날 오후, Schamberger는 정골의사에 의해 검진을 받았는데, 그는 그가 정렬되지 않은 것을 알아채고 그의 오른쪽 볼기뼈가 앞쪽으로 회전했다고 말했다; 정골의사는 오른쪽 전방 회전을 교정하기 위해

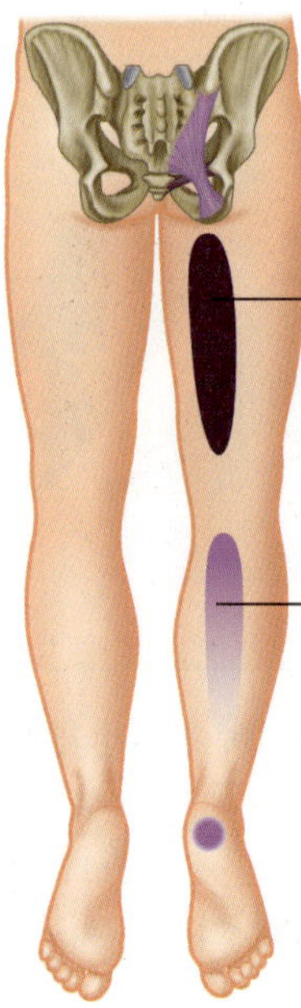

그림 12.49. (e) 특히 발뒤꿈치뼈 부위에 특정한 엉치결절 및 엉치뼈가시 인대에 대한 연관통 패턴

근 에너지 기법(13장)을 수행했다. 적용된 기술은 매우 간단했고 기적적으로 발꿈치 통증이 완전히 사라지게 만들었는데, 그 이유는 Schamberger가 현재 재정렬되었기 때문이다. 가장 좋았던 부분은 그날 늦게 20 km를 달려와 몇 년 만에 처음으로 오른쪽 허벅지 근육이나 발뒤꿈치 통증 없이 달리기를 끝냈다.

상방/하방 전단력—상방 밀림/하방 밀림 (Superior/Inferior Shear—Upslip/Downslip)

엉덩엉치 상방 밀림(상방 전단력[superior shear], 또한 엉덩이뼈 전단력[hipbone shear]으로 알렸다) 기능장애는 보통 몇몇 종류의 외상이나 사고와 관련이 있다: 아마도 대상자는 자동차 사고를 당했거나, 계단에서 굴러 떨어져 한쪽 궁둥뼈결절로 떨어졌거나, 높은 곳(예: 말에서)에서 떨어졌거나, 심지어 달리거나 걸을 때 한걸음 놓친 적이 있을 것이다. 심지어 바닥에서 무거운 짐을 들어 올리는 동안 지속되는 허리네모근(QL)의 변형도 상방 밀림의 원인이 될 수 있다고 여겨져 왔다.

Williams와 Warwick(1980)은 엉치엉덩관절(SIJ)의 자유로운 각도는 엉치뼈와 비례해 볼기뼈의 위(머리쪽)와 아래(꼬리쪽)로 약 2°의 변형을 허용한다는 것을 발견했다. 이러한 기능장애들은 만성 등 및 골반 통증을 앓고 있는 환자들에게서는 흔하지 않은 경향이 있다(볼기뼈의 약 80%에 비해, 약 10~20%). 이 유형의 기능장애는 환자가 스스로 고치기 매우 어렵기 때문에 치료로 고쳐져야 한다(이에 대한 매우 효과적인 치료 프로토콜은 13장에서 보여줄 것이다).

초기 진단은 선자세 굴곡 검사로 나타난다. 게다가, 이 검사에서 양성반응을 보인 측면에서는 궁둥뼈결절뿐만 아니라 위앞엉덩뼈가시(ASIS), 위뒤엉덩뼈가시(PSIS), 엉덩뼈능선, 두덩뼈의 해부학적 랜드마크(잠재적으로 0.08-0.12" 또는 2~3mm, 단계적 변형이 두덩뼈결합관절에서 촉진될 수 있음)는 모두 그림 12.50(a)에서와 같이 머리쪽 또는 상방(반대쪽과 비교해)으로 나타난다. 더 높은(기능장애가 있는)쪽에서 엉치결절인대는 느슨할 것이며 내측복사뼈(다리길이)는 더 짧게 보일 것이다.

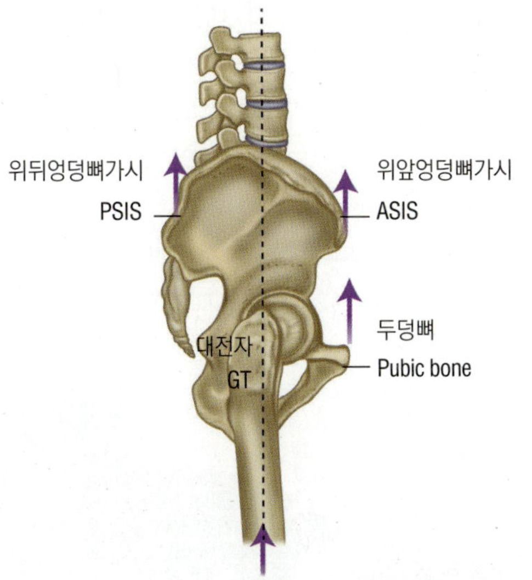

그림 12.50. (a) 볼기뼈의 상방 밀림 (상방 전단력).

볼기뼈의 상방 밀림은 회전(전방)과 또는 바깥쪽 펼침(out-flare)/안쪽 펼침(in-flare)과 공존 가능하며 이는 몇몇 랜드마크들이 "숨었다"는 것을 의미한다; 따라서 그림 12.50(b)에서와 같이 상방 밀림이 존재한다는 것은 덜 명백할 것이다. 이러한 유형의 장애는 특히 해당 무릎 관절이 곧지만 외상이 지속되었을 때 엉덩이가 중립 위치에 있지 않은 경우에 가능한데, 이는 상방 밀림을 발생시킬 뿐만 아니라 볼기뼈에 회전력을 일으킬 수 있기 때문이다.

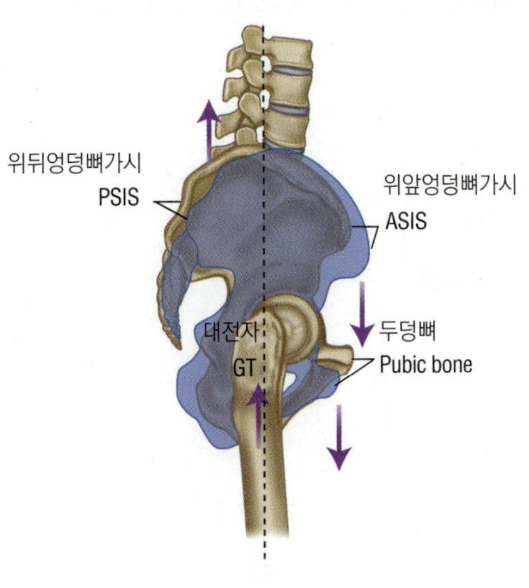

그림 12.50. (b) 상방 밀림은 볼기뼈의 전방 회전에 의해 "숨겨져 있다"고 한다.

그의 경험을 통해 Schamberger(2013)는 서거나 앉은 자세에서 골반의 높은 쪽이 항상 상방 밀림이 있는 쪽은 아니라고 밝혀냈다. 예를 들면 서기, 앉기, 및 엎드린 자세에서 오른쪽 엉덩뼈능선이 높다; 왼쪽 엉덩뼈능선이 누운 자세에서 높고 상방 밀림이 있는 경우, 이것은 보통 선 자세와 앉은 자세에서 오른쪽 엉덩뼈능선이 높다. 이 발견들은 상방 밀림이 골반의 회전과 연관된다는 것을 암시한다. 즉, 누군가 이 경우에 오른쪽 전방 및 왼쪽 후방 회전과 결합하여 오른쪽 상방 밀림을 나타내는 경우, 다음과 같이 일부 랜드마크가 변경될 수 있다: 두덩뼈결합 관절 단계적 기형은 사라지고 위앞엉덩뼈가시는 반대편과 비교하여 수평이 되며, 오른쪽 위뒤엉덩뼈가시는 오른쪽과 비교하여 두드러지게 된다. Schamberger는 회전성 불균형의 교정은 이제 오른쪽 골반의 모든 랜드마크들이 왼쪽과 비교해 상방 위치에 있는 내재된 오른쪽 상방 밀림을 나타낸다고 말한다.

당신의 환자가 엉덩엉치 하방 밀림(하방 전단력)을 가지고 있다고 의심된다면 초기 진단은 선자세 전방 굴곡 검사를 통해 수행된다: 양성이 나온 쪽의 위앞엉덩뼈가시, 위뒤엉덩뼈가시, 엉덩뼈능선, 그리고 궁둥뼈결절이 모두 꼬리쪽 또는 하방으로(반대쪽과 비교해서) 나타날 것이다. 낮은(기능장애가 있는)쪽이 그림 12.51에서 보여지듯이 엉치결절인대가 팽팽할 것이고 내측 복사뼈(다리길이)가 더 길게 나타날 것이다.

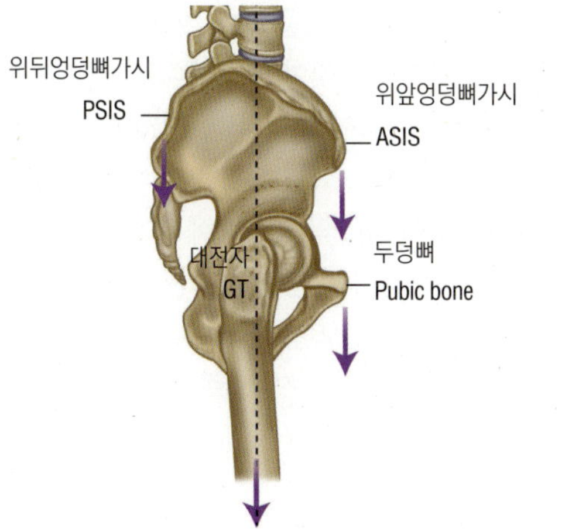

그림 12.51. 볼기뼈의 하방 밀림(하방 전단력)

이 유형의 기능장애는 걸을 때 자가교정(slef-corrcting) 되는 경향이 있다. 논리적으로 생각해보면 오른쪽 다리에 하방 밀림이 의심되면, 오른쪽 다리에 무게가 실렸을 때 골반의 오른쪽 뒷부분이 자연스럽게 중립 위치로 밀린다, 따라서 일반적으로는 치료가 필요하지 않다.

볼기뼈 바깥쪽 펼침/안쪽 펼침
(Innominate Out-Flare/In-Flare)

바깥쪽 펼침과 안쪽 펼침은 볼기뼈가 바깥쪽과 안쪽으로 움직이는 것을 말한다. 바깥쪽 펼침은 볼기뼈의 전방 회전과 결합된다고 간주되며 안쪽 펼침은 후방 회전과 결합된다고 간주된다; 이는 볼기뼈가 몸통의 전방굽힘뿐만 아니라, 보행주기 동안 회전식 움직임의 이 특정 유형을 수행하는데 필요하다.

DonTigny(2007)는 엉치엉덩관절(SIJ) 기능장애는 본질적으로 볼기뼈의 전방 회전과 엉치뼈와 관련한 바깥쪽 펼침에 의한 것이라고 말했다. 안쪽 펼침은 엉치뼈와 관련한 볼기뼈의 후방 회전과 함께 발생한다.

Kapandji(1974)에 따르면, 일어설 때 몸통의 초기 50~60° 전방굽힘 동안 엉치뼈가 전굴되고 엉덩뼈들이 앞쪽으로 회전하며 바깥쪽으로 치솟는다.

이전에 위앞엉덩뼈가시(ASIS)를 촉진하던 때를 생각해 보자: 나는 이것은 볼기뼈의 양쪽 랜드마크의 동등한 대칭을 위해 엄지손가락을 보고 어떠한 비대칭이라도 발견한다면 기록하는 것이 중요하다고 말했다. 만약 양쪽 사이에서 차이점이 보인다면, 이제 몸 중앙에 보통 배꼽을 지나는 직선을 그린 상상을 할 필요가 있다. 이제 각 엄지손가락이 배꼽의 중심선에서 얼마나 먼지 비교하자. 환자의 오른쪽 위앞엉덩뼈가시(ASIS) 위의 왼쪽 엄지손가락이 반대편보다 배꼽에서 더 먼 것처럼 보인다면, 그림 12.52(a)에서 보듯 안쪽 펼침이나 바깥쪽 펼침을 발견한 것이다.

어떤 유형의 기능장애가 나타난다고 결정할 것인가? 그렇다, 정확히 추측했다-선자세 전방굽힘 검사와 황새 검사이다. 예를 들면, 환자의 오른쪽에서 이 두 가지 검사가 양성이면, 그림 12.52(b)와 같이 엉덩엉치 바깥쪽 펼침을 발견했다. 반대로, 선자세 전방굴곡 검사와 황새검사가 왼쪽에서 양성이면, 그림 12.52(c)와 같이 엉덩엉치 안쪽 펼침으로 결론지을 것이다.

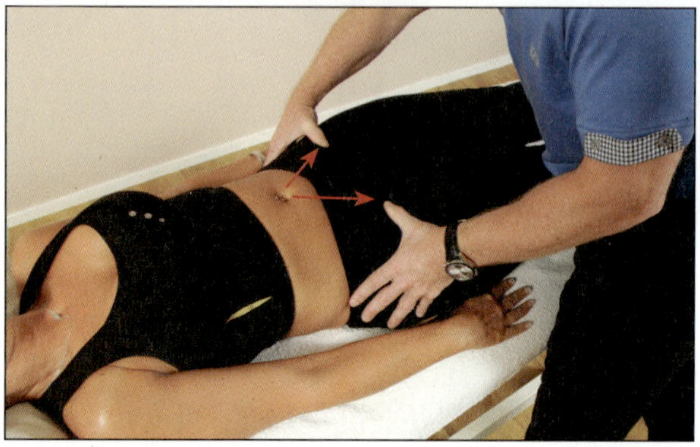

그림 12.52. (a) 위앞엉덩뼈가시(ASIS)에서 배꼽까지의 촉진평가, 바깥쪽 펼침/안쪽 펼침 찾기

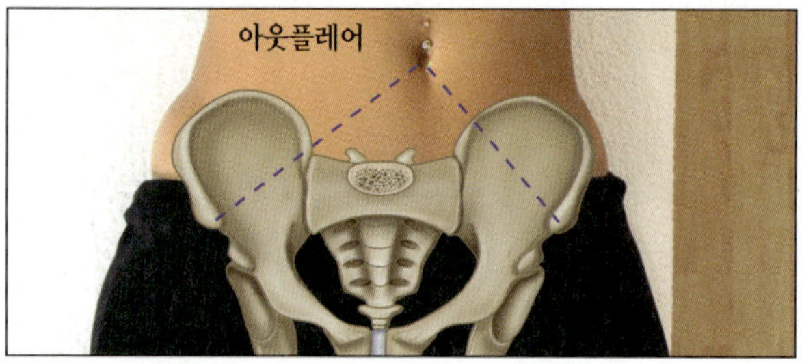

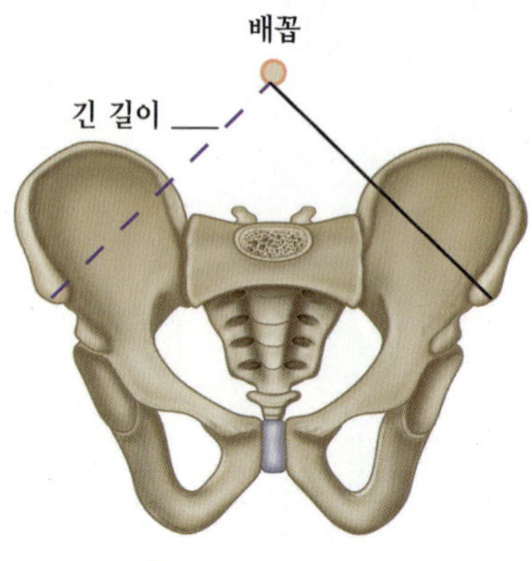

그림 12.52. (b) 볼기뼈의 엉덩엉치 바깥쪽 펼침

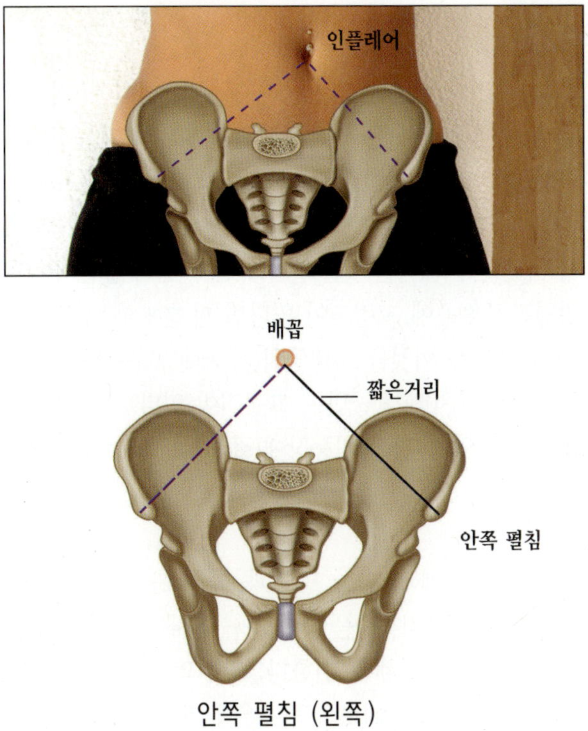

그림 12.52. (c) 볼기뼈의 엉덩엉치 안쪽 펼침

Destefano(2011)는 특히 흥미로운 글이며 다음 초록을 포함한다:

> "이 두 기능장애인 바깥쪽 펼침과 안쪽 펼침은 매우 희귀하며 이것들은 엉치뼈 쪽에서 볼록함과 엉덩뼈 쪽에서 오목함과 함께 S2로 볼록하고 오목한 관계를 바꾼 엉치엉덩관절(SIJ)에서만 발견된다. 이들은 오로지 나타난 엉덩이뼈 회전성 기능장애의 교정 후에 진단될 수 있다."

엉치엉덩 기능장애 (Sacroiliac Dysfunction)

다음과 같은 엉치엉덩 기능장애들이 가능하다:

- 좌측에서 좌측으로(L-on-L) 전방 엉치뼈 비틀림
- 우측에서 우측으로(R-on-R) 전방 엉치뼈 비틀림
- 우측에서 좌측으로(L-on-R) 후방 엉치뼈 비틀림
- 좌측에서 우측으로(R-on-L) 후방 엉치뼈 비틀림
- 양쪽으로 전굴된 엉치뼈
- 양쪽으로 후굴된 엉치뼈

표 12.3, 12.4, 12.5는 모든 엉치뼈 비틀림 및 엉치뼈 기능장애에 대한 모든 구체적인 검사 및 촉진 발견을 요약한다.

나는 잠시 동안 재점검을 하고 싶다. 책의 이 단계에 다다를 때쯤 당신은 엉치엉덩관절(SIJ)의 기능장애가 골반(볼기뼈)의 엉치뼈에 미치는 영향에서 비롯될 수 있고, 반대로 엉치뼈가 골반(볼기뼈)에 미치는 영향에서 비롯될 수 있다는 것을 알아야 한다. 만약 골반이 엉치엉덩관절(SIJ)에 고정되어 있다면(앞 장에서 설명한 바와 같이) 우리는 이것을 엉덩엉치(iliosacral) 기능장애라 한다; 만약 엉치뼈가 골반에 고정되어 있다면 우리는 이것을 엉치엉덩 관절 기능장애(sacroiliac jont dysfunction)라 한다.

내가 이전에 설명한 방식과 다른(하지만 더 쉬운) 방식의 엉치뼈 비틀림을 찾아보자. 환자는 엎드려 눕고, 바라건대 중립자세를 취한다; 당신의 엄지 손가락은 엉치뼈고랑(Sacral sulci)의 좌 · 우에 가볍게 놓는다.

	좌측에서 좌측으로(L-on-L) 엉치뼈 비틀림 (전방/전굴)	우측에서 우측으로(R-on-R) 엉치뼈 비틀림 (전방/전굴)
심부 엉치뼈 고랑	오른쪽	왼쪽
표면 엉치뼈 고랑	왼쪽	오른쪽
하방측면각 (ILA)	왼쪽	오른쪽
L5 회전	오른쪽–ERS(R)	왼쪽–ERS(L)
앉은 굴곡 검사	오른쪽	왼쪽
요추 탄성	음성	음성
스핑크스 (신전) 검사	고랑(Sulci) 수평	고랑(Sulci) 수평
요추 굴곡 검사	오른쪽 엉치뼈 고랑 깊음	왼쪽 엉치뼈 고랑 깊음
요추 전만	증가	증가
내측 복사뼈 (다리길이)	왼쪽 짧음	오른쪽 짧음

표 12.3. 전방/앞쪽 엉치뼈 비틀림(정상 생리학적 움직임)

	우측에서 좌측으로(L-on-R) 엉치뼈 비틀림 (후방/후굴)	좌측에서 우측으로(R-on-L) 엉치뼈 비틀림 (후방/후굴)
심부 엉치뼈 고랑	오른쪽	왼쪽
표면 엉치뼈 고랑	왼쪽	오른쪽
하방측면각 (ILA)	왼쪽	오른쪽
L5 회전	오른쪽–FRS(R)	왼쪽–FRS(L)
앉은 굴곡 검사	왼쪽	오른쪽
요추 탄성	양성	양성
스핑크스 (신전) 검사	왼쪽 엉치뼈 고랑 얕음 (오른쪽 엉치뼈구 깊음)	오른쪽 엉치뼈 고랑 얕음 (왼쪽 엉치뼈구 깊음)
요추 굴곡 검사	고랑(Sulci) 수평	고랑(Sulci) 수평
요추 전만	감소	감소
내측 복사뼈 (다리길이)	왼쪽 짧음	오른쪽 짧음

표 12.4. 후방/뒤쪽 엉치뼈 비틀림(비-생리학적 움직임)

	양쪽으로 전굴된 엉치뼈(앞쪽)	양쪽으로 후굴된 엉치뼈(뒤쪽)
선 굴곡 검사	음성	음성
앉은 굴곡 검사	양쪽 양성	양쪽 양성
황새 (Gillet) 검사	양쪽 양성	양쪽 양성
엉치뼈기저부	좌 · 우 전방	좌 · 우 후방
하방측면각 (ILA)	좌 · 우 후방	좌 · 우 전방
요추 탄성 검사	음성	양성
요추 전만	증가	감소
내측 복사뼈 (다리 길이)	동일	동일

표 12.5. 양쪽으로 전굴되고 후굴된 엉치뼈

이 자세에서, 당신의 오른쪽 엄지손가락이 얕게 왼쪽 엄지손가락이 깊게 느껴진다. 이게 무엇을 의미하는가? 계속 읽기 전에 생각해 본다. 예를 들면, 엉치뼈 밑면의 오른쪽이 후방으로 돌아가기도 하고, 왼쪽이 전방으로 돌아가기도 하지만 다시 오른쪽이 회전하기도 한다. 만약 엉치뼈기저부가 중립에서 회전되었다면, 따라서 이것은 기능장애이어야 한다: 오른쪽이 후방으로 (후굴) 고정되었거나 왼쪽(더 깊은)이 전방으로 (전굴) 고정되었다.

어떻게 고정을 결정하는가?

환자는 여전히 엎드려 있고, 우리의 엄지손가락은 엉치뼈 고랑의 좌 · 우에 있는 상태에서 환자에게 그 위치에서 뒤로 굽히거나(책 읽을 때처럼 팔꿈치로 올라오거나), 앞으로 굽히도록 요청할 수 있다(앞에서 봤듯이 골반을 두로 젖히거나 요추 굴곡검사를 수행한다). 만약 회전이 후방–굽힘 위치에서 증가한(우측 엄지손가락이 얕게 되고 왼쪽 엄지손가락이 더 깊어지게 된다) 다음, 회전이 전방–굽힘 위치에서 사라지는 것을 볼 경우, 좌측에서 우측으로(R–on–L) 엉치뼈 비틀림에서처럼 우측을 후방 위치로 고정하고 오른쪽으로 회전해야 한다는 것을 알 수 있다. 환자에게 뒤로 굽히라고 할 때 엉치뼈는 전방으로 갈 수 있어야 하는데, 그럴 수 없기 때문이다. 따라서 오른쪽 고정된 엉치뼈는 이제 고정 중심점이 되고, 따라서 오른쪽 엉치뼈 기저부가 후방으로 고정되어 있기 때문에 이 전진 운동을 수행할 수 없다. 따라서 회전은 더 나빠 보인다.

이러한 유형의 후방 고정으로 요추 전만 감소(뒤가 평평한)를 알 수 있고, 압력을 가할 때 L5 스프링 검사가 촉진에 대해 단단하게 느껴질 것이다(양성 검사).

왼쪽 엉치뼈기저부가 전방으로(전굴) 고정된 다른 시나리오를 살펴보자. 우리는 환자에게 후방 굽힘과 전방굽힘 동작을 다시 요청한다. 그러나 이번엔 전방굽힘 자세에서 회전 증가시키고, 후방 굽힘 자세는 엉치뼈 기저부가 수평인 것처럼 만든다.

이는 전방굽힘 동작 중에 왼쪽 엉치뼈기저부가 전방으로 고정된 상태로 유지되기 때문에 후방으로 이동할 수 없기 때문에 중심점이 되지만, 환자의 오른쪽 엉치뼈기저부는 후방으로 더 나아가서 회전을 더 악화시키는 것으로 보이기 때문이다. 이 유형의 기능장애를 우측에서 우측으로(R–on–R) 엉치뼈 비틀림이라 부른다.

이러한 종류의 전방 고정으로 요추 전만이 증가하는 것을 알 수 있으며, L5 스프링 검사는 압력이 가해질 때 어느 정도의 탄성을 나타낼 것이다(음성 검사).

> **팁: 어느 쪽이 고정되었는가를 결정하는 간단한 규칙은 다음과 같다. 환자가 뒤로 굽힐 때 엉치뼈 회전이 증가한다면 엉치뼈가 회전 한쪽이 (얕은 쪽) 후방 고정된 곳이 된다. 이 기능장애는 우측에서 좌측으로(L-on-R) 엉치뼈 비틀림이나, 좌측에서 우측으로(R-on-L) 엉치뼈 비틀림에서와 같은 후굴 엉치뼈 비틀림이다.**

그러나, 만약 환자가 여전히 뒤로 굴곡한 자세에서 엉치뼈 회전이 수평이라면(이것이 사라진 것처럼 보인다.) 회전된 측면과 반대되는 쪽이(엉치뼈 고랑의 중립검사를 되짚어라) 전방으로 고정된 쪽이다. 이것은 우측에서 우측으로(R–on–R) 엉치뼈 비틀림이나 좌측에서 좌측으로(L–on–L) 엉치뼈 비틀림에서와 같은 전굴된 엉치뼈 비틀림이다.

나는 엉치뼈 비틀림에 대한 다음의 문구를 포함한 DeStefano(2011)의 해석 방식을 좋아한다:

> "전방 비틀림은 전방굴곡에서
> 비대칭이 되고 후방굴곡에서 대칭이 된다.
> 후방 비틀림은 반대로,
> 후방굴곡에서 더 비대칭이 되고
> 전방굴곡에서 대칭이 된다.

양쪽으로 전굴/후굴된 엉치뼈
(Bilaterally Nutated/Counter-Nutated Sacrum)

토론이 끝날 때까지 아직 양쪽 엉치뼈 전굴(전방)과 양쪽 엉치뼈 후굴(후방)이 남겨두었는데, 그 이유는 매우 드물게 발생하기도 하고 종종 시험관도 놓치곤 해서이다. 대부분의 초기 검사들은 (선자세 굴곡 검사 같은) 음성으로 밝혀질 것이고 또한 엉치뼈기저부의 수평과 하방측면각도 수평일 것이다; 그러나 황새검사(stork test)는 양쪽 제한을 보여줄 것이고 전반적 진단에 가치가 있다. 이러한 엉치뼈 기능장애들은 일반적으로 요추 5번과 연관이 있다; 예를 들면, 엉치뼈가 양쪽으로 전굴되었다면, 이것은 요추 5번의 신전을 야기할 것이며 반면에 엉치뼈가 양쪽으로 후굴되었다면, L5는 굴곡 위치에 놓일 것이다. 결론은 전만의 만곡 변화와 요추 탄성 검사에서 양성 또는 음성의 결과가 나올 것이다.

두덩결합관절 기능장애 (Symphysis Pubis Dysfunction)

비록 일부 저자들은 다른 유형의 잠재적 두덩결합관절 기능장애(SPD)를 논하지만, 두덩뼈는 상방이나 하방에 있는 경향이 있다.

표 12.6과 12.7은 모든 두덩결합관절 기능장애의 특정 검사와 촉진 결과를 요약한다.

우리가 집중할 사안:

- 상부 두덩뼈(Superior pubis)
- 하부 두덩뼈(Inferior pubis)

	상방 두덩뼈	하방 두덩뼈
선 전방굴곡 검사	왼쪽	왼쪽
궁둥뼈 결절	상방	하방
샅고랑 인대	촉진 시 압통	촉진 시 압통

표 12.6. 두덩결합관절 기능장애 — 왼쪽

	상방 두덩뼈	하방 두덩뼈
선 전방굴곡 검사	오른쪽	오른쪽
궁둥뼈 결절	상방	하방
샅고랑 인대	촉진 시 압통	촉진 시 압통

표 12.7. 두덩결합관절 기능장애 — 오른쪽

솔직히, 나는 이 부분의 골반이음구조가 (두덩뼈결합) 아마도 최소로 평가되고 따라서 최소로 치료된다고 느끼고 이는 또한 내가 나의 환자들과 있을 때 나에게도 적용된다. 나는 어떤 치료사들은 문제의 일부가 잔재적으로 다른 부분에 있는 것을 깨닫지 못하고 통증에 집중한다고 말하고 싶다.

Ida Rolf 박사의 지혜로운 말을 기억해라:

> **"통증이 있는 곳이 문제가 있는 곳이 아니다." 이는 두덩결합관절(SPJ) 내에서 기능장애를 찾을 때보다 더 진실일 수 없다.**

사례 연구(Case Study)

나의 훌륭한 물리치료사와 Gordon Bosworth라는 내 친구가 내 초창기 정골요법 공부 멘토링을 해주고 있을 때 나는 그가 올림픽 봅슬레이 팀의 일원이던 젊은 남성을 평가하던 것을 기억한다; 그는 긴모음근(Adductor Longus)의 전형적인 샅고랑 근육 염좌로 진단된 것을 알았고 팀 의사는 스테로이드 주사를 통한 치료를 권했었다.

환자는 주사를 맞지 않기로 결정했지만 대신에 팀의 물리치료사(Gordon)를 만나기로 했다. 나는 실제로 환자가 평가되던 것을 기억한다(이 장에서 언급한 것과 비슷한 방식으로); Gordon은 이 환자는 오른쪽 엉치엉덩관절 기능장애라는 결론에 도달했고 내가 13장에서 설명할 기술들을 사용해 기능장애를 교정했다. 그 후 나는 Gordon이 두덩결합관절(SPJ)를 평가하는 것을 지켜봤고 그는 다시 한번 기능장애가 있다고 말한 후 두덩결합관절에 대한 특정 근 에너지 기법을 사용하여 문제를 수정했다(13장에서도 설명됨). 재편성 기술 사용 이후에 그는 모음근 저항 검사로 통증 부위를 다시 검사했다; 놀랍게도 통증이 완전히 사라졌다. 그 순간부터 나는 이 관절은 전반적인 문제를 해결하는 열쇠가 될 수 있기 때문에 더 많은 관심을 필요로 한다는 것을 알았다.

장애가 있는 쪽을 결정하려 할 때 가장 먼저 관련 있는 것은 선자세 전방굴곡 검사이다. 즉, 선자세 전방굴곡 검사가 왼쪽에서 양성이면, 기능장애가 나타나고 이것은 분명히 왼쪽에 위치한다는 것을 안다. 둘째로 고려할 사항은 뼈의 랜드마크의 촉진이다; 만약 당신이 두덩뼈결절을 촉진하고 반대쪽과 비교해 머리쪽/상방의 위치를 결정한다면, 당신은 상방 두덩뼈 상태가 존재한다는 것(선자세 전방굴곡검사가 양성인 쪽에서만)을 안다. 셋째로 또한 진단을 확증하는 것은 촉진에서 샅고랑인대(inguinal ligament)의 압통(tenderness)이다.

어떤 기능장애가 존재하는지 결정하는 방법

내가 보여준 모든 시험들 중에서, 나는 서고 앉은 전방굴곡 검사가 핵심이 된다고 생각한다. 나는 이 검사들이 분명하게 기능장애가 있는 신체의 측면을 나타내기 때문에 그렇게 말한다. 당신의 환자가 선 자세에서 전방으로 굴곡하고 왼쪽 위뒤엉덩뼈가시(PSIS)가 오른쪽보다 더 멀리 움직이면, 결론은 엉덩엉치(iliosacral) 기능장애 또는 왼쪽 두덩결합관절 기능장애(SPD)가 있는 것이다. 그러나 만약 선자세 굴곡 검사가 음성이면 (환자가 전방굴곡 시 엄지손가락이 대칭으로 움직인다) 그러나 앉아 전방굴곡 검사 동안, 당신의 왼쪽 엄지손가락이 오른쪽보다 더 머리쪽으로 움직이는 것을 안다면 적응증(indication)은 엉치엉덩(sacroiliac) 기능장애가 왼쪽에 나타난 것이다.

서거나 앉아 전방굴곡 검사는 나타난 실제 기능장애의 측면에서 실제로 무엇이 문제인지 말하지 않는다: 이것들은 오직 당신에게 기능장애가 존재하는 측면에 관한 필요한 정보를 줄 뿐이다. 따라서 서고/앉은 전방굴곡 검사에서 양성 반응을 보이는 측면을 치료하는 것은 특히 출발점으로 이치에 맞는다. 검사 과정에서 당신은 당신이 고정된 쪽 이라고 생각하는 것이 실제로 환자의 증상 제시의 고통스러운 측면이 아닐 수도 있다는 것을 알아차릴 수 있다. 통증으로 표현되는 쪽은 모든 동작(과다가동)을 하고 있는 쪽일 수 있고 고정된 쪽을 보상하고 있는 쪽일 수 있다(가동저하).

재점검으로(내가 말하고자 하는 바를 정확히 이해하길 희망한다), 앞 단락에서 내가 한 말을 생각해보자. 일반적으로, 왼쪽에서 선자세 굴곡 검사가 양성이고 기능장애가 같은 쪽에 나타난다면 엉덩엉치(iliosacral)이나 심지어 두덩결합관절 기능장애(SPD)를 나타낸다. 이 검사는 어떤 기능장애인지 확신하도록 돕고 치료 계획을 구체화하는 과정의 일부일 것이다. 만약 앉은 굴곡 검사가 양성이라면, 이것은 검사한 쪽 엉덩엉치(iliosacral) 기능장애나 두덩결합관절 기능장애가 아닌 엉치엉덩(sacro-iliac) 기능장애를 나타낸다. 문제를 다소 복잡하게 만들면, 좌측에서 양성을 나타내는 선자세 전방굴곡 검사(엉덩엉치/두덩뼈 기능장애)와 우측에서 양성을 나타내는 앉은 전방굴곡 검사(엉치엉덩 기능장애)를 동시에 실시할 수 있다.

불행히도, 이것은 절대로 보이는 것처럼 쉽지 않다. Schamberger(2013)가 뭐라고 말하는지: 엉덩엉치 상방 밀림(고립되어)과 실제 다리길이 불일치(LLD)는 선자세 전방굴곡 검사와 연관이 없다. 예를 들면, 우측 상방 밀림을 사용하면 오른쪽 위뒤엉덩뼈가시(PSIS)는 서거나 앉은 자세로 수행되는 굴곡 범위 전체에서 왼쪽보다 높은 수준으로 유지된다. 기본적으로 오른쪽 위뒤엉덩뼈가시의 움직임 때문에 가짜 양성으로 보일 수 있다; 그러나 왼쪽 위뒤엉덩뼈가시(PSIS)는 검사를 음성으로 만들면서 동일한 거리로 이동한다. 요추골반 콤플렉스에 대한 다른 문헌을 읽을 때 명심하고 특히 자신의 환자와 운동선수를 평가할 때는 마음을 터놓고 행동하려 노력해라.

다음 단계 (The Next Step)

나는 네가 책의 이 단계에 도달하기를 바라며, 조각그림 퍼즐 조각들이 인식 가능한 그림을 형성하고 있다. 그림은 아직 완전히 확실치 않을 것이나 만약 당신이 내가 무얼 말하려는지 이해했다면 몇몇 이미지는 최소한 당신의 마음속에서 발달했어야 한다. 자신에게 솔직해져라: 만약 각 장의 내용을 잘 이해하지 못한다면, 13장으로 가기 전이나 실제 일반적 골반 기능장애를 치료하기 전에 확실히 다시 읽기를 추천한다.

왜냐하면 만약 당신이 골반이음구조의 내제된 생체역학과 개념을 제대로 이해하지 못한다면 어떻게 환자를 효과적으로 치료할 수 있겠는가? 그렇긴 하지만, 내가 다음 장에서 시연하는 기법은 대부분 연부조직 기법, 특히 근 에너지 기법(MET)이기 때문에 수행하기에 매우 안전하다. 따라서 실제 증상이 있는 실제 환자에게 사용하기 전에 동료에게 먼저 이것들을 연습하고 싶다면 받아들일 수 있을 것이다. 나는 당신이 효과적인 치료사이고 치료의 측면에서 당신이 계획한 것이 환자에게 가치 있는 것이 될 것이라 거리낌 없이 말하기 전에 당신의 환자가 당신의 클리닉에서 나타낼 수 있는 모든 잠재적인 장애들에 대해 잘 알고 있기를 권하고 싶다.

13 골반 치료

Treatment of the Pelvis

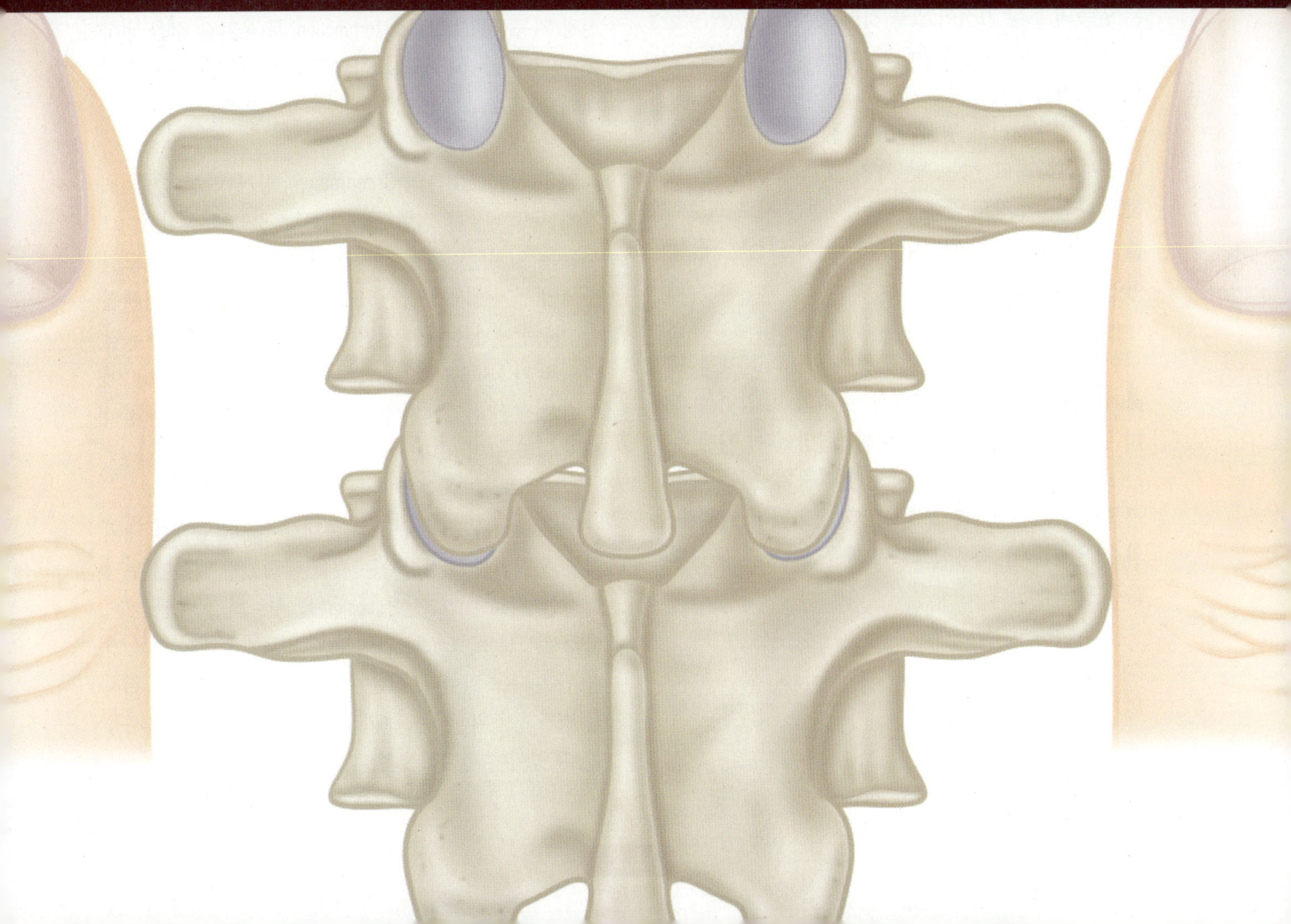

짐작하겠지만, 이것이 책의 마지막 장이며, 이 장으로 이어지는 다른 장들도 모두 재미있게 읽었기를 바란다. 나는 가장 중요한 부분 중 하나 즉, 이전에 본문 전체에 걸쳐 광범위하게 다루어지고 논의되었던 모든 다양한 유형의 골반이음구조(pelvic girdle) 및 요추 기능장애의 치료에 집중하는 장으로 이 책을 완성하는 것이 이치에 맞는다고 생각한다.

따라서 이 장의 초점은 골반의 세 가지 주요 영역인 두덩뼈결합, 엉덩뼈 및 엉치뼈 기능장애를 치료하기 위한 구체적인 재조정 기법의 적용에 초점이 맞춰질 것이다. 이는 일반적으로 운동선수와 환자를 평가할 때 나타나는 가장 일반적인 제시이다.

이 장의 마지막에는 요추 부위가 자연스럽게 골반과 연결되기 때문에 요추 부위의 치료 전략도 포함시킬 것이다. 나는 항상 내 학생들에게 다음과 같이 말한다: 만약 여러분이 주된 골반이음구조(pelvic girdle)의 기능장애를 가지고 있다면, 요추 부위 전체에 걸쳐 계속되는 일종의 보상 기전이 있을 것이고, 심지어 흉추와 경추까지도 보상 과정에 관여할 것이다; 이 부위들은 당신의 환자들에게 잠재적 고통의 장소가 될 수 있고 자연스레 걱정거리가 될 수 있다. 골반이음구조에 대해 내가시연하려고 하는 몇 가지 재조정 기법을 적용하고 나면, 이 장의 끝에 논의된 적절한 치료 프로토콜을 통해 요추도 비교적 적절한 위치에 있는지 꼭 확인하는 것이 현명할 것이다.

이전 장에서는 제시된 불균형 증후군의 존재를 확인하거나 무시하기 위해 골반이음구조의 세 영역을 철저히 평가하는 방법에 대해 자세히 설명했다. 이제 우리는 초기 평가/스크린 과정에서 발견될 수 있는 다양한 근골격계 기능장애를 교정하고 정상화하기 위해 다음과 같은 기술을 적용함으로써 배운 모든 것을 실행에 옮길 필요가 있다.

치료 전략 (Treatment Strategy)

이 복잡한 도수치료 분야의 다른 전문가들은 처음에 요추의 위치를 바로잡는 것으로 치료 전략을 시작한다. 그런 다음 엉덩엉치(iliosacral) 부위(넓은 범위) 내에서 발견되는 기능장애, 이어서 엉치엉덩(sacroiliac) 부분(특정 부분)으로 넘어가서, 두덩뼈 결합관절 치료로 마무리한다.

DeStefano(2011년)에서 Greenman이 제안한 치료 순서는 다음과 같다: 두덩뼈결합, 엉덩이뼈 전단(upslip은 엉덩이뼈 전단이라 생각된다.) 기능장애, 엉치뼈 기능장애, 엉덩뼈 기능장애 등이다.

제 개인적인 취향은 그를 따르는 것이다(그리고 내가 정골 의학 훈련 초기에 그의 수동적인 의학 원리를 배웠기 때문에, 나는 그린먼의 접근법과 비슷하다고 생각한다). 나는 두덩뼈결합 관절과 부터 교정치료를 시작하고, 이어서 엉덩뼈신경 기능장애 치료(upslip first), 그리고 나서 엉치뼈신경 기능장애(sacroiliac fortunction)로 옮겨갈 것을 권하고 싶다, 나는 내가 필요하다고 느끼는 경우 요추부위 내의 어떠한 보상적 이상도 치료할 것이다.

DeStefano(2011)의 Greenman은 평가 과정 중에 초기에 두덩뼈결합 접합부를 치료할 것을 권장한다. 그 이유는 엉치엉덩관절 기능장애가 일반적으로 엎드린 자세의 환자에게서 발견되기 때문이다; 만약 두덩뼈결합 기능장애가 신체의 전면에 존재한다면, 두 개의 위앞엉덩뼈가시(ASIS)와 두덩결합관절(symphysis pubis)에 의해 형성된 삼각대가 환자가 엎드린 자세에서 대칭이 되지 않고 놓여 있다.

Greenman은 또한 전단의 존재가 엉치엉덩관절 내의 다른 움직임을 제한한다는 것을 발견했기 때문에 두덩뼈결합 치료 이후 전단(upslip)을 치료하길 제안한다: 따라서, 그는 전단(shear)이 초기 치료과정에서 주목 받을 만 하다고 말한다. 그는 이 두 뼈 사이의 엉치뼈 위치를 평가하기 위해서는 두 개의 대칭적인 엉덩이뼈를 사용할 수 있어야 한다고 말한다.

환자를 평가하고 치료하는 측면에서, 나의 개념/접근 방식이 Greenman과 비슷하다고 생각한다. 내가 학생들을 골반과 엉치엉덩관절에 대해 가르칠 때 이것이 학생들이 이 분야에 대해 배우는 것을 돕는 훌륭한 책이라 생각하기 때문에, Greenman의 원리(DeStefano 2011)를 추천하고 싶다. 또한 나는 Lee, Vleeming, Schamberger 전문가가 쓴 책과 같은 다른 물리치료 책들을 학생들에게 적극 추천한다. 물리치료 학생들이 내가 추천한(이 책 외에도) 책들 중 일부, 또는 실제로 모든 책들을 읽으려 노력한다면, 그들은 자신의 임상환경에서 자신의 환자와 운동선수를 능숙하게 평가, 식별, 치료할 수 있으리라 생각하고 싶다.

참고: 이 장에서 설명하는 재조정 기법은 주로 7장에서 설명한 바와 같이 연부조직 기법, 특히 근 에너지 기법으로 구성되어 있지만, 나는 정골의사이며 척추 조작 기술을 익혔기 때문에 "추력(thrust)"이나 "고속 추력" (또는 약칭 HVT)이라는 단어가 수시로 언급될 것이다. 이러한 고급 기법은 이를 수행하는 데 필요한 훈련과 자격을 갖춘 경우에만 치료 계획에 통합되어야 한다.

내가 보여줄 대부분의 기술은 여러분 자신의 클리닉에서 수행하기에 매우 안전하다. 어떤 기술이 환자에게 가장 적합한지 확실하지 않은 경우(사용자의 기술 수준과 자격에 따라) 일반적으로 이러한 기술이 아무런 해를 끼치지 않지만, 특히 적절하게 사용할 경우 그 어떤 부정렬을 교정하는 데 매우 효과적이기 때문에 나는 처음에는 연부조직 근 에너지 기법 접근 방식을 따를 것이다. 그러나 선택적으로 추력(thrust) 기법(HVT)이 필요하다고 느낄 때가 올 것이다. 그래서 당신에겐 선택권이 있다: 당신이 적절한 도수치료 분야를 예를 들면 정골 요법(Osteopathy)이나 카이로프랙틱(Chiropractic)을 수련할 수 있고, 척추 조정(spinal manipulation)에 능숙한 적절한 자격을 갖춘 의사에게 환자를 맡기는 것이 더 쉬울지 모른다(개인적 의견으로).

1 부: 두덩뼈결합 기능장애 치료 계획

두덩뼈결합 기능장애(SPDs)는 매우 흔하지만 일반적으로 물리치료사의 치료에서 등한시된다. 나는 이것이 두덩뼈결합 관절 내에서 증상을 보이는 통증이 부족하기 때문이라고 생각한다. 두덩뼈(pubic bone)는 높거나 낮은 경향이 있다(다른 유형의 잠재적 기능장애가 일부 저자에 의해 제기 되더라도). 이 텍스트에서는 다음에 중점을 둘 것이다.

- 상 · 하 두덩뼈결합 기능장애 (SPDs)
- 좌 · 상향 두덩뼈결합 기능장애 (SPDs)
- 우 · 하향 두덩뼈결합 기능장애 (SPDs)

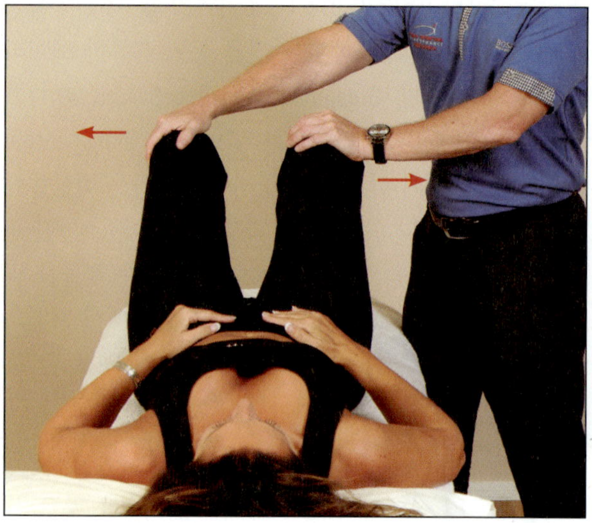

그림 13.1. (a) 환자는 치료사가 적용한 저항에 대해 고관절을 외전한다.

진단: 상·하 두덩뼈결합 기능장애(SPDs)

치료: 근 에너지 기법/추력 기술 (엽총 기술)

자세: 바로 누운 자세

환자는 무릎과 고관절 구부리고 발을 평평하게 한 채 반듯이 누운 자세를 취한다. 치료사는 침대 옆에 서서 환자의 무릎 바깥쪽에 손을 얹는다.

환자는 그림 13.1(a)과 같이 10초 동안 저항에 대항하여 고관절을 외전하도록 요청받는다. 이는 모음근에 상호 억제(RI) 효과를 일으킨다. 이 등척성 수축은 약 3회 반복된다. 그런 다음 치료사는 환자의 무릎 사이에 주먹을 놓고 환자는 그림 13.1(b)과 같이 주먹을 단단히 조여야 한다(내전). 이러한 내전 운동은 일반적으로 두덩뼈결합 관절의 재조정을 일으키기에 충분하다. 이완되면서 소리(충격으로 인한)가 관절에서 들리는 것은 매우 흔한 일이다. 이 기술과 관련된 직접적인 추력(thrust)은 없으므로 수행하기에 매우 안전하다.

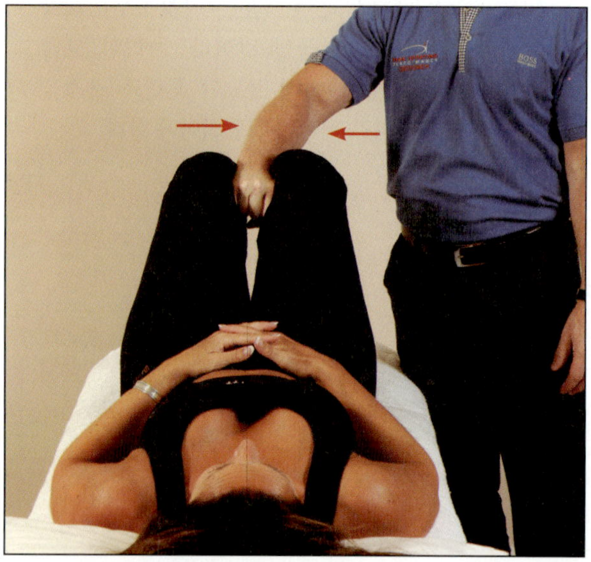

그림 13.1. (b) 치료사는 내전하는 환자의 무릎 사이에 꽉 쥔 주먹을 놓는다.

위의 기법을 사용하여 캐비테이션의 징후가 없고 여전히 관절의 기능장애가 있다고 생각되면 추력(thrust)/HVT 기법이 적합하다. **그림 13.1(a)**과 같이 환자가 고관절을 세 번 외전한 후, 치료사는 **그림 13.2(a)**와 같이 환자의 무릎 안쪽에 손을 대거나 또는 **그림 13.2(b)**에 표시된 것처럼 전완도 쉽게 사용할 수 있다. 그런 다음 환자에게 적용된 저항에 대해 빠르고 강하게 내전하도록 요청한다.

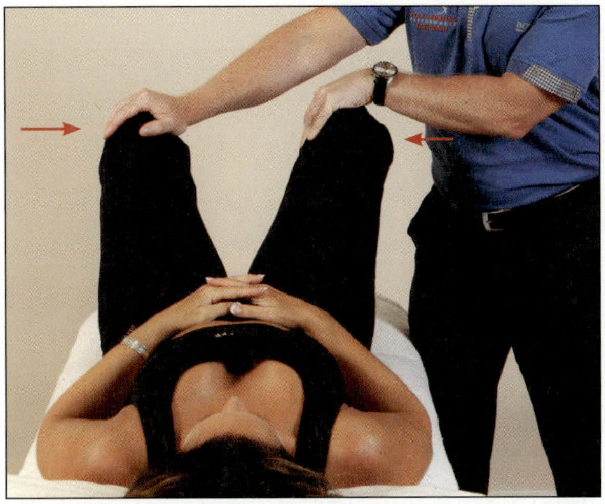

그림 13.2. (a) 치료사는 환자 무릎 사이에 손을 넣어 단단히 내전시킨다.

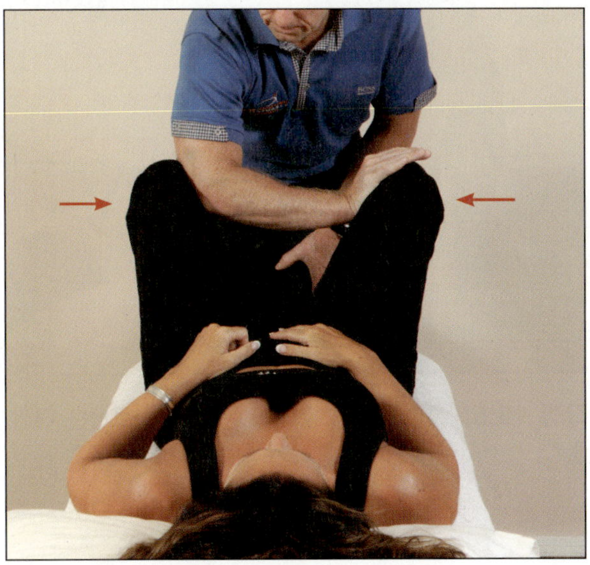

그림 13.2. (b) 치료사는 환자의 무릎 사이에 전완을 위치시키고 단단히 내전시킨다.

그림 13.3과 같이, 내전하는 환자에 대하여 치료사는 빠른 외전 운동을 할 수 있다. 기능장애가 있는 경우, 이 특정 기법으로 인해 두덩뼈결합 관절이 캐비테이션을 유발한다. 따라서 이 기법은 엽총(shotgun)이라고 알려져 있다.

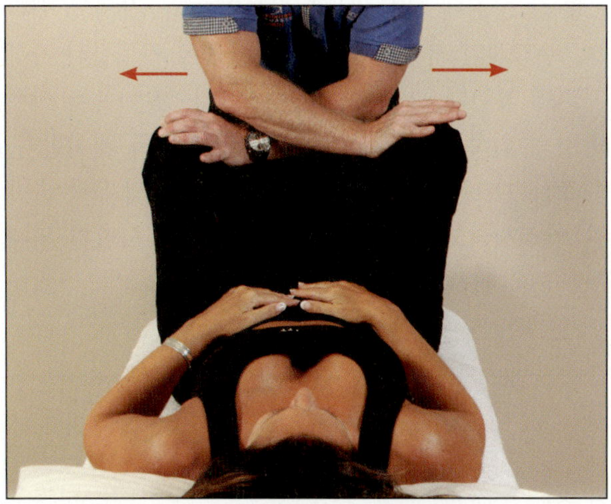

그림 13.3. 치료사는 내전하고 있는 환자의 무릎을 재빨리 분리한다. 때때로 두덩뼈결합 관절이 캐비테이션을 겪을 때 염발음이 들린다.

진단: 좌·상향 두덩뼈결합 기능장애(SPDs)

치료: 근 에너지 기법

자세: 바로 누운 자세

환자는 침대 가장자리에 반듯이 누운 자세를 취하며, 추가적인 지지를 위해 양팔을 몸에 가로질러 가장자리에 놓는다. 치료사는 기능장애가 있는 쪽에 서서 환자의 왼쪽 다리를 침대에 늘어뜨리도록 배치한다. 치료사는 그림 13.4와 같이 왼손으로 환자의 우측 골반을 안정시키고 환자의 왼쪽 다리를 안정시키기 위해 오른손을 왼쪽 무릎뼈 위에 올려놓는다.

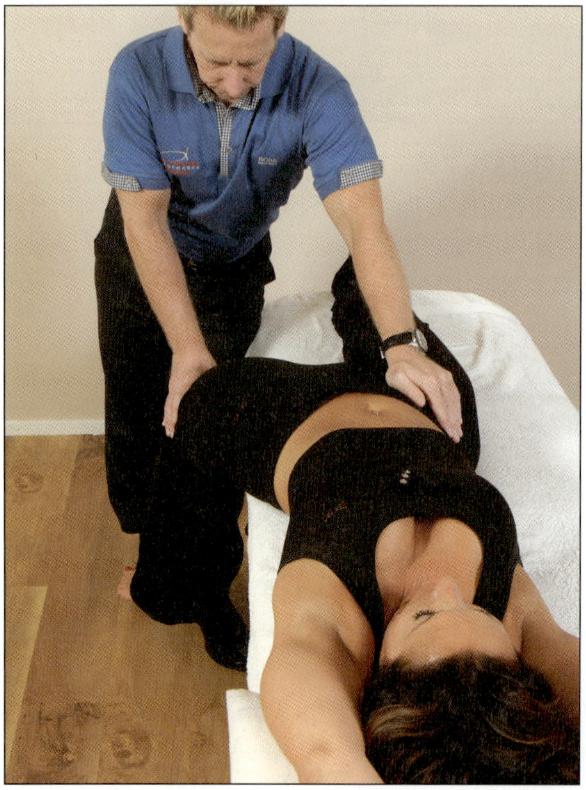

그림 13.4. 치료사는 침대에서 떨어져 있는 환자의 왼쪽 다리를 지지한다.

이 위치에서 환자는 그림 13.5와 같이 10초간 치료사가 적용한 저항에 대해 왼쪽 고관절을 굴곡하도록 한다. 이완 단계에서, 치료사는 환자의 왼쪽 다리를 더 신전하도록 해야 한다. 이것은 그림 13.6에서 보듯이, 두덩뼈결합 관절의 왼쪽이 하방으로 움직이도록 유도할 것이기 때문이다.

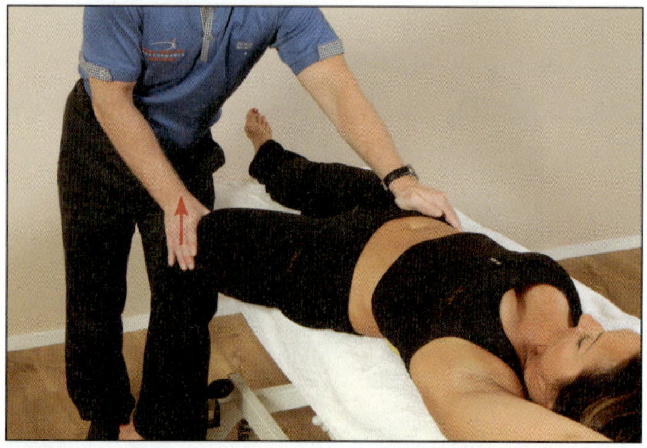

그림 13.5. 환자는 치료사가 적용한 저항에 대항하여 왼쪽 고관절을 굴곡한다.

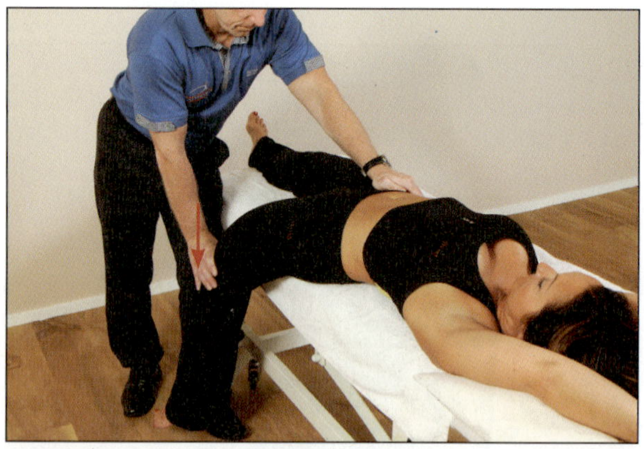

그림 13.6. 10 초의 수축이 있은 후에 치료사는 다리를 더 신전시켜 두덩뼈결합의 왼쪽 면을 아래쪽으로 움직이게 한다.

진단: 우·하향 두덩뼈결합 기능장애(SPDs)

치료: 근 에너지 기법

자세: 바로 누운 자세

환자는 침대 가장자리에 반듯이 누운 자세를 취하며, 추가적인 지지를 위해 양팔을 몸을 가로 질러 가장자리에 놓는다. 치료사는 기능장애와 반대편에 선다.

그런 다음 치료사는 환자의 오른쪽 다리를 약간 내회전시키면서 굴곡하고 내전한다. 이 움직임은 두덩뼈결합의 오른쪽 측면을 상방으로 움직이는 것을 유도한다. 환자의 다리를 레버로 이용하여 치료사는 환자의 오른쪽 골반을 침대에서 들어 올려 왼손을 환자의 오른쪽 위뒤엉덩뼈가시(PSIS)에 놓고 **그림 13.7**과 같이 같은 손의 뒤꿈치를 궁둥뼈결절(ischial tuberosity)에 올려놓을 수 있도록 한다.

치료사는 손으로 골반을 내린다; 이 자세에서 환자는 **그림 13.8**에서 보듯이 치료사가 10초 동안 적용한 저항에 대해 오른쪽 고관절을 신전하도록 한다. 이완 단계에서, 치료사는 환자의 오른쪽 다리를 더 굴곡시키면서, 동시에 압박은 **그림 13.9**와 같이 궁둥뼈결절(ischial tuberity)에 가한다; 이것은 두덩뼈결절 관절의 오른쪽이 상방으로 움직이도록 유도할 것이다.

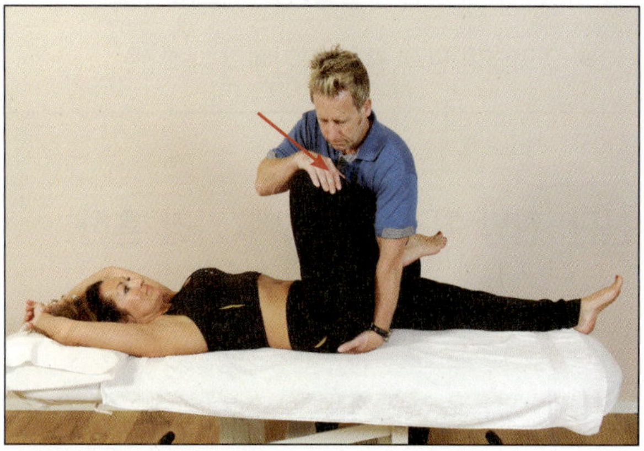

그림 13.8. 환자는 치료사가 가하는 저항에 대항하여 고관절을 신전한다.

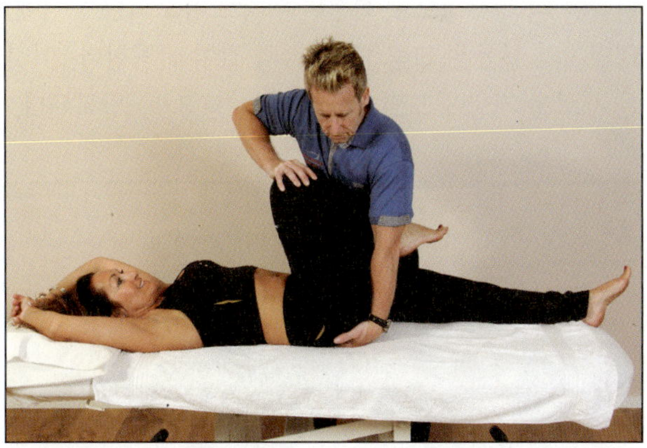

그림 13.7. 환자의 오른쪽 엉덩이는 굴곡, 내전 및 내회전으로 유도된다.

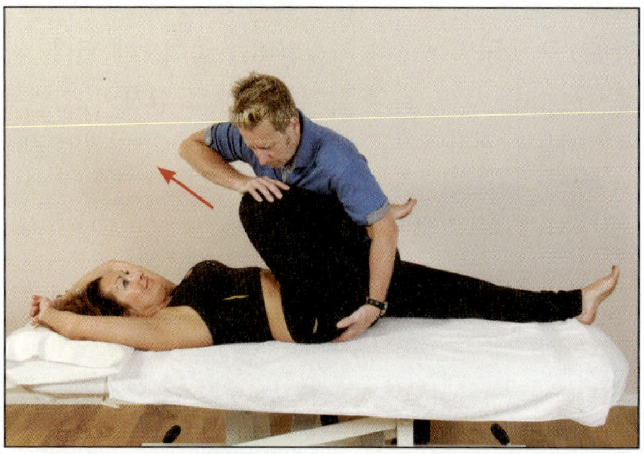

그림 13.9. 치료사는 환자의 다리를 더욱 굴곡하도록 지시하면서 궁둥뼈결절(ischial turberity)에 압력을 가한다.

2 부: 엉덩엉치 기능장애 치료 프로토콜

다음과 같은 엉덩엉치 장애가 가능하다:

- 전방 회전된 볼기뼈(Anteriorly rotated innominate)
- 후방 회전된 볼기뼈(Posteriorly rotated innominate)
- 상방 전단(Superior shear) – 상방 밀림(upslip)
- 하방 전단(Inferior shear) – 하방 밀림(downslip)
- 엉덩엉치 바깥쪽 펼침(볼기뼈의 외회전)
- 엉덩엉치 안쪽 펼침(볼기뼈의 내회전)

진단: 전방 회전된 볼기뼈(가장 흔한)

치료: 근 에너지 기법

자세: 옆으로 누운 자세

기술 1

환자는 옆으로 누운 자세를 취하고 치료사는 기능장애와 같은 편에 서 있다. 환자의 고관절과 무릎은 약 90°로 굴곡되어 침대 가장자리를 넘어오게 된다. 치료사는 그림 13.10(a)와 같이 왼손으로 환자의 오른쪽 볼기뼈을 안정화시키고 오른손으로 환자의 위뒤엉덩뼈가시를 촉진한다.

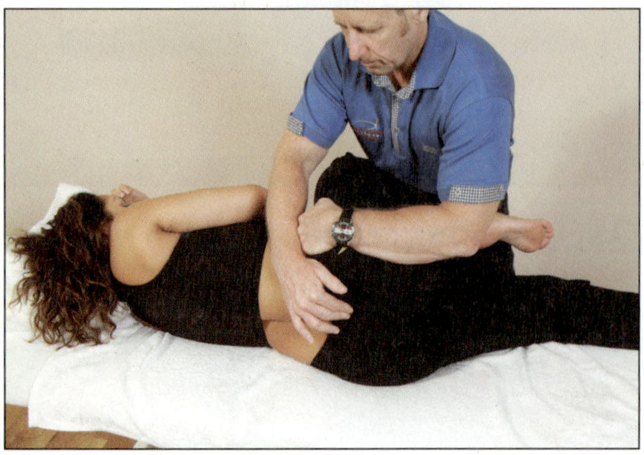

그림 13.10. (a) 치료사는 환자의 무릎과 엉덩이를 조절하면서 볼기뼈를 감싸고 있다.

치료사는 위뒤엉덩뼈가시 위치에서 제한(결합점)이 느껴질 때까지 환자의 엉덩이를 구부리고 위뒤엉덩뼈가시를 오른쪽 손으로 만져서 이 자세를 미세 조정한다. 이 자세에서 대략 20%의 힘을 사용하여 환자는 그림 13.10(b)에서와 같이 치료사가 10초 동안 적용한 저항에 대해 엉덩이(큰볼기근과 뒤넙다리근)를 신전하도록 한다.

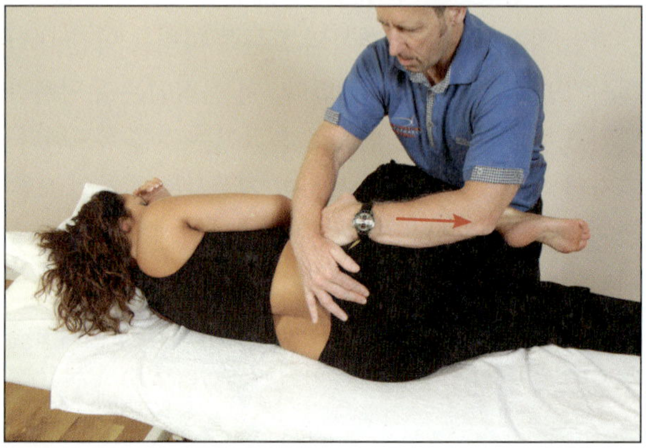

그림 13.10. (b) 환자는 치료사가 적용한 저항에 대항하여 고관절을 신전시킨다.

수축과 완전한 이완 후에, 오른쪽 볼기뼈 치료사의 왼손에 의해 후방으로 회전된 위치로 유도되는 동시에, 엉덩이와 무릎은 그림 13.10(c)와 같이 굴곡한다. 이것은 새로운 저항에 도달할 때까지 (보통 3 번) 반복된다.

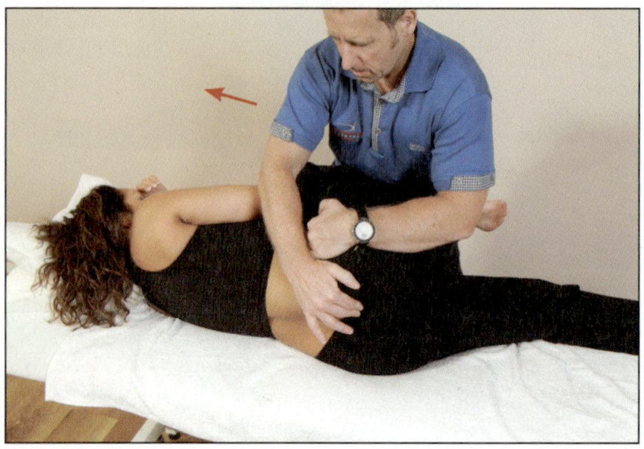

그림 13.10. (c) 치료사는 무릎과 엉덩이가 구부러질 때 환자의 볼기뼈를 후방으로 회전하는 자세로 유도한다.

진단: 왼쪽 전방으로 회전된 볼기뼈 (덜 흔한)

치료: 근 에너지 기법

자세: 옆으로 누운 자세

기술 2

(왼쪽 앞쪽의 볼기뼈 회전을 교정하는 대체 기술)

이것은 위에서 설명한 것과 유사한 기술 몇 가지 수정 사항이 있다: 이번에는 기능장애가 오른쪽 전방 볼기뼈가 아니라 왼쪽 전방 볼기뼈와 관련이 있다. 환자는 옆으로 누운 자세를 취하고 치료사는 기능장애가 있는 쪽과 같은 편에 선다. 환자의 상반신은 오른쪽 회전으로 배치되어 요추 관절에 긴장을 유발하고 요추의 불필요한 움직임을 방지한다.

다음으로, 치료사는 **그림** 13.11(a)과 같이 환자의 왼쪽 고관절을 구부리고 환자의 뒤쪽 허벅지를 치료사의 고관절에 기대게 한다(환자는 왼쪽 다리를 치료사에게 걸어준다). 환자의 오른쪽 하퇴부가 신전된 위치에 놓이게 한다.

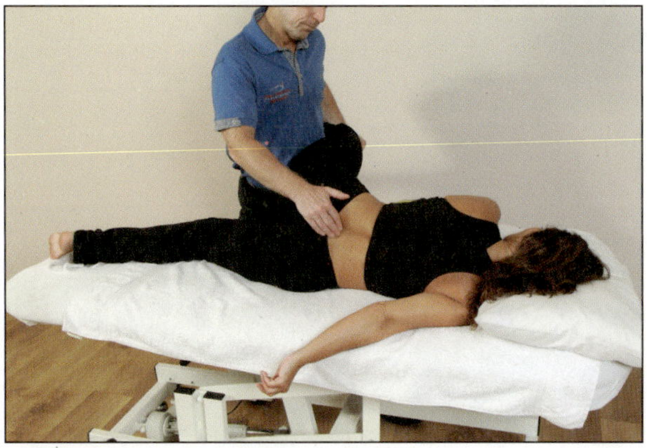

그림 13.11. (a) 환자의 몸통은 오른쪽으로 회전한다. 치료사는 왼쪽 위뒤엉덩뼈가시를 촉진하면서 환자의 고관절을 90°로 잡아준다.

치료사는 위뒤엉덩뼈가시를 촉진하고 결합점이 느껴질 때까지 고관절의 굴곡을 유도한다. 이 위치에서 약 20%의 힘을 사용하여 **그림** 13.11 (b)과 같이 환자는 치료사가 10초 동안 적용한 저항에 대해 고관절(큰볼기근와 뒤넙다리근)을 신전하도록 한다.

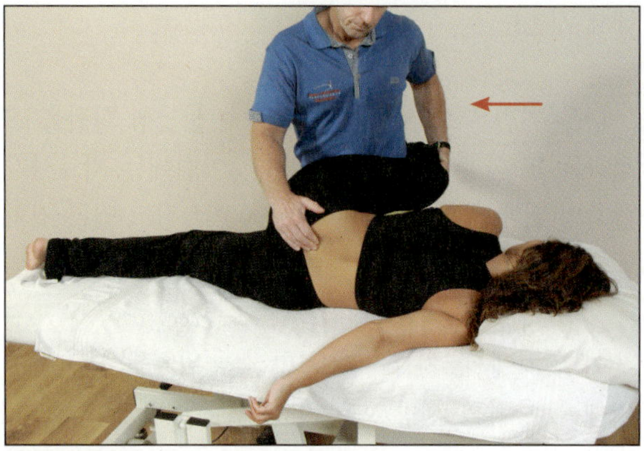

그림 13.11. (b) 치료사가 왼쪽 위뒤엉덩뼈가시를 촉진하고 그동안 환자는 고관절을 10초 동안 신전하려고 한다.

완전한 이완 시, 왼쪽 볼기뼈는 치료사의 오른손에 의해 후방으로 회전하는 위치로 유도되며 동시에 고관절과 무릎은 **그림** 13.11(c)과 같이 굴곡된다. 이는 새 저항에 도달할 때까지(보통 3회) 반복된다.

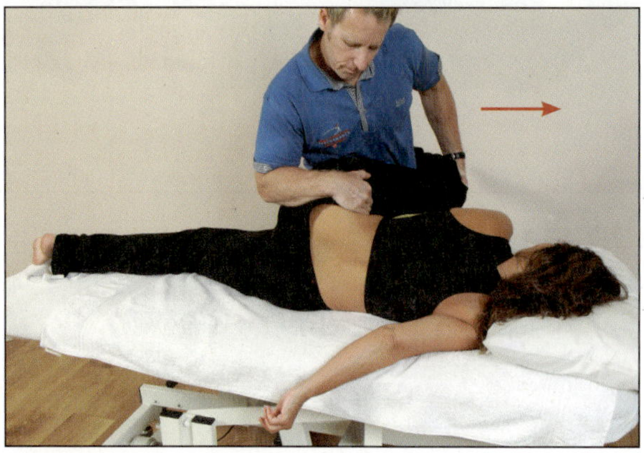

그림 13.11. (c) 치료사는 무릎과 고관절이 구부러질 때 환자의 볼기뼈를 후방으로 회전 위치로 유도한다.

진단: 오른쪽 전방으로 회전된 볼기뼈(좀 더 흔한)

치료: 근 에너지 기법

자세: 옆으로 누운 자세

기술 3

(우측 전방으로 회전하는 볼기뼈를 교정하기 위한 대체 기술)

다음 기법은 오른쪽의 경우, 앞쪽 선천성 회전을 교정하는 또 다른 대안적 방법이다. 이번에는 치료사가 환자의 뒤에 서서 환자가 무릎을 90°로 잡고 있는 것처럼 양손으로 오른쪽 볼기뼈를 받치고 있다.

이 위치에서, 치료사는 결합점의 위치를 분리하기 위해 볼기뼈를 후방 회전 방향으로 미세 조정한다. 그런 다음 그림 13.12와 같이 환자가 10초 동안 자신의 손으로 가해지는 압력에 대해 고관절 신전을 저항하도록 요청한다.

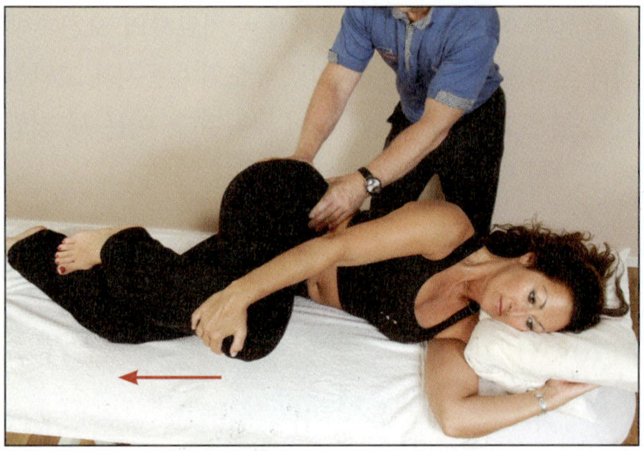

그림 13.12. 치료사는 환자의 볼기뼈를 감싸고, 환자는 무릎을 90°에 유지한다. 그런 다음 환자는 자신의 손에 의해 가해지는 고관절을 신전에 맞서 저항한다.

10초간의 수축과 완전한 이완 후에, 그림 13.13에서 보듯이, 치료사에 의해 오른쪽 볼기뼈가 후방으로 회전하는 위치로 안내되고 이와 동시에 환자는 오른쪽 엉덩이를 천천히 완전히 굴곡 상태가 되도록 당길 것을 한다.

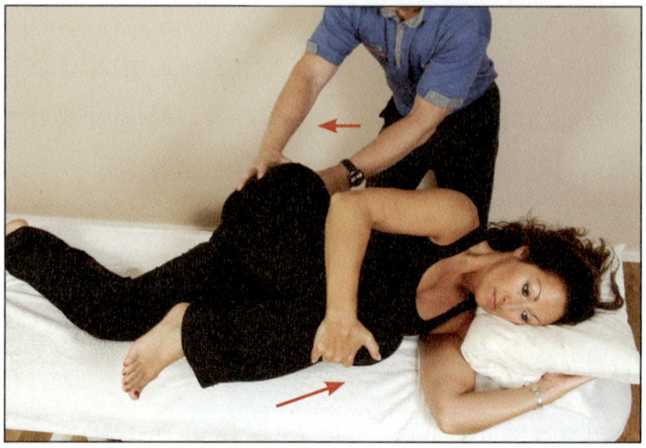

그림 13.13. 치료사는 환자가 고관절을 굴곡할 때 환자의 볼기뼈를 후방 회전 위치로 안내한다.

진단: 왼쪽 후방으로 회전된 볼기뼈(흔한)

치료: 근 에너지 기법

자세: 엎드린 자세

기술 *1*

환자는 엎드린 자세를 취하고 치료사는 기능장애가 있는 쪽과 같은 편에 서 있다. 환자는 왼쪽 다리를 약간 들어 올려서 치료사가 환자의 왼쪽 허벅지 아래에 치료사의 오른팔을 놓을 수 있도록 하고, 치료사는 두 손을 서로 깍지를 끼우고 그들의 전완이 환자의 왼쪽 위뒤엉덩뼈가시에 놓이게 한다.

치료사는 장애물이 느껴질 때까지 환자의 엉덩이 관절을 천천히 신전하고 내전함으로써 이 위치를 미세 조정한다. 그런 다음 치료사는 환자에게 그림 13.14와 같이 치료사의 저항에 대항하여 10초 동안 고관절을 점진적으로 굴곡하도록 요청한다.

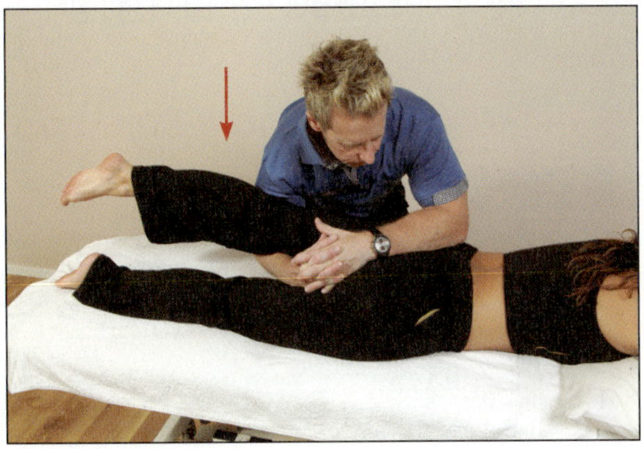

그림 13.14. 치료사는 환자의 다리를 받치고, 그들의 팔뚝으로 볼기뼈를 조절한다. 그런 다음 환자는 치료사가 가하는 저항에 맞서 고관절을 굴곡한다.

완전한 이완상태에서, 치료사는 신전된 다리를 고관절 신전 및 내전으로 더 깊이 가져가는 동안에 팔뚝으로 전방 볼기뼈 회전을 부드럽게 유도한다. 이 고관절과 골반의 결합 운동은 그림 13.15에서 보여지는 것처럼 볼기뼈의 전방 회전을 유도한다. 이것은 새로운 저항이 달성될 때까지 (보통 3번) 반복된다.

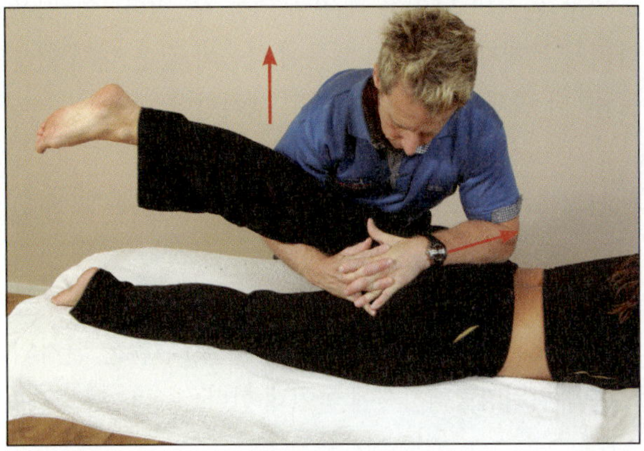

그림 13.15. 치료사는 환자의 볼기뼈를 전방 회전 방향으로 유도하는 동시에 고관절을 신전과 내전한다.

진단: 오른쪽 후방으로 회전된 볼기뼈 (덜 흔한)

치료: 근 에너지 기법

자세: 엎드린 자세

기술 2

(덜 일반적인 오른쪽 후방 볼기뼈 회전의 대안 기술)

일부 환자의 다리는 매우 무거울 수 있다. 이 경우 다리의 무게가 증가하기 때문에 다음과 같은 대체 기술로 좀 더 쉽게 수행할 수 있다고 생각한다.

이번에는 치료사가 기능장애와 반대되는 쪽에(좌측) 선다(우측은 후방으로 고정되어 있다). 환자는 왼쪽 다리를 약간 들어 올려서 치료사가 환자의 오른쪽 무릎 아래에 오른손이 놓일 수 있도록 하고, 왼손은 환자의 오른쪽 위뒤엉덩뼈가시에 놓이게 한다.

치료사는 장벽이 느껴질 때까지 오른쪽 고관절을 천천히 신전과 내전을 함으로써 이 위치를 미세 조정한다. 이 장벽으로부터 환자는 그림 13.16과 같이 치료사가 10초간 적용하는 저항에 대해 오른쪽 고관절을 점진적으로 구부리도록(굴곡하도록) 한다.

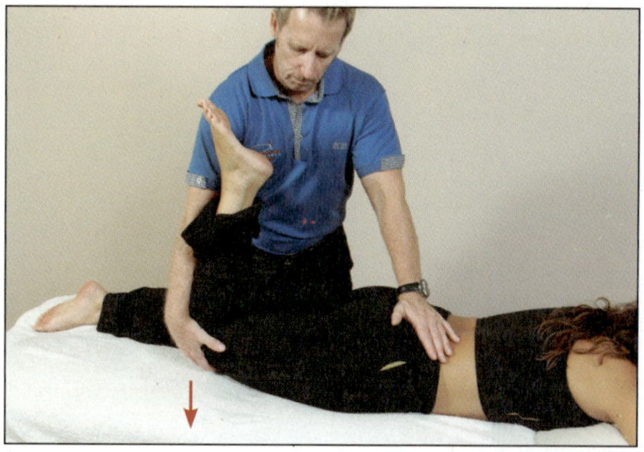

그림 13.16. 치료사는 환자의 다리를 받치면서 손으로 볼기뼈를 조정한다. 환자는 치료사가 가한 저항에 대항하여 고관절을 굴곡한다.

완전한 휴식을 취할 때, 치료사는 환자의 오른쪽 위뒤엉덩뼈가시에 왼손으로 압력을 가하는 동시에, 오른쪽 다리를 고관절 신전 및 내전으로 더 깊이 가져간다. 이 결합 운동은 그림 13.17과 같이 오른쪽 볼기뼈의 전방 회전을 유도한다. 이는 새로운 저항에 도달할 때까지 (보통 3회) 반복된다.

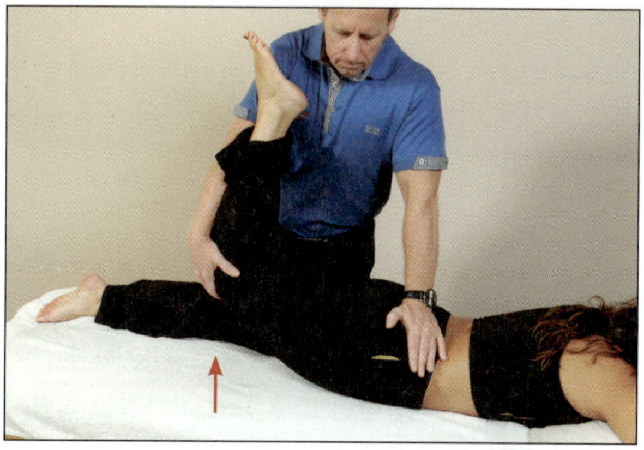

그림 13.17. 치료사는 환자의 고관절을 전방 회전 방향으로 안내하는데, 이때 고관절이 신전되고 내전이 된다.

진단: 오른쪽 상방 전단(머리쪽) — 상방 밀림(Upslip)

치료: 근 에너지 기법/가동술/추력 기법

자세: 엎드린 자세

환자는 엎드린 자세를 취하고 치료사는 기능장애가 있는 쪽과 같은 편에 선다. 환자는 무릎이 가장자리에서 나올 때까지 침대 아래쪽으로 내려오도록 한다. 그 다음 환자는 한쪽을 보고 아무 것도 붙잡지 않도록 한다. 치료사는 환자의 오른쪽 다리를 벌리고 환자의 허벅지를 내회전시켜 그림 13.18과 같이 고관절이 밀착된 자세를 야기한다.

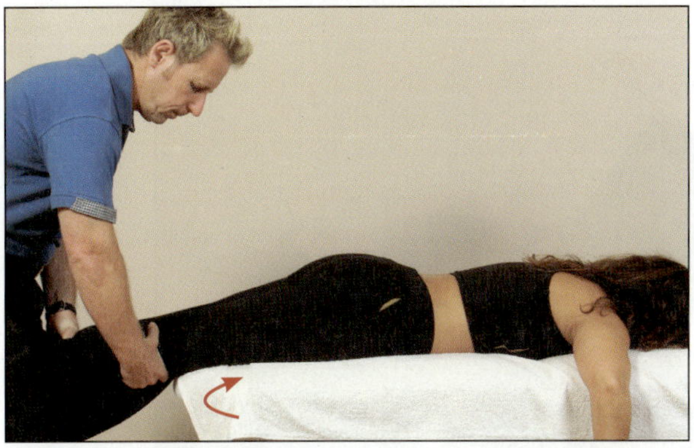

그림 13.18. 치료사는 환자의 오른쪽 다리를 걸어주고, 고관절의 밀착된 위치를 확립하기 위해 내부적으로 이 고관절을 회전시킨다.

치료사의 왼손이 환자의 엉치뼈나 왼쪽 허벅지를 안정화시킬 때 오른손은 환자의 오른쪽 위뒤엉덩뼈가시를 촉진한다. 치료사는 허벅지로, 천천히 환자의 오른쪽 다리를 붙잡기 시작하며, 장애물에 도달할 때까지 오른쪽 다리를 꼬리측 당김(Caudal pull)을 유도하여 다리에 약간의 견인력을 가한다.

장벽에서는 그림 13.19와 같이 치료사의 다리에 의해 가해지는 저항에 대하여 10초간 허리네모근(QL)을 활성화하여 골반을 고정시켜 달라고 환자에게 요청하고 근 에너지 기법을 적용한다.

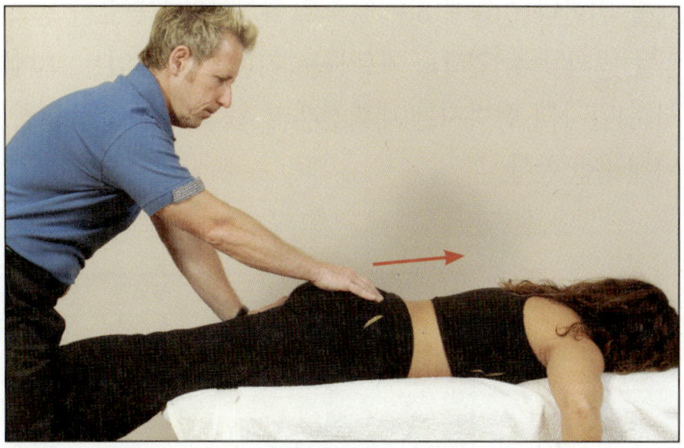

그림 13.19. 허리네모근을 사용하여 환자는 골반을 머리쪽/상방으로 10초 동안 올린다.

수축 후, 이완 단계에서 그림 13.20과 같이 다리에 꼬리/하방 견인을 점진적으로 가함으로써 새로운 장벽이 발견된다. 이 기술은 3번 반복된다. 이 위치에서 가동술(mobilizing technique) 또는 도수교정(manipulation)(추력[thrust]) 기술을 수행하여 오른쪽 볼기뼈의 꼬리쪽/하강 움직임을 유도할 수 있다.

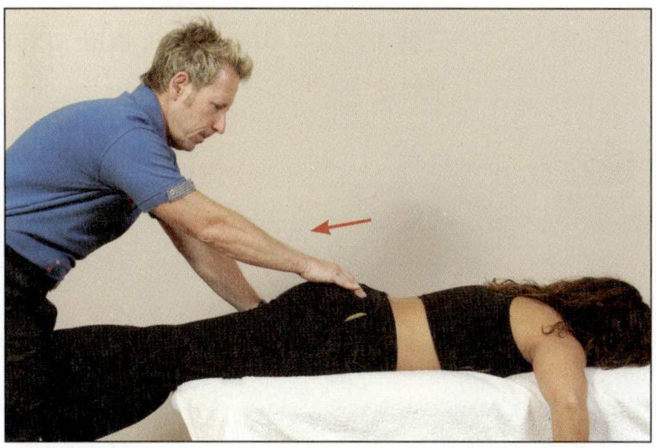

그림 13.20. 치료사는 초기 근 에너지 기법 수축/치료 후 꼬리 방향으로 다리에 견인/가동술 또는 도수교정(추력)을 수행한다.

진단: 왼쪽 상방 전단(머리쪽) — 상방 밀림(Upslip)

치료: 근 에너지 기법/가동술/추력 기법

자세: 바로 누운 자세

환자는 오른쪽 무릎을 90°로 구부린 채 반듯이 누운 자세를 취한다(이렇게 하면 오른쪽 볼기뼈의 불필요한 움직임을 방지할 수 있다). 치료사는 기능장애가 있는 편에서서 환자의 허벅지를 내회전시켜 왼쪽 고관절을 밀착되게 유도한다.

치료사는 환자의 다리를 손으로 부드럽게 잡고 장벽을 당기기 위해 꼬리쪽 당김을 유도해 왼쪽 다리를 가볍게 견인한다. 장벽에서 그림 13.21과 같이 볼기뼈의 꼬리/하방 움직임을 촉진하기 위해 가동술, 근 에너지 기법 또는 고속 추력(thrust)(HVT)이 수행된다.

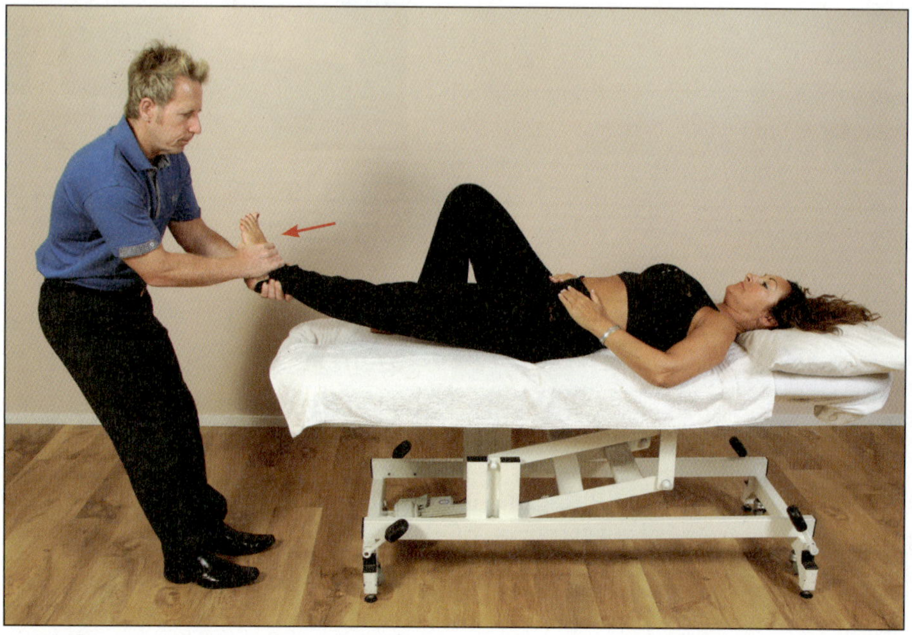

그림 13.21. 치료사는 이 특정 위치에서 근 에너지 기법, 가동술 또는 도수교정 기술을 수행할 수 있다.

진단: 오른쪽 엉덩엉치 바깥쪽 벌림 (볼기뼈의 외회전)

치료: 근 에너지 기법

자세: 바로 누운 자세

환자는 반듯이 누운 자세를 취하고 치료사는 기능장애가 있는 쪽과 같은 편에 선다. 치료사는 환자의 오른쪽 고관절과 무릎을 구부린 다음 다리를 레버로 사용하여 골반을 왼쪽으로 올려 환자의 오른쪽 위뒤엉덩뼈가시에 손을 놓을 수 있도록 한다. 환자 손에 닿을 때까지 환자의 골반을 내린 다음 무고한 뼈의 내부 회전에 대한 장벽이 느껴질 때까지 손으로 환자의 고관절을 내린다.

이 결합점 위치에서 그림 13.22와 같이 환자는 외부에서 10초 동안 고관절을 외회전시키고 외전한다.

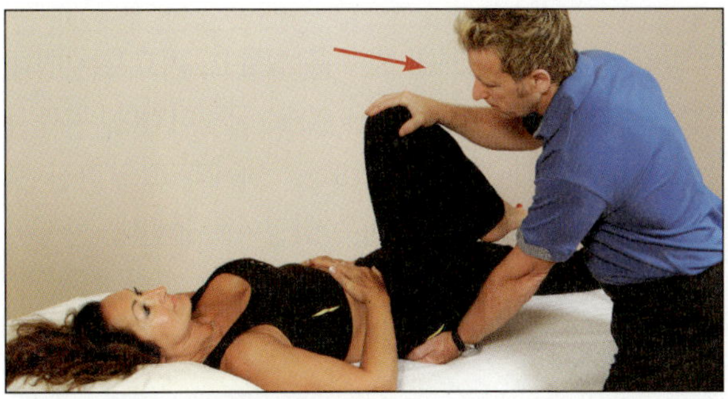

그림 13.22. 치료사는 환자의 오른쪽 고관절을 굴곡하고 환자의 위뒤엉덩뼈가시에 손을 놓는다. 그런 다음 환자는 치료사가 가하는 저항에 대해 외회전한다.

이완 단계에서, 내회전의 새로운 장벽이 달성되는 동시에, 치료사는 그림 13.23과 같이 환자의 오른쪽 위뒤엉덩뼈가시에 견인기술을 적용한다.

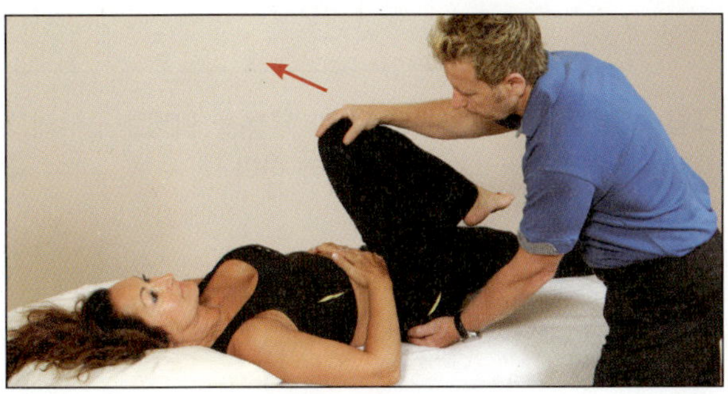

그림 13.23. 치료사는 환자의 오른쪽 고관절을 내회전으로 유도하는 동시에 위뒤엉덩뼈가시에 견인력을 적용하여 볼기뼈의 중립 위치를 유도한다.

진단: 왼쪽 엉덩엉치 안쪽 벌림 (볼기뼈의 내회전)

치료: 근 에너지 기법

자세: 바로 누운 자세

환자는 반듯이 누운 자세를 취하고 치료사는 기능장애가 있는 쪽과 같은 편에 서 있다. 치료사는 환자의 왼쪽 고관절을 외회전시키고 굴곡한다. 환자의 왼쪽 발은 오른쪽 무릎 바로 위에 위치한다. 치료사는 오른손으로 환자의 오른쪽 골반, 왼손으로 환자의 왼쪽 무릎을 안정시키면서 장벽이 느껴질 때까지 외회전을 유도한다.

이 결합점 위치에서 환자는 그림 13.24와 같이 10초 동안 고관절을 내회전하도록 한다.

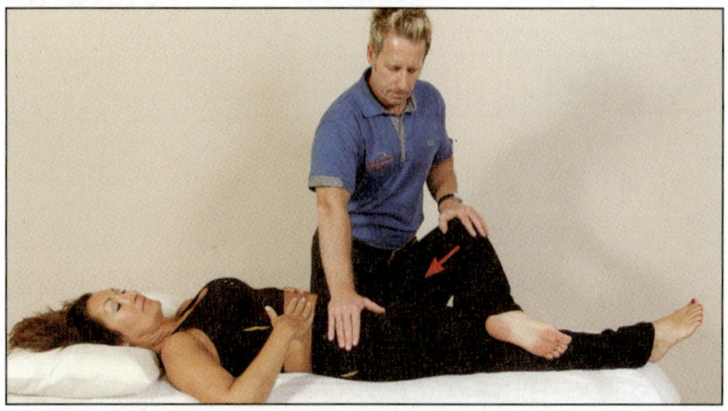

그림 13.24. 치료사는 환자의 왼쪽 고관절을 외회전시키고, 반대쪽 무릎에 환자의 왼발을 놓는다. 환자는 치료사가 적용한 저항에 대해 내회전한다.

이완 단계에서 그림 13.25와 같이 새로운 외회전 장벽이 달성된다.

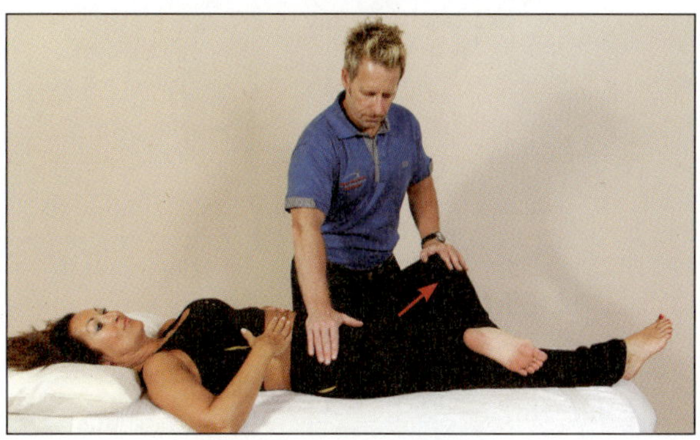

그림 13.25. 치료사는 고관절 부분을 외회전으로 유도하고 볼기뼈의 중립적인 자세를 유지하도록 한다.

3부: 엉치엉덩 기능장애 치료 계획

다음 엉치엉덩 기능장애가 가능하다:

- 좌측에서 좌측으로 전방 엉치뼈 비틀림 (L−on−L anterior sacral torsion)
- 우측에서 우측으로 전방 엉치뼈 비틀림 (R−on−R anterior sacral torsion)
- 좌측에서 좌측으로 후방 엉치뼈 비틀림 (L−on−L posterior sacral torsion)
- 우측에서 우측으로 후방 엉치뼈 비틀림 (R−on−R posterior sacral torsion)
- 양측 전방 엉치뼈 (전굴) (Bilateral anterior sacrum) (nutated)
- 양측 후방 엉치뼈 (후굴) (Bilateral posterior sacrum) (counternutated)

진단: 좌측에서 좌측으로 전방(Forward) 엉치뼈 비틀림

치료: 근 에너지 기법

자세: 심스 자세 (Sims)

이 기능장애에서 엉치뼈는 왼쪽 비스듬한 축에서 왼쪽(오른쪽으로 구부러진 상태)으로 회전했으며 그림 13.26과 같이 오른쪽 엉치뼈 기저부가 앞쪽으로 전굴(nutate)한다.

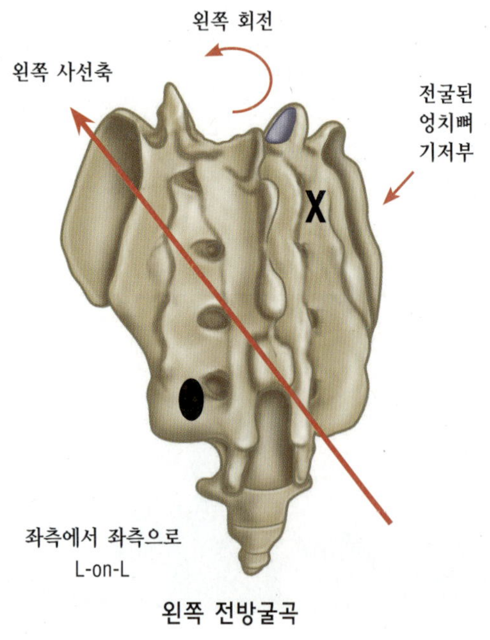

그림 13.26. 왼쪽에서 왼쪽(L−on−L) 엉치뼈 움직임/비틀림. X = 전방 또는 깊은 곳. ● = 후방 또는 얕음.

환자는 침대에 엎드린 자세를 취하고, 치료사는 침대 오른쪽에 서서 환자의 무릎을 90°로 굴곡시킨다. 치료사는 그림 13.27과 같이 심스(Sims) 자세라고 알려진 것을 달성하기 위해 환자를 왼쪽 엉덩이로 돌린다. 환자의 왼쪽 팔을 뒤로 하고 오른쪽 팔을 앞으로 한다.

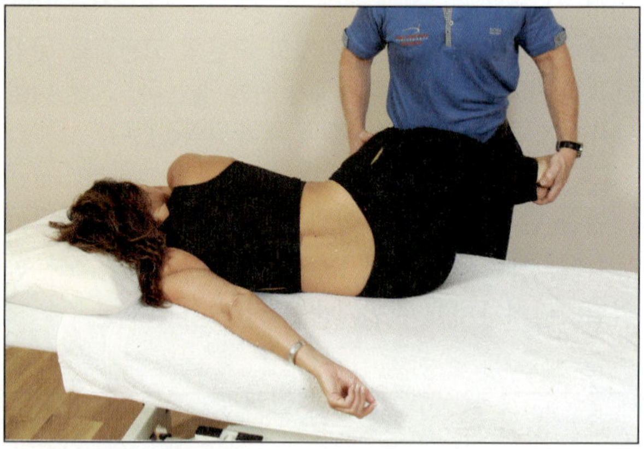

그림 13.27. 치료사는 환자의 무릎을 90°로 구부리고 환자를 심스(Sims) 자세를 취하게 한다.

환자의 무릎이 치료사의 왼쪽 허벅지에 올려진 상태에서, 왼쪽 손을 이용하여 허리엉치뼈 접합부를 촉진하는 한편, 그림 13.28과 같이 L5가 왼쪽으로 회전하는 느낌이 들 때까지 환자 몸통의 왼쪽 회전이 유도된다.

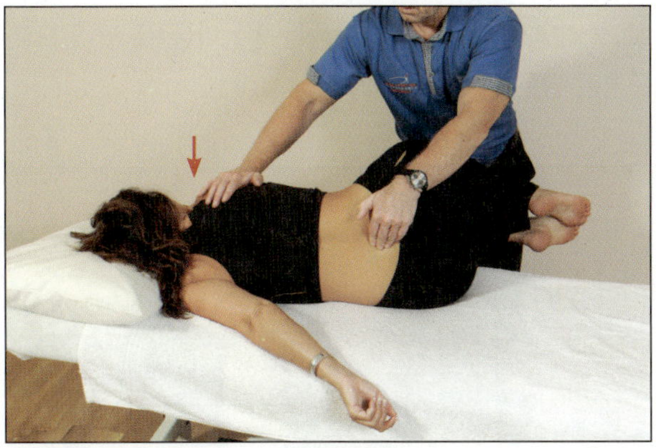

그림 13.28. 치료사는 위치를 미세 조정하여 L5를 왼쪽으로 회전시킨다.

이 위치에서 치료사는 환자의 다리를 레버로 사용하여 허리엉치뼈 접합부와 오른쪽 엉치뼈 기저부를 촉진하고 그림 13.29와 같이 장벽이 느껴질 때까지 몸통에 굴곡 운동을 도입한다.

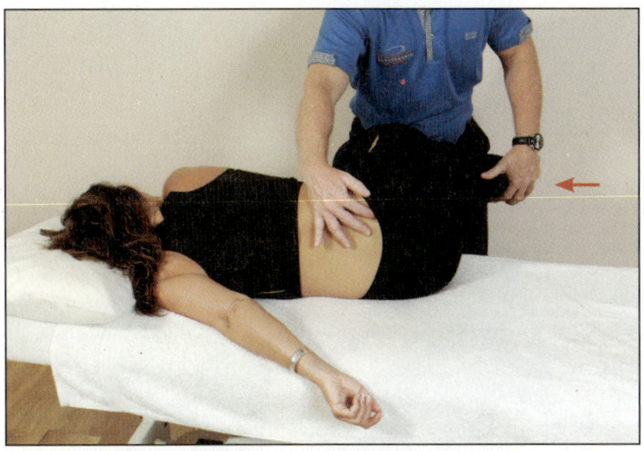

그림 13.29. 환자의 다리를 레버로 사용하여 치료사는 허리엉치뼈 접합부에서 저항이 느껴질 때까지 환자의 몸통을 굴곡시켜 조정한다.

환자는 그림 13.30과 같이 10초 동안 치료사의 저항에 맞춰 다리를 천장 쪽(위쪽)으로 밀어야 한다(오른쪽 궁둥구멍근을 활성화시킨다).

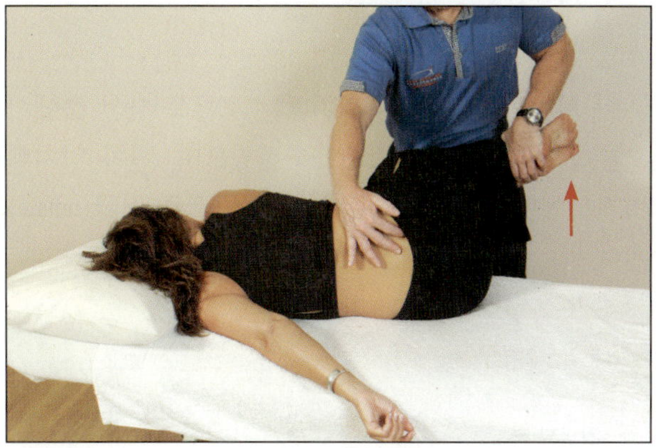

그림 13.30. 이 동작은 오른쪽 궁둥구멍근을 활성화시키기 때문에 환자는 그들의 다리를 천장 쪽으로 밀어낸다.

이완 단계에서, 치료사는 그림 13.31과 같이 오른쪽 엉치뼈 기저부가 후방으로 움직임을 느낄 때까지 환자의 다리를 바닥 쪽으로 가져간다.

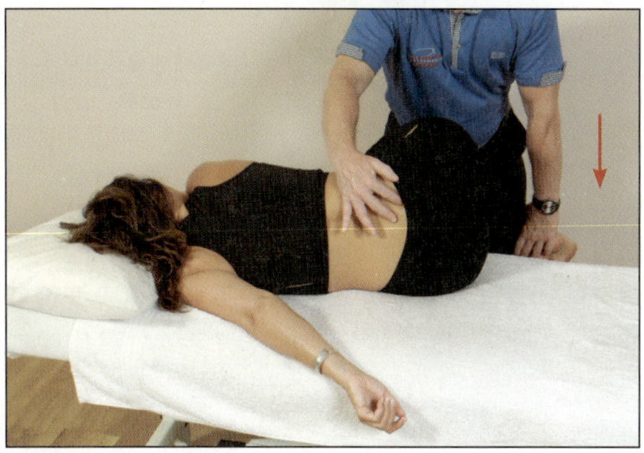

그림 13.31. 치료사는 환자의 다리가 바닥쪽으로 향할 때 오른쪽 엉치뼈 기저부를 촉진하고 후방 움직임을 느끼게 된다.

참고: Sims 기법은 요추의 움직임뿐만 아니라 하지의 움직임을 이용하여 교정에 용이하게 함으로써 스스로 바로잡으려 엉치뼈의 위치에 이용하기 때문에 잘 적용된다. 예를 들면, 좌측에서 좌측 유형의 기능장애의 경우, 우리는 이 제한이 오른쪽 엉치뼈 기저부가 후굴이 불가능하기 때문에, 오른쪽 엉치뼈 기저부가 전굴의 고정된 위치로 전진했다는 것을 안다. 이 기법의 첫 번째 과정은 요추의 굴곡으로 엉치뼈의 신전을 유도한다. 둘째, 요추에 왼쪽 회전이 도입되어 엉치뼈의 오른쪽 회전을 촉진한다(실행할 수 없는 움직임). 세 번째 단계는 하지의 움직임과 근 에너지 기법의 조합이다. 이것은 엉치뼈 위치의 회복을 돕기 위해 오른쪽 궁둥구멍근을 도입한다.

진단: 우측에서 우측으로 전방(Forward) 엉치뼈 비틀림

치료: 근 에너지 기법

자세: 심스 자세(Sims)

이 기능장애의 경우, 엉치뼈는 오른쪽 사선 축에서 오른쪽(좌측 구부러짐)으로 회전했으며, 왼쪽 엉치뼈 기저부에는 그림 13.32와 같이 앞쪽으로 전굴(nutate)된다.

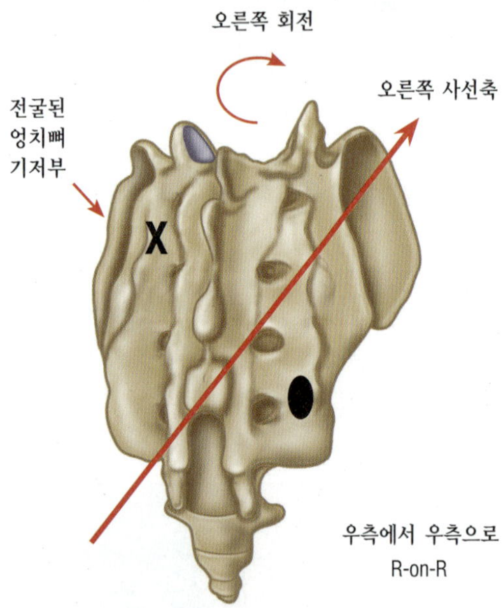

그림 13.32. 오른쪽에서 오른쪽(R-on-R) 엉치뼈 움직임/비틀림. X = 전방 또는 깊은 곳. ● = 후방 또는 얕음.

환자는 침대에 엎드린 자세를 취하고, 치료사는 소파 왼쪽에 서서 환자의 무릎을 90°로 구부리고, 치료사는 그림 13.33과 같이 환자를 오른쪽 고관절(엉덩이) 쪽으로 돌리면서 심스(Sims) 자세를 얻는다(왼쪽 팔 앞으로, 오른쪽 팔은 뒤로 돌린다).

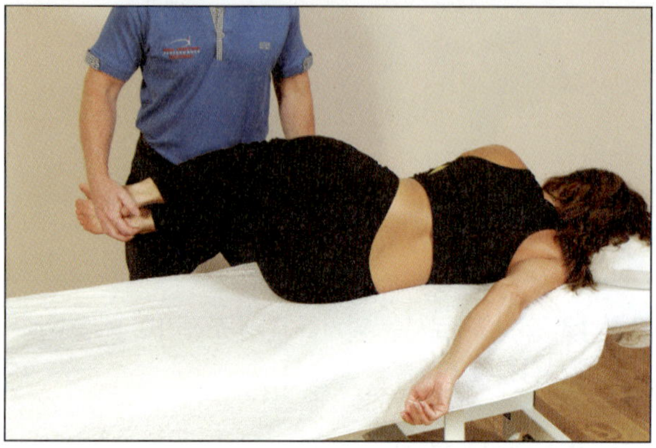

그림 13.33. 치료사는 환자의 무릎을 90°로 구부리고 환자를 심스(Sims) 자세를 취하게 한다.

치료사의 오른쪽 허벅지에 환자의 무릎을 대고, 오른손을 사용하여 허리엉치뼈 접합부를 촉진하고, 그림 13.34와 같이 L5가 오른쪽으로 회전하는 느낌이 들 때까지 환자의 몸통을 오른쪽으로 회전시킨다.

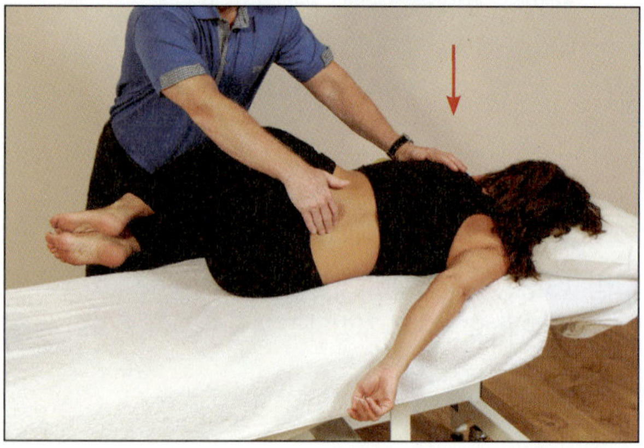

그림 13.34. 치료사는 자세를 미세하게 조정하면서 L5를 오른쪽으로 회전시킨다.

이 자세를 취하면, 치료사는 왼손으로 허리엉치뼈 접합부와 왼쪽 엉치뼈 기저부를 촉진한 다음, 환자의 다리를 지렛대로 삼아, 그림 13.35와 같이 저항이 느껴질 때까지 몸통에 굴곡 운동을 유도한다.

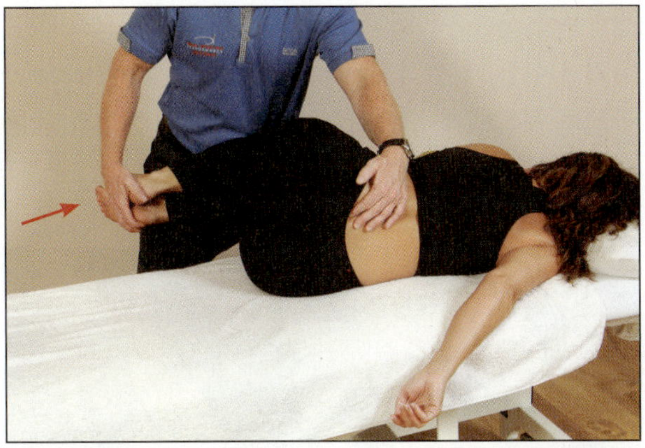

그림 13.35. 환자의 다리를 레버로 사용하여 치료사는 환자의 몸통을 굴곡하여 허리엉치뼈 접합부에서 저항이 느껴질 때까지 조정한다.

환자는 그림 13.36과 같이 10 초 동안 치료사의 저항에 대항하여 다리를 천장 쪽으로 밀어야 한다(왼쪽 궁둥구멍근을 활성화시킨다).

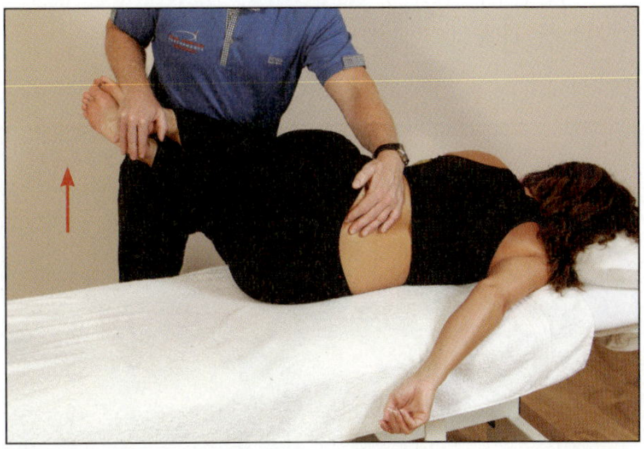

그림 13.36. 환자는 다리를 천장쪽으로 밀고 이때, 왼쪽 궁둥구멍근이 활성화된다.

이완 단계에서 치료사는 그림 13.37에서와 같이 왼쪽 엉치뼈 기저부가 후방으로의 움직임을 느낄 때까지 환자의 다리를 바닥쪽으로 가져간다.

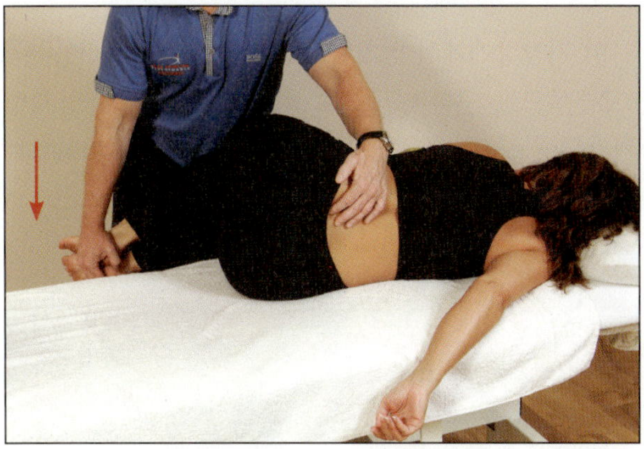

그림 13.37. 치료사는 환자의 왼쪽 엉치뼈 기저부를 촉진하고 다리가 바닥을 향할 때 후방의 움직임을 느낀다.

참고: 우측에서 우측으로 엉치뼈 비틀림(R-on-R sacral torsion)은 좌측에서 좌측으로 엉치뼈 비틀림과 같은 개념으로, 심스 기법은 요추의 움직임과 하지의 움직임을 이용하여 교정에 용이하게 함으로써 스스로 바로잡으려 엉치뼈 위치에 이용하기 때문에 다시 잘 작동된다. 교정하는 것을 가능하게 하는 좋은 기술이기 때문이다. 예를 들면, 우측에서 우측 기능장애의 경우, 제한이 엉치뼈 기저부가 왼쪽에서 후굴(counter-nutation)할 수 없기 때문에 이번에는 왼쪽 엉치뼈 기저부가 전굴(nutation) 위치에서 앞으로 고정되었다는 것을 안다. 기술의 첫 번째 과정은 요추의 굴곡을 유도하는 것으로, 엉치뼈의 신전을 유도한다. 둘째, 요추에 오른쪽 회전이 도입되어 엉치뼈의 왼쪽 회전을 촉진한다(기억해라, 이것은 수행할 수 없는 동작이다). 세 번째 단계는 하퇴부의 운동과 근 에너지 기법의 결합된 효과로, 이것은 엉치뼈의 위치를 회복하는 데 도움을 주기 위해 왼쪽 궁둥구멍근을 도입한다.

진단: 우측에서 좌측으로 후방(Backward) 엉치뼈 비틀림

치료: 근 에너지 기법

자세: 옆으로 누운 자세

이 기능장애에서 엉치뼈는 오른쪽 사선 축에서 왼쪽(오른쪽으로 구부러짐)으로 회전했으며, 왼쪽 엉치뼈 기저부에는 그림 13.38과 같이 뒤쪽으로 후굴(counter-nutation)한다.

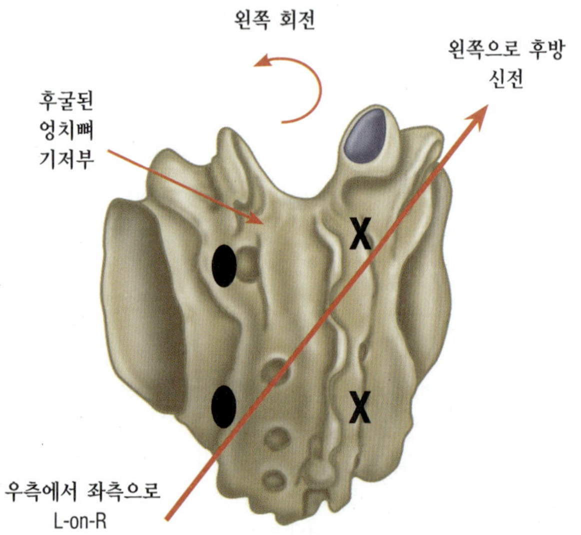

왼쪽으로 후방 신전

그림 13.38. 오른쪽에서 왼쪽(L-on-R) 엉치뼈 비틀림이다. X = 전방 또는 깊은 곳. ● = 후방 또는 얕음.

환자는 오른편에 옆으로 누워서, 처음에는 무릎을 45° 정도 구부린 자세를 취하고 치료사는 환자를 마주 보고 서 있다. 치료사는 그림 13.39와 같이 허리엉치뼈 접합부를 오른손으로 촉진하면서 L5가 왼쪽으로 회전하기 시작할 때 까지 환자의 오른팔을 꼬리뼈(caudally) 쪽으로 부드럽게 당긴다(요추에 약간의 신전과 몸통의 오른쪽 굽힘과 왼쪽 회전을 유도한다).

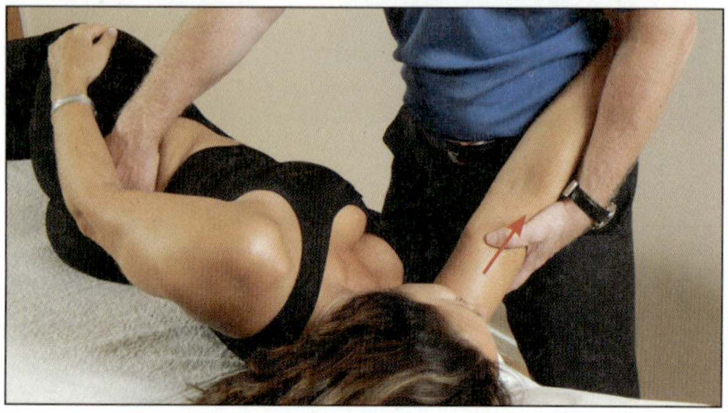

그림 13.39. 치료사는 환자가 자세를 취할 때 L5를 촉진하고 왼쪽으로 회전하는 것을 느끼게 된다.

이 위치에서 치료사는 그림 13.40과 같이 환자의 오른쪽 다리를 오른손으로 신전시키고, 왼손으로 왼쪽 엉치뼈 기저부의 앞쪽 움직임이 느껴질 때까지 엉치뼈 기저부를 관찰한다.

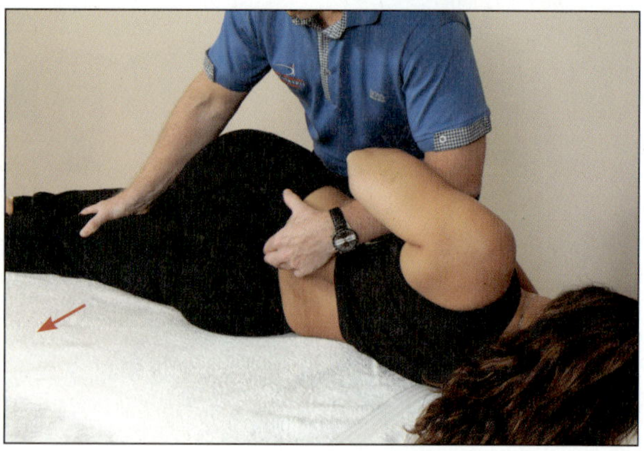

그림 13.40. 치료사는 환자의 하퇴부가 신전 위치로 유도될 때 왼쪽 엉치뼈 기저부의 전방(앞으로) 움직임을 촉진한다.

다음으로, 치료사는 **그림** 13.41과 같이 L5와 접촉을 유지하고 환자의 왼쪽(위) 다리를 침대에서 내려 바닥 쪽을 향하게 하기 위해 대퇴 원위부에 압력을 가한다.

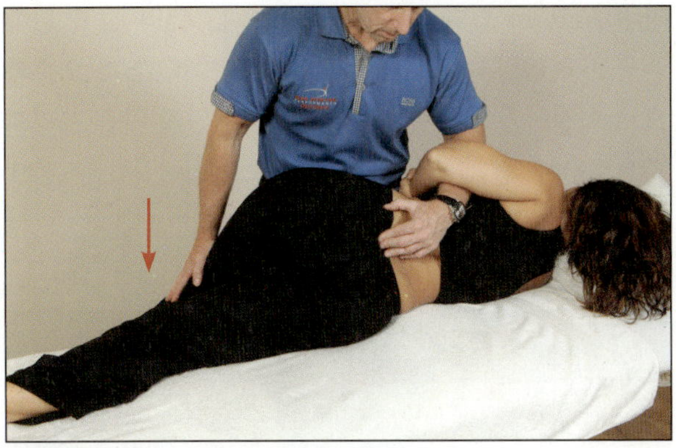

그림 13.41. 치료사는 환자의 왼쪽 다리가 바닥쪽으로 지시될 때 L5를 촉진한다.

그런 다음 환자는 **그림** 13.42와 같이 치료사 저항에 대항하여 왼쪽(위) 다리를 10초간 천장을 향해 밀도록 한다. 이완 단계에서 두 가지 요소를 도입한다.

(1) 치료사가 왼쪽 다리를 치료 침대/바닥 쪽으로 몇 초간 계속 유도하고,

(2) 왼쪽 엉치뼈 기저부를 관찰하는 동안, 치료사는 그림 13.43과 같이 환자의 오른쪽(아래) 다리를 더 신전시킨다. 이 저항/이완 절차는 왼쪽 엉치뼈 기저부의 전방 운동이 느껴질 때까지 3~5회 반복된다.

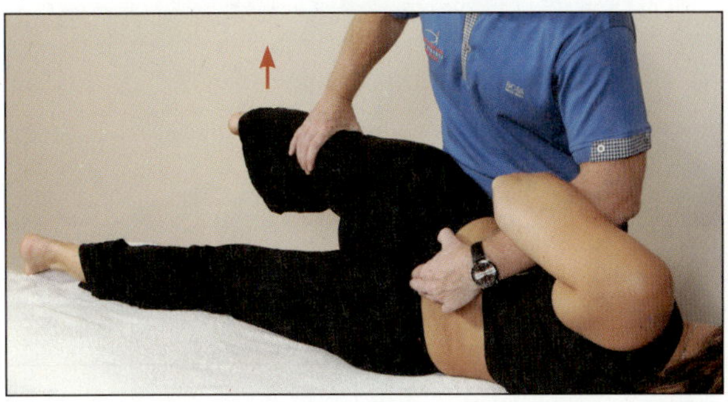

그림 13.42. 환자는 치료사의 저항에 대항하여 왼쪽 다리를 들어 올리며, 이것은 이제 궁둥구멍근을 도입해 엉치뼈의 위치를 복원하는 데 도움이 된다. 이완 단계에서 치료사는 하방 압력을 가한다.

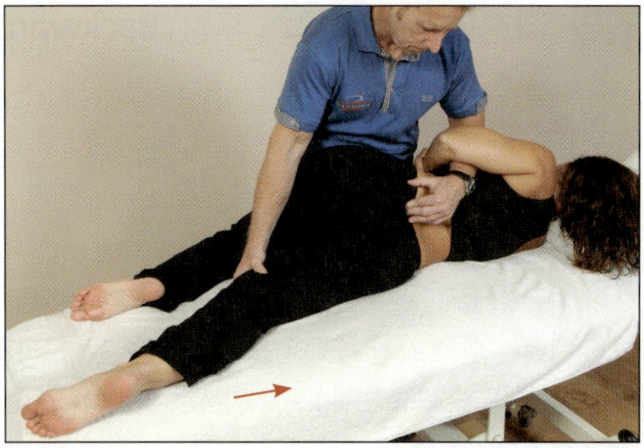

그림 13.43. 치료사는 왼쪽 엉치뼈 기저부를 촉진하는 동안, 환자의 오른쪽(아래) 다리를 더 신전하도록 권장한다.

참고: 이 기술은 요추의 움직임과 하지의 움직임을 이용하여 교정을 용이하게 해 스스로 바로잡으려 엉치뼈위치에 이용하기 때문에 잘 적용된다. 예를 들면, 우측에서 좌측 유형의 기능장애의 경우, 제한이 왼쪽 엉치뼈 기저부가 앞쪽으로 전굴할 수 없기 때문에, 왼쪽 엉치뼈 기저부가 뒤쪽으로 움직였다, 즉, 후굴(counter-nutate)되었다는 것을 안다. 이 기법의 첫 번째 과정은 요추의 신전을 촉진하기 위한 것으로, 엉치뼈의 전방 전굴(nutation)을 촉진한다. 둘째, 요추에 왼쪽 회전이 도입되어 엉치뼈의 오른쪽 회전을 유도한다(실행할 수 없는 움직임). 세 번째 단계에서는 (초기 10초간 수축 이후에) 움직임과 아래로 내려지는 상부쪽 다리의 특정 근 에너지 기법을 추가한다. 왜냐하면 이것은 이제 왼쪽 궁둥구멍근을 도입할 뿐만 아니라 요추의 오른쪽 측면 굽힘도 증가시켜 엉치뼈 위치를 회복하는데 도움이 될 것이기 때문이다. 또한, 하지의 신전은 왼쪽 엉치뼈 기저부의 추가적인 전굴(nutation)과 이에 따른 기능장애의 교정을 촉진한다.

진단: 좌측에서 우측으로 후방(Backward) 엉치뼈 비틀림

치료: 근 에너지 기법

자세: 옆으로 누운 자세

이 기능장애가 있는 경우, 그림 13.44에서 볼 수 있듯이 엉치뼈는 왼쪽 사선 축에서 오른쪽(좌측 구부러짐)으로 회전했으며, 오른쪽 엉치뼈 기저부는 후방으로 후굴(counter–nutate)된다.

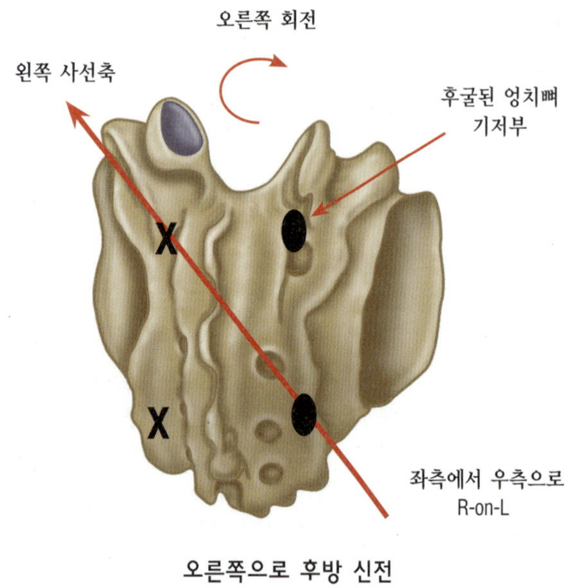

그림 13.44. 왼쪽에서 오른쪽(R–on–L) 엉치뼈 비틀림이다. **X** = 전면 또는 깊은 곳. ● = 후방 또는 얕음.

환자는 왼쪽 측면에 옆으로 눕는 자세를 취하며, 처음에는 무릎이 약 45°로 구부러져 있고, 치료사는 환자를 마주 보고 서 있다. 치료사는 그림 13.45와 같이 왼쪽 손으로 허리엉치뼈 접합부를 촉진하면서, L5가 오른쪽으로 회전하기 시작할 때까지 환자의 왼쪽 팔을 꼬리뼈 쪽으로 부드럽게 당긴다(요추에 약간의 신전과 몸통의 왼쪽 굽힘과 오른쪽 회전을 유도한다).

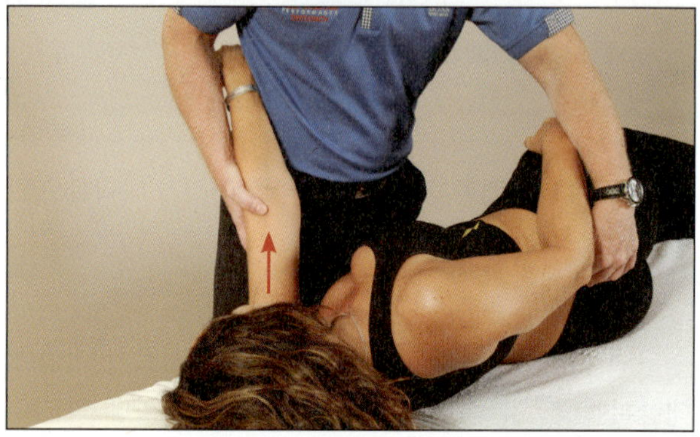

그림 13.45. 치료사는 환자가 자세를 취할 때 L5를 촉진하고 오른쪽 회전을 느끼게 된다.

치료사는 그림 13.46과 같이 왼손으로 환자의 왼쪽 하퇴부를 신전시키고, 오른손으로 오른쪽 엉치뼈 기저부의 앞쪽 움직임이 느껴질 때까지 엉치뼈 기저부를 관찰한다.

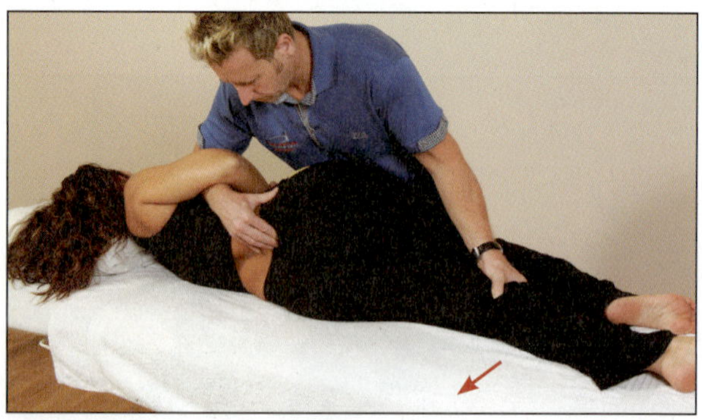

그림 13.46. 치료사는 환자의 하퇴부가 신전 위치로 유도될 때, 오른쪽 엉치뼈 기저부의 전방(앞으로) 움직임을 촉진한다.

다음으로, 치료사는 그림 13.47과 같이 L5와 접촉을 유지하고 환자의 오른쪽(위쪽) 다리를 침대에서 내려 바닥 쪽을 향하게 하고, 대퇴 원위부에 압력을 가한다.

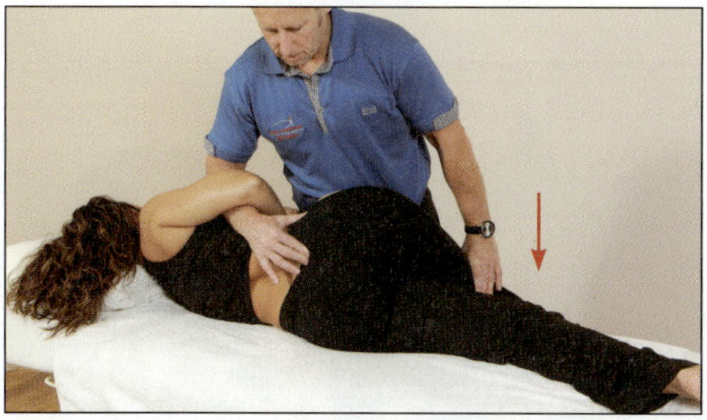

그림 13.47. 치료사는 환자의 오른쪽 다리가 바닥쪽으로 지시될 때 L5를 촉진한다.

그런 다음 환자는 그림 13.48과 같이 치료사의 저항에 맞서 오른쪽(위) 다리를 10초간 천장을 향해 밀도록 한다. 이완 단계에서 두 가지 요소를 도입한다.

(1) 치료사는 환자의 오른쪽 다리를 치료 침대/바닥 쪽으로 몇 초 동안 향하게 하고,

(2) 오른쪽 엉치뼈 기반을 관찰하는 동안 치료사는 그림 13.49와 같이 환자의 왼쪽(아래) 다리를 더 신전시킨다. 이 저항/이완 절차는 우측 엉치뼈 기저부의 전방 운동이 느껴질 때까지 3~5회 반복된다.

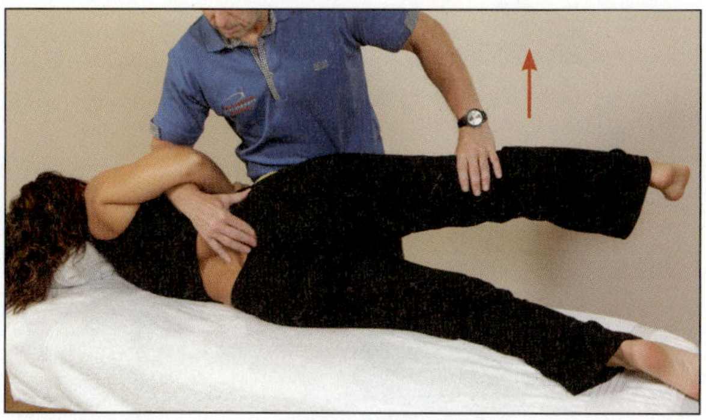

그림 13.48. 환자는 치료사의 저항에 맞서 오른쪽 다리를 들어 올리는데, 이것은 이제 엉치뼈의 위치를 회복하는데 도움이 되는 궁둥구멍근을 도입하게 된다. 이완 단계에서 치료사가 하방 압력을 가한다.

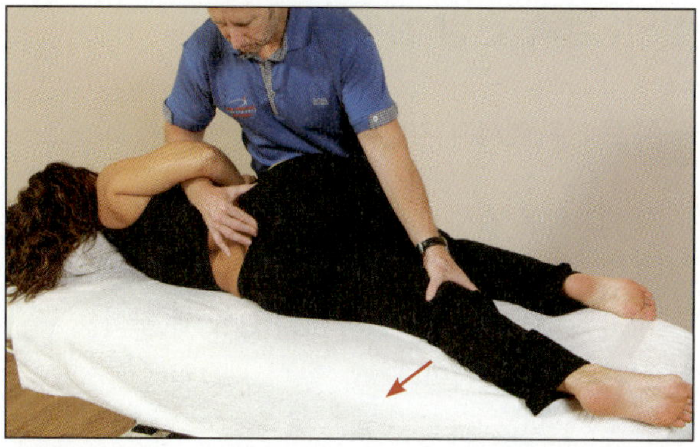

그림 13.49. 치료사는 오른쪽 엉치뼈 기저부를 관찰하는 동안, 환자의 왼쪽(아래) 다리를 더 신전하도록 권장한다.

참고: 이 기술은 요추의 움직임과 하지의 움직임을 이용하여 교정을 용이하게 해 스스로 바로잡으려 엉치뼈 위치에 이용하기 때문에 잘 적용된다. 예를 들면, 좌측에서 우측으로 형태의 기능장애의 경우, 제한이 오른쪽 엉치뼈 기저부가 앞쪽으로 전굴할 수 없기 때문에, 오른쪽 엉치뼈 기저부가 뒤쪽으로 움직였다, 즉, 후굴(counter-nutate)되었다는 걸 안다. 이 기법의 첫 번째 과정은 요추의 신전을 촉진하기 위한 것으로, 엉치뼈의 전방 전굴(nutation)을 촉진한다. 둘째, 요추에 오른쪽 회전이 도입되어 엉치뼈의 왼쪽 회전을 유도한다(실행할 수 없는 움직임). 세 번째 단계에서는 (초기 10초간 수축 이후에) 움직임과 아래로 내려지는 상부쪽 다리의 특정 근 에너지 기법을 추가한다. 왜냐하면 이것은 이제 오른쪽 궁둥구멍근을 도입할 뿐만 아니라 요추의 왼쪽 측면 굽힘도 증가시켜 엉치뼈 위치를 회복하는데 도움이 될 것이기 때문이다. 또한, 하지의 신전은 우측 엉치뼈 기저부에 대한 추가적인 전굴(nutation)과 이에 따른 기능장애의 교정을 촉진한다.

진단: 양측 전방 엉치뼈 (전굴)

치료: 근 에너지 기법

자세: 앉은 자세

이 기능장애에서 엉치뼈는 그림 13.50과 같이 양측 방향으로 움직인다.

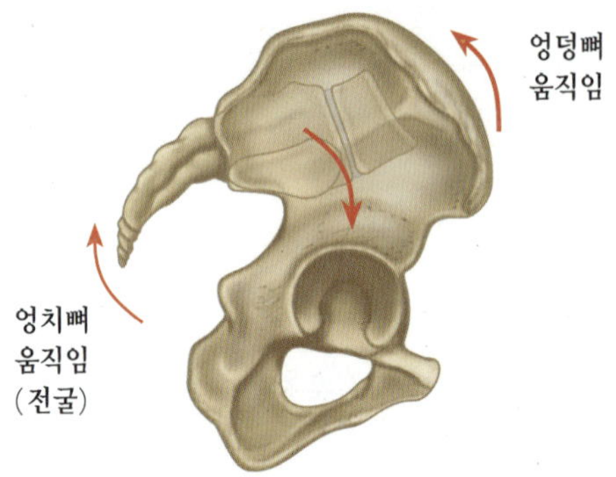

그림 13.50. 엉치뼈의 양측 전굴(nutation)

환자는 발을 벌리고 침대에 앉아 있는 자세를 취하고, 치료사는 환자의 등을 보고 서 있다. 치료사는 오른손으로 엉치뼈 첨부(sacral apex)를 촉진하고, 그림 13.51과 같이 엉치뼈가 움직이기 시작할 때까지 왼손으로 환자의 몸통을 굴곡시킨다.

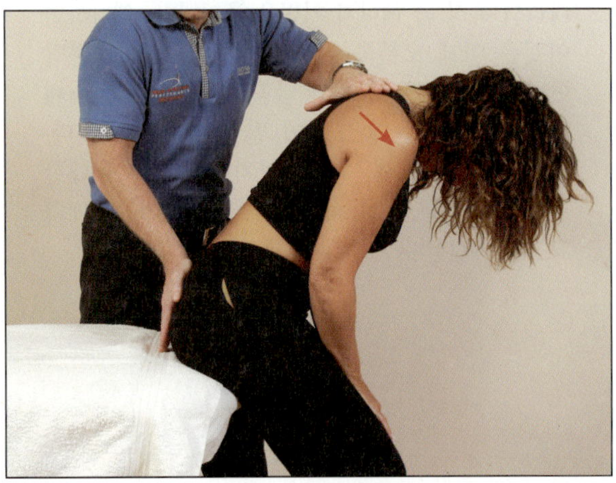

그림 13.51. 치료사는 환자의 몸통이 굴곡할 때 엉치뼈 첨부와 움직임을 촉진한다.

이 위치에서 환자는 그림 13.52와 같이 치료사가 가한 저항에 대해 천장을 향해 등을 들어 올려야 한다.

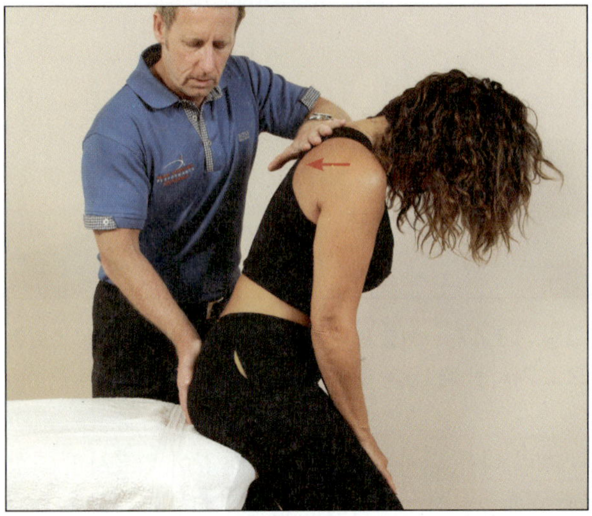

그림 13.52. 환자는 치료사가 적용하는 저항에 대해 몸통 신전을 수행한다.

10초 후, 그리고 이완 단계 동안, 치료사는 더 많은 몸통 굴곡을 도입하는 동시에, 그림 13.53과 같이 오른손으로 후방 엉치뼈 움직임(counter-nutation)을 유도한다.

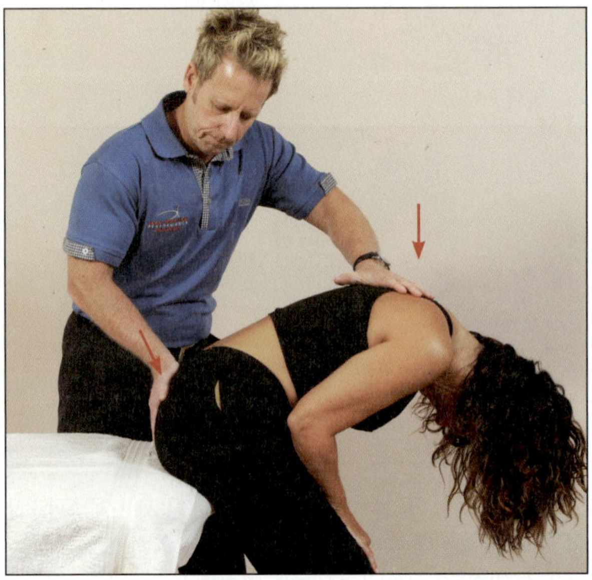

그림 13.53. 치료사는 더 많은 굴곡을 유도하고 동시에 엉치뼈를 후굴(counter-nutation)하도록 유도한다.

진단: 양측 후방 엉치뼈 (후굴)

치료: 근 에너지 기법

자세: 앉은 자세

이 기능장애에서 엉치뼈는 그림 13.54와 같이 양측에서 후굴(counter–nutation) 된다.

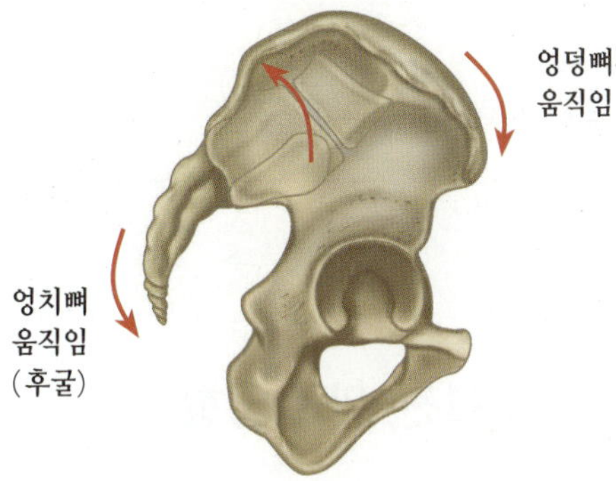

그림 13.54. 엉치뼈의 양측 후굴(counter–nutation)

환자는 발을 벌리고 침대에 앉아 있는 자세를 취하고, 치료사는 환자의 등을 보고 서 있다. 치료사는 오른손으로 엉치뼈 기저부를 촉진하면서, 그림 13.55와 같이 엉치뼈가 움직이기 시작할 때까지 왼쪽 손으로 환자의 몸통을 신전시킨다.

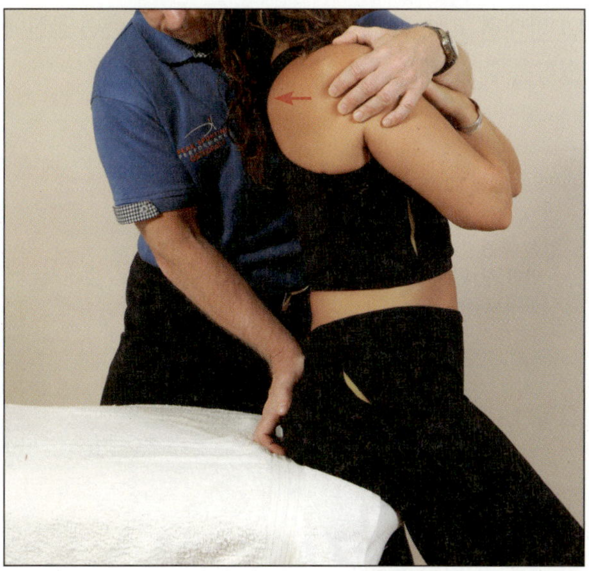

그림 13.55. 치료사는 환자의 체간(몸통)이 신전되는 동안 엉치뼈 기저부의 움직임을 관찰한다.

이 위치에서 환자는 그림 13.56과 같이 치료사가 적용하는 저항에 대해 몸통을 구부리도록 한다.

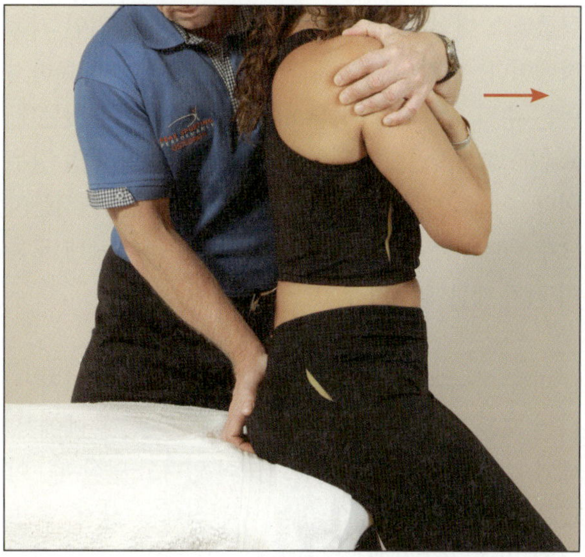

그림 13.56. 환자는 치료사가 적용하는 저항에 대해 체간 굴곡을 수행한다.

10초 후, 그리고 이완 단계 동안, 치료사는 더 많은 몸통 신전을 유도하고 동시에 그림 13.57과 같이 오른손으로 전방 엉치뼈 움직임(전굴)을 유도한다.

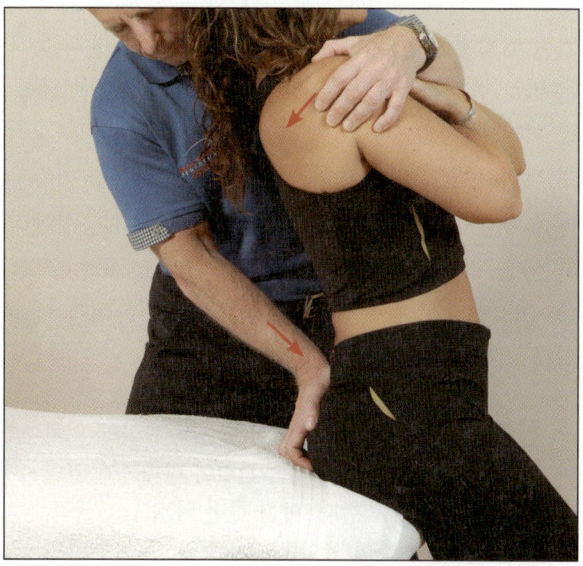

그림 13.57. 치료사는 추가적인 신전을 도입하고 동시에 엉치뼈를 전굴(nutation)되게 한다.

4 부: 요추 신경 기능장애 치료 프로토콜

앞서 요추의 기능장애는 골반의 근본적인 결함과 관련된 보상 기전에 의해 야기된다고 언급했다. 나의 생각에는 요추의 기능장애는 골반이음구조(pelvic girdle) 콤플렉스 내의 1차적인 기능장애로 인한 2차적인 기능장애이다; 이런 이유가 내가 요추를 끝까지 치료하지 않는 주된 이유이다. 물론 규칙에는 예외들이 있는데, 요추가 보상적인 2차적 원인이 아닌 1차적 원인인 경우이다. 어느 쪽이든, 곧 보여줄 재조정 기법은 여러분이 요추 내에서 흔히 볼 수 있는 상황을 수정하는 데 도움이 되기 때문에 가치가 있을 것이다.

비록 이 주제가 결코 이해하기 쉬운 것은 아니지만, 나는 모든 것을 단순하게 하고 싶다. 첫 번째 예에서, 내가 후관절 닫힌 위치에 고정되어 있다고 말할 때, 이것은 바로 아래 척추의 상부 후관절에서 신전, 측면 굽힘 및 회전(일반적으로 한쪽에 있음)하며 닫히는 하부 후관절 조인트의 특정 위치와 관련이 있다. 제6장에서의 척추역학에 대한 논의를 다시 생각해 보자. 나는 이 상황을 Type Ⅱ 기능장애(비중립역학)인 ERS(Extension, Rotation, and Side bending)이라 하는데, 회전과 측면 굽힘이 왼쪽–ERS(L) 또는 오른쪽–ERS(R)으로 동측의 신전된 위치에 결합되기 때문이다.

따라서 반대 운동과 두 번째 예는 이제 후관절이 열린 위치에 고정되어 있어야 한다. 이 케이스에서 동작은 바로 아래척추의 상부 후관절에서 굴곡, 측면 굽힘, 및 회전(일반적으로 한쪽에 있음)하며 열리는 하부 후관절의 특정 자세와 관련 있다. 이러한 유형의 척추 기능장애를 Type Ⅱ기능장애(비중립역학)인 척추 기능장애라 하는데, 회전과 측면 굽힘이 왼쪽–ERS(L) 또는 오른쪽–ERS(R)으로 동측의 굴곡된 위치에 결합되기 때문이다.

참고: 열린 위치에 고정되어 있는 후관절의 위치와 관련하여, 이전 장에서는 관절이 반대쪽에 열릴 것 이란 점을 기억한다. 예를 들면 FRS(L), 굴곡, 회전 및 좌측 측면 굽힘은 후관절의 우측에 열린 상태로 고정되었음을 나타낸다.

다음과 같은 요추 기능장애가 논의된다:

- L5 ERS(L)
  (신전, 왼쪽 회전, 왼쪽 굽힘)
- L4 ERS(R)
  (신전, 오른쪽 회전, 오른쪽 굽힘)
- L5 FRS(L)
  (굴곡, 왼쪽 회전, 왼쪽 굽힘)

진단: L5 ERS(L) (신전, 왼쪽 회전, 왼쪽 굽힘)

치료: 근 에너지 기법

자세: 옆으로 누운 자세

이 특정 척추 기능장애는 S1 척추의 상부 후관절에서 신전, 왼쪽 회전, 횐쪽 측면 굽힘 위치에 고정된 L5의 하부 후관절과 관련 있다. 이것은 기본적으로 L5/S1의 왼쪽 후관절이 그림 13.58과 같이 닫힌 위치(closed position)에 고정되어 있음을 의미한다. 후속동작 제한은 그 반대편 고정, 즉 굴곡, 우측 회전 및 우측 측면 굽힘에 영향을 줄 것이다.

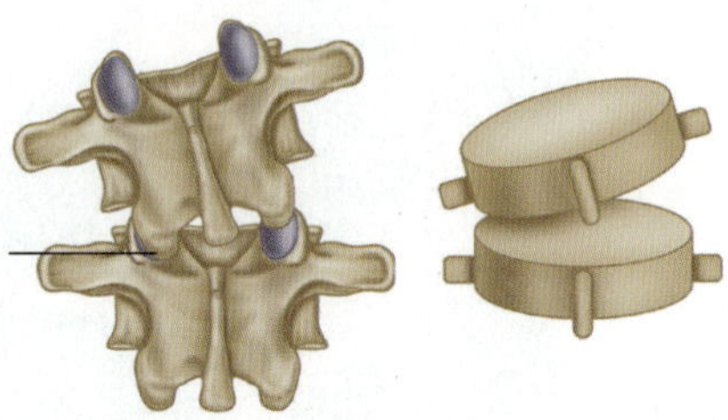

그림 13.58. S1에 대해 L5 ERS(L).

환자는 치료사를 바라보고 옆쪽으로 누워있는 자세를 취하며, 장애가 있는 L5의 후측 TP는 침대 쪽으로 향한다(기능장애 면이 아래로, 이 경우 왼쪽이 아래로). **그림 13.59**와 같이 치료사는 왼손으로 L4/5의 가시사이 공간(interspinous space)을 촉진하면서 환자의 왼쪽 팔을 부드럽게 잡고 환자의 체간을 해당 요추 레벨로 굴곡하고 오른쪽 회전시킨다.

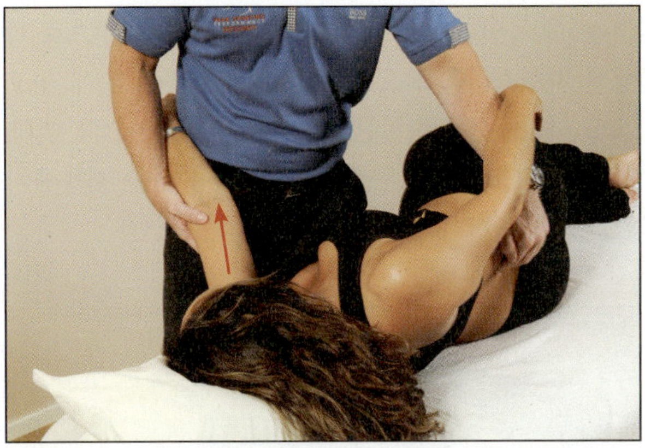

그림 13.59. 치료사는 L4/L5의 가시사이 공간을 촉진하고 L5/S1의 과도한 잠금을 방지하기 위해 요추의 굴곡과 오른쪽 회전을 그 레벨까지 내린다.

치료사는 **그림 13.60**과 같이 환자의 다리를 둘 다 감싸고 고관절을 굴곡 하는 동시에 왼쪽 손으로 L5/S1 가시사이공간을 움직일 수 있도록 촉진한다.

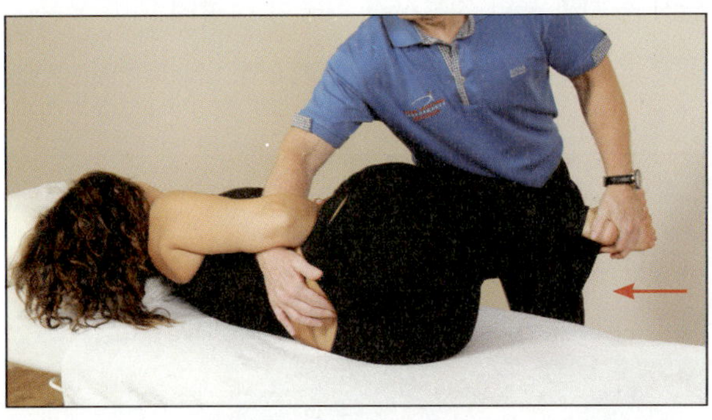

그림 13.60. 치료사는 양쪽 다리에 고관절 굴곡을 도입하여 L5/S1의 가시사이 공간을 촉진한다.

이 자세에서 환자는 **그림 13.61**의 화살표로 표시된 것처럼 최대 10~20%의 수축으로 두 발을 바닥 쪽으로(왼쪽으로 측면 굴곡됨) 10초간 밀도록 요청된다.

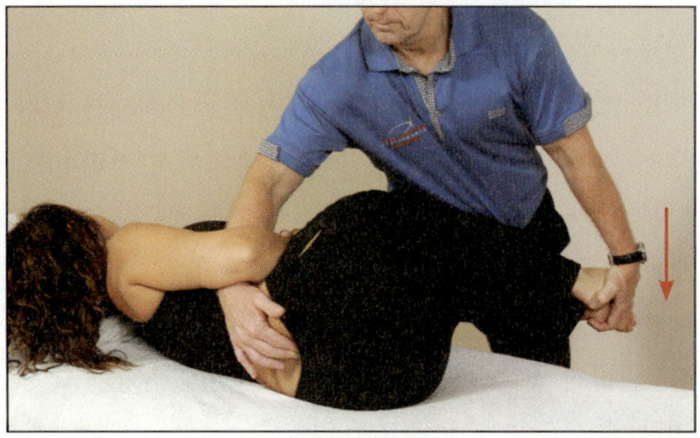

그림 13.61. 환자는 양쪽 발을 바닥쪽으로 10초 동안 민다.

수축 후, 그리고 이완 단계에서, 치료사는 환자의 다리를 천장 쪽으로 향하게 한다. 이 운동은 **그림 13.62**에서 볼 수 있듯이 요추의 오른쪽 굽힘을 유도한다. 이 동작은 이후에 닫힌 위치에서 고정된 왼쪽 L5/S1 후관절을 열 수 있는 능력을 가진다.

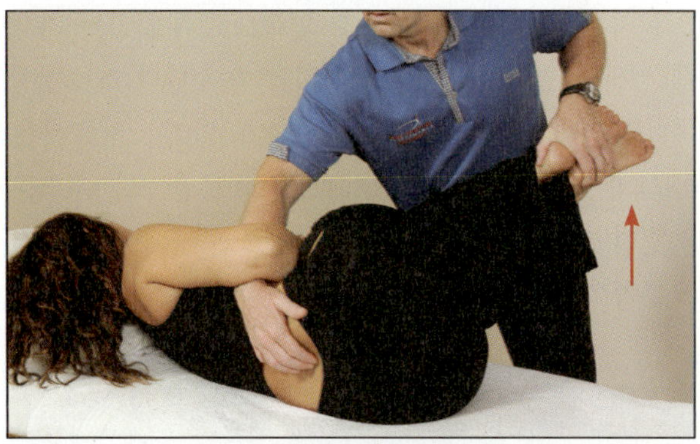

그림 13.62. 수축 후 치료사는 왼쪽 후관절을 열기 위해 다리에서 천장 쪽으로의 움직임을 이용하여 오른쪽 옆면 구부림을 도입한다.

진단: L4 ERS(R) (신전, 오른쪽 회전, 오른쪽 굽힘)

치료: 근 에너지 기법, 추력 기법 (HVT)

자세: 옆으로 누운 자세

이 특정 척추 기능장애는 L5의 상부 후관절에서 신전, 우측 회전, 및 우측 측면 굽힘 자세에서 고정된 L4의 하부 후관절과 관련 있다. 이것은 기본적으로 L4/5의 오른쪽 후관절이 그림 13.63과 같이 닫힌 위치에 고정되어 있음을 의미한다. 후속 동작 제한은 반대편 고정 즉, 굴곡과 좌측회전 및 좌측 측면 굽힘에 영향을 줄 것이다.

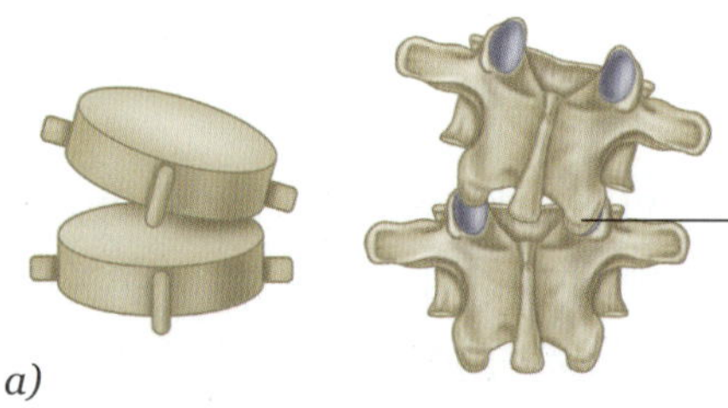

그림 13.63. L5에 대해 L4 ERS(R).

환자는 치료사를 바라보고 옆쪽으로 누워있는 자세를 취하며, L4의 후방 TP는 천장을 향해 있다(즉, 기능장애가 있는 쪽이 위로, 이 경우 오른쪽이 위로). 치료사는 L3/4의 가시사이공간(interspinous space)을 오른손으로 촉진하면서 **그림 13.64**와 같이 왼손으로 요추의 굴곡과 오른쪽 회전을 L4로 내린다.

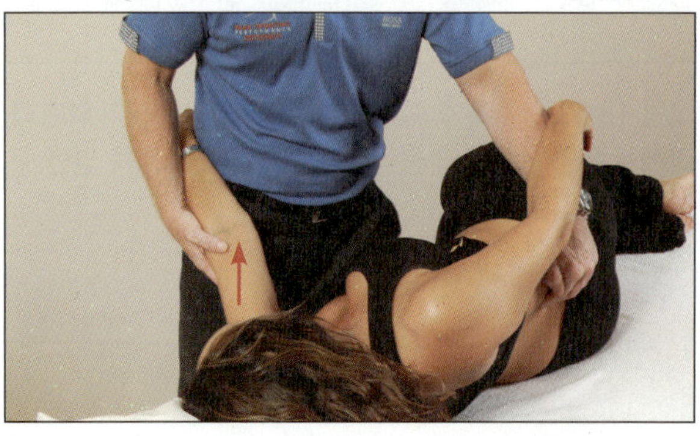

그림 13.64. 치료사는 L3/4의 가시사이공간을 촉진하고 요추의 굴곡 및 우측회전을 L4로 내린다.

다음으로 환자의 오른손을 오른쪽 고관절에 대고 자세를 안정시킨다. 치료사는 오른손으로 L4/5 가시사이공간을 촉진하고 환자의 아래쪽 다리가 구부러지면서 특별한 움직임을 느낀다.

환자의 위쪽 다리는 구부리고 발은 왼쪽 무릎의 오금(주름)에 놓인다. 치료사는 오른손을 환자의 손으로 형성된 자연스러움 틈으로 통과하여 엉덩이 위에 놓고 L4/5 사이공간을 촉진한다. 환자의 체간은 **그림 13.65**와 같이 환자의 왼쪽 무릎에 치료사가 왼손을 놓고 움직임을 조절해 바닥을 향해 점진적으로 유도한다.

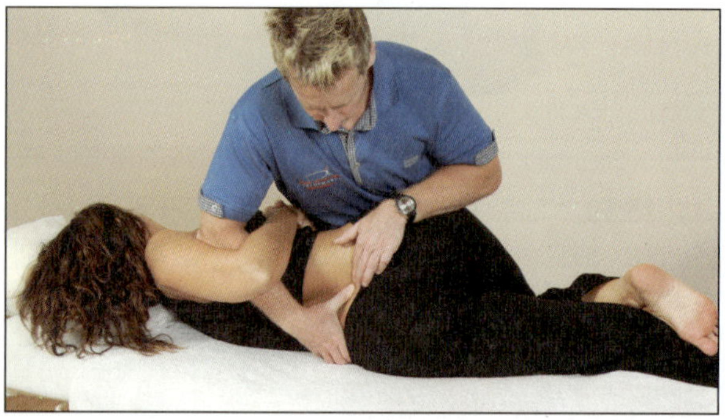

그림 13.65. 치료사는 L4를 촉진하고 환자의 위쪽 다리를 사용하여 위치를 미세 조정한다.

일단 자세가 미세하게 조정되면 **그림 13.66**과 같이 환자는 10초 동안 치료사가 적용한 저항에 대해 오른쪽 고관절을 외전하도록 한다.

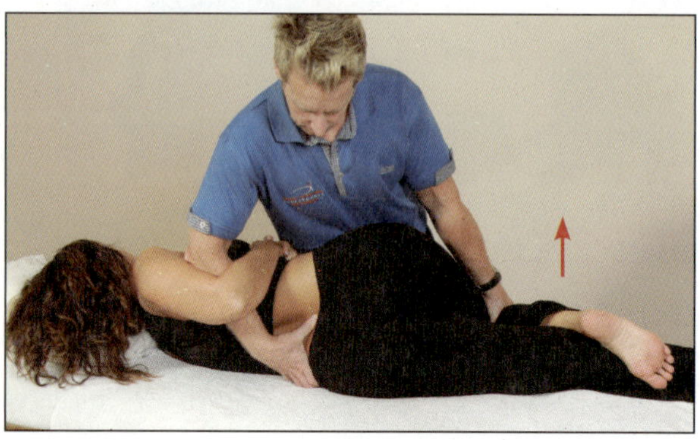

그림 13.66. 환자가 오른쪽 고관절을 10초간 외전한다.

수축 후, 그리고 이완기 동안, 치료사는 **그림** 13.67과 같이 요추의 우측 측면 굴곡을 유도하기 때문에, 위쪽 다리를 바닥을 향해 움직이도록 한다. 이 동작은 후에 닫힌 위치에서 고정된 오른쪽 L4/5 후관절을 열 수 있는 능력을 가진다.

그런 다음 미세 조정된 위치로부터 치료사는 대퇴부의 긴 레버를 통해 바닥으로 향하는 방향으로 추력 기술(HVT)을 적용할 수 있다. 이 빠른 동작으로 인해 L4/5까지 우측 측면 굴곡 움직임이 발생하고 관절에서 공동화(cavitation)가 발생할 수 있다.

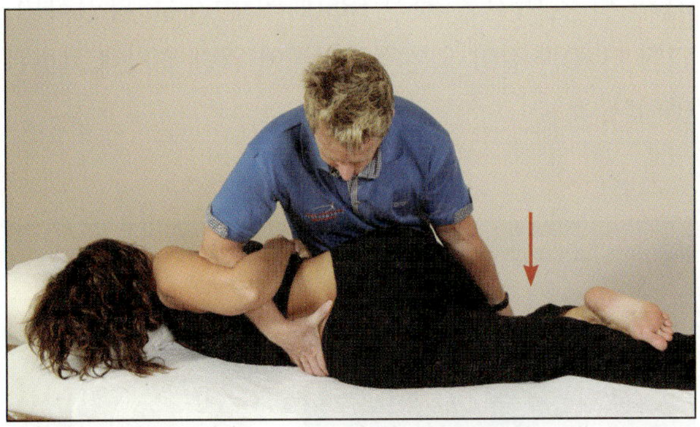

그림 13.67. 수축 후 치료사는 오른쪽 L4/5 후관절을 열기 위해 요추의 우측 구부림을 유도한다.

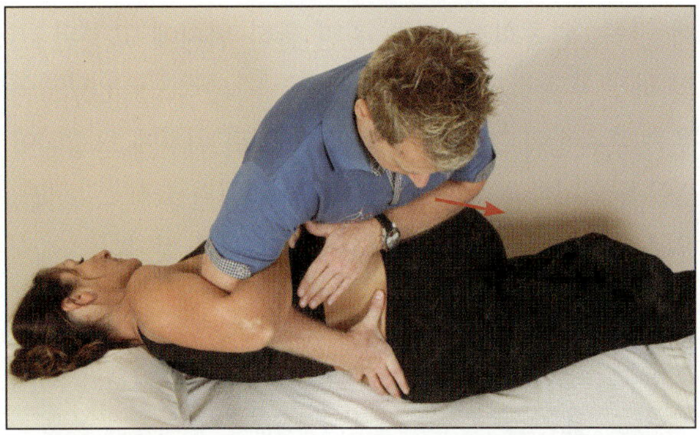

그림 13.68. 정밀하게 조정된 위치에서 치료사는 요추의 우측 굽힘을 유도하기 위해 빠른 추력기법을 이용하며, 이는 우측 L4/5 후관절에서 공동화를 일으킬 수 있다.

진단: L5 FRS(L) (굴곡, 왼쪽 회전, 왼쪽 굽힘)

치료: 연부조직 기법

자세: 엎드린 자세

이 특정 척추 기능장애는 S1 척추의 상부 후관절에서 굴곡, 왼쪽회전, 왼쪽 측면 굽힘 위치에 고정된 L5의 하부 후관절과 관련 있다. 이는 기본적으로 L5/S1의 우측 후관절이 그림 13.69와 같이 열린 위치에 고정되어 있음을 의미한다. 후속 동작 제한은 반대편 고정 즉, 신전, 우측회전 및 우측 측면 굽힘에 영향을 줄 것이다.

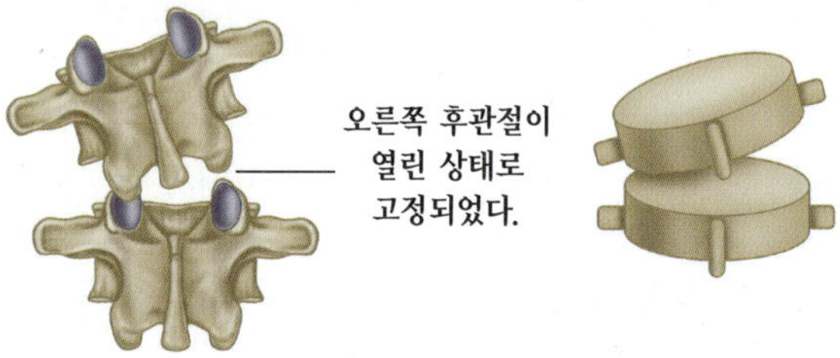

a)

그림 13.69. S1에 대해 L5 FRS(L)

환자가 엎드린 상태에서 치료사는 엄지손가락 위치로 L5의 왼쪽 가로돌기가 얕고 오른쪽 가로돌기가 깊다는 것을 확인하여 왼쪽 회전을 나타낸다. 환자가 뒤로 구부릴 때, 왼쪽 가로돌기가 더 얕아지고 오른쪽 가로돌기가 더 깊어지는 것은 FRS(L)의 존재를 확인하며, 그림 13.70과 같이 오른쪽 후관절이 열린 위치에 고정된 곳이다.

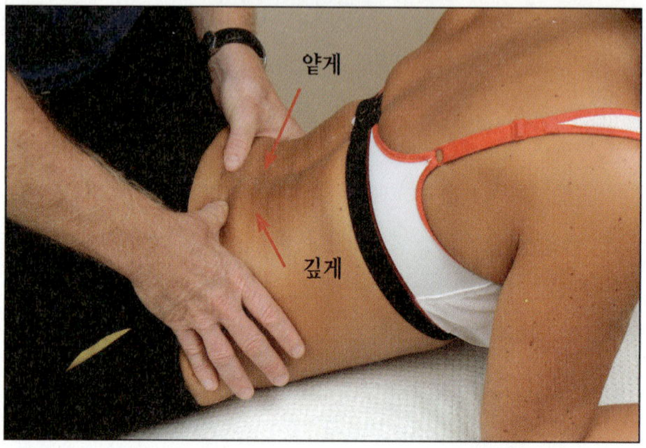

그림 13.70. 환자가 뒤로 구부러진 위치에 있는 경우 왼쪽 엄지손가락은 얕게, 오른쪽 엄지손가락은 깊게 촉진되면 FRS(L)를 나타낸다.

이 척추 기능장애의 교정은 후방 굽힘 위치에서부터 치료할 수 있기 때문에 어떤 면에서는 매우 간단한다. 치료사는 **그림 13.71**과 같이 보강된 엄지를 사용하거나 **그림 13.72**와 같이 팔꿈치로 직접 5~10 lbs(2~4kg)의 직접 압력을 L5 오른쪽 TP에 가한다. 치료사는 변화가 있는지 확인하기 위해 위치를 다시 테스트하기 전에 조직이 부드럽게 될 때까지 기다린다.

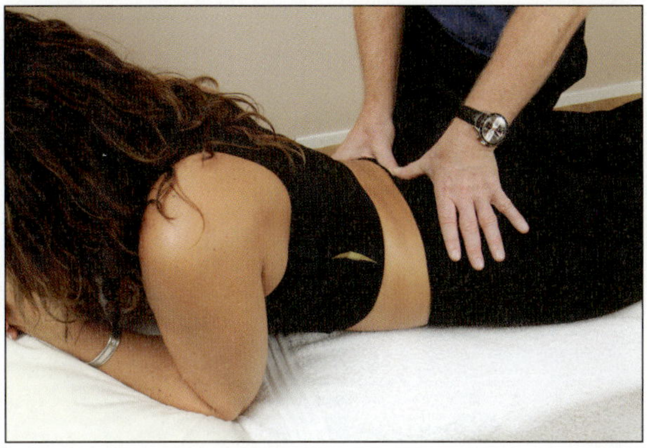

그림 13.71. 환자가 뒤로 구부러진 위치에 있는 상태에서 치료사는 보강된 엄지손가락으로 L5 오른쪽 TP에 직접 압력을 가하여 오른쪽 측면 관절을 닫도록 한다.

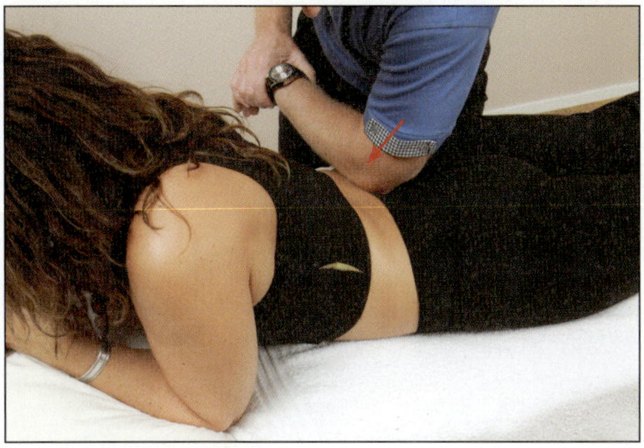

그림 13.72. 환자가 뒤로 구부러진 위치에 있는 상태에서 치료사는 팔꿈치로 L5 오른쪽 가로돌기에 직접 압력을 가하여 오른쪽 측면 관절을 닫도록 한다.

FRS(R)의 경우, 반대 절차가 수행된다.

만약 여러분이 이 책을 읽는 것을 진정으로 즐기고 골반이음구조(골반대)와, 자연스레 발생하는 모든 복잡성을 이해하기 위한 여정을 계속하기를 원한다면, 특히 다음 책을 추천한다:

Schamberger(2002; 2013), Vleeming, Mooney, Stoeckart(2007), Lee(2004), DeSfano(2011).

이 매혹적인 분야에서 당신의 학업과 실습에 대한 모든 성공을 기원한다.

부록 1: 기능장애 검사를 위한 표(Tables for Dysfunction Testing)

다음의 표는 치료사 본인의 임상 환경에서 사용할 수 있다(복사 허가됨).

엉덩이(고관절) 신전 발화 패턴 (Hip Extension Firing Pattern)

좌측	1	2	3	4
큰볼기근(대둔근, gluteus maximus)	○	○	○	○
넙다리뒤근(슬와근, hamstrings)	○	○	○	○
반대측 척추세움근(반대측 척추기립근)	○	○	○	○
동측 척추세움근(동측 척추기립근)	○	○	○	○

표 A1.1. 엉덩이(고관절, Hip) 신전 발화 패턴(Firing Pattern)— 좌측

우측	1	2	3	4
큰볼기근(대둔근, gluteus maximus)	○	○	○	○
넙다리뒤근(슬와근, hamstrings)	○	○	○	○
반대측 척추세움근(반대측 척추기립근)	○	○	○	○
동측 척추세움근(동측 척추기립근)	○	○	○	○

표 A1.2. 엉덩이(고관절, Hip) 신전 발화 패턴(Firing Pattern)— 우측

초기 시진-환자 선 자세 (Initial Observation-Patient Standing)

시진	좌측	우측
골반능선 후방[Pelvic crest (posterior)]		
위뒤엉덩뼈가시(상후장골극, PSIS)		
큰돌기(대전자, Greater trochanter)		
허리뼈(요추, Lumbar spine)		
볼기주름(둔부주름, Gluteal folds)		
슬와주름(오금주름, Popliteal folds)		
발/발목 위치(Foot/ankle position)		
골반능선 전방[Pelvic crest (anterior)]		
위앞엉덩뼈가시(상전장골극, ASIS)		
두덩뼈결절(치골결절, Pubic tubercle)		

표 A1.3. 시진 평가-선 자세.

골반 기능장애의 평가 (Evaluation of Pelvic Dysfunction)

검사	좌측	우측
정신(Mens)		
선 자세에서 전방 굴곡 (Standing forward flexion)		
후방 신전(Backward bending)		
앉은 자세에서 전방 굴곡 (Seated forward flexion)		
한다리로 서기 상극 [Stork(Gillet)upper pole]		
한다리로 서기 하극 [Stork(Gillet)Lpwer pole]		
둔부(고관절, Hip) 신전		
측방 굴곡(체간) [Side bending (trunk)]		
골반 회전(Pelvic rotation)		

표 A1.4. 골반 기능 장애 평가를 위한 특정 검사.

촉진 평가 (Palpatory Assessment)

엎드린 자세(Prone)

촉진 부위	좌측	우측
볼기주름(둔부주름, Gluteal folds)		
궁둥뼈결절(좌골결절, Ischial tuberosity)		
엉치결절인대(천결절인대, Sacrotuberous ligament)		
하방측면각(ILA)		
위뒤엉덩뼈가시(상후장골극, PSIS)		
엉치뼈 고랑(천골구, Sacral sulcus)–중립		
엉치뼈 고랑(천골구, Sacral sulcus)–신전(스핑크스 검사)		
엉치뼈 고랑(천골구, Sacral sulcus)–굴곡		
L5 스프링 검사(음성 또는 양성)		
L5 자세		
엉덩뼈능선(장골능선, Iliac crest)		
큰돌기(대전자, Greater trochanter)		

표 A1.5. 촉진평가-엎드린 자세

바로 누운 자세(Supine)

촉진 부위	좌측	우측
위앞엉덩뼈가시(상전장골극, ASIS)		
엉덩뼈능선(장골능선, Iliac crest)		
두덩뼈결절(치골결절, Pubic tubercle)		
샅굴탈장(서혜부탈장, Inguinal ligament)		
안쪽 복사뼈(Medial malleolus) [다리길이]		
바로누운 자세에서 다리 뻗고 앉기 검사		
다리 뻗고 앉은 자세에서 바로 눕는 자세 검사		

표 A1.6. 촉진평가-바로 누운 자세

엉치엉덩관절(천장관절, Iliosacral) 기능장애 요약

기능장애	왼쪽	선자세 굽힘 검사	내측 복사뼈	위앞엉덩뼈 가시 ASIS	위뒤엉덩뼈 가시 PSIS	엉치뼈구	궁둥뼈결절	엉치결절인대
전방 회전	왼쪽	왼쪽	왼쪽 긴	하방	상방	왼쪽 얕음	상방	왼쪽 느슨함
후방 회전	왼쪽	왼쪽	왼쪽 짧음	상방	하방	왼쪽 깊음	하방	왼쪽 팽팽함
아웃플레어	왼쪽	왼쪽	변화 없음	바깥쪽 왼쪽	내측 왼쪽	왼쪽 좁음	변화 없음	변화 없음
인플레어	왼쪽	왼쪽	변화 없음	왼쪽 내측	왼쪽 외측	왼쪽 넓음	변화 없음	변화 없음
업슬립	왼쪽	왼쪽	왼쪽 짧음	왼쪽 상방	왼쪽 상방	변화 없음	상방	왼쪽 느슨함
다운슬립	왼쪽	왼쪽	왼쪽 긴	왼쪽 하방	왼쪽 하방	변화 없음	하방	왼쪽 팽팽함

표 A1.7. 엉치엉덩관절(천장관절, Iliosacral) 기능장애—좌측.

기능장애	오른쪽	선 자세 굴곡 검사	내측 복사뼈	위앞엉덩뼈 가시 ASIS	위뒤엉덩뼈 가시 PSIS	엉치뼈구	궁둥뼈결절	엉치결절인대
전방 회전	오른쪽	오른쪽	오른쪽 긴	하방	상방	오른쪽 얕음	상방	오른쪽 느슨함
후방 회전	오른쪽	오른쪽	오른쪽 짧음	상방	하방	오른쪽 깊음	하방	오른쪽 팽팽함
아웃플레어	오른쪽	오른쪽	변화 없음	오른쪽 외측	오른쪽 내측	오른쪽 좁음	변화 없음	변화 없음
인플레어	오른쪽	오른쪽	변화 없음	오른쪽 내측	오른쪽 외측	오른쪽 넓음	변화 없음	변화 없음
업슬립	오른쪽	오른쪽	오른쪽 짧음	오른쪽 상방	오른쪽 상방	변화 없음	상방	오른쪽 느슨함
다운슬립	오른쪽	오른쪽	오른쪽 긴	오른쪽 하방	오른쪽 하방	변화 없음	하방	오른쪽 팽팽함

표 A1.8. 엉치엉덩관절(천장관절, Iliosacral) 기능장애—우측.

엉치뼈(sacral) 기능장애 요약

	좌측에서 좌측으로 엉치뼈 뒤틀림 (천골 염전, sacral torsion) (전방/중립)	우측에서 우측으로 엉치뼈 뒤틀림 (천골 염전, sacral torsion) (전방/중립)
심부 엉치뼈 고랑(심부 천골구)	우측	좌측
표면 엉치뼈 고랑(표면 천골구)	좌측	우측
하외각 후방(ILA posterioir)	좌측	우측
L5 회전(L5 rotation)	우측-신전, 회전, 우측굴(ERS [R])	좌측-신전, 회전, 좌측굴(ERS [L])
앉은 자세 굴곡 검사(Seated flexion test)	우측	좌측
요추 스프링 검사 (Lumbar spring)	음성	음성
스핑크스 (신전) 검사 〔Sphinx (extension) test〕	고랑 레벨	고랑 레벨
요추 굴곡 검사(Lumbar flexion test)	우측 심부 엉치뼈 고랑	좌측 심부 엉치뼈 고랑
요추 전만(Lumbar lordosis)	증가	증가
안쪽 복사뼈(Medial malleolus) [다리길이]	좌측 단족	우측 단족

표 A1.9. 전방/전면 엉치뼈 뒤틀림(천골 염전, sacral torsion)(정상적인 생리학적 움직임)

	우측에서 좌측으로 엉치뼈 뒤틀림 (천골 염전, sacral torsion) (전방/중립)	우측에서 좌측으로 엉치뼈 뒤틀림 (천골 염전, sacral torsion) (전방/중립)
심부 엉치뼈 고랑(심부 천골구)	우측	좌측
표면 엉치뼈 고랑(표면 천골구)	좌측	우측
하외각 후방(ILA posterioir)	좌측	우측
L5 회전(L5 rotation)	우측-신전, 회전, 우측굴(ERS [R])	좌측-신전, 회전, 좌측굴(ERS [L])
앉은 자세 굴곡 검사(Seated flexion test)	좌측	우측
요추 스프팅 검사(Lumbar spring)	양성	양성
스핑크스(신전) 검사 〔Sphinx (extension) test〕	좌측 표면 엉치뼈 고랑 [표면 천골구, sacral sulcus shallow] (우측 심부 엉치뼈고랑)	우측 표면 엉치뼈 고랑 [표면 천골구, sacral sulcus shallow] (좌측 심부 엉치뼈고랑)
요추 굴곡 검사(Lumbar flexion test)	고랑 레벨	고랑 레벨
요추 만곡(Lumbar lordosis)	감소	감소
안쪽 복사뼈(Medial malleolus) [다리길이]	좌측 단족	우측 단족

표 A1.10. 후방/후면 엉치뼈 뒤틀림(천골 염전, sacral torsion)(비 생리학적 움직임)

	양측 전굴 엉치뼈(천골, sacrum) (**전방**)	**양측 후굴 엉치뼈(천골,** sacrum) (**후방**)
기립자세에서 굴곡 검사	음성	음성
앉은 자세에서 굴곡 검사	양측 양성	양측 양성
한다리로 서기 검사 〔Stork (Gillet) test〕	양측 양성	양측 양성
엉치뼈 기저부	좌측 그리고 우측 전방	좌측 그리고 우측 후방
하외각 (ILA)	좌측 그리고 우측 후방	좌측 그리고 우측 전방
요추 스프링 검사(Lumbar spring test)	음성	양성
요추 전만(Lumbar lordosis)	증가	감소
안쪽 복사뼈(Medial malleolus) **[다리길이]**	동일	동일

표 A1.11. 양측 전굴과 후굴 엉치뼈(천골, Sacrum)

두덩결합(치골결합, Symphysis Pubis) 기능장애의 요약

	상방 두덩뼈(Superior pubis)	**하방 두덩뼈**(Inferior pubis)
기립자세에서 전방 굴곡 검사 (Standing forward flexion test)	좌측	좌측
두덩뼈결절(치골결절, Pubic tubercle)	상방	하방
샅굴탈장(서혜부탈장, Inguinal ligament)	촉진 시 압통	촉진 시 압통

표 A1.12. 두덩결합(치골결합, Symphysis pubis) 기능장애-좌측

	상방 두덩뼈(Superior pubis)	**하방 두덩뼈**(Inferior pubis)
기립자세에서 전방 굴곡 검사 (Standing forward flexion test)	우측	우측
두덩뼈결절(치골결절, Pubic tubercle)	상방	하방
샅굴탈장(서혜부탈장, Inguinal ligament)	촉진 시 압통	촉진 시 압통

표 A1.13. 두덩결합(치골결합, Symphysis pubis) 기능장애-우측

부록 2: 외부 코어 안정화 운동 검사지

(Outer Core Stabilization Exercise Sheet)

다음의 운동은 물리치료사 자신의 임상 환경에서 사용할 수 있다. 각 운동에는 환자의 반복과 세트 수를 기록할 수 있는 빈 공간이 있다.

운동	세트	반복
1. 밀기 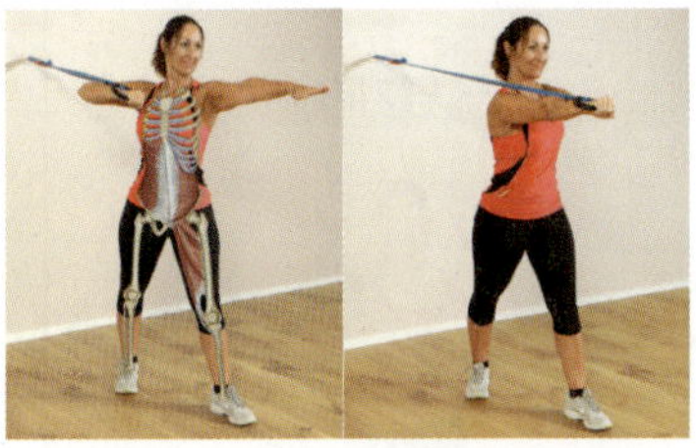		
2. 당기기 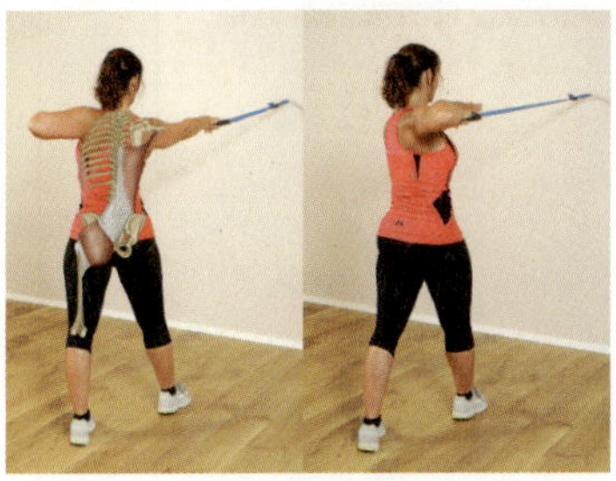		
3. 스쿼트 — 굽혔다 펴기 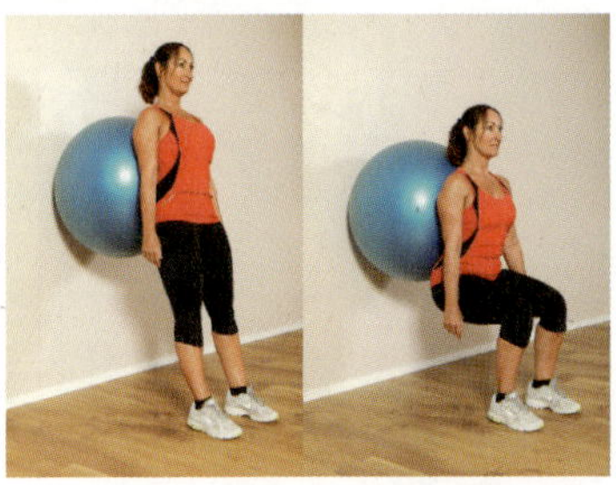 *심화 1: 중량 추가* 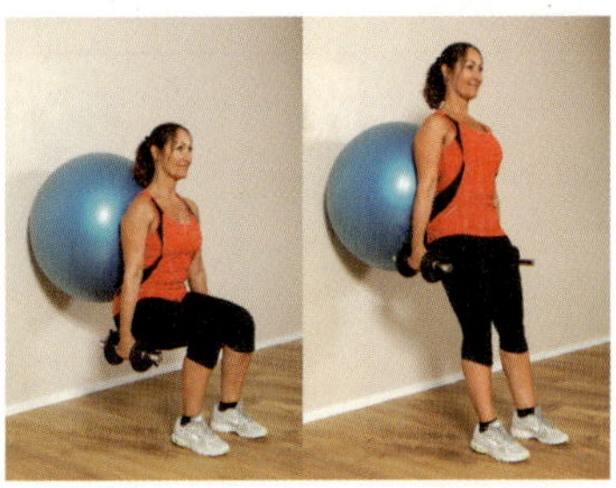		

운동	세트	반복
심화 2: 중량 추가와 코어 볼 제거 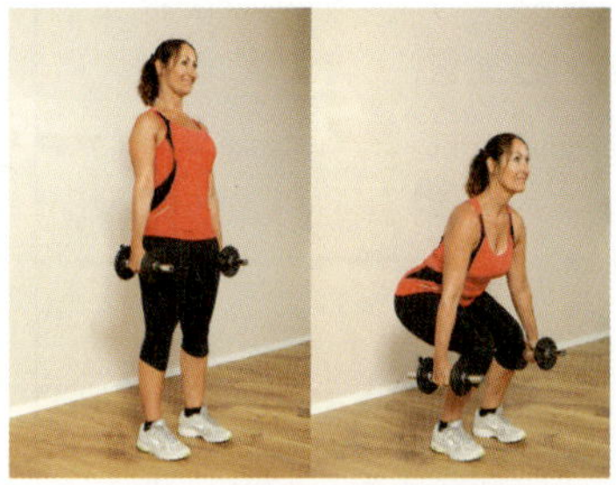		
4. 회전과 함께 굽혔다 펴기 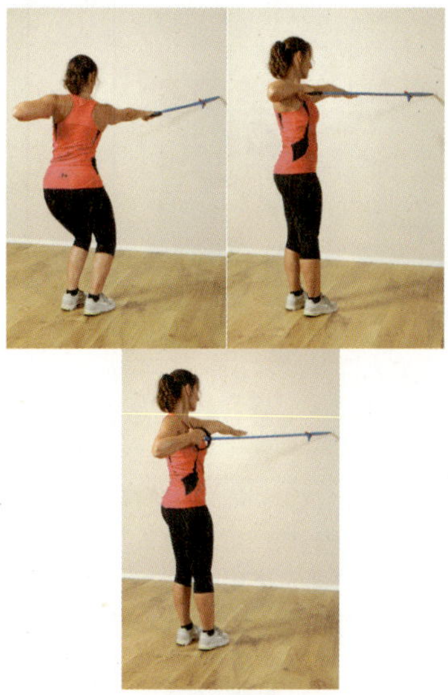		

운동	세트	반복
5. 외 다리 서기 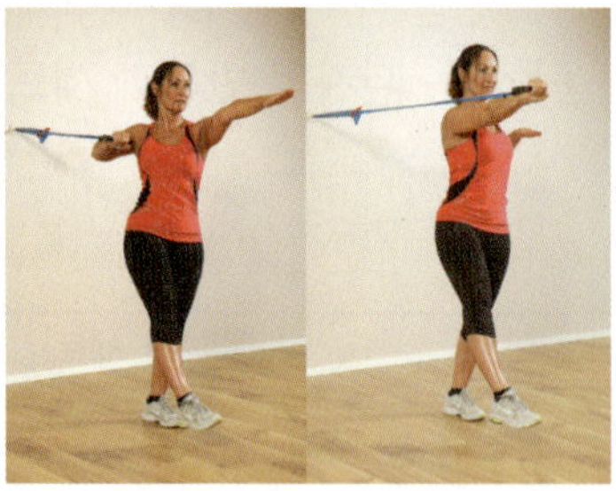 외측 슬링과 후방 사선 슬링 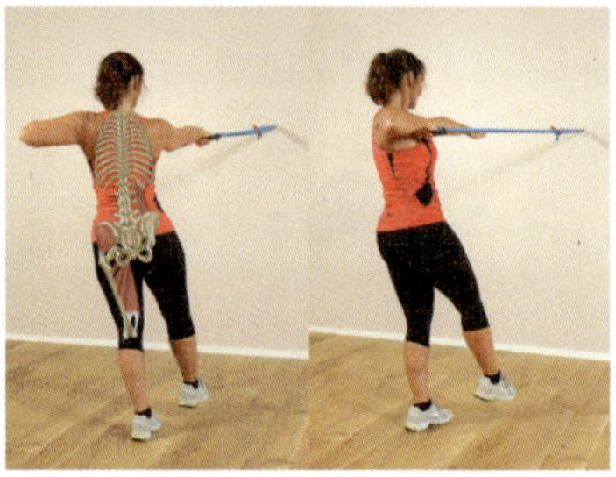		
6. 회전 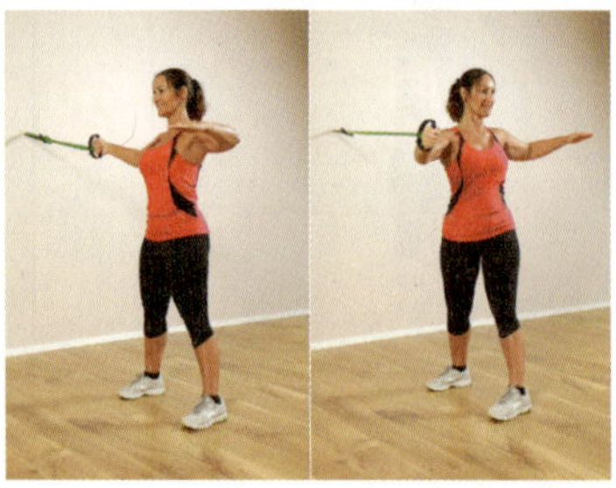 후방 회전 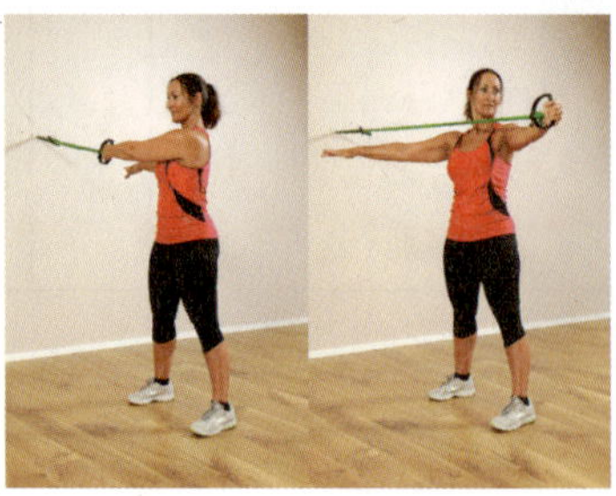		

운동	세트	반복
변형 운동 결합된 밀기 — 당기기 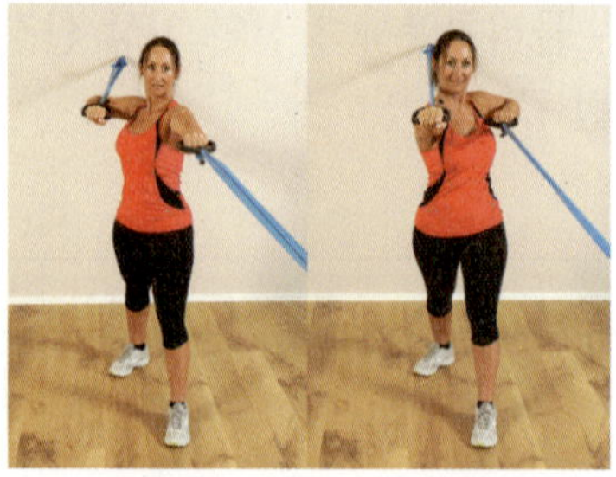 결합된 외 다리 서서 밀기 — 당기기 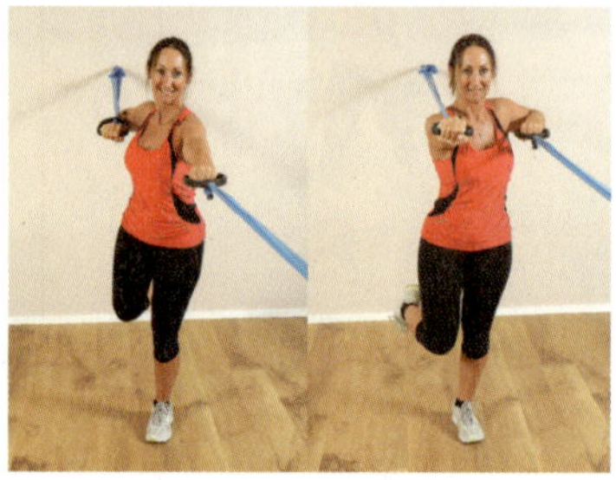 런지 밀기 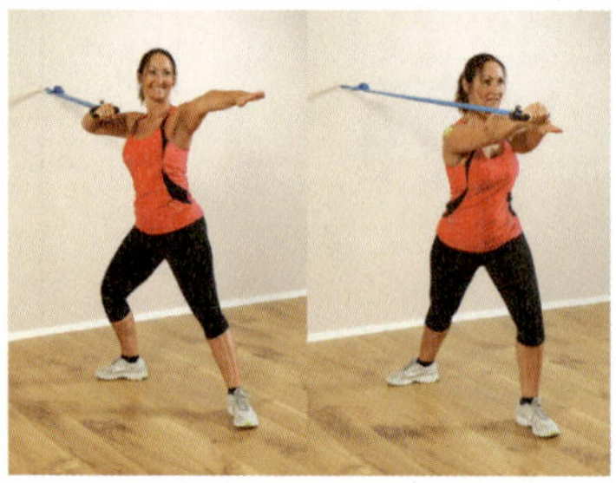 런지 당기기 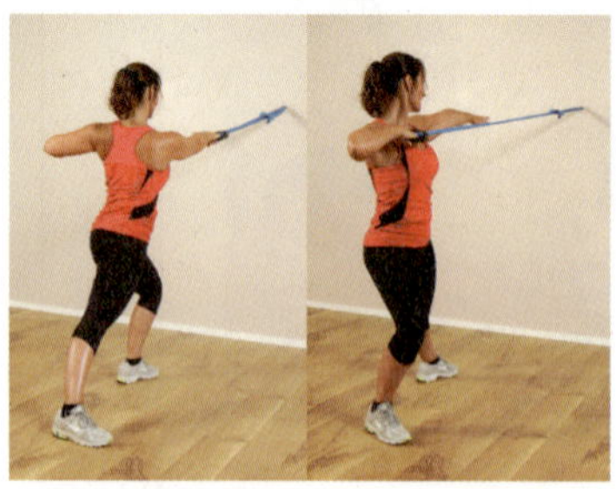		

운동	세트	반복
불안정한 바닥에서 밀기 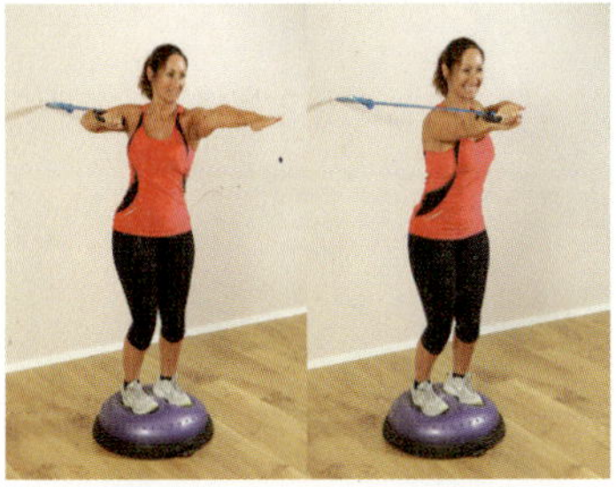		
불안정한 바닥에서 당기기 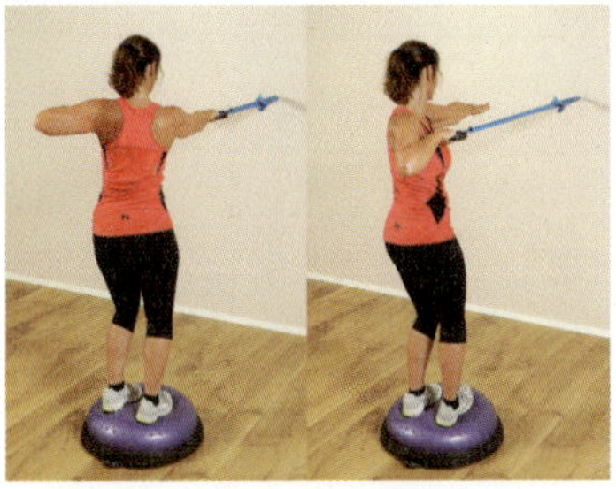		
불안정한 바닥에서 회전과 함께 굽혔다 펴기 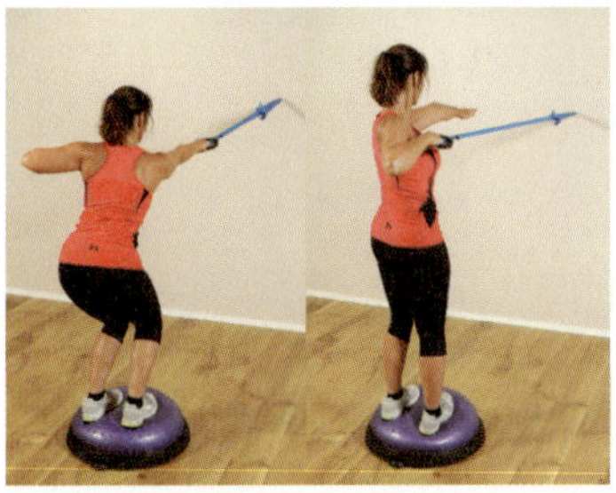		
밴드를 위에서 아래로 (Wood Chop) 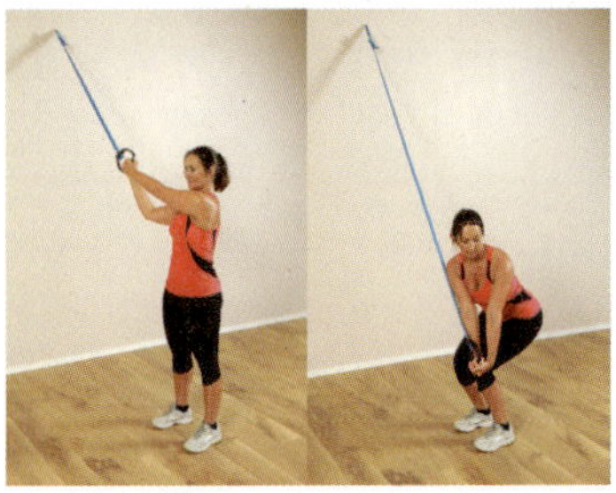		

운동	세트	반복
밴드를 아래에서 위로 (Reverse Wood Chop) 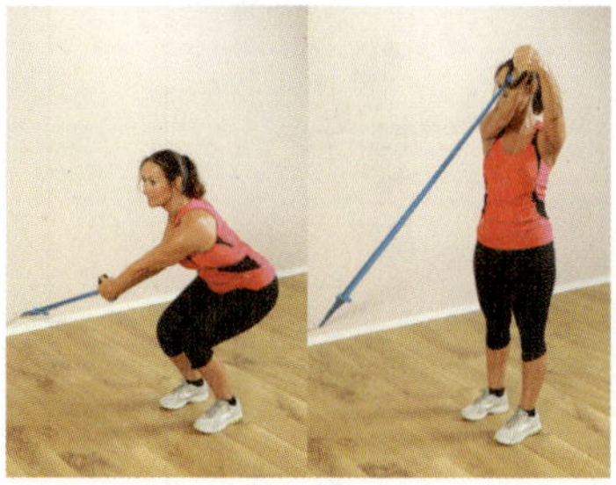		
밴드를 아래에서 위로 (한손) 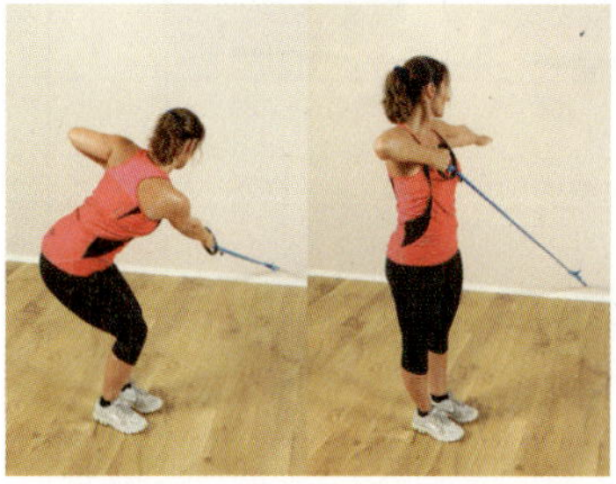		
사선 슬링-불안정한 바닥에서 전방 회전 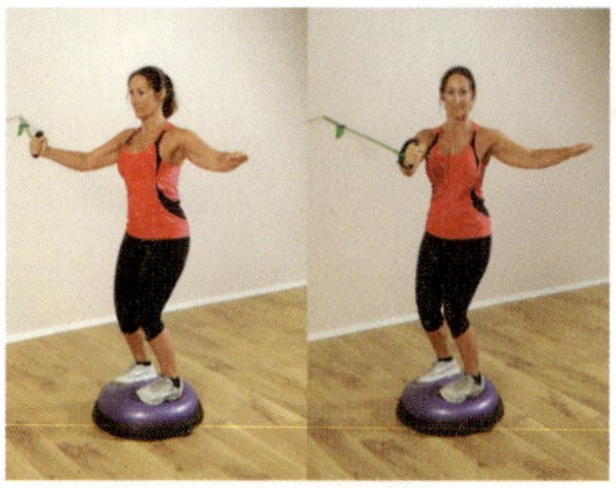		
사선 슬링-외 다리 전방 회전 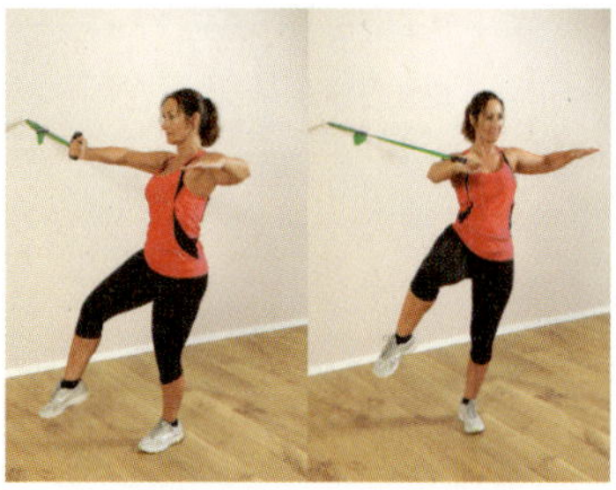		

운동	세트	반복
무릎 꿇고 전방 회전 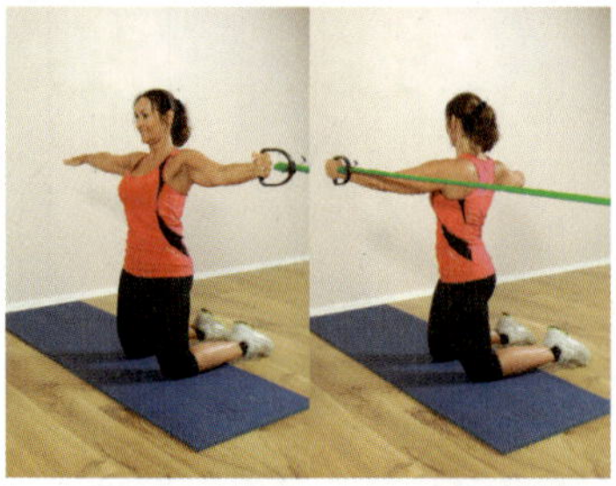		
무릎 꿇고 후방 회전 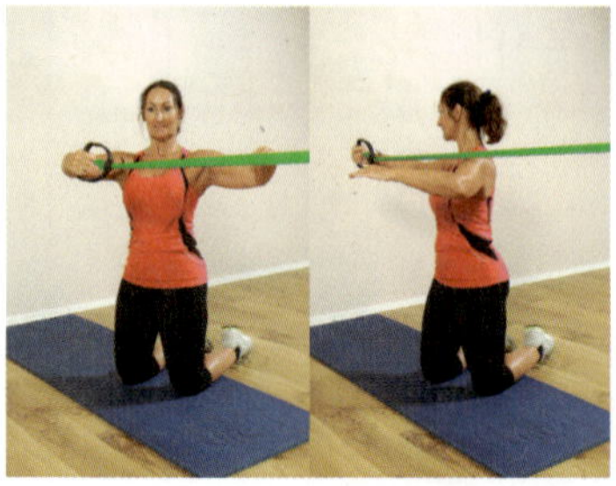		

참고문헌 (Bibliography)

Abernethy, B., Hanrahan, S., Kippers, V., et al. 2004. *The Biophysical Foundations of Human Movement*, Champaign, IL: Human Kinetics.

Armour, P.C., and Scott, J.H. 1981. "Equalization of limb length," *J Bone Joint Surg* 63B, 587–592.

Basmajian, J.V., and De Luca, C.J. 1979. *Muscles Alive: Their Functions Revealed by Electromyography*, 5th edn, Baltimore, MD: Williams & Wilkins, 386–387.

Bullock-Saxton, J.E., Janda, V., and Bullock, M.I. 1994. "The influence of ankle sprain injury on muscle activation during hip extension," *Int J Sports Med* 15, 330–334.

Chaudhry, H., Schleip, R., Ji, Z., et al. 2008. "Three-dimensional mathematical model for deformation of human fasciae in manual therapy," *JAOA* 108(8), 379–390.

Chek, P. 1999. "The outer unit," C.H.E.K. Institute, Vista, CA.

Chek, P. 2009. *An Integrated Approach to Stretching*, Vista, CA: C.H.E.K. Institute.

Cohen, S.P. 2005. "Sacroiliac joint pain: A comprehensive review of anatomy, diagnosis, and treatment," *Anesth & Analg* 101, 1440–1453.

DonTigny, R.L. 2007. "A detailed and critical biomechanical analysis of the sacroiliac joints and relevant kinesiology: The implications for lumbopelvic function and dysfunction," in Vleeming et al. (2007), 265–278.

DeStefano, L. 2011. *Greenman's Principles of Manual Medicine*, 4th edn, Baltimore, MD: Lippincott Williams & Wilkins.

Egund, N., Olsson, T.H., Schmid, H., et al. 1978. "Movement of the sacroiliac joint demonstrated with roentgen stereophotogrammetry," *Acta Radiol Diagn* 19, 833–846.

Farfan, H.F. 1973. *Mechanical Disorders of the Back*, Philadelphia, PA: Lea and Febiger.

Fortin, J.D., and Falco, F.J.E. 1997. "The Fortin finger test: An indicator of sacroiliac pain," *Am J Orthop* 24(7), 477–480.

Fortin, J.D., Dwyer, A.P., West, S., and Pier, J. 1994. "Sacroiliac joint: Pain referral maps upon applying a new injection/arthrography technique. Part 1: Asymptomatic volunteers. Part 2: Clinical evaluation," *Spine* 19(13), 1475–1489.

Friel, K., McLean, N., Myers, C., and Caceras, M. 2006. "Ipsilateral hip abductor weakness after inversion ankle sprain," *J Athl Train* 41, 74–78.

Fryette, H.H. 1918. "Physiological movements of the spine," *J Am Osteopath Assoc* 18, 1–2.

Fryette, H. 1954. *Principles of Osteopathic Technic*, Indianapolis, IN: The Academy of Applied Osteopathy, 16.

Gibbons, J. 2011. *Muscle Energy Techniques: A Practical Guide for Physical Therapists*, Chichester, UK: Lotus Publishing.

Gibbons, J. 2014. *The Vital Glutes: Connecting the Gait Cycle to Pain and Dysfunction*, Chichester, UK/Berkeley, CA: Lotus Publishing/North Atlantic Books.

Gracovetsky, S. 1988. *The Spinal Engine*. New York: Springer-Verlag.

Grieve, G.P. 1983. "Treating backache—a topical comment," *Physiother* 69, 316.

Hall, T.E. 1955, in Wernham, S.G.J. (ed.), *Year Book 1956*. Maidstone, UK: The Osteopathic Institute of Applied Technique.

Hammer, W.I. 1999. *Functional Soft Tissue Examination and Treatment by Manual Methods: New Perspectives*, 2nd edn, Gaithersburg, MD: Aspen.

Inman, V.T., Ralston, H.J., and Todd, F. 1981. *Human Walking*, Baltimore, MD: Williams & Wilkins.

Janda, V. 1983. *Muscle Function Testing*, London: Butterworth-Heinemann.

Janda, V. 1987. "Muscles and motor control in low back pain: Assessment and management," in Twomey, L.T. (ed.), *Physical Therapy of the Low Back*, New York: Churchill Livingstone, 253–278.

Janda, V. 1992. "Treatment of chronic low back pain," *J Man Med* 6, 166–168.

Janda, V. 1996. "Evaluation of muscular imbalance," in Liebenson, C. (ed.), *Rehabilitation of the Spine: A Practitioner's Manual*, 1st edn, Baltimore, MD: Lippincott, Williams & Wilkins, 97–112.

Jordan, T.R. 2006. "Conceptual and treatment models in osteopathy. II. Sacroiliac mechanics revisited," *AAOJ*, 11–17.

Kampen, W.U., and Tillmann, B. 1998. "Age-related changes in the articular cartilage of human sacroiliac joint," *Anat Embryol* 198, 505–513.

Kapandji, I.A. 1974. *The Physiology of the Joints: III. The Trunk and Vertebral Column*, 2nd edn, Edinburgh: Churchill Livingstone/Elsevier.

Kendall, F.P., McCreary, E.K., Provance, P.G., et al. 2010. *Muscle Testing and Function with Posture and Pain*, 5th edn, Baltimore, MD: Lippincott, Williams & Wilkins.

Kiapour, A., Abdelgawad, A.A., Goel, V.K., et al. 2012. "Relationship between limb length discrepancy and load distribution across the sacroiliac joint—a finite element study," *J Orthop Res* 30, 1577–1580.

Klein, K.K. 1973. "Progression of pelvic tilt in adolescent boys from elementary through high school," *Arch Phys Med Rehabil* 54, 57–59.

Koushik physio 2011. "Fryette's Laws," *Truth about Fitness* (blog), November 19. http://koushikphysio.blogspot.co.uk/2011/11/fryettes-laws.html.

Lee, D.G. 2004. *The Pelvic Girdle: An Approach to the Examination and Treatment of the Lumbopelvic-Hip Region*, Edinburgh: Churchill Livingstone.

Lee, D.G., and Vleeming, A. 2007. "An integrated therapeutic approach to the treatment of the pelvic girdle," in Vleeming et al. (2007), pp. 621–638.

Lovett, R.W. 1903. "A contribution to the study of the mechanics of the spine," *Am J Anat* 2, 457–462.

Lovett, R.W. 1905. "The mechanism of the normal spine and its relation to scoliosis," *Boston Med Surg J* 13, 349–358.

Maitland, J. 2001. *Spinal Manipulation Made Simple: A Manual of Soft Tissue Techniques*, Berkeley, CA: North Atlantic Books.

Martin, C. 2002. *Functional Movement Development*, 2nd edn, London: W.B. Saunders Co.

Mens, J.M., Vleeming, A., Snijders, C.J., et al. 1997. "Active straight leg raising test: A clinical approach to the load transfer of the pelvic girdle," in Vleeming et al. (1997), 425–431.

Mens, J.M., Vleeming, A., Snijders, C.J., et al. 1999. "The active straight leg raising test and mobility of the pelvic joints," *Eur Spine J* 8, 468–473.

Mens, J.M., Vleeming, A, Snijders, C.J., et al. 2001. "Reliability and validity of the active straight leg raise test in posterior pelvic pain since pregnancy," *Spine (Phila Pa 1976)* 26, 1167–1171.

Mens, J.M., Vleeming, A, Snijders, C.J, et al. 2002. "Validity of the active straight leg raise test for measuring disease severity in patients with posterior pelvic pain after pregnancy," *Spine (Phila Pa 1976)* 27, 196–200.

Mitchell, B., McCrory, P., Brukner, P., et al. 2003. "Hip joint pathology: Clinical presentation and correlation between magnetic resonance arthrography, ultrasound, and arthroscopic findings in 25 consecutive cases," *Clin J Sport Med* 13, 152–156.

Mitchell, F.L., Sr. 1948. "The balanced pelvis and its relationship to reflexes," *Academy of Applied Osteopathy Year Book 1948*, 146–151.

Nelson, C.R. 1948, Calvin R. Nelson Papers, MS15, University Archives, UTHSC Libraries, The University of Texas Health Science Center at San Antonio.

Ober, F.R. 1935a. "Back strain and sciatica," *JAMA* 104(18), 1580–1581.

Ober, F.R. 1935b. "The role of the iliotibial band and fascia lata as a factor in the causation of low-back disabilities and sciatica," *J Bone Joint Surg Am* 18(1), 105–110.

Osar, E. 2012. *Corrective Exercise Solutions to Common Hip and Shoulder Dysfunction*, Chichester, UK: Lotus Publishing.

Richardson, C., Jull, G., Hodges, P., and Hides, J. 1999. *Therapeutic Exercise for Spinal Segmental Stabilization in Low Back Pain: Scientific Basis and Clinical Approach*, Edinburgh: Churchill Livingstone.

Richardson, C.A., Snijders, C.J., Hides, J.A., et al. 2002. "The relationship between the transversely oriented abdominal muscles, sacroiliac joint mechanics and low back pain," *Spine* 27(4), 399–405.

Sahrman, S. 2002. *Diagnosis and Treatment of Movement Impairment Syndromes*, 1st edn, St. Louis, MO: Mosby Inc.

Schamberger, W. 2002. *The Malalignment Syndrome: Implications for Medicine and Sport*, Edinburgh: Churchill Livingstone, 127–128.

Schamberger, W. 2013. *The Malalignment Syndrome: Diagnosing and Treating a Common Cause of Acute and Chronic Pelvic, Leg and Back Pain*, Edinburgh: Churchill Livingstone, Elsevier.

Schmitz, R.J., Riemann, B.L., and Thompson, T. 2002. "Gluteus medius activity during isometric closed-chain hip rotation," *J Sport Rehabil* 11, 179–188.

Shadmehr, A., Jafarian, Z., Talebian, S., et al. 2012. "Changes in recruitment of pelvic stabilizer muscles in people with and without sacroiliac joint pain during the active straight-leg-raise test," *J Back Musculoskelet Rehabil* 25, 27–32.

Sherrington, C.S. 1907. "On reciprocal innervation of antagonistic muscles," *Proc R Soc Lond [Biol]* 79B, 337.

Slipman, C.W., Jackson, H.B., Lipetz, J.S., et al. 2000. "Sacroiliac joint pain referral zones," *Arch Phys Med Rehab* 81(3), 334–338.

Snijders, C.J., Vleeming, A., and Stoeckart, R. 1993a. "Transfer of lumbosacral load to the iliac bones and legs. Part 1. Biomechanics of self-bracing of the sacroiliac joints and its significance for treatment and exercise," *Clin Biomech* 8(6), 285–295.

Snijders, C.J., Vleeming, A., and Stoeckart, R. 1993b. "Transfer of lumbosacral load to the iliac bones and legs. Part 2. The loading of the sacroiliac joints when lifting in a stooped posture," *Clin Biomech* 8(6), 295–301.

Stoddard, A. 1962. *Manual of Osteopathic Technique,* 2nd edn, London: Hutchinson.

Sturesson, B., Selvik, G., and Uden, A. 1989. "Movements of the sacroiliac joints: A roentgen stereophotogrammetric analysis," *Spine* 14(2), 162–165.

Sturesson, B., Uden, A., and Vleeming, A. 2000a. "A radiostereometric analysis of the movements of the sacroiliac joint in the reciprocal straddle position," *Spine* 25(2), 214–217.

Sturesson, B., Uden, A., and Vleeming, A. 2000b. "A radiostereometric analysis of the movements of the sacroiliac during the standing hip flexion test," *Spine* 25(3), 364–368.

Thomas, C.L. 1997. *Taber's Cyclopaedic Medical Dictionary*, 18th edn, Philadelphia, PA: F.A. Davis.

Tenney, H.R., Boyle, K.L., and DeBord, A. 2013. "Influence of hamstring and abdominal muscle activation on a positive Ober's test in people with lumbopelvic pain," *Physiother Can* 65(1), 4–11.

Umphred, D.A., Byl, N., Lazaro, R.T., and Roller, M. 2001. "Interventions for neurological disabilities," in Umphred, D.A. (ed.), *Neurological Rehabilitation*, 4th edn, St. Louis, MO: Mosby Inc., 56–134.

Vleeming, A., Stoeckart, R., and Snijders, D.J. 1989a. "The sacrotuberous ligament: A conceptual approach to its dynamic role in stabilizing the sacroiliac joint," *Clin Biomech* 4, 200–203.

Vleeming, A., Van Wingerden, J.P., Snijders, C.J., et al. 1989b. "Load application to the sacrotuberous ligament: Influences on sacroiliac joint mechanics," *Clin Biomech* 4, 204–209.

Vleeming, A., Stoeckart, R., Volkers, A.C.W., et al. 1990a. "Relation between form and function in the sacroiliac joint. Part 1: Clinical anatomical aspects," *Spine* 15(2), 130–132.

Vleeming, A., Volkers, A.C.W., Snijders, C.J., and Stoeckart, R. 1990b. "Relation between form and function in the sacroiliac joint. Part 2: Biomechanical aspects," *Spine* 15(2), 133–136.

Vleeming, A., Snijders, C.J., Stoeckart, R., et al. 1995. "A new light on low back pain," *Proc 2nd Interdisc World Congr Low Back Pain*, San Diego, CA.

Vleeming, A., Mooney, V., Dorman, T., et al. (eds) 1997. *Movement, Stability and Lower Back Pain: The Essential Role of the Pelvis*, Edinburgh: Churchill Livingstone, 425–431.

Vleeming, A., and Stoeckart, R. 2007. "The role of the pelvic girdle in coupling the spine and the legs: A clinical-anatomical perspective on pelvic stability," in Vleeming et al. (2007), 113–137.

Vleeming, A., Mooney, V., and Stoeckart, R. (eds) 2007. *Movement, Stability and Lumbopelvic Pain: Integration of Research and Therapy*, Edinburgh: Churchill Livingstone.

Vrahas, M., Hern, T.C., Diangelo, D., et al. 1995. "Ligamentous contributions to pelvic stability," *Orthoped* 18, 271–274.

Willard, F.H., Vleeming, A., Schuenke, M.D., et al. 2012. "The thoracolumbar fascia: Anatomy, function and clinical considerations," *J Anat* 221(6), 507–36.

Williams, P.L., and Warwick, R. (eds) 1980. *Gray's Anatomy*, 36th British edn, Edinburgh: Churchill Livingstone, 473–477.

찾아보기 (Index)

로마자

F

G

M

S

T

한국어

ㄱ

ㄴ

ㄷ

ㄹ

ㅁ

ㅂ

ㅅ

ㅇ